Die Anatomie der Azteken

MARBURGER SCHRIFTEN ZUR MEDIZINGESCHICHTE

HERAUSGEBER:
ARMIN GEUS UND IRMGARD MÜLLER

BAND 46

PETER LANG

Frankfurt am Main · Berlin · Bern · Bruxelles · New York · Oxford · Wien

UTA BERGER

DIE ANATOMIE DER AZTEKEN

BERNARDINO DE SAHAGÚNS
ANATOMISCHER BERICHT
AUS DEM CODEX FLORENTINUS,
BUCH 10, KAPITEL 27

PETER LANG
Internationaler Verlag der Wissenschaften

Bibliografische Information der Deutschen Nationalbibliothek
Die Deutsche Nationalbibliothek verzeichnet diese Publikation
in der Deutschen Nationalbibliografie; detaillierte bibliografische
Daten sind im Internet über http://dnb.d-nb.de abrufbar.

Gedruckt auf alterungsbeständigem,
säurefreiem Papier.

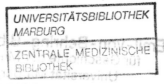

ISSN 0721-3859
ISBN 978-3-631-61266-8
© Peter Lang GmbH
Internationaler Verlag der Wissenschaften
Frankfurt am Main 2010
Alle Rechte vorbehalten.

Das Werk einschließlich aller seiner Teile ist urheberrechtlich
geschützt. Jede Verwertung außerhalb der engen Grenzen des
Urheberrechtsgesetzes ist ohne Zustimmung des Verlages
unzulässig und strafbar. Das gilt insbesondere für
Vervielfältigungen, Übersetzungen, Mikroverfilmungen und die
Einspeicherung und Verarbeitung in elektronischen Systemen.

www.peterlang.de

Danksagung

Das anatomische Konzept der Azteken und die aztekische anatomische Nomenklatur eingehender von medizinfachlicher Seite zu bearbeiten, regte mein Lehrer Ulrich Köhler aus Freiburg an, als wir gemeinsam die Ausstellung „Azteken" in Bonn besuchten.
Für die Unterstützung und Hilfe bei den sprachlichen Problemen dieser Studie danke ich ganz besonders Bertold Riese, Germering, an dessen Kursen der aztekischen Sprache ich in Bonn teilnehmen durfte. Er gab mir wertvolle Hinweise zu strukturellen Problemen der Studie und ermunterte mich immer wieder bei Schwierigkeiten der Übersetzung den linguistischen Zugang zu nehmen. Er war auch bereit, die erste Fassung meines Manuskripts zu lesen und übernahm das erste Korrekturlesen der Vokabelliste, wofür ich besonders dankbar bin.
Mein Dank gilt auch Melanie Frühling und Petri Peltonen, Bonn, die beide immer bereit waren mit mir grammatikalische Fragen zu diskutieren und lösen zu helfen.
Claudine Hartau, Hamburg, möchte ich ganz herzlich für Ihre Hilfe danken. Auch sie hatte immer ein Ohr für meine Fragen bezüglich der aztekischen Sprache.
Danken für ihre Hilfe möchte ich ebenfalls Stefanie Teufel, Köln.
James Lockhart, Los Angeles, Joe R. Campbell, Indiana, und Rudolf van Zantwijk, Garderen, gilt mein besonderer Dank für ihre Hilfe bei der Lösung problematischer Fragen der aztekischen Sprache.
Ulf Bankmann, Berlin, fand immer Zeit für einen guten Rat und für Gespräche zu meinem Thema. Er half mir auch bei der Suche geeigneter Abbildungen. Unsere Diskussionen in seinem Garten sind für mich in bleibender Erinnerung.
Meinen Kollegen aus den verschiedenen Fachbereichen der Medizin danke ich für ihre Freundlichkeit mit mir Sachfragen zur Textinterpretation zu diskutieren.
Die Fehler und Unzulänglichkeiten dieser Studie sind jedoch alleine mir anzulasten.
Den Damen und Herren der Bibliothek des Iberoamerikanischen Institutes Berlin und der Stadtbibliothek Essen gilt mein besonderer Dank für ihre unermüdliche Hilfe bei der Literatursuche und Literaturbeschaffung.
Der Akademische Druck- und Verlagsanstalt Graz danke ich für die Erlaubnis aus den dort veröffentlichten Faksimileausgaben mexikanischer Bilderhandschriften Bilder zu verwenden. Ebenso danke ich der Staatlichen Graphischen Sammlung München für die Reproduktionserlaubnis des Bildes vom Aderlaßmann und dem Iberoamerikanischen Institut Berlin für das mir überlassene Bildmaterial.
Meiner Familie möchte ich für ihre Unterstützung und Geduld danke sagen.

Inhaltsverzeichnis

	Zusammenfassung	9
	Summary	13
1.	Einführung	19
2.	Der Bericht zur aztekischen Anatomie im C. Florentinus	21
2.1.	Sahagúns Bericht zur aztekischen Anatomie	21
2.2.	Die Entwicklung des anatomischen Berichtes	23
2.3.	Buch 10, Kapitel 27 des C. Florentinus	24
2.4.	Der innere Aufbau des 27. Kapitels	26
2.5.	Vorbemerkung zur Übersetzung des 27. Kapitels, Buch 10	28
3.	**Übersetzung des Berichtes zur menschlichen Anatomie, Buch 10, Kapitel 27, aus dem Codex Florentinus von Bernardino de Sahagún**	29
3.1.	Der erste Paragraph über das Fleisch und die Haut	29
3.2.	Der zweite Paragraph über den Kopf	33
3.3.	Der dritte Paragraph über das Auge und die Nase	38
3.4.	Der vierte Paragraph über das Gesicht	41
3.5.	Der fünfte Paragraph über die Zähne	45
3.6.	Der sechste Paragraph über die Lippen, das Gesicht und das Ohr	47
3.7.	Der siebente Paragraph über den Nacken	51
3.8.	Der achte Paragraph über die Schulter, den Arm und die Hand	53
3.9.	Der neunte Paragraph über den Rumpf	58
3.10.	Der zehnte Paragraph über das Bein	68
3.11.	Der elfte Paragraph über die Knochen	73
3.12.	Der zwölfte Paragraph über das Innere des Körpers	74
3.13.	Der dreizehnte Paragraph über die Verbindungen des Körpers	81
3.14.	Der vierzehnte Paragraph über die Abscheidungen des Körpers	88
4.	**Diskurs über Sahagúns Text zur aztekischen Anatomie**	91
4.1.	Anmerkungen zum ersten Paragraphen	91
4.2.	Anmerkungen zum zweiten Paragraphen	93
4.3.	Anmerkungen zum dritten Paragraphen	95
4.4.	Anmerkungen zum vierten Paragraphen	97
4.5.	Anmerkungen zum fünften Paragraphen	99
4.6.	Anmerkungen zum sechsten Paragraphen	99
4.7.	Anmerkungen zum siebtem Paragraphen	101
4.8.	Anmerkungen zum achten Paragraphen	102
4.9.	Anmerkungen zum neunten Paragraphen	103
4.10.	Anmerkungen zum zehnten Paragraphen	106
4.11.	Anmerkungen zum elften Paragraphen	108
4.12.	Anmerkungen zum zwölften Paragraphen	110
4.13.	Anmerkungen zum dreizehnten Paragraphen	117
4.14.	Anmerkungen zum vierzehnten Paragraphen	120
5.	**Allgemeine Informationen, Diskussion und Analyse**	123
5.1.	Was bedeuten *pochquiotl, tzotzollotl* und *tilahuacayotl*?	123

5.2.	*Alahuac,* zur Frage der Humoralmedizin bei den Azteken	125
5.3.	Das Skelettsystem	126
5.4.	Der Ort der Stimmbildung	128
5.5.	Das Urogenitalsystem	128
5.5.1.	Die Nieren, *yoyomoctli*	129
5.6.	Wortkombinationen und Wortschöpfungen	130
5.6.1.	Das Wort *elli* und Wortverbindungen mit *el*	131
5.7.	Homonyme, Synonyme und Besonderheiten in der Anatomie der Azteken	132
5.8.	Aufbau, Linguistik und Grammatik in der anatomischen Terminologie der Azteken	135
5.9.	Das anatomische Wissen der aztekischen Ärzte	136
5.10.	Die Medizin der Azteken	137
5.11.	Anatomie als Wissenschaft der Azteken?	137
5.12.	Gab es ein vorspanisches *tici amatl* ?	140
5.13.	Das anatomische Anschauungsmaterial der Azteken	141
5.14.	Sahagúns Bericht und die Organe in der darstellenden Kunst	141
5.15.	Der Stand der Humananatomie in Europa als Hintergrund des Sahagúnschen Berichts	142
5.16.	Die indianischen Informanten	143
5.17.	Die Wahrnehmung anatomischer Konzepte bei den Azteken und Sahagúns Fragestellung	144
5.18.	Das Klassifikationssystem in der Anatomie der Azteken	147
5.19.	Sahagúns Leitbild für den Aufbau der Historia general	149
5.20.	Die Illustrationen zu Buch 10, Kapitel 27 des C. Florentinus	151
6.	**Schlußfolgerung**	**155**
	Abbildungen	157
	Alphabetisches Register der Vokabeln	173
	Abkürzungen	257
	Literatur	259
	Bildnachweis	267

Zusammenfassung

Die Studie befaßt sich mit dem anatomischen Wissen der indigenen Bevölkerung von Mexiko vor der spanischen Eroberung und zur Zeit der frühen Kolonialzeit. Der Franziskanermönch Bernardino de Sahagún (1499 - 1590) schrieb ein umfassendes Werk über das Leben und die Kultur der Azteken. Er überarbeitete, ergänzte und korrigierte seine Aufzeichnungen über viele Jahre, so daß verschiedene Fassungen seines Werkes als Manuskripte überliefert sind. Eine vollständige Fassung seiner Aufzeichnungen ist im C. Florentinus erhalten, der „Historia general de cosas de Nueva España", datiert um 1579. Er ist in aztekischer Sprache zusammen mit einer spanischen Übersetzung niedergeschrieben. Das Kapitel 27 des 10. Buchs des C. Florentinus enthält ein anatomisches Kompendium. Sahagún hat diesen Abschnitt wohl überarbeitet, wie die eingesetzten spanischen Überschriften erkennen lassen. Er hat jedoch keine Übersetzung des aztekischen Textes angefertigt. Die Gründe dafür sind nicht bekannt.

Die Studie legt eine neue Übersetzung des anatomischen Textes vor mit ausführlichen Fußnoten zur Übersetzung und zu anatomischen Fragen. Die Bedeutung einzelner Begriffe, zu denen keine gleichwertige Vokabel in der europäischen Nomenklatur existiert, wird analysiert und der anatomische Inhalt wird erörtert. Im Diskurs wird jeder der 14 Paragraphen inhaltlich geprüft und umstrittene Aussagen und unklare Begriffe studiert und erläutert. Bilddokumente und plastische Kunstwerke werden als Anschauungsmaterial herangezogen und Sahagúns Illustrationen gegenübergestellt. Die ersten anatomischen Notizen, wie sie Sahagún im Códice matritense en la Academia de la Historia, den Primeros Memoriales (Tepepulco 1559-1561), im 4. Kapitel niedergeschrieben hat, sind hinzugefügt. Im Vergleich beider Manuskripte zeigen sich die Entwicklungsstufen der anatomischen Notizen.

Die von Sahagún im 27. Kapitel des 10. Buches benutzten Vokabeln finden sich als Anhang in einem alphabetischen Register mit der Schreibweise nach Sahagún, der Standardorthographie mit phonologischen Angaben nach F. Karttunen, der Aufschlüsselung in Morpheme, der grammatischen Bestimmung und den Übersetzungsmöglichkeiten.

Etwa seit der Mitte des 20. Jahrhunderts wurde dem Bericht Sahagúns zur menschlichen Anatomie mehr Aufmerksamkeit gewidmet. Die Kultur der Azteken, verbunden mit dem menschlichen Körper und magischen, religiösen und kosmologischen Vorstellungen, wurde genauer studiert. Derartige Ideen fanden allgemein Interesse bei den Forschern. Doch die tatsächlichen anatomischen Kenntnisse der Azteken wurden vernachlässigt. Sahagúns Bericht wurde erst 1940 von August von Gall ins Deutsche (Nachdruck 1997) übersetzt. Im Jahr 1961 erfolgten eine Übersetzung in die englische Sprache von Charles Dibble und Arthur Anderson und später, 1980, eine spanische Übersetzung von Alfredo López Austin. Diese Forscher beurteilen den Wissensstand der Azteken zur menschlichen Anatomie verschieden. Die letztgenannten Forscher hegten große Zweifel an einem profunden Wissen der menschlichen Anatomie, während August von Gall einen recht hohen Kenntnisstand, erworben durch die Menschenopfer und den rituellen Kannibalismus dieser Opfer, vermutete. Die frühkolonialen Quellen sind sehr lückenhaft und eine vorspanische Information zu dem Thema fehlt. Die wesentlichen Angaben zu diesem Thema überliefern das Wörterbuch des Molina und Sahagúns Werk.

Der innere Aufbau der anatomischen Liste ist systematisch in 14 Paragraphen angelegt und in weitere Unterabschnitte für die verschiedenen Körperteile gegliedert. Diese 14 Paragraphen werden übersetzt und einzeln besprochen. Die Aufstellung umfaßt zuerst eine äußere Beschreibung des Menschen von Kopf bis Fuß und macht Aussagen zu verschiedenen Gewebsarten. Die sichtbaren Einzelheiten des Kopfes mit den Augen, der Nase und dem Mund und ihre Funktionen werden beschrieben. Der Ort der Stimme wurde im Mund und Zäpfchenbereich gesehen. Den Zähnen ist ein Paragraph gewidmet. Dann folgen Hals und Arme. Ausführlich wird das Äußere des Rumpfes diskutiert und dann von den Beinen berichtet.

Das Innere des Körpers beginnt mit der Beschreibung der Hirnsubstanz. Die Organe des Rumpfes sind in folgender Anordnung aufgelistet, Luftröhre, Lenden, Lunge, Nieren, Samen, Herz, Leber und Galle, Magen, Darm, Gebärmutter, Nieren, Harnblase und Harnröhre. Die Reihenfolge der inneren Organe ist wie folgt: Erst werden die Organe, die am Rücken liegen von oben nach unten aufgezählt und dann die, die vorne liegen ebenfalls von oben nach unten. Aussagen über das Rückenmark, die Nerven und das Blut finden sich. Die Darmausscheidungen bei Krankheiten werden beschrieben. Das Zwerchfell wird nicht aufgeführt.

Der vorletzte Paragraph, Paragraph 13, spricht über die allgemeine Anatomie, besonders über die Gelenke, die Knochenverbindungen, die Rohr- oder Hohlraumsysteme und über die Öffnungen des Körpers nach außen. Diesen Paragraphen nutzt Sahagún auch um eingehend auf grammatikalische Besonderheiten der aztekischen Sprache zum Beispiel auf die Lokativformen der Substantive und Verben hinzuweisen, Verbalisierung und Substantivierung zu verdeutlichen und dafür Beispiele zu geben. Die natürlichen Körperabsonderungen werden im letzten Paragraphen behandelt.

Zu jedem Paragraphen werden die anatomischen Aussagen, Kernfragen der Übersetzung, der wissenschaftliche Aussagewert und Parallelen zum anatomischen System der europäischen Medizin erörtert und in besonderen Punkten analysiert.

Im Kapitel 27, Buch 10 wird eine systematische Humananatomie vorgestellt, die es ermöglicht das Wissen der Azteken in der Anatomie, Physiologie, Psychologie und pathologischen Anatomie teilweise zu rekonstruieren und die Frage einer eigenständigen anatomischen Wissenschaft und anatomischen Systematik gegen den europäischen Einfluß abzugrenzen. Das Register entstand zu einer Zeit, in der die Menschen in Europa sich zunehmend für die Naturwissenschaften interessierten, so konnten vielleicht unbewußt durch die Befragung Sahagúns auch neue Ideen in die Aufzeichnungen gelangen. Sahagúns Aufstellung zeigt, daß es ein einfaches Klassifikationsprinzip der menschlichen Anatomie gab mit deutlichen Abweichungen zur europäischen Sichtweise der Humananatomie. Die rein aztekische Systematik wird an den Vokabeln *pochquiotl, tzotzollotl* und *tilahuacayotl* offenbar, während mögliche europäische Einflüsse auf das aztekische Denken in den Angaben zu *alahuac* offenbar werden. Sie erinnern an die Medizintheorie des Galen (Galenos von Pergamon). Die Informanten und Helfer beeinflußten Sahagúns Materialsammlung durch ihren eigenen allgemeinen Bildungsstand und mit ihrem eigenen Verständnis zur Anatomie.

Einzelne Probleme der aztekischen Anatomie und Sahagúns Bericht werden näher betrachtet. Im aztekischen Bewußtsein wird das Skelettsystem anders geordnet. Der Oberarm findet keine separate Bezeichnung. Für den Unterarm und dem Unter-

schenkel wird nur ein Knochen genannt. Die kleinen Handknochen und die kleinen Fußknochen werden von Sahagún nicht erwähnt. Die Gelenke werden nach den Bewegungen, die sie ermöglichen, benannt. Den Azteken war der Körper des Menschen wichtig für das Herzopfer. Die Möglichkeit, im Rahmen der Menschenopfer den Körper des Menschen weiter zu erkunden und die Kenntnisse der Anatomie zu erweitern, wurde nicht wahrgenommen. Selbst das Herz wird nur mit wenigen Worten beschrieben. Anatomische Einzelheiten, wie das Herzfettgewebe und der innere Aufbau des Herzens werden vernachlässigt. Andererseits finden Begriffe allgemeiner körperlicher Beschaffenheit mehrfach eine Erwähnung und gewinnen damit eine besondere Bedeutung in der aztekischen Anatomie.

Das Urogenitalsystem wird sehr eingehend beschrieben. Die Leitvokabel für die männlichen Genitale ist *tepolli,* die der weiblichen *tepilli.* Die Hoden werden nicht erwähnt. Die funktionellen Eigenheiten, die der Niere zugesprochen werden, nämlich auch der Ort sexueller Empfindungen zu sein, erinnern an alte Überlieferungen der Griechen und Ägypter. Sie stehen auch biblischen Traditionen gedanklich nahe. Die Nieren werden offenbar als Ort der Samenbildung angesehen. Eigenheiten in der Darstellung männlicher Opfer in den aztekischen Bilderhandschriften weisen darauf hin, daß bei den Azteken die Zirkumzision durchgeführt wurde, wie sich auch aus zwei Vokabeleintragungen in Molinas Wörterbuch erschließen läßt.

Einige Aussagen zeigen den spanischen Einfluß nach erfolgtem Kulturkontakt. So werden die weiße Hautfarbe und blonde Haare besonders erwähnt. Es handelt sich um Phänotypen, die erst mit den Spaniern in der indigenen Bevölkerung bekannt wurden, wenn man von dem seltenen Auftreten des Albinos oder der Möglichkeit des Haarfärbens absieht. Es gibt einen langen Eintrag zur Haarpflege. Auch das Haarfärben wird erwähnt.

Kombinationen von Wörtern sind in der aztekischen Sprache häufig. Neue Begriffe werden geschaffen, wenn es keine eigene Bezeichnung gibt, oder weil so genaue topographische Aussagen gemacht werden können. Das Wort *elli* ist dafür beispielhaft.

Die Liste enthält Homonyme und Synonyme. Sie können als Varianten auf subtile Bedeutungsunterschiede hinweisen, die sich uns nicht erschließen. Dies leitet zur Frage einer gleichen Wertigkeit der Begriffe für einen bestimmten Körperteil über. Sahagún hat mit seinem Vokabular auch grammatikalische Fragen erklären wollen, insbesondere den Gebrauch des Ortssuffixes *–yan* und des Affixes des verbalen Substantivs *–ca.* Er hält mit den anatomischen Bezeichnungen grammatische Besonderheiten fest, wie Formen der Verbalisierungen und Substantivierungen. Er gruppiert diese Ableitungen zu einem Block von Wörtern, der ledig eine anatomische Aussage beinhaltet.

Die rationalen Vorstellungen zur menschlichen Anatomie, wie sie Sahagún überlieferte, fanden in der Literatur sehr wenig Beachtung. Im Gegensatz dazu wurden die religiösen, magischen und kosmologischen Aspekte des menschlichen Körpers in Sahagúns Werk schon frühzeitig studiert. Sahagúns Wissen um die menschliche Anatomie war begrenzt. Sein Interesse daran beschränkte sich auf den Rahmen seines Werkes, der alle Aspekte des aztekischen Lebens abdecken sollte. Unter seinen indianischen Informanten gab es keinen, der über mehr als laienhafte Anatomiekenntnisse hinaus dem Thema gerecht werden konnte. Seine dreisprachigen Helfer, ausgebildet am Colegio de Santa Cruz in Tlatelolco, waren möglicherweise mit der

europäischen Medizintheorie des Galenus vertraut, wie weit sie mit den vorspanischen anatomischen Vorstellungen bekannt waren, ist offen. Sicherlich ist aber die unterschiedliche Körpergliederung und Klassifikation, sowie die Betonung von Form und Architektur ein aztekisches Gedankengut. Die genauen Einzelheiten der Beschreibung von Haar und Gesicht läßt auf Indianer ohne medizinische Kenntnisse, auf medizinische Amateure, schließen, die Sahagún bei diesem Kapitel unterstützten. Für dieses Kapitel aus dem Werk Sahagúns sind keine ärztlichen Mitarbeiter bekannt. Sahagún ließ lediglich das folgende Kapitel mit Angaben zu den Heilmitteln von indianischen Ärzten überprüfen und schrieb die Namen dieser Prüfer auf.

Die aztekischen Ärzte waren in der Kräuterheilkunde bewandert und behandelten vorwiegend internistisch. Es gab jedoch eine Anzahl von ärztlichen Spezialisten mit besonderen Befähigungen, zum Beispiel, den Wundarzt und Chirurg, den Arzt, der auch mit Gesang und Sprüchen heilte, oder die Hebamme, die auch gleichzeitig notwendige chirurgische Eingriffe machte, wenn Geburtsschwierigkeiten auftraten. Die Ausbildung erfolgte im Sinne eines Lehrberufes mit einer Lehre bei einem Heilkundigen. Die Wertigkeit der menschlichen Anatomie für die aztekischen Ärzte war offenbar bestimmt durch den Rahmen ihrer speziellen Tätigkeiten und Therapien.

Im der mexikanischen Kunst wird von einer „anatomia artistica" gesprochen (Ocaranza 1995:41). Das Skelettsystem, das Herz und der Darm sind die Organe, die als anatomische Motive in den Bilderhandschriften abgebildet sind. Mit den Herzen wird auch die Lunge gelegentlich dargestellt, weil die Lungen mit dem Herzen beim Menschenopfer zusammen entfernt werden können. Für das Herz und für die Lungen werden in Sahagúns Werk entsprechend die lebenswichtigen Funktionen genannt. Dem Darm wird durch die Beschreibung des Ablaufs einer tödlichen Darminfektion besondere Aufmerksamkeit gewidmet. In der plastischen Kunst sind ebenfalls nur die genannten Motive der inneren Organe bekannt. In Sahagúns Text gibt es keine Anhaltspunkte für eine besondere Stellung der Leber im Denken und im anatomischen System der Azteken.

In den erhaltenen vorspanischen Bilderhandschriften und in der plastischen Kunst sind, wie erwähnt, die anatomischen Motive begrenzt. Die Bilder geben keine Hinweise auf die Existenz eines aztekischen anatomischen Bildatlasses in der vorspanischen Zeit, entgegen der Annahme von einzelnen Forschern. Sahagún hat diesem Kapitel nur wenige Bilder hinzugefügt. Sie beinhalten zweifellos europäische Maltechniken. Der Bildhintergrund zeigt europäische Motive. Für die anatomische Aussage werden Motive der vorspanischen Zeit benutzt. Die Illustrationen mit anatomischem Inhalt zu dem Kapitel 27 zeigen spanische und aztekische Kulturelemente mit unterschiedlich starker Ausprägung. Eine europäische Vorlage für die übernommenen Motive ist bisher unbekannt, aber die aztekischen Motive finden sich in den Bilderhandschriften und in der plastischen Kunst.

Die menschliche Anatomie wurde von den Azteken nicht systematisch erforscht. Das prüfende Sezieren war unbekannt. Das vorspanische Muster der rituellen Zerstückelung, wie es bei den Opfern üblich war, wurde vielleicht nach der Eroberung der wissenschaftlichen Sektion gleichwertig gegenübergestellt. Auch im mittelalterlichen Europa wurde die medizinische Tätigkeit nicht durch forschendes Sezieren unterstützt. Sie folgte der Humoralpathologie Galens. Nach der Eroberung galt in Neuspanien noch lange diese Humoralpathologie als Lehrmeinung für die Therapie, während in Europa indessen fundierte Forschungen der menschlichen Anatomie die na-

turwissenschaftlichen Erkenntnisse erweiterten. Auf diesen Erkenntnissen bauten sich die moderne Anatomie und die moderne Medizin auf.

Da Sahagún nicht medizinisch geschult war, hat er vermutlich eine Vorlage für die Anordnung der anatomischen Notizen benutzt. Allgemein wird diskutiert, daß das Werk des C. Plinius Secundus des Älteren „Naturalis Historiae" Anregungen für die Niederschrift der „Historia General de las cosas de Nueva España" gegeben hat. Das Werk des Plinius war für viele mittelalterlichen Verfasser ein Model und wird daher direkt oder indirekt als Vorbild für Sahagúns „Historia General de las cosas de Nueva España" angesehen. Das Kapitel der Anatomie basiert jedoch nicht auf Plinius, da dieser nicht über die Systematik der menschlichen Anatomie schrieb. Sahagún benutzte ein anatomisches Ordnungsprinzip mit Aussagen vergleichbar der europäischen Anatomie des 14. Jahrhunderts, wie sie von dem Franziskaner Bartholomaeus Anglicus in seinem Werk „De Proprietatibus Rerum" im fünften Buch überliefert wurden. Es ist ein Kompendium der menschlichen Anatomie mit ausführlichen Informationen zu den Funktionen der Organe gemäß der Humoralmedizin des Galenus. Dieses Werk gab Sahagún wahrscheinlich Anregungen zu seinen anatomischen Aufzeichnungen. Sahagún verfolgte mit seinem Bericht und Vokabeln zur aztekischen Humananatomie das wissenschaftliche Anliegen, die Rolle der Anatomie in der aztekischen Medizin herauszuarbeiten. Er beschränkte sich auf die reinen Fakten, ohne ideologische Einflüsse.

Summary

This study addresses the knowledge of human anatomy among the indigenous people of Mexico before the Spanish Conquest, and the Early Colonial time. During this time, the Franciscan Friar Bernardino de Sahagún (1499-1590) prepared a comprehensive work about the life and culture of the Aztecs. Over a period of many years he reworked, revised, and improved his records with the result that there exist several versions of his manuscript. A complete version of his work, the "Historia general de cosas de Nueva España" (1578/1579), is contained in the C. Florentinus, written in Aztec together with his Spanish translation. Book 10, chapter 27 of the Codex includes a compendium of human anatomy in Aztec. Sahagún revised this chapter and added Spanish headings, but he left the text without translation. The reason for the missing translation is unknown.

This study presents a new translation of the anatomical text, together with explanatory notes, which deal with both the translation *and* the anatomy. Any vocabulary for which no matching word exists in European nomenclature is analysed and the anatomical significance is discussed. In the discourse, each of the 14 paragraphs is studied and explained with regard to content, statement, and unknown expressions. Pictorial documents and artwork have been used for illustrative material and for comparison of Sahagún's illustrations. For comparison, Sahagún's first notes on anatomy of the "Primeros Memoriales" are presented. The comparison of both manuscripts demonstrates the steps of the development of the anatomical notes.

The vocabulary contained in chapter 27, book 10, of C. Florentinus, is registered in alphabetical order according to Sahagún's orthography, F. Karttunen's standard or-

thography with phonological information, morpheme analysis, grammar information and possible translations.

Since the middle of the last century, there has been a growing interest in Sahagún's anatomical notes. In Aztec culture the human body is connected with magical, religious, and cosmological aspects, such ideas attracted much interest from scholars, but for a long time the real anatomical knowledge of the Aztecs has been neglected. However, in 1940, August von Gall prepared a German translation of chapter 27. An English translation by Charles Dibble and Arthur Anderson followed in 1961, and, in 1980, a Spanish translation was published by Alfredo López Austin. These scholars could not agree on the Aztec level of knowledge as regarding human anatomy. While von Gall suggested a high level of knowledge acquired by human sacrifice and ritual cannibalism, the other researchers harboured great doubts. The early colonial sources are full of gaps in this matter and information prior to the conquest is missing. Essential knowledge of anatomy is only given in Molina's dictionary and Sahagún's work.

The internal composition of the list is an arrangement of the anatomical text in 14 paragraphs, subdivided into smaller sections and providing information on certain body parts. These paragraphs are translated here and each is discussed separately. The report describes the external human body from head to foot. Various kinds of tissue are also mentioned. The visible details of the head, the eyes, nose, and mouth and their functions are described. The voice was thought to originate from the uvula and mouth. One paragraph is dedicated to the teeth. Then there is information on the neck and arms. A further paragraph gives a picture of the outside of the torso and the legs.

The section on the internal body provides information on the brain and its substance. The description of the internal organs follows in this order: trachea, lumbar region, lungs, kidney, semen, heart, liver, gall bladder, stomach, intestine, uterus, the kidney again, bladder, urethra. Both the retral and the frontal positions are described from top to bottom. Comments on the spinal cord, nerves, and blood are also presented. The record also mentions intestinal excretions in bowel disease. However, the diaphragm, the spleen, and the ovaries are missing in the report.

The penultimate paragraph 13 records general anatomy and gives information on joints, bone connections, and openings of the body. Sahagún used this paragraph to demonstrate peculiarities of Aztec grammar concerning locatives of nouns and verbs, verbalisation of nouns and vice versa. The last paragraph deals with the secretions and excrements of the human body.

For each paragraph anatomical statements, questions of translation, value of information, and meaning to European anatomy have been discussed and analysed.

This record introduces a methodical human anatomy, which allows a reconstruction of the Aztec view of the human body, their knowledge of anatomy, physiology, and psychology. With that, it is possible to distinguish the anatomical science and order of the Aztec from the European influence. The register originates from a time in which the people of Europe developed a new interest in natural science. It is possible that, through Sahagún's questioning, new ideas were subconsciously introduced into the record. Sahagún's record demonstrates a simple principle of classification of human anatomy, with strong deviations from European systems. Aztec thoughts are shown by the words *pochquiotl, tzotzollotl,* and *tilahuacayotl* whereas European in-

fluence on the Aztec system is demonstrated by the information on *alahuac,* which reminds us of the medical theory of Galenus of Pergamon. Indeed, Sahagún's collection of vocabulary was influenced not only by his questions but also by the general standard of education of his helpers and informants.

Some problems of Aztec anatomy are examined in more detail. The Aztecs arranged the skeleton in another order. For example, they did not give the upper arm and upper leg separate names. Sahagún wrote nothing about the small bones of the wrist and foot. For the Aztecs the human body was important primarily for the heart. They never made use of the possibility to study the dead bodies of sacrificial victims with the intention of widening anatomical knowledge, and even the heart is described in a few words, omitting the sulcus of the coronaries, the subepicardial fat, and the inner structure of the heart. Other anatomical terms are repeated, because of their importance in general Aztec anatomy, but there are no clear parallels to the European anatomical system.

The urogenital system is recorded in detail, but the testes are omitted. The word for male genitals is *tepolli,* that of the female *tepilli.* The Aztecs assigned characteristics of sexual feelings to the kidneys. The kidneys were thought to be the place of semen production. Such ideas remind us of ancient Greek and Egyptian traditions and are also biblical in nature.

Pictorial representations suggest that the Aztecs circumcised the males. This is confirmed by the use of two terms describing this act in Molina's dictionary.

Some information suggests Spanish influence after culture contact. Sahagún records white skin colour and fair, yellow hair. These are phenotypes known to the indigenous people after the Conquest, but they were aware of albinos and the possibility of dying hair. There is a long entry on the care of the hair, and the dying of hair is mentioned.

Combined words are frequent in Aztec language. New words are created in case there is no common word available or to make a statement more precise by adding topographical information, as the word *elli* shows.

The notes contain various homonyms and synonyms. They could be variants or may demonstrate differences in meaning, which are unknown. From that arises the question of the same value of the expressions given for a specific part of the body. Sahagún wanted to explain the grammar of Aztec language by the means of the collected vocabularies, the use of locatives *–yan* and *–can.* He recorded together with the anatomical terms peculiarities of the grammar, for example the change of nouns to verbs and vice versa. With that, a number of terms are given with probably the same meaning.

In Sahagún's work there is a rational presentation of human anatomy, which never attracted much attention. In contrast, the aspects of religious, magic, ideology, and cosmology were studied at an early stage. Sahagún's knowledge of anatomy was limited, and his interest in human anatomy was limited by the complexity of his material, which should cover all aspects of Aztec's life as told to him. Among the Indian informants, there was nobody with a professional knowledge of medicine and anatomy. His assistants were trilingual and educated at the college of Sta. Cruz in Tlatelolco. It is very likely that they were introduced to European theories of medicine during their studies. However, it is unknown how much they knew of Aztec medicine and anatomical concepts prior to the Conquest. Indeed, the order of the body and its

classification, especially the emphasis on form and design suggest Aztec ideas. The very details of hair and facial description seem to point toward unprofessional Indian helpers, medical amateurs, who supported Sahagún with this chapter. For the next chapter, which contains recipes and methods the Aztecs used for curing diseases, Sahagún asked Indian doctors, physicians, to prove the statements of ingredients and procedures and wrote their names at the end of the chapter.

Aztec physicians were knowledgeable of herbal treatment. There were a number of specialised healers and curers, e.g. the surgeon, the physician using herbal treatments, the healer using songs and poems, and the midwife who was able to use surgical techniques in case of problems during birth. They learned their profession by apprenticeship. However, their special field of treatment determined the value of human anatomy. In Mexican art, they speak of an "anatomia artistica" (Ocaranza 1995:41). The skeleton, the heart, and intestine were motifs of interest in Aztec artwork. Occasionally the heart and lungs are shown together, probably because these organs could be removed together during the sacrifices. Sahagún mentioned the vital functions of both organs in his work. A description of the course of a deadly bowel infection lends the intestine the same amount of attention. According to Sahagún's statements, the liver was not considered by the Aztecs to be anatomically important.

As mentioned, the few preserved manuscripts from the time before the arrival of the Spanish have a limited number of anatomical motifs. The illustrations do not support the idea of a special painted manuscript for teaching anatomy as some scholars have suggested. Sahagún added few pictures to chapter 27. They are painted using European techniques. The background is a landscape with images used in European art. In addition, Aztec motifs and images are shown. These illustrations together with other pictures are analysed. There is an attempt to separate original Aztec motifs from European style and influence. The few illustrations with anatomical content in chapter 27 demonstrate Spanish and Aztec cultural elements in various forms. Regarding the European parts a model is so far unknown, but the Aztec motifs are also represented in pre-Spanish pictorials and art.

The Aztecs did not study the human body systematically. Scientific dissection was unknown. The pre-Spanish ritual of dismembering human sacrifices was and is compared with dissections, but in mediaeval Europe, dissections did not support medical science, since it followed the humoural pathology of Galenus of Pergamon. In New Spain, humouralism was introduced by the European conquerors. This medicine of New Spain continued to use the humoural concept for treatment long after the Conquest, whilst in Europe basic research broadened natural science, anatomy and medicine, which resulted in modern scientific medicine.

As Sahagún had no medical background, it is supposed that he used a pre-existing model to order his anatomical notes. Caius Plinius, Secundus, the elder, wrote an encyclopaedia "Naturalis Historiae" which is thought to be the model for many mediaeval writers and therefore indirectly or directly also the model for Sahagún's "Historia General de las Cosas de Nueva España". However, the chapter of Aztec anatomy cannot be based on Plinius as he did not report on human anatomy. Sahagún used in his statements an anatomical order comparable to European science of the time. One of the famous works of the 14^{th} century is the book "De Proprietatibus Rerum" by the Franciscan Friar Bartholomaeus Anglicus. In the fifth book of this encyclopaedia, he wrote an extended compendium of human anatomy with

much information on the function of the organs according to the humoural medicine of Galenus. This was probably the model, which prompted Sahagún to record his notes on Aztec anatomy. With his notes on Aztec vocabularies of human anatomy, he pursued a scientific concept to demonstrate the rule of anatomy in Aztec medicine. He restricted himself to the facts without any ideological influence.

1. Einführung

Die moderne wissenschaftliche Medizin beruht auf einer genauen und spezifischen Kenntnis der menschlichen Anatomie. Dieses anatomische Wissen ist für die schulmedizinische Sichtweise unumgänglich. In der Volksmedizin bilden Erfahrungen, Beobachtungen und Überlieferungen die Grundlage der Therapie. Ein besonderes Wissen der menschlichen Anatomie ist dafür nicht eine unabdingbare Voraussetzung. Der Körper des Menschen, seine Funktion und seine Anatomie werden in vielen Kulturen sehr verschieden verstanden und erklärt. Der genaue Sachverhalt, das heißt die anatomischen Kenntnisse und die tatsächlichen Funktionsabläufe, spielt eine untergeordnete Rolle

Die Medizin und Krankheitsbehandlungen außereuropäischer Völker sind häufig Gegenstand völkerkundlicher Studien. Viele Autoren diskutieren den menschlichen Körper und seine Funktionen zusammen mit magischen, abergläubischen und religiösen Vorstellungen oder setzen gesellschaftliche Stellung und Lebensposition in bezug auf den Körper. Diese Untersuchungen des Körpers in Verbindung zum Leben, zur sozialen Stellung, zur Religion und zur Gesundheit umfassen nur einen Teil der tatsächlichen Kenntnisse der einheimischen Bevölkerung über die menschliche Anatomie. Wenige Studien geben generelle Hinweise auf die vorspanischen anatomischen Kenntnisse im alten Amerika, auf die generellen Ordnungsprinzipien zur menschlichen Anatomie indigener Völker Mexikos und auf die Änderungen der anatomischen Systematik nach der spanischen Eroberung.

Für das alte Mexiko gibt es verschiedene Schriften, die von der Medizin und Anatomie zusammen mit magischen, kosmischen und religiösen Vorstellungen der Nahuatl sprechenden Völker berichten und diese studieren. Die Zusammenhänge der menschlichen Anatomie mit der Religion, Hermeneutik und ideologischen Deutungen zeigen, wie der Mensch sich in seiner Welt sieht. Für derartige Studien gilt es in erster Linie zu erarbeiten, welches Wissen der Mensch von seinem Körper hatte und wie er sich selbst sah. Die Kenntnis über den Körper und die Körpervorstellung der Azteken sind nur unzureichend überliefert. Die frühen Quellen der Kolonialzeit behandeln das Thema nur lückenhaft. Der Wissensstand und die Methoden des Wissenserwerbs der alten Autoren dieser frühen Quellen sind unzureichend bekannt. Es ist daher notwendig zu versuchen, deren eigenes Verständnis zum menschlichen Körper aus den alten Berichten herauszuarbeiten, da sich dann Unklarheiten und Mißverständnisse eher aufdecken lassen. Die aztekische Auffassung von der Anatomie und ihre Kenntnis des menschlichen Körpers ist zu analysieren, bevor völlig verstanden werden kann, wie die Azteken Riten, magische Vorstellungen und Kosmovision mit dem menschlichen Körperteilen verbanden.

Der Franziskanermönch Bernardino de Sahagún (1499 bis 1590), der 1529 mit einer Gruppe von Ordensbrüdern nach Mexiko kam, verfaßte den Codex Florentinus, die „Historia general de las cosas de Nueva España". Sein in aztekischer Sprache geschriebener Bericht enthält in Buch 10, Kapitel 27, Angaben zur menschlichen Anatomie. Die anatomische Klassifikation, die Struktur der Bestandsaufnahme und der Inhalt dieses Berichtes können vielleicht erklären, wie die Azteken den Körper des Menschen sahen, welchen Stellenwert die Anatomie in der Kultur der Azteken hatte und welche Organe die Azteken besonders bewerteten.

2. Der Bericht zur aztekischen Anatomie im C. Florentinus

2.1. Sahagúns Bericht zur aztekischen Anatomie

Bernardino de Sahagún war der erste Europäer, der sich systematisch mit der aztekischen Anatomie und Medizin befaßte. Er versuchte das anatomische System der Azteken zu erarbeiten, indem er aztekische Wörter der anatomischen Terminologie sammelte. Unsere Hauptkenntnis zur aztekischen Anatomie beruht auf dieser anatomischen Aufstellung. Bedauerlicherweise wurde die Arbeit von Sahagún nicht vollendet. Die Bestandsaufnahme enthält nur die aztekischen Wörter. Sahagún übertrug den Text, wie auch einige andere Teile seines Werkes, weder in die spanische noch in die lateinische Sprache. Diese anatomische Aufstellung ist, wie schon erörtert, nur von wenigen Autoren studiert worden. Wichtig erscheint es daher, die exakte Bedeutung einzelner Begriffe zu erfassen und sie zu definieren, um sie genau den Organen zuordnen zu können. Sahagúns anatomische Aufstellung ist keine der üblichen erzählenden Überlieferungen, sondern eine nach anatomischen Gesichtspunkten geordnete Zusammenstellung. Sie erfordert eine genaue Auswertung auf ihren aktuellen anatomischen Sachverhalt.

Bernardino de Sahagún war davon überzeugt, daß der Schlüssel zur erfolgreichen Mission nur ein profundes Wissen der aztekischen Welt sein konnte. Deswegen begann er zu notieren, was ihm über die Neue Welt wissenswert erschien. Erst um 1559 erhielt er von seinem Provinzial den Auftrag in mexikanischer Sprache alles aufzuschreiben, was er von der Kultur, der Sprache und dem Leben der Indianer wußte, und was für die Missionstätigkeit der Mönche von Nutzen sein könnte (D'Olwer und Cline 1973, HMAI, 13, II:187). Er verfaßte eine Enzyklopädie in zwölf Bänden, die „Historia general de las cosas de Nueva España". Er bearbeitete sein Werk in verschiedenen Fassungen. Eines dieser Manuskripte ist der Codex Florentinus. In diesem Codex, im Kapitel 27 des zehnten Buches, schrieb Sahagún einen Bericht über die äußeren und inneren Körperteile, das knöcherne Skelett, die Gelenke und die verschiedenen Gewebearten. Die Information wird von Begriffen begleitet, die mit den Körperteilen assoziiert werden. Einige dieser Wörter geben genauere Auskunft zu den einzelnen Körperteilen, andere erklären die Funktion und wieder andere betreffen Verhalten, Schönheit und Metaphern, die auf Körperteile bezogen werden. Gelegentlich werden auch Redensarten angeführt, die mit einem Körperteil verbunden sind. Die Übersicht entspricht in etwa einem medizinischen Wörterbuch der Anatomie, aber es beinhaltet nur die aztekischen Wörter. Eine Übersetzung fehlt, obwohl sehr klar erkennbar ist, daß Sahagún den Bericht bearbeitete. Er unterteilte seine Übersicht in vierzehn Paragraphen. Sie haben einen einführenden Satz als Überschrift, in dem der Gegenstand des nachfolgenden Paragraphen kurz erwähnt wird. Diese Abschnitte sind in mehr oder weniger zahlreiche Absätze untergliedert. Die Gliederung folgt einer systematischen Ordnung. Zuerst wird das Organ genannt, dann Varianten seiner Erscheinung und Einzelheiten wie Farbe und Konsistenz. Außerdem werden Hinweise auf Funktionen und auf pathologische Veränderungen gegeben. Diese Aufstellung ermöglicht es, die Kenntnis der Azteken in bezug auf die menschliche Anatomie, die Physiologie, das Verhalten, die Psychologie und die Pathologie teilweise zu rekonstruieren.

Alfredo López Austin legte 1980 eine spanische Übersetzung vor. Er betrachtete den anatomischen Bericht als „a very spontaneous formulation of ideas, naive in ma-

ny cases (1988:170)". Die Menge der gesammelten Wörter habe schließlich auch Sahagún klugerweise davon abgehalten eine Übersetzung anzufertigen, da er sie als unzulänglich für das wissenschaftliche Interesse erachtete, wie López Austin ausführt (1974a:142).

Im Jahr 1961 publizierten Charles Dibble und Arthur Anderson eine englische Übersetzung der Sahagúnschen Aufstellung. Beide Autoren bezweifeln eine tiefergehende wissenschaftliche anatomische Kenntnis der Azteken (1961:95). Sie begründen ihre Zweifel auch mit dem Hinweis, daß wohl die medizinischen Kenntnisse spanischer Mönche, gebildet im Rahmen der mittelalterlichen europäischen Traditionen, begrenzt und ihre anatomischen Kenntnisse laienhaft waren. Dadurch wird auch die Bedeutung des Berichtes eingeschränkt. So werden Unsicherheiten zur wissenschaftlichen Anatomie der Azteken fortbestehen, ist ihr Fazit.

August von Gall publizierte 1940 eine deutsche Übersetzung des 27. und 28. Kapitels des zehnten Buches des Codex Florentinus mit einem Kommentar (Nachdruck 1997). Seiner Meinung nach fehlten Sahagún die anatomischen Kenntnisse für eine Übersetzung. Er weist aber auf die gute Gliederung und Ordnung der Vokabeln hin, wodurch es möglich ist, auch unbekannte Ausdrücke zu erschließen (v. Gall 1997:87). Grundlage für seine Übersetzungen ist Molinas Wörterbuch der aztekischen Sprache.

Molinas Wörterbuch, erstmals 1555 in Mexiko veröffentlicht, entstand hauptsächlich, um den Missionaren ihre Arbeit zu erleichtern. Es enthält unter anderem Vokabeln für einige menschliche Körperteile. Um die gesamte menschliche Anatomie zu erschließen, ist es jedoch nicht ausreichend. So finden sich unter den aztekischen Vokabeln Begriffe mit verschiedenen Bedeutungen, zum Beispiel *chichitl*. Das Wort kann sowohl mit Speichel als auch mit Lunge übersetzt werden. Molina gibt nur beschränkt und gelegentlich Erklärungen zu den Übersetzungen. Zum Beispiel für den Begriff *elli*, führt er einmal nur „Leber" an. An anderer Stelle schreibt er für *tel*, das heißt „unsere Leber", auch „die breiteste Stelle der Brust". Das Wort hat sicherlich eine weitergreifende Bedeutung, wie sich aus Wortverbindungen mit dieser Vokabel erschließen läßt.

Sahagúns Gesamtwerk beruht wahrscheinlich auf dem altweltlichen Konzept einer umfassenden Belehrung, wie sie auch Caius Plinius Secundus der Ältere (23 – 79 n. Chr.) mit seiner „Naturalis Historiae" vorgelegt hat. Dieses Werk galt als richtungweisendes wissenschaftliches Standardwerk. Eine Information zur menschlichen Anatomie fehlt bei Plinius, daher ist für das anatomische Kapitel eine andere Ideenvorlage anzunehmen. Sahagúns Arbeitsmethode kombinierte eine gezielte Befragung mit einer „Diskussion am runden Tisch", wie D'Olwers und Cline ausführen (1973:188). Alfredo López Austin untersuchte ebenfalls die Forschungsmethoden Sahagúns und erörtert die Möglichkeit, daß Sahagún zu seiner Arbeit von den Werken griechischer und römischer Autoren und von Albert von Cölln und dessen mittelalterliche Enzyklopädie der Alten Welt angeregt wurde (1974a).

Die Anordnung der einzelnen Themen beginnt mit den Höchsten, den Göttern, wendet sich den irdischen Dingen und schließlich den Menschen zu. Dieser Themenaufbau ist sehr alt und entspricht auch einer natürlichen Vorstellungswelt des Menschen. Einem solchen Modell könnte Sahagún gefolgt sein. Die irdischen Dinge, der gesunde und kranke menschliche Körper und die Heilmittel stehen ziemlich am Ende seiner Enzyklopädie der Neuen Welt. Sahagún arbeitete, nach López Austin, mit einer Gliederung, die alles umfaßte, was er berichten wollte, jedoch gab es für die

verschiedenen Themen wohl keine feste Regel der Berichterstattung (1974a:111). López Austin hebt hervor, daß gelegentlich „linguistic aims" mehr in den Vordergrund gerückt wurden, daß einmal eine festgelegte Fragefolge erkennbar ist während ein anderes Mal aufgenommen wurde, was immer auch gesagt und gesprochen wurde. Er betont besonders, daß gerade Kapitel 27 des zehnten Buches als Material eines geplanten Wörterbuches nicht übersetzt wurde (1974a:122).

Sahagún selbst schreibt im Prolog zu Buch 10 über sein Sammlungskonzept: „No llevo en este tractado la orden que otros escriptores an llevado en tratar este materia, mas llevo la orden de las personas dignitades y oficio y tractos que entre este gente ay poniendo la bondad de cada persona y luego su maldad con copia de nombres sustantivos adjectivos y verbos (donde ay gran abundancia de lenguaje muy propio y muy comun entrellos). Contienense tambien por el mismo estilo en este volumen todas las partes del cuerpo, interiores y esteriores muy por menudo" (Dibble und Anderson 1982:73). Die Erklärung läßt viele Fragen offen, zum Beispiel warum in dem anatomischen Bericht nicht die Wörter gleichzeitig in zwei Sprachen niedergeschrieben wurden, wenn es sich um ein Wörterbuch handeln sollte und er dreisprachige Helfer zur Hand hatte. Schließlich schrieb Sahagún auch für seine Mitbrüder und für Leser, die des Aztekischen unvollkommen oder gar nicht mächtig waren. Innerhalb des Kapitels finden sich stilistische Abweichungen und gelegentlich sind die Zusammenhänge unklar.

Sicher fand Sahagún selbst die Liste nützlich, hatte jedoch nur eine begrenzte Kenntnis der Medizin und Anatomie, die ihn von der Übersetzung abhielt. Vielleicht hoffte er einen geschulten Indianer als Hilfe für die Übersetzung zu finden. Das folgende Kapitel 28 im Buch 10 des Codex Florentinus über die Heilmittel der Azteken hat er von mexikanischen Ärzten auf die Richtigkeit der Angaben zu den von ihm gesammelten Medizinrezepturen überprüfen lassen und die Namen dieser medizinischen Fachpersonen am Ende des Kapitels namentlich aufgeführt (Dibble und Anderson 1961:163).

López Austin nimmt an, daß Sahagún lediglich ein ausgedehntes anatomisches Vokabularium schaffen wollte, ohne daß er ein besonderes Interesse am anatomischen Konzept der Azteken hatte (1974b:214). Sahagún selbst war stark in den Gedanken der mittelalterlichen europäischen Medizin der Galenischen Säftelehre verhaftet, wie seine Aussagen im Prolog zur „Historia general de las cosas de Nueva España" erkennen lassen (Garibay Band I, 1981:27). Dort vergleicht er die Aufgaben eines Priesters mit denen des Arztes, der zuerst erkennen muß, welcher „humor" eine Krankheit hervorgerufen hat, bevor ein Gegenmittel gegeben werden kann. Daher werden ihm die Unterschiede des medizinischen Gedankenguts aufgefallen sein. Die Bedeutung seiner Materialsammlung war ihm sicher bewußt, wie die angefangene Bearbeitung zeigt. Das Thema dieses Kapitels lag aber so weit außerhalb seines Gesichtskreises und der ihm gestellten Aufgabe, daß er wohlbegründet lediglich sein Ausgangsmaterial, das heißt die Vokabelaufstellung ohne Übersetzung, in das Manuskript aufnahm.

2.2. Die Entwicklung des anatomischen Berichtes
Die Materialsammlung zur menschlichen Anatomie ist in den „Primeros Memoriales", der ersten Fassung seines Werkes, nicht sehr lang. Es werden in der Handschrift von Tepepulco im Kapitel 4 unter der Überschrift „yn tlacayutl", „cosas humanas" auf zweieinhalb Folioseiten (Folios 82v, 83r und v, Códice de la Real Academia de la

Historia, Acad. Hist. Ms.) in zwei Paragraphen, den Paragraphen 5 und 6, zuerst die äußeren und dann die inneren Organe behandelt. Diese Informationen wurden in den Jahren zwischen 1558 und 1561 (D'Olwer, nach Nicholson 1973:207) mit der Hilfe von alten aztekischen „principales", unter der Führung des Don Diego de Mendoza gesammelt. Die Liste beschränkte sich zunächst auf Vokabeln der Körperteile und Organe. In einem zweiten Schritt sind dann, wie die unterschiedlichen Handschriften erkennen lassen, sehr knappe Anmerkungen hinzugesetzt worden. Diese Ausführungen betreffen jedoch nicht alle Wörter der Auflistung. Zumeist sind zu den Vokabeln ein oder zwei Verben, gelegentlich auch bis zu vier Verben hinzugefügt. Einmal werden eine adjektivische und einmal eine substantivische Form zur Erläuterung benutzt.

Das anatomische Register im Codex Florentinus verlängerte sich beträchtlich durch Ergänzungen der ersten Niederschrift. So werden die verschiedenen Gewebearten, wie Haut und Fettgewebe, aber auch Begriffe wie *tilahuacayotl* und *tzotzollotl* neu aufgenommen. Die Wörter werden in verschiedenen grammatikalischen Formen wiederholt und häufig mit anderen Begriffen kombiniert. Es finden sich ausführlichere Erklärungen. Neu sind auch Homonyme. Die Anzahl der adjektivischen Erklärungen zu den Körperteilen ist in der Niederschrift des C.Florentinus erheblich angestiegen.

Ein Vergleich der in den beiden Manuskripten benutzten Organvokabeln zeigt weitgehende Übereinstimmungen. Lediglich die Vokabeln *tezteco* zur Beschreibung der Leber und *tochichi* als Bezeichnung für die Lunge finden keine Aufnahme in die anatomische Aufstellung des C. Florentinus. Möglicherweise handelt es sich bei dem Begriff *tezteco* nicht einmal tatsächlich um eine weitere Bezeichnung für die Leber, sondern um eine vergleichende Beschreibung im Sinne einer Metapher. Die Überschriften der Paragraphen wurden im erweiterten Bericht neu formuliert. Sie sind möglichst gleichlautend abgefaßt.

2.3. Buch 10, Kapitel 27 des Codex Florentinus

Sahagúns Werk befaßt sich in diesem Kapitel mit dem Menschen und den menschlichen Körperteilen. Der Bericht ist auf den Folioblättern 70 bis 97 des Florentiner Manuskriptes niedergeschrieben.

Das in zwei Spalten angelegte Kapitel hat den anatomischen Vokabeltext in der rechten Spalte angeordnet. In der linken Spalte ist ein Bericht in spanischer Sprache eingesetzt, der inhaltlich nicht mit der Vokabelsammlung in Verbindung steht und erst zu einem späteren Zeitpunkt eingesetzt wurde, wie die Überschriften und Bilder erkennen lassen. Er endet auf Folio 84r. Die spanische Übersetzung der Überschrift, die in der linken Seitenspalte steht, besagt, daß im 27. Kapitel von den äußeren Teilen sowohl des Mannes wie auch der Frau gesprochen wird. Die ins Spanische übersetzten Überschriften zu den einzelnen Paragraphen sind in der linken Spalte für die Abschnitte 1 und 2, und 4 bis 9 zwischen den spanischen Text gestellt. Sie unterbrechen so den fortlaufenden Text. Ab Folio 84v ist nur die rechte Spalte beschrieben. Unter der Überschrift in der linken Spalte ist ein Bild mit verschiedenen Körperteilen in etwas flüchtiger Feder über einen grünen Boden gesetzt. (Abb. 1, Nr. 149). Es gibt jedoch keine weiteren Erklärungen zu diesen Skizzen.

Unmittelbar unter dem Bild beginnt eine „Relacion del autor digna de ser notada". Diese Überschrift ist mit der etwas zittrigen Handschrift von Sahagún über den fortlaufenden Text auf Folio 70v gesetzt (vgl. Dibble und Anderson 1982:18). Der Bericht fängt an „Despues de aver escrito las habilidades, y officios, estos naturales

mexicanos tenjan...". Es ist ein unabhängiger Bericht offenbar von spanischer Hand geschrieben, der kritische Betrachtungen zur Missionstätigkeit und zum Missionserfolg enthält. Er nimmt in keiner Weise auf den nebenstehenden Nahuatltext Bezug.

Das Schriftbild zeigt, daß mehrere Personen an dem Kapitel gearbeitet haben. Das Schriftbild in der linken Spalte, die den unabhängigen spanischen Text enthält, unterscheidet sich deutlich von der Handschrift der rechten Spalte. Die ins Spanische übersetzten Überschriften in der linken Spalte weisen eher auf eine spanische Hand hin. Sie haben eine Handschrift, die von dem fortlaufenden Text beider Spalten abweicht. Diese Überschriften sind eindeutig vor dem fortlaufenden Text niedergelegt worden. Die begleitenden Bilder entstanden ebenfalls vorher. Bezüglich der Handschrift des Textes ist bei den Schreibern ein sehr klares Schriftbild festzustellen, das eher für indigene von kalligraphisch geschulten Mönchen angelernte Schreiber spricht, als für einen Spanier (vgl. Lockhart 1992:342).

Die Handschrift des Nahuatltextes ist ebenfalls nicht einheitlich. Es ist klar erkennbar, daß in Paragraph 11 auf Folio 89v mitten im Text der Schreiber gewechselt hat. Das Schriftbild ändert sich und das Absatzzeichen wird anders ausgeführt. Außerdem ändert sich die Buchstabierweise. So wird statt des Buchstabens <i> häufig das <j> angewendet und für das vorher ausschließlich verwendete <u> wird auch gelegentlich <v> benutzt. Die Buchstaben <y> und <i> werden nach diesem Wechsel etwas regellos im Wortanlaut benutzt.

Gelegentlich sind lateinische Phrasen eingebaut. So finden sich die Formeln *idem est, ut dicitur, unde diž, unde dicitur* und die Abkürzung *eta, et cetera*: Anfänglich stehen einige dieser Phrasen in Nahuatl, abgekürzt mit *q. n. quitoz nequi*. Es bedeutet, „das soll heißen". Im Verlauf des Berichts wird schließlich nur noch die lateinische Formulierung benutzt.

Korrekturen sind sehr sorgfältig angebracht. Es kommen bei einigen Vokabeln Streichungen von Buchstaben, Überschreibungen und Einfügungen vor. Häufiger ersetzt ein Strich über dem vorhergehenden Vokal ein endständiges <n>. Der Schreiber des letzten Teils benutzt über dem Buchstaben <m> ein Betonungszeichen, das zuvor nicht verwendet wurde, und sich wahrscheinlich auf den nachfolgenden Vokal bezieht. Manchmal finden sich auch Schreibfehler.

Sicherlich gibt es für die vorliegende Bestandsaufnahme keine bilderhandschriftliche Vorlage. Die Orthographie des Nahuatl beruht auf den Sprach- und Schriftvorbildern der lateinischen und spanischen Sprache. Satzzeichen werden benutzt um Begriffseinheiten zusammenzuhalten, jedoch gelegentlich erscheinen die Zeichen sehr willkürlich gesetzt. Im Nahuatl sind viele Satzbestandteile in ein Wort eingegliedert. Im Spanischen gibt es das Satz einleitende *y*. Die Partikel *y* oder *yn*, graphemische Varianten, werden analog zum Spanischen dem Satz oder Einzelwörtern häufig vorgesetzt, in orthographisch gebundener oder ungebundener Form. Die benutzte Orthographie ist zu Sahagúns Zeit schon etabliert. Seine Buchstabierweise ist für das Phonem / wa /, <oa>, standardorthographisch <hua>. Für ein <i> variiert seine Schreibweise zwischen <y>, <i> und <j>. An Morphemgrenzen, phonemisch an- oder ablautendes <v> oder <u> wird standardautographisch <hu> (Morphemanfang) oder <uh> (Morphemende) geschrieben (vgl. Lockhart 1992:335; Anm. 24, S. 579). Für <x> wird gelegentlich besonders zu Beginn eines Morphemkomplexes der Buchstabe <s> benutzt. Lockhart ordnet diese Entwicklung der Schriftsprache in die Zeit nach 1540/50 bis zur Mitte des 17. Jahrhunderts ein.

Die grammatischen Aspekte der Vokabelaufstellung sind beispielhaft für die verschiedenen Verbalableitungen, Nominalisierung von Verben und Verbalisierung von Substantiven. Die menschlichen Körperteile werden häufig erst in der absoluten Form und danach in der possessiven Form mit dem Pronomen possessivum der ersten Person pluralis angegeben gemäß Molina (1977: II, Prolog aviso quarto). Tempora der Verben umfassen vorwiegend das Präsens und Präteritum. Selten wird das Plusquamperfekt benutzt. Die temporale Genauigkeit kann bei der Übersetzung nicht immer berücksichtigt werden. Der Zeitfaktor berücksichtigt im Wesentlichen einen Entstehungs- oder Richtungsprozeß, dessen vollausgebildeter Endzustand hier für die Beschreibung wichtig ist.

Das Aztekische besitzt nur wenige echte Adjektive. Die meisten als Adjektive übersetzten Vokabeln sind Ableitungen aus Verbstämmen oder Substantivstämmen (Schömbs 1949:24; Frühling und Peltonen 2008:41). In dem Bericht steht eine Reihe von alleinstehenden Wörtern, die im Deutschen adjektivisch zu übersetzen sind. Diese Vokabeln werden bei der grammatikalischen Bestimmung als Adjektive bezeichnet.

Sahagúns Bericht enthält auch anatomische Abbildungen. Sie sind unregelmäßig in den Text eingepaßt. Ein Bild (Abb. 1, 149) zeigt isolierte Körperteile, das Gesicht, den haarigen Kopfanteil, das Knie, die Hand, einen Unterschenkel, den Fuß, den Rumpf und vielleicht die Ellenbeuge. Weitere Bilder (Abb. 1, 151 – 154) stellen den Hals und die Schultern, Teile des Armes mit Achselhaaren, den oberen Rumpf und die Brust dar. Dazu gibt es Bilder, die auf pflegerische und therapeutische Maßnahmen hinweisen, z.B. Augenspülen oder Zähneputzen. Bei den Bildern tritt deutlich der europäische Einfluß in der Maltechnik und den abgebildeten Dingen hervor. Die Personen sind in Dreiviertelansicht dargestellt, Vorder- und Hintergrund sind mit Landschaften ausgefüllt.

2.4. Der innere Aufbau des 27. Kapitels
Die Angaben sind systematisch geordnet. Der Bericht beginnt mit der äußeren Haut. Es folgen das Weichteilgewebe und die Muskulatur. Danach finden sich Angaben zur Anatomie des Kopfes, des Skelettsystems, des Rumpfes und schließlich des Eingeweidesystems. Das Gehirn wird zusammen mit dem Eingeweidesystem beschrieben. Körperabscheidungen und Sekretion sind an das Ende gesetzt.

Die Begriffe sind in der Reihenfolge von Kopf zum Fuß angeordnet. Viele Details zu den sichtbaren Körperteilen werden angegeben. Eine Beschreibung vom Kopf zum Fuß ist sehr natürlich. Sie war nicht nur bei den Azteken üblich, sondern wurde auch in Europa angewandt. Leonardo da Vinci modifizierte die anatomische Beschreibung, in dem er eine Beschreibung der verschiedenen Schichten von der Haut bis zur tiefen Muskulatur hinzufügte (Herrlinger 1967b). Andreas Vesalius (1514 - 1564) verfeinerte und ergänzte diese anatomische Systematik. Mit seinem Werk wurde die Anatomie in die medizinische Wissenschaft voll aufgenommen (Herrlinger 1967a:78, 79, 103-123). Die moderne wissenschaftliche Anatomie ordnet die Organe des Körpers in Knochen und Muskeln (Bewegungsapparat), innere Organe, Gefäßsystem, nervöses System (Gehirn und Nerven) und Geschlechtsorgane.

Sahagúns anatomische Beschreibung vereint eine Kopf- zu Fußbeschreibung mit funktionellen Angaben, die Mechanik, Physiologie, Psychologie und gelegentlich das Sozialverhalten verdeutlichen. Die interne Organisation könnte die Reihenfolge der Information widerspiegeln. Das Rahmengerüst bildet die Gliederung nach den Kör-

perregionen. Dieser Grundstruktur folgt in vielen Fällen ein Raster der Wortwurzeln, aus denen verschiedene Ableitungen konstruiert werden, die eine anatomische Aussage machen, aber gleichzeitig lexikalische und grammatikalische Darlegungen sind (Riese, persönl. Mitteilung 2008). Diese vorliegende sehr straffe Organisation der thematischen Übersicht zur aztekischen Anatomie ist wahrscheinlich ein Werk des Verfassers.

Wir kennen unglücklicherweise die Medizin und Anatomie der Azteken aus der Zeit vor der Eroberung nicht genau. Es gibt nur Berichte aus spanischer Sicht von den Eroberern, den Missionaren und wissenschaftlich interessierten Reisenden aus Europa. Sahagúns Informanten waren Indianer, aber sie waren europäisch geprägt. Sie entstammten der Eliteschicht Mexikos und waren zum Teil von den spanischen Mönchen erzogen worden. Sahagúns Helfer waren der lateinischen Sprache und des Spanischen mächtig, eine Tatsache, die sehr wichtig war, um Sahagúns Befragung oder Befragungsbogen zu verstehen. Diese Fragen waren wohl vorbereitet, aber im Hinblick auf einen wissenschaftlichen Hintergrund deutlich eingeschränkt. Damit konnte Sahagún auch nur ein begrenztes und selektives Material erhalten.

Unter den Informanten gab es vielleicht handwerklich spezialisierte Personen. Es ist jedoch nicht bekannt, daß aztekische Ärzte dazugehörten. Die Angaben des anatomischen Berichts deuten nicht darauf hin. Die indianischen Informanten und Autoren der Vokabelliste blieben anonym. Sahagún setzte nur unter das folgende Kapitel 28 die Namen mexikanischer Ärzte (Dibble und Anderson 1961:163), um so seinen Lesern zu versichern, daß seine Angaben zu den aztekischen Heilmitteln in diesem Abschnitt von einer Gruppe mexikanischer Ärzte auf ihre Richtigkeit überprüft worden waren. Europäische Ideen beeinflußten sicher diese Ärzte, die alle getauft waren und spanische Namen trugen. Allein schon ihre Prüftätigkeit brachte sie mit den Ideen der Alten Welt zusammen.

In der aztekischen Anatomie liegt ein Schwerpunkt der Betrachtung auf den unterschiedlichen Formen des Fettgewebes, das sehr ausführlich behandelt wird. Die „Säfte" werden erst am Ende des Berichtes behandelt, um auch dem europäischen Gedanken der Humoralpathologie nach Galen (129 – 201 n Chr.) gerecht zu werden. Diese lehrt, daß die Entstehung von Krankheiten auf eine falsche Zusammensetzung des Blutes und der Körpersäfte zurückzuführen ist. *Alahuac*, das Schleimige, das vielleicht den „Säften" gleichzusetzen ist, findet nur eine ganz flüchtige Erwähnung am Ende des Kapitels.

Mit der Niederschrift wurden die Informationen dem europäischen Wissen und den europäischen Ideen der Naturwissenschaften angepaßt. Hier zeigt sich für die anatomische Aufstellung besonders eine fremde Einflußnahme, die die Auswahl, Bearbeitung und Beschränkung des Materials betraf. Authentische von Indianern geschriebene Berichte zur Anatomie der Azteken gibt es nicht. Vorspanische bilderschriftliche Quellen zu diesem Thema sind auch nicht vorhanden. Es ist wichtig im Gedächtnis zu behalten, daß Sahagún nicht selbst Beobachtungen machte, sondern sich erzählen ließ. Er bearbeitete diese Erzählungen in seinem europäisch geprägten Stil und schrieb sie in lateinischer Schrift nieder.

In Europa hatte man zur Zeit der Konquista gerade die Anatomie als wichtigen Teil der wissenschaftlichen Medizin wiederentdeckt und erforschte systematisch den menschlichen Körper. Die Arbeiten Vesals kennzeichnen den Beginn einer neuen Forschungsperiode, die im 17. Jahrhundert zu bedeutenden Erkenntnissen der menschlichen Anatomie führten. Die Medizin der Azteken war empirisch. Sie gründete

nicht auf der Anatomie und auf systematischen Forschungen zur Anatomie. Derartige Unterschiede blieben sicherlich nicht ohne Einfluß auf die Berichterstattung. Bedauerlicherweise fehlt die unabhängige indianische Quelle zur Anatomie und Medizin. Das zur Verfügung stehende Material bedarf daher einer sorgfältigen Überprüfung, um den Einfluß des europäischen Gedankenguts in den sogenannten Primärquellen aufzudecken und das ursprünglich Aztekische herauszuarbeiten.

2.5. Vorbemerkung zur Übersetzung des 27. Kapitels, Buch 10 aus Sahagúns Werk „Historia general de las cosas de la Nueva España" in der Niederschrift des Codex Florentinus

August von Gall, Charles Dibble und Arthur Anderson sowie Alfredo López Austin haben sich intensiv mit Sahagúns Werk beschäftigt und das Kapitel 27 des C. Florentinus übersetzt. Daß ein großer Teil meiner Übersetzung mit den vorgelegten Übersetzungen dieser Autoren im Einklang steht, ergibt sich aus der Materie des Vokabulars. Über den Rahmen einer übersetzten Wörter- und Vokabelliste, wie sie von den letztgenannten Autoren vorgelegt wurden, habe ich versucht, eine verständliche, zusammenhängende Übersetzung zu liefern. Wortzusammensetzungen und verständnisschwierige Vokabeln werden auch aus medizinischer Sicht erläutert. Bei einzelnen Übersetzungsfragen wird die Entdeckungsgeschichte der menschlichen Anatomie angeschnitten.

Für die Übersetzung wurden die gängigen Wörterbücher benutzt, wie sie im Text und in der Bibliographie angegeben sind. Für das Wörterbuch von Rémi Siméon wurden sowohl die französische Originalfassung als auch die spanische Übersetzung von Josefina Oliva de Coll zitiert, um eine Vergleichsmöglichkeit zu Molinas Werk zu erleichtern.

Die Übersetzung folgt dem Text der Faksimileausgabe des Codex Florentinus von 1979, der hier mit angeführt ist. Meine Ergänzungen im Text und in der Übersetzung sind mit runden Klammern versehen. In eckigen Klammern sind Schreibabweichungen Sahagúns vermerkt. Die Orthographie und die phonetischen Zeichen Sahagúns sind unverändert aus dem Faksimile übernommen worden. Die Satzzeichen wurden nach dem Original in die Transkription übernommen. Die Worttrennungen jedoch, die aus Platzgründen bei Sahagún gegeben sind, werden nicht berücksichtigt.

3. Übersetzung des Berichts zur menschlichen Anatomie, Buch 10, Kapitel 27, aus dem „Codex Florentinus" von Bernardino de Sahagún.

Iniccempoalli onchicome capitulo: intechpa tlatoa incuitlaxculli, ioan inixquich tehitic onoc, ioan inixquich pani onoc, uiuilteccaiutl, intotech câ intoquichti, ioan incioa intech câ.

Das siebenundzwanzigste Kapitel. Es erzählt von dem Gedärme und was in unserem ganzen Inneren und ganzen Äußeren an der Oberfläche ist und von den Gelenken, die es bei unseren Männer gibt und die es bei der Frau gibt.

3.1. Der erste Paragraph.

Inic ce parrapho: itechpa tlaton[1] in tonacaio, in teoaio, in toquichti, ioan incioa.

Der erste Paragraph spricht über unser Fleisch (und) die Haut unserer Männer und der Frau.

Paragraph 1, 1

Eoatl, teoaio, topaneoaio,	Haut, unsere Haut, unsere äußere Haut.
iztac, tlatlactli, chichiltic,	(Sie ist) weiß, rot, rot,
chichilpâtic, tlatlacpâtic,	sehr rot, flammendrot,
iaiactic, iaiauhqui,	dunkel, dunkelbraun,
catzaoac, cacatzactic,	schwarz, schwarz,
cacatzactli,	ein schwarzer Mensch.
tliltic, oltic, ticeoac,	(Die Haut ist) dunkelbraun, elastisch, weiß,
nextic, iamanqui, totonqui,	grau, weich, warm,
itztic, cecec, itzcaltic, itzcapatic,	kalt, kalt, kalt, sehr kalt,
cecec, cecepatic, cecepalalâtic,	kalt, sehr kalt, ganz eiskalt,
oapaoac, oapactic,	fest, hart,
tequaqua, teçontic,	grob, rauh,
chachaquachtic	sehr rauh,
paltic, camaoac, cuechaoac,	feucht, reif, naß,
quappitztic, quappitzauhqui,	trocken, starr,
tilaoac, tilactic, tilacpâtic,	dicht, fest, sehr fest,
quauhtilac, xolochtic, xoxolochtic,	dick, runzelig, sehr faltig,
pilinqui, pinectic, pineoac,	welk, bleich, bleich vor Kälte,
qualli, chipaoac	schön, rein.
pineoa, pilini,	Sie erblaßt. Sie wird faltig.
xolochaui, xoxolochaui,	Sie wird runzelig. Sie wird sehr runzelig.
iamania, tetzcaliui,	Sie ist weich. Sie wird glatt.
tlatztia	Sie erschlafft.
nanatziui, motiticana,	Sie verdickt. Sie dehnt sich.
châpani, mopiloa,	Sie fällt herab (und) hängt.
tlatlauia, chichiliui,	Sie färbt sich rot, sie errötet.
iztaia, xoxouia,	Sie ist weiß, verfärbt sich
iztaleoa,	(und) ist blaß vor Kälte.
qualtia,	Sie gibt Schönheit.
chipaoa, celia.	Sie ist klar. Sie ist frisch.

1 Lies *tlatoa*.

Paragraph 1, 2
Quaeoatl, ixeoatl,
tocuitlapaneoaio,
îtieoatl, quezeoatl, metzeoatl,
tlanquaeoatl, cotzeoatl, xocpaleoatl,
totzintamaleoaio,
toquecheoaio, maieoatl,
xipineoatl,
tilaoac peiotic, tlalichtic, atic, oltic,
pipinqui, tilinqui, titilinqui, canaoac,
tlalichaui, teçonaui,
tîtilini,
tlileoa, canaliui,[3]
tecuitlaiui,
cuitlacochiui,

Kopfhaut, Gesichtshaut,
unsere Rückenhaut,
Bauchhaut, Hüfthaut, Haut des Beines,
Kniehaut, Wadenhaut, Fußsohlenhaut,
unsere Gesäßhaut,
unsere Nackenhaut, Handhaut,
Haut des Präputiums. (Die Haut ist)
dick, umhüllend, hart, dünn, elastisch,
fest, straff, sehr straff, zart.
Sie wird hart. Sie wird aufgerauht.
Sie ist straff gespannt.[2]
Sie ist schwarz (und) ist braun.
Sie wird schmutzig.
Sie wird dunkel wie von Pilz befallener Mais.

Paragraph 1, 3
Nacatl, nacaiutl,
çoquiotl,
tlallotl,
toçoquio, pepechillotl,
topepechillo, topepechiuhca,
quanacatl, ixnacatl,
tennacatl, quechnacatl, elnacatl,
toqueznacaio, metznacatl,
tlanquanacatl, totlanquanacaio
cotznacatl, quequeiolnacatl,
xocpalnacatl, xicnacatl,
texicnacaio,
macpalnacatl
xopilnacatl,
mapîlnacatl,
chichiltic, ezio, xochio,[5] pochquio,
chiaoacaio, chiauizaio, temallo,

Fleisch, Fleischlichkeit,
das Lehmbedeckte,
das Schmutzbedeckte,[4]
unser Lehm, eine Grundlage,
unsere Grundlage, unsere Grundlage;
Kopffleisch, Gesichtsfleisch,
Lippenfleisch. Nackenfleisch, Brustfleisch,
unser Hüftfleisch, Beinfleisch,
Kniefleisch, unser Kniefleisch,
Wadenfleisch, Fußknöchelfleisch,
Fußsohlenfleisch, Bauchnabelfleisch,
jemandes Bauchnabelfleisch,
Handflächenfleisch,
Fleisch der Fußzehe,
Fleisch der Finger. (Es ist)
rot, mit Blut, mit Fett, mit weicher Verdickung,[6]
mit Fett, mit schlechtem Blut, mit Eiter,

2 Wörtlich: „sie drückt", wahrscheinlich im Sinne von „engt ein" oder „spannt".
3 Im Acad. Hist. Ms. heißt es: *camilihui* es wird reif, es wird braun (Dibble und Anderson 1961:96).
4 Karttunen bemerkt dazu, daß *zoquiyoh* und *tlalloh* zusammen als eine Phrase auf den irdischen Körper verweisen (1983:275).
5 Molina II: *xochio cosa florida*. Wahrscheinlich handelt es sich um eine Ableitung von *xochiotl* „Fett" und ist „mit Fett (bedeckt)" zu übersetzen. Das Derivationssuffix -*yo* ist nicht belegt. Molina I hat: magra carne *amo ceceyo, amo xochio, nacayauhyo*. Siméon hat *amo xochio magra, que no es grasa, hablando de la carne*, eintragen
6 Molina: *poctli humo* und *quiyoti tallecer la yerua*. Siméon: *quiyoti monter en tige, jeter, pousser des branches*; *echar ramas*. Nach R. van Zantwijk bedeutet *pochquiotl* „soft or foamy swelling" und *pozahuillot* und *pochictic* bedeutet im modernen Nahuatl in Tetelcingo/Morelos „Fetzen, Lumpen" (pers. Mitteilung 2008). Abgeleitet von *pochquiotl* „weiche Verdickung" könnte *pochquiyo(yo)* „mit weicher Verdickung" übersetzt werden, wobei angepaßt an die vorhergehende und die folgenden Vokabeln das Derivationssuffix -*yo* nicht mitgeschrieben ist. Es bleibt offen, was diese Vokabel und ihre Ableitungen im anatomischen Zusammenhang beinhaltet.

tilaoacaioecapac,[7] | mit Festigkeit (versehen), alt geworden,
tzotzoltic, ciciotic, | zusammengezogen,[8] mager,[9]
cocotic, quilpaltic, xoxocti, | schmerzhaft, grünblau, grün,
cuitlacochtic, texôtic, paltic, oacqui, | brandig, blau, feucht, trocken. (Es ist)
palanqui, xoxouhqui, eztenqui, | faulig, krankhaft grün, voller Blut,
chiaoac, tetzaoac, | fettig, dick,
pozactic, chiactic, | geschwollen (und) ölig.
mozcaltia mooapaoa, motoma, | Es wächst. Es wird größer. Es öffnet sich.
ueiia, tomaoa, chiaoa, | Es wächst, wird dick. Es wird fleckig.
chichilihui, iztaleoa, | Es wird rot. Es erblaßt.
quilpaltia, tetzaoa, | Es verfärbt sich grünblau. Es wird dick.
celia, oaqui, quauhoaqui, | Es ist zart. Es trocknet aus. Es wird mager.
pitzini, pati, nanatziui, | Es bekommt Risse. Es heilt. Es verdickt.
poçaoa, palani, itlacaui, | Es schwillt. Es fault. Es wird geschädigt.
cocoia cocolizcui, | Es leidet. Es ist krank.
ci[i]aui,[10] tzaiani, | Es ermüdet. Es zerreißt.
motequi | Es trennt sich voneinander.[11]
coyoni, xeliui, | Es bekommt Löcher. Es wird gespaltet.
Motitioana,[12] atia, | Es dehnt sich, sammelt Wasser an[13]
oltia, | (und) wird wie Gummi.
totonia, totontlapetztia, | Es erwärmt sich. Es wird glühend heiß.
ceceia, itztia. | Es wird lau. Es wird kalt.

Paragraph 1, 4
Tilaoacaiutl, titilaoacaiutl, | Die Dichte, die Dichte (des Gewebes),
totilaoaca, totitilaoaca, | unsere Dichte, unsere Dichte,
uecapâ, tilacpol, | ausgedehnt, ziemlich ausgedehnt,
tilactic, tzotzoltic, | verlängert, eng,
itzaleoac, ezcuicuiltic,[14] eêzio, ezio, | blaß, vermischt mit viel Blut, mit Blut.
atoliui, chapani, | Sie wird sehr weich, ist sehr naß
ioiolca, | (und) lebt auf.
iôiolca, ioiolcatica, | Sie lebt auf (und) wird zum Leben gebracht.
uiuiioni, papatlaca, uiuiyoca, | Sie zittert, bibbert, wackelt (und)
comotziui, xoquiui, | bebt. Sie wird topfförmig[15] (und)

7 Lies *tilauacaio huecapac*. Wahrscheinlich sind die Festigkeit und Höhe der angespannten oder gestreckten Muskulatur und die Veränderungen im Alter gemeint.
8 Molina: *tzoltic cosa estrecha o angusta*, Karttunen: *tzotzōltic something thick, crumpled, wrinkled*. Vielleicht auch mit „zusammengeschrumpft" zu übersetzen. Muskeln ziehen sich zusammen. Falten bildet die darüberliegende Haut.
9 Molina: Wortverbindungen mit *cici* haben den Sinn „schwach, schlank, mager". Vergleiche Buschmanns und v. Humboldts Bemrkung unter *cicicuil* (2000:100). Siméon: *ciciyotomi se défaire, s'ouvrir, se fendre beaucoup en parlant d'un objet, deshacerse*.
10 Molina: *ciaua, ciyaua remojar algo: ciaui cansarse*.
11 Wörtlich: es schneidet sich.
12 Zu lesen: *motetehuana* sich dehnen, sich strecken.
13 Siméon: *atia, ati se fondre, se mettre en eau, devenir clair, fundirse, echarse en agua, volverse claro, ralo*.
14 Molina *ezcuicuiltic cosa entreuerada, durchwachsen*. Siehe Buschmann und v. Humboldt 2000:153.
15 Das heißt, „es sinkt ein und bildet Vertiefungen".

patziui,	wird beulig verformt.
caxiui, patzaoa,	Sie bildet eine Vertiefung (und) verbeult.

Paragraph 1, 5

Tzotzollotl, tzôtzollotl,	Verengung, Verschmälerung,[16]
tzotzoliuhcaiutl,	Enge,
tzôtzoliuhcaiutl,	Schmalheit,
tzotzollo, totzôtzoliuhca,	mit Verengung; unsere Verengung,
teltzotzol,	die Enge unserer Brust,
totentzotzol,	das Schmalmachen unserer Lippen,
toquechquechtzotzol,	die Enge unseres Halses.
hititzotzolli,	Die Falten des Bauches,
chiaoacaio, sochio, etic,	mit Öl, mit Fett (versehen). (Sie sind) schwer,
çoquitic paltic	sehr weich (und) feucht.
chiaoa,	Sie machen Flecken.

Paragraph 1, 6

Suchiotl, tusuchio,	Fett, unser Fett, (es ist)
chiactic coztic, suchitic, cozpâtic,	ölig, gelb, blumig, sehr gelb,
cozpiltic, iamanqui, totonqui,	zart gelb, weich, warm,
tlaiamanilli, tlatotonilia,	(und) sanft. Es macht warm.
tlachiaoa,	Es beschmutzt etwas.
tlatzmolinaltia	Es belebt etwas.
tlacelialtia	Es veranlaßt etwas zum Wachsen.
tlananatzoa,	Es macht etwas dick.
tenanatzoa,	Es macht einen fett.
teueilia,	Es bläht einen auf.
tenanatzoa,[17]	Es macht einen dick.
tetâtaluiltia,	Es macht einen groß.
texicuitoltilia,	Es wölbt einem den Nabel vor.
pati, atia,	Es löst sich auf. Es schmilzt.

Pararagraph 1, 7

Ceceiotl, toceceio,	Knochenmark, unser Knochenmark, (es ist)
iztac, iamaztic,	weiß, weich,
iamazpatic, cuechtic,	sehr weich, eine sehr weiche Sache.
aiopatzcallo,	Das Wäßrige wird ausgequetscht (und)
patzconi, chiaoac,	das, was ausgepresst wird, (das ist) ölig,
chiacpâtic, chiaoa,	sehr ölig. Es macht (ölige) Flecke.
tlachiaoa	Es befleckt etwas (mit Öl).

Paragraph 1, 8

Tochiaoaca,	Unser (öliges) Fett,
atic, yamanqui,	flüssig, weich,
iztac, iztacpâtic,	weiß, sehr weiß.
tlachiaoa,	Es befleckt etwas (mit Öl).

16 Molina *tzoloa* estrechar, ensangostar algo, verschmälern, verengen, einfalten.
17 Das Wort ist verbessert und möglicherweise anders zu lesen.

Paragraph 1, 9
Ciciotcaiutl,[18] tociciotca,
telciciotca, iztac
iztacpatic, mecatic, ihichio, ciciotic,
iztaia,

Das Gewebe, unser (Brust)gewebe,
das Gewebe unserer Brust (ist) weiß,
weiß, strickförmig, voller Fäden, locker,
Es ist weiß gefärbt.

Paragraph 1, 10
Puchquiiutl,
topuchquio,
iztac, iztacpatic, amatic,
peiotic, atic,
atia,
yztaya, pati,

Die weiche Schwellung,
unsere weiche Schwellung,[19]
weiß, sehr weiß, papierartig,
einhüllend, transparent,
Sie wird klar durchsichtig.
Sie ist weiß gefärbt. Sie wandelt sich.

3.2. Der zweite Paragraph
Inic ome parrapho: itechpā tlaloa in tzontecomatl, ioan in ixquich itechca
Der zweite Paragraph spricht vom Kopf und allem was dazu gehört.

Paragraph 2, 1
Tzontecomatl, totzonteco,
(quitoz nequi ilhuicatl)
toqua, tocpac,
tepito, piciltic,
piciltontli, uei,
tecontic, ololtic, patlachtic, xopiltic,
oacaltic, metlapiltic,
mimiltic, patztic,
comotztic, xixipuchtic, caxtic,
caxiuhqui, tzonio,
xipetztic, tzonixoa, ueia,
mozcaltia olololiui,
patlachiui, comotzaui,
xixipuchaui, patziui,
xopiliui, metlapiliui,
chicopatziui,
oacaliui,
tzoniooa, tzonquiça:

Der Kopf, unser Kopf,
(das heißt, der Himmel)
unser Kopf über uns. (Er ist)
klein, klein und rund,
ziemlich klein und rund, groß,
wie ein Gefäß, rund, breit, zehenförmig,
ausgekehlt, reibsteinähnlich,
länglich-rund, gebeult,
dick wie ein Topf, geschwollen, eingesunken,
schüsselförmig eingesunken, mit Haar (oder)
kahl. Es kommt Haar hervor. Es wird lang.
Es wächst. (Der Kopf,) er ist gerundet,
ist breit und bewegt sich.
Er wird verbeult, bekommt Beulen (und)
wird wie ein Zeh. Er wird wie ein Reibstein,
wird an einer Seite eingebeult und
bildet Vertiefungen.
Er bekommt Haare. Das Haar wächst.

18 Molina: pechuga de ave, *iciciotca*, „Brustfleisch, Bruststück", *ciciyotonqui* resquebrajada. Campbell: *ciciotca* bird's breast. Nach van Zantwijk ist es "etwas, was den Magen bzw. Bauch betrifft oder etwas, das eine Öffnung hat und gefüllt werden kann". Das Wort wird im modernen Nahuatl nicht benutzt (van Zantwijk, persönliche Mitteilung 2008). Die folgende Vokabel *mecatic* spricht für einen Gewebsstrang. Die weitere Beschreibung läßt an den Zwerchfellnerv denken, der in der Brust zwischen den beiden Lungenflügeln nahe am Herzen durch das Mediastinum, den mittleren Teil der Brusthöhle, läuft.

19 Molina: *poctli* humo, *quiyotl* tallo de yerua. Sahagún *apochquiotl* entspricht *apopoçoqujllotl*, espuma de agua, Wasserschaum, Wasserdampf. Wahrscheinlich wird hier auf eine Schwellung hingewiesen, die auch das zarte Bindegewebe auf den Muskeln und zwischen den Muskelbündeln betreffen kann. Auf der Schnittfläche der Muskeln wird durch das Ödem die Septierung deutlicher. Vgl. Fußnote 6.

titotzonteconuiuixoa,
titoquatlaça, titoxima,
titoquateçonoa.
titoquacuecuechoa,
titoquâ quacuecuechoa,
titocpaltia,
titoquailpia:
nicquitequi,[20]
nicquatlapana,
nicquatzaiana,
nicquatelicça,
nicquatlatzinia,
nicquatetexoa,
nicquatepinia,
nicquatepitzinia,
nicquapitzinia,
nicquacoionia,
xipetziui,

Wir schütteln den Kopf (und) wir
bewegen stolz den Kopf. Wir rasieren uns.
Wir schneiden uns die Haare.
Wir schütteln den Kopf.
Wir schütteln sehr den Kopf.
Wir stützen (den Kopf) auf.
Wir binden uns das Scheitelhaar.
Ich wasche ihm den Kopf.
Ich spalte ihm den Kopf.
Ich reiße ihm den Kopf ab.
Ich gebe ihm einen Tritt gegen den Kopf.
Ich krache ihm gegen den Kopf.
Ich zermalme[21] ihm den Kopf.
Ich gebe ihm eine Ohrfeige.
Ich stoße ihn am Kopf.
Ich zerschlage ihm den Kopf.
Ich durchlöchere ihm den Kopf.
(Der Kopf) wird kahl.

Paragraph 2, 2
Ilhuicatl: quitoznequi, totzontecon,
tlalnamiquini, tlamatini,
tlancaiutl,[22]
tzonquizcaiutl mauiziotl
mauiztioani,
ixe, nacaze,[23] iaque,
camae,
tlamauiztiliani,
mocnomatini,
tlalnamiqui, tlamati
mimati,
tlamauiztilia, mocnomati,
mopechteca,
hitlacaui, tlaueliloti,

Der Himmel, heißt es, (ist) unser Kopf, (ist)
der, der ein Ding beschließt, ein Gelehrter,
eine menschliche Angelegenheit. (Er kennt)
die letzten Dinge (und) die Bewunderung.
(Er ist) einer, der aufmerkam ist,
ein Besitzer von Augen, Ohren, Nase,
(und) Mund.
Einer, der etwas beachtet,
eine bescheidene Person.
Er denkt nach. Er weiß etwas.
Er ist verantwortlich.
Er achtet etwas. Er erniedrigt sich (und)
verneigt sich tief.
Er erleidet Schaden. Er wird böse.

Paragraph 2, 3
Tzontli: catliltic,[24] tetecoltic,
teconaltic, mouitic,
xoxoctic, camiltic,
coztic, chichiltic tlatlactlc,[25] iztac,
cototztic, colochtic, cocolochtic,
cocoltic, chamaoac, tlateputztic,[26]

Das Haar: Es ist schwarz, wie Kohle,
wie Kohle, blauschwarz,
fahl, dunkelbraun,
gelb, rot, sehr rot, weiß,
gekürzt, wellig, kraus,
gedreht; dicht an der Rückseite,

20 Lies *nicquatequia*, Molina: *quatequia* lavarse la cabeza.
21 Wörtlich: ich zerbeiße.
22 Hier liegt offenbar ein Schreibfehler vor. Es muß *tlacayotl* heißen.
23 *ixhe nacaceh* einer der weise ist (F. Karttunnen 1983:113).
24 Lies: *ca tliltic*.
25 Lies: *tlatlactic*.

tomaoac, pitzaoac,
xilotzontic, ueiac,
tetepontic, teteztic, tezontic,
teçonauhqui, caciltic,[27] cacaiactic,
caiaoac, tilaoac, pepechtic,
atenio, acillo, acello,
ocuillo, ixoa,
iacaomiti, mana,
mozcalia, ueiaquia,
tliliui, coçauia,
chichiliui, tlatlauia,
iztaia, atenyooa,
acelloa,
ocuilqualo,
tetezaui, colochaui,
cocoltia, pâçoliui,
pâçoltia, neliui,
piaciui,
melaoa, motepeoa, palani,
quaqualo, putztequi
mâtzoliui,[29]
nicxima, nictequi,
nicpuztequi, nictzaiana,
nictziquaoazuia, nicxeloazuia,
nicapetla,
nicmalina, nicuipana,
nictzoncalchioa,
nictzôoazchioa, nicpa

dick, fein,
wie die Maisähre, lang.
(Es ist) stoppelig, sehr weiß, hart,
stark geschoren, mit Nissen, dürftig (und)
schütter, dick, wie eine Matraze,
mit Läusen, mit Nissen, mit Nissen,
mit Würmern. Es sproßt.
Es ist an der Spitze dünn (und) wirr.
Es wächst. Es verlängert sich.
Es wird schwarz. Es wird gelb.
Es wird rot. Es verfärbt sich sehr rot.
Es wird weiß. Es ist von Läusen befallen,
von Nissen befallen (und)
wird von Würmern zerfressen.
Es verfärbt völlig weiß. Es wird kraus.
Es lockt sich. Es wird zerzaust.
Es verwirrt sich und sträubt sich.
Es weht im Wind.[28]
Es legt sich glatt. Es fällt aus. Es modert.
Es wird zerfressen, bricht ab
und wird ausgerissen.
Ich rasiere es. Ich schneide es.
Ich reiße es (aus). Ich reiße es ab.
Ich kämme es. Ich teile es.
Ich ändere es mit Wasser.
Ich drehe es. Ich ordne es.
Ich frisiere das lange Haar.
Ich binde das Haar. Ich färbe es.

Paragraph 2, 4
Tocuezco:
quanepantlatli, toquanepantla,
quateuilacachiuhcaiutl,
iaoaltic, teuilacachtic,
chipaoac, atomio, atzoio,[30]
teuilacachiui, xipetziui,
tlatziui,[31] tlatlatztic mochioa.

Unsere Scheitelhöhe,
die Mitte des Kopfes, unser Scheitel,
(es ist) die Rundung des Kopfes;
rund, mit Rundung;
rein, ohne Haarflaum, sauber.
Sie bildet eine Rundung. Sie ist glatt.
Sie wird schlaff (und) macht sich schlaff.

Paragraph 2, 5
Cuexcochtli: tocuexcoch,

Der Hinterkopf, unser Hinterkopf (ist)

26 Molina: *tlateputzotl* parte trasera de alguna cosa.
27 A. v. Gall übersetzt dieses Wort nicht. Dibble und Anderson übersetzen „sparse". Lopéz Austin schlägt die Übersetzung ¿esparcidos? vor. Schultze Jena leitet das Wort von *caci* und *acilin* ab und übersetzt „voller Nissen" (1952:257).
28 v. Gall übersetzt „strähnig".
29 Wörtlich: er zerstümmelt mit den Händen.
30 Abgeleitet von *tzotl*, mit negativem Praefix *a*.
31 Molina: *tlatzihui* ser perezoso, *tlatziuhqui* perezoso.

tiltic, teltic, tiliuhqui,
tzōio, acaliuhqui
acaliui,
tzonixoa.

hügelig, hügelig, vorgewölbt,
mit Haaren (versehen und) ausgekehlt.
Er ist rinnenförmig vertieft.
Haar sprießt (hier).

Paragraph 2, 6
Cuexcochtetl: tocuexcochteuh,
uitztic, tiltic, tepitztic, tlaquaoac,
nictlatzinia,
niccuexcochtlatzinia,
niccuexcochcapania
ic nitlacça,
ic nonoc,
niquicpaltia,

Der Nacken, unser Nacken; (er ist)
spitz, vorgewölbt, hart (und) fest.
Ich mache ihn krachen.
Ich mache ihm den Nacken knacken.
Ich knacke ihm den Nacken,
wenn ich ihn hinunterdrücke,
wenn ich mich ausstrecke
(und) mich auf ihn stütze.

Paragraph 2, 7
Quaxipetztli: xipetztic,
iamâqui, iaiamaztic,
naltic, nanaltic tlatztic,[32]
tlatlatztic, mauiztic mauizo,
tlaueuênextia,
petziui, pepetziui,
conaliui,[33]

Der kahle Kopf: (er ist) glatt,
zart, sehr fein,
hell, sehr hell, schlaff,
völlig schlaff, achtbar (und) bewundert.
Er offenbart ein hohes Alter.
Er erglänzt. Er erglänzt sehr.
Er wird glatt.

Paragraph 2, 8
Ixquatl: tixqua,
tiltic, xixipuchtic, xixipuchauhqui,
tolontic, tlatztic, xipetztic,
xipetziuhqui,
xoxolochtic, tonameio,
tlaqualnextia,
tletleiotia, temauiziotia,
teixtlamatcanextia, tetonameiotia,
tlatonameiotia.

Die Stirn, unsere Stirn (ist)
gewölbt, gebeult, beulig vorgewölbt,
gerundet, eben, glatt,
geglättet,
runzlig, strahlend.
Sie läßt zum Vorteil erscheinen.
Sie macht würdig. Sie gibt einem Würde.
Sie gibt einem Weisheit. Sie verschönt einen.
Sie verschönt etwas.

Paragraph 2, 9
Ixquaxolochtli: tixquaxolochauhca,
xoxochtic,[34] âacaltic,
âacaliuhqui, mamatlatic,
xolochaui, acaliui,
mamatlatia.

Die Stirnfalte, unsere Stirnfalte, (sie ist)
gerunzelt, gefurcht (und)
tief gefurcht, wie eine Leiter. (Die Stirn)
ist gefaltet und gefurcht.
Sie ist wie eine Leiter.

Paragraph 2, 10
Ixquatolli: mimiltic, mî[l]miltic,
mimiliuhqui, tzonio, ixquamollo

Das Augenlid (ist) rund, sehr rund,
rund, mit Haar, mit Augenbrauen (versehen),

32 Molina: *tlatzihui* ser perezoso, *tlatziuhqui* perezoso.
33 Molina *alaua* resbalar
34 Lies *xoxolochtic*. Vergleiche Dibble unsd Anderson 1961:101, Fußnote 18.

tzontica tlilpoiaoac, tzonixoa, | mit Haar, schwarz gefärbt. Das Haar wächst.
tlaqualancanextia, quatoliui,[35] | (Das Lid) zeigt Unmut. Das Augenlid senkt sich.
xipetziui, | Es wird glatt.

Paragraph 2, 11
Ixquamolli: tzontli, tomitl, tliltic, | Die Augenbraue. Haar, Haarflaum, schwarz,
coztic, tlatlactic, tomitic, | gelb, sehr rot, wollig,
iacaomitic, iacauitztic | am Ende spitz, zugespitzt,
tepiton, ixoa, poiaoac, tilaoac, | etwas klein. Es sprießt. (Es ist) braun, dick,
caciltic, chamaoac, | mit Nissen (und) kräftig.
tlaqualnextia, | (Die Augenbraue) sie verschönt etwas.
tlatlacanextia, | Sie gibt Persönlichkeit.
q(ui)tlilania. | Sie zeichnet eine schwarze Linie.
quitlilpoiaoa in xaiacatl, | Sie verdunkelt das Gesicht,
in ixquatl, in ixtelolôtli. | die Stirn (und) die Augen.

Paragraph 2, 12
Ixcallocantli: tixcallocan | Die Augenhöhle, unsere Augenhöhle (ist)
comoltic, iaoaltic, iaoaliuhqui, | ausgehöhlt, rund, gerundet.
comoliui, temi, | Sie ist ausgehöhlt. Sie ist ausgefüllt.
panuetzi, | (Das Auge) es steht vor.

Paragraph 2, 13
Tixcomol, tixtecocomol, | Unsere Augenhöhle, unsere Augenhöhlen,
tixtecocoio, comoltic, | unsere sehr tiefe Augenhöhle, ausgehöhlt,
uecatla, tlani, uecatlaniui, | tief. Unten bildet sie Vertiefungen.
coioni, | Sie ist durchlöchert.

Paragraph 2, 14
Ixquempalli, ixquimiliuhcaiotl; | Die Innenseite des Augenlids, das Augenlid.
canaoac, amatic, paltic, | (Es ist) zart, papierartig, feucht.
tlatlapachoa, tlaquentia, | Es deckt und bedeckt etwas.
ixtentli, pepeiocani, | Die Ränder des Augenlids glänzen immer.
mopiquini, | Sie verbinden sich miteinander.
mopiqui, monamiqui, | Sie schließen sich. Sie begegnen sich.
pepeioca, | Sie glänzen.
Ic neixpepetzalo, | Damit wird das Auge zum Leuchten gebracht.
ixtencuilchilli, | Der innere Augenwinkel[36] (ist)
chichiltic, quioallaza, | rot. Er scheidet etwas ab.
quioaltopeoa, in ixcuitlatl. | Das Augensekret fließt (hier) ab.

Paragraph 2, 15
Tocochia: tzontli, | Unsere Wimpern (sind) Haare.
tliltic, chichiltic, | (Sie sind) schwarz, rot,
coztic, tlatlactic, tlatlauic | gelb, sehr rot, rot (und)
êcaceoaztic, | den Wind abhaltend.

35 Lies *ixquatolihui*. *Quatolihui* bedeutet „der Kopf senkt sich" oder „der Kopf neigt sich".
36 Der Tränenwinkel mit dem Tränenpunkt.

ic neixcueionilo, ic Damit wird geblinzelt; damit wird einem
neixpepeiotzalo das Auge wieder zum Glänzen gebracht.

3.3. Der dritte Paragraph
Inic ei parrapho; itechpa tlatoa in ixtelolotli ioan inixquich itechpoui, ioan itechpan intoiac, ioan inixquich itech ca.
Der dritte Paragraph spricht über die Augen und alles, was zu ihnen gehört, und über die Nase mit allem, was dazu gehört.

Paragraph 3, 1

Ixtelolotli: tezcatl, chonequiztli,	Das Auge, ein Spiegel, ein zartes Wesen,
iamanqui; tolonlontic	(ist) weich, rund,
metlapiltic, texolotic, iztac,	wie ein Reibstein, wie ein Mörser, weiß,
coztic xuxutla, teuitotic,[37] tliltic;	gelb, purpurrot, kristallklar, schwarz,
popoiutl,[38] caxtic, patzactic:	getrübt, schüsselförmig (vertieft und) brandig.
molinia, mocuechinia,	Es regt sich (und) bewegt sich
auic	von einer Seite zur anderen.
iauh,	Es geht hin und her.
motzaqua, tlapoui,	Es schließt sich. Es öffnet sich.
ic tlachialo, nacattlachialo,	Damit wird gesehen. Das Ohr wird gesehen.
ic âco tlalchialo, ic tlalchitlachialo.	Damit wird nach oben gesehen. Damit wird zum Boden (nach unten) gesehen.
teiximati, tlaiximati,	Es erkennt einen. Es erkennt etwas.
quitta, tetlauilia,	Es beobachtet. Es erleuchtet einen.
tetlanextilia,	Es macht einem etwas erkennbar.
teiacana, teuica,	Es führt einen. Es leitet einen.
tenemitia,	Es unterstützt einen.
cocoia, palani,	Es ist krank. Es eitert.
popoioti[i], caxiui,	Es wird trübe. Es sinkt ein.
patzaoa, tepetlati,	Es schrumpft. Es wird rauh.
tlatlapachiui,	Es wird überdeckt.
poçaoa,	Es schwillt.
cueponi, tenextequiça,	Es bricht auf. Kalk tritt heraus.[39]
nacaquimiliui,	Es bildet sich eine Hülle aus Fleisch.
nacapachiui,	Es füllt sich mit Fleisch.
xoxouia, cocoçauia,	Es verfärbt. Es wird gelb.
cochi, ic cochioa	Es schläft. Damit schläft man.
iamania,	Es wird ruhig.
auic motlaça,	Es wirft (einen Blick) von hier nach dort.
atotoco, ic auic tlachialo,	Es wird von Wasser getragen. Damit wird von einer zur anderen Seite gesehen.

Paragraph 3, 2

Toztacauh: nacatl, Unser Weißes (vom Auge): Fleisch

37 Lies: *tehuilotic*.
38 Molina: *pupuyutl* trigo añublado, ist wahrscheinlich hier als adjektivischer Begriff gemeint.
39 Verkalkungen im Augapfel und Narbengewebe treten nach Entzündungen und Verletzungen auf.

tlaloaio, cocozauia, mit Nerven. Es wird sehr gelb.[40]
nextamalcuitlatoa, Es scheidet maisbreiartiges Sekret ab.

Paragraph 3, 3
Totliliuhca: tliltic, teuilotic, Das Schwarze des Auges, schwarz, klar,
tetenextic, iaoaltic, atic, kalkig, rund (und) durchsichtig.

Paragraph 3, 4
Tixtotouh:[41] toioiolcauh, Unsere Linse, unser sehr Lebendiges,
tixteouh,[42] unsere Pupille. (Sie ist)
atic, chonequiztli, chonequizpâtic, durchsichtig, ein zartes Wesen, sehr zart,
tocentecuio: ocuitl,[43] unser völliger Herrscher, eine Fackel,
tlauilli, tlanextli, tezcatl, totezcauh, Klarheit, Glanz, ein Spiegel, unser Spiegel.
tlachialoni, nemoani, Damit wird das gesehen, was lebt.
tlaçotla, mauiztlaçotli, Sie liebt. (Sie ist) wertvoll,
mauizpialoni etwas, das verdient beachtet zu werden.
tlauia, tetlauilia, Sie leuchtet. Sie erleuchtet jemanden.
tetlanextilia, tlaiacana Sie zeigt einem etwas. Sie führt etwas.

Paragraph 3, 5
Iacatl: toiac, totlânecuia, Die Nase, unsere Nase, unser Geruchssinn.
mimiltic, mimiliuhqui, (Sie ist) rund, rund wie eine Säule,
chichiquiltic, uitztic; pfeilförmig, spitz,
pachtic, tomaoac, platt, dick,
pitzaoac, coionqui, cocoionqui, schmal, durchlöchert, sehr durchlöchert (und)
côcoioctic, tlecalli, tlecalco, geöffnet, ein Schornstein; im Schornstein,
itlecallo in tonacaio, der Schornstein des Körpers.
tlânecui, mitzomia, Sie riecht etwas. Sie schnaubt.
tzôtzoniotica, Sie ist mit Haaren versehen.
ic tlâneco, uncan nêtzomilo, Damit wird gerochen. Dort wird geschnaubt.
tzompiliui, acuchoa, Sie ist erkältet. Sie niest.
acuxo, tlaihiioana. Sie hat geniest. Sie atmet etwas ein.

Paragraph 3, 6
Iacaquauhiutl; Der Nasenrücken,[44]
teputzûtic, temimiltic, pachtic, buckelig, rund wie eine Säule, platt,
caxtic, mimiliuhqui, schüsselförmig eingesunken, länglich-rund.
uecapaniuhtoc, chichiquiliuhtoc, Er liegt oben gestreckt (da). Er liegt dick (da).

Paragraph 3, 7
Toiacapitzaoaca: Unsere Nasenspitze,[45]

40 Gelbverfärbungen der Sklera werden bei Krankheiten, nach Blutungen und im Alter beobachtet.
41 Molina: *ixtotoliciui* tener cataratas en los ojos, entspricht dem Grauen Star der Linse.
42 Molina: niña del ojo *toteouh, tixneneuh.*
43 Die Übersetzung von Dibble und Anderson wird übernommen. Molina hat *ocotl* tea, raja o astilla de pino, Fackel.
44 Das Nasenbein könnte auch damit gemeint sein.
45 Eigentlich „Das Zarte unserer Nase". Molina: *pitzauacayotl* delgadez tal.

chichiquitontli,
pitzaton, canaoac.

ein kleiner Pfeil,
etwas dünn, zart.

Paragraph 3, 8
Ia(ca)tomolli:
toiacatomol, tiltic,
tiliuhqui, ololtic, tomoliui.

Die Nasenflügel,[46]
unsere Nasenflügel, vorspringend,
vorstehend, rund. Sie wölben sich vor.

Paragraph 3, 9
Iacatzulli,
toiacacatzul, in toiacatzul, uitztic,
iamanqui, patlachtic, quamanqui,
In iolqui iiacatzon, tlalichtic,
oltic, tlaquaoac,
motzcaltia, uitzaui,
sucuichaui,[48]
tlalichaui, oltia,
tlaquaoa,
olquiza.

Die Nase,[47]
unsere Nasen, unsere Nase. (Sie ist) spitz,
weich, breit, umgekehrt kegelförmig,
Eine lebende Sache. Ihr Nasenhaar (ist) fest,
elastisch (und) steif.
Sie (die Nase) macht sich groß. Sie ist spitz.
Das zähflüssige Sekret ist feucht.
Es wird hart. Es ist gummiartig,
verfestigt sich
(und) kommt wie Gummi heraus.

Paragraph 3, 10
Toiacac: tlecallo,
coiaoac, cocoiaoac, quiquiztic,
pitzquiquiztic, quiquintic,
toneihiiotiaia,
tonenca, toiolca,
êhecatl, icalaquia,
iquiçaia,
uncan tlanêco.

In unserer Nase, mit Schornstein versehen,
(ist es) weit, sehr weit, durchgängig,
blasend wie eine Trompete, schnarchend,
die Stelle, wo wir atmen.
Unser Mittel zum Leben, unser Leben
(ist) die Luft. (Die Nase ist) ihr Eingang
(und) ihr Ausgang;
dort wird Geruch wahrgenommen.[49]

Paragraph 3, 11
Toiacelica: celic,
iamanqui, patlachtilaoac,
tlaeltzaqua, queltzaqua in toiac,
quixeloa, iacacuitlaiooa,
paltic, tzonquiça
tzoniooa,

Unsere Nasenscheidewand (sie ist) zart,
weich, breit und dick.
Sie trennt.[50] Sie unterteilt unsere Nase.
Sie teilt sie. Sie hat Nasenschleim,
(der ist) feucht. Es kommt Haar hervor.
Das Haar wächst.

Paragraph 3, 12
Toiacacomoliuhca:

Unsere Nasenhöhle:[51] Die Stelle,

46 Eigentlich werden die Vorwölbungen oder Knospen der Nase, beschrieben.
47 F. Karttunen übersetzt *yacatzolli* mit „Nase", abgeleitet aus *yacatl* Nase; *tzolli* Enge.
48 Dibble und Anderson übersetzen „it becomes tough", v. Gall leitet das Wort von *xococ* cosa agra und *cuechava* ab. Wahrscheinlich leitet sich das Wort von *tzotl* sudor espeso del cuerpo und *cuechava* mojarse ab.
49 Grammatikalisch liegt die Passivform vor, also „dort wird etwas gerochen".
50 Wörtlich: „Sie geht quer durch" „ Sie steht im Wege".
51 Dieser Abschnitt beschreibt die Innenstruktur der Nase mit den Nasengängen.

toiacaacaliuhia,	wo unsere Nase ausgehöhlt ist,
acaltic, caxtic,	mit Rinnen versehen, schüsselförmig vertieft,
caxiuhqui,	und eingesunken (ist).
acaliui,	Sie (die Nase) bildet Aushöhlungen,
caxiui, comoliui.	wird schüsselförmig (und) vertieft sich.

3.4. Der vierte Paragraph
Inic naui parrapho: itechpa tlatoa in xaiacatl, ioan inixquich itechca.
Der vierte Parragraph spricht über das Gesicht und über alles, was an ihm ist.

Paragraph 4, 1
Camatapalli:[52] chichiltic, chîchiltic,
tlatlactic, camiltic, tlapalcamiltic,
atenqui, tecuitlatic,
cuitlacuchtic, chichiliui, chîchiltic,
xaoallo, tlatlauillo, camillo,[53]
tlapalpoiaoallo

Der Gaumen (er ist) rot, rot,
rot, braun, braungefärbt,
voller Wasser, schleimig (und)
trüb. Er wird rot, sehr rot (und)
farbig, sehr glänzend, angefärbt.
Er wird dunkel verfärbt.

Paragraph 4, 2
Ixtilli; tixtil, tixteliuhca,
tôpoltic,[54] topoliuhqui, tiliui,
tôpoliui, tlaquaoa,

Die Wange, unsere Wange, unsere Wange,
gestuft, (sie ist) gestuft. Sie ist vorgewölbt.
Sie bildet Stufen. Sie wird hart.

Paragraph 4, 3
Camatetl: tocamateuh,
poçaoac, poçactic, tilaoac, tilactic,
ololtic, nacatepol, patztic, pāpatztic,
patziui pitzini,
tilaoa, çoneoa,

Dicke Backen, unsere dicken Backen,
(sind) geschwollen, angeschwollen, fest, dick,
rund, ziemlich fleischig, weich, sehr weich.
Sie werden weich. Sie fallen zusammen.[55]
Sie verdicken. Sie blasen sich auf.[56]

Paragraph 4, 4
Cantli: tocan
ololtic

Die Wange, unsere Wange,
(ist) rund wie ein Ball.

Paragraph 4, 5
Camachalli: omitl, nanatzini,
nanatzca, caquizti,

Der Kiefer, (er ist ein) Knochen, knisternd.
Er knirscht, es klingt.

Paragraph 4, 6
Camachalacaliuhcantli:

Der Kiefer,

52 Molina: *camatapalli* los paladares, die Pluralübersetzung Molinas läßt an den harten und weichen Gaumen im Mundhöhlenbereich denken. Im Folgenden aber werden nur äußerlich erkennbare anatomische Details beschrieben.
53 Vergleiche Dibble und Anderson 1961:106, Anm. 2
54 *tohpolli* terrace (Karttunen 1983:243).
55 Wörtlich: „sie zerquetschen".
56 Buschmann und v. Humboldt: *zonehua* es wächst, kommt hervor, sträubt sich. Molina: *tzonehua* dar a logro. Siméon: *tzonehua*, déborder, dépasser la mesure, exceder la medida desbordar. Karttunen: *zonehua* for something to swell, puff up.

tocamachalacaliuhca,
nacatl, acaltic, acaliuhqui,
oacaltic, cacaliui,[57]

Paragraph 4, 7
Camachaloacaliuhiantli:
Tocamachaloacal,
tocamachaloacaliuhia,
nacaio, totochtic, camachalli
oacaltic, oacaliuhqui,
oaqui, nacaio, totochaui,
oacaliui,

Paragraph 4, 8
Tentli: tote,
iamanqui, chichiltic, tlatlactic,
chileoatic, iztaleoac, iaiactic,
iaiauhqui, tilaoac, acazoatic,
canaoac, canaoa, tilaoac,
iztaleoa, chichilihui,
papatlaca, huiuiioca,
quimati intlatolli, inihiutl,
tlalpitza, tlapitza,
tlepitza,
nictentzôtzona,
nictenuitequi,
nictêtzaqua,
itenco nicalaoa,
itenco nichioa,
nicteca

Paragraph 4, 9
Camatl: tocama, coionqui,
quiquiztic, coiaoac,
tlaqualoia,
totlaquaia,
tlaceliloia,
uncâ motzaqua,
uncan motlalia in tlaqualli,
inic moqua, inic mocuechoa,

unser Kiefer, (er hat)
Fleisch, (ist) vertieft, gerieft (und)
ausgehöhlt. Er bildet Aushöhlungen.

Der Kiefer,[58]
unser Kiefer,
unser Kiefer (ist)
mit Fleisch dürftig (versehen). Der Kiefer (ist)
rinnenförmig ausgehöhlt, ausgekehlt.
Er sinkt ein. Mit Fleisch ist er spärlich
ausgestattet. Er bildet Vertiefungen.

Die Lippen, unsere Lippen (sind)
weich, rot, rot,
mit roter Haut, mit blasser Haut, dunkelbraun,
dunkelbraun, dick, wie ein Rohrblatt (und)
zart. Sie sind zart (und) fest.
Sie erblassen. Sie werden rot.
Sie zittern. Sie beben.
Sie kennen die Rede (und) den Atem.
Sie flöten. Sie blasen.
Sie entfachen das Feuer.
Ich haue ihm die Faust auf die Lippen.
Ich schlage ihm auf die Lippen.
Ich verschließe ihm die Lippen.
Ich trage ihm Salbe auf seine Lippen.
Ich mache ihm seine Lippen zurecht.
Ich lege ihm (die Farbe) auf.

Der Mund, unser Mund, (er ist) offen,
durchgängig, geräumig.
(Es ist) die Stelle, wo etwas gegessen wird,
die Stelle, wo wir essen;
der Ort, an dem etwas empfangen wird.
Dort verschließt er sich.
Dorthin setzt er das Essen hin,
dadurch ißt er; indem er kaut.

57 *Huacalihui* Vertiefungen bilden, *huacaltic* cosa acanalada, *huacaloa* acanalar algo. Die Zähne stecken in Zahnfächern und sind durch einen komplizierten Halteapparat befestigt. Bei Verlust der Zähne und fehlender funktioneller Beanspruchung schwinden diese Zahnfächer langsam.
Molina hat den Begriff *vacaliui* tullirse desde manera, „er ist gelähmt" und das könnte eine Kieferklemme beschreiben, die Unmöglichkeit den Mund zu öffnen, verursacht durch Verletzungen oder Infektionen. Beide Begriffe ergeben hier einen Sinn.

58 Möglicherweise ist hier „Kiefergelenk" gemeint. Dieser und der vorhergehende Paragraph stimmen inhaltlich überein und sprechen über den Oberkiefer und Unterkiefer.

uncan mocontema,	Dort legt er es hin.
uncan caoani,	Dort läßt er es.
uncan caquizti, inihiiutl, intlatolli,	Dort ertönen der Atem (und) die Rede.
tlaqua, tlacampaxoa, tlâtoa, cuica,	Er ißt (und) kaut etwas. Er spricht (und) singt.

Paragraph 4, 10

Copactli: in copactli, chichiltic,	Der Gaumen, der Gaumen (ist) rot,
iaiactic, iaiauhqui, tecuicuiltic,	dunkel, trüb, gefleckt,
comoltic, iamanqui,	zerklüftet und weich.[59] (Er ist)
totlauelmatia,	die Stelle unseres Geschmacks.
tlauelmati,	Er schmeckt.

Paragraph 4, 11

Quetolli: chichiltic, iaiactic,	Das Zahnfleisch, rot, dunkelbraun. (Es ist)
tlatzitzquiani, tlatzitzquia,	das, was (die Zähne) festhält. Es erfaßt,
tlapachoa, quipachoa in tlantli,	bedeckt (und) drückt die Zähne zusammen.[60]

Paragraph 4, 12

Nenepilli, moliniani,	Die Zunge, sie bewegt sich ständig,
mocuecuetzoani,	sie ist eine, die sich sehr bewegt; (sie ist)
cuecuetztic, patlachtilaoac,	sehr beweglich, breit und dick,
iacauitztic, quauitztic,	spitz, kegelförmig,
centlapal, iamanqui,	auf der einen Seite weich,
centlapal tençontic,	auf der anderen Seite rauh.
quîmati, quichioa iniiutl,	Sie prüft, sie macht den Atem
in tlatolli, motlatzinia,	(und) die Rede. Sie knallt.
cacalaca, chîchitlatopeoa.	Sie tönt. Sie spuckt.

Paragraph 4, 13

Cueianenepilli:	Das Zungenbändchen,[61]
tocueianenepil, iamanqui,	unser Zungenbändchen (ist) weich,
iamaztic, paltic, tlaztlaleoaltic	weich, feucht, mit rosa(farbener) Haut,
iaiactic, iamania.	dunkelbraun. Es ist weich.

Paragraph 4, 14

Tonenepiliacauitzauhca:	Unsere Zungenspitze,
tonenepilqua	unser Zungenende,
vitztic vitzauhqui, pitzaoac,	spitz, spitz (und) klein (ist)
tlapaloloni,	das, womit etwas gekostet wird.
tlapaloa.	Sie schmeckt etwas.

Paragraph 4, 15

Tonenepilpatlaoaca	Unser Zungenrücken,
tlatilaoa, tilaoac, tilaoa.	er verdickt, (ist) dick, er wird fest.

59 Die Beschreibung umfaßt möglicherweise den gesamten „Waldeyerschen lymphatischen Rachenring".
60 Hier im Sinne von „zusammenhalten, nähern".
61 Wörtlich: „Froschzunge".

Paragraph 4, 16
Tonenepiltilaoa(ca):[62]
tilactic, nacatepol.

Unsere Zungenkörper;
dick, reichlich fleischig.

Paragraph 4, 17
Tonenepilitzintla:
iamanqui paltic,
chachaquachtic, teçontic,
chachaquachiui, teçonaui,
paltitica, palti,
paltixtica,

Unser Zungengrund (ist es)
weich, feucht,
grob-rauh, rauh.
Er wird rauh. Er wird aufgerauht.
Er ist feucht. Er ist naß.
Er ist völlig naß geworden.

Paragraph 4, 18
Totlecallo: toiacacpa,
ehecatl icalaquia, iquiçaia,
toneihiiotiaia coionqui, nalquizqui,
coionticac nalquizticac.

Unser Kamin[63] in Richtung unserer Nase,
der Luft Eingang (und) Ausgang; der
Ort unseres Atmens (ist) offen, durchgängig.
Er ist ausgehöhlt. Er ist durchgebohrt.

Paragraph 4, 19
Totozcatequacuil:
maxaltic, mimiltic, mopitza,
naoati, tlauelmati,

unser Gaumenzäpfchen; (es ist)
trennend, rund wie eine Säule. Es rötet sich.
Es spricht laut. Es schmeckt.

Paragraph 4, 20
Tozquitl: totozqui,
pitaloni
naoatini, uncan titlatoa,
totlatoaia, oaoaciui,[64]
çaçaoaca,
çaçauini, çaçaoani, moiectia,
motozcaiectia,
tlatlaci,
quaqualaca,
cotaloa,
iztlacmeia

Die Kehle, unsere Kehle,
die, durch die geblasen wird,
die, die deutlich spricht, dort sprechen wir.
die Stelle, wo wir sprechen. Sie bellt
(und) brummt.
Sie wird heiser. Sie ist heiser. Sie klärt sich.
die Stimme klärt sich.
Sie hustet.
Sie summt.
Sie grunzt.
Sie macht den Speichel fließen.

Paragraph 4, 21
Cocotl: tlatolhoaztli,
tlatotoloni,
uncân mopetzcoa, in tlaqualli,
tlatoloa,
tlatopeoa,
tlapetztoloa

Das Rohr, der Schlund,
womit man etwas schluckt.
Dort gleitet die Speise durch.
Er schluckt.
Er schlingt.
Er schluckt ungehindert.

62 Vgl. Dibble und Anderson 1961:108, Anm. 15. Im Acad. Hist. Ms heißt es *tonenepiltilaoaca*.
 Diese grammatische Form entspricht der in § 4, 13 und § 4, 14 benutzten.
63 Hier wird auf den Nasenrachenraum hinter dem Gaumenzäpfchen hingewiesen.
64 Molina hat *huahualoa* und *huahualtza* ladrar. Dibble und Anderson übersetzen „bellen", López
 Austin „schreien".

Paragraph 4, 22
Camaxitecuilli: tocamaxitecuil,
tilaoac, tzôtzoltic,
yamâqui, paltic, xipeoa,
tomoni, iamania,

Mundhöhle,[65] unsere Mundhöhle
(ist) dicht, sehr eng,
weich (und) feucht. Sie löst (sich) ab.[66]
Sie beult sich. Sie wird weich.

3.5. Der fünfte Paragraph
Inic macuilli parrapho: itechpa tlatoa in tlantli ioã tlancochtli, ioan toco[o]atlan.
Der fünfte Paragraph spricht von den Zähnen, den Backenzähnen und unseren Eckzähnen.

Paragraph 5, 1
tlantli: in tlantli, ca omitl,
iztac, ticeoac, ticectic, coztic,
coçauhqui, pixquic,
nextamaltic iztacpatic
tecciztic, tlamiaoallo, tliltic,
cuicuiltic, nochezio, tlapallo,
ueiac, tepito, piciltic,
pitzaoac, tomaoac, ololtic,
teololtic, temalacatic,
malacachtic, uitztic,
uiuitztic, patlachtic, tziquatic,
tziquaoaztic, uixaltic,
uixaliuhqui
tlapanqui, quaqua,
ocuilquaqua, palanqui,
puxcauhqui, cuitlacochtic,
cuitlaio, tlâcuitlaio,
texio, textilaoac,
tzinquaquâ,
tzinpitzaoac,
tlaquetzoma,
tlatlancotona,
tlatetequi, tlatetexoa,
tlateci, teci,
coçahuia,
quaqualo,
cuitlacochiui,
tlamiiaoalloa,

Der Zahn, der Zahn ist ein Knochen,
weiß, kalkweiß, weiß, gelb,
gelb, wie geernteter Mais,
wie besonderes Brot, sehr weiß,
muschelartig, dunkel verfärbt, schwarz,
verschiedenfarbig, purpurrot gefärbt.
(Sie sind) lang, klein, klein und rund,
dünn, dick, rund wie ein Ball,
rund wie eine Kugel, rund wie ein Mühlstein,
rund (und) spitz. (Sie sind)
sehr spitz, breit, kammartig (und) wie
ein Kamm gemacht. (Sie sind) wackelig,
wackelnd,
zerbrochen. Sie sind angefressen. Sie sind
von Würmern angefressen, faulig,
rostfarben, wie verdorbener Mais,
voll mit Schmutz, mit Zahnschmutz,
mit Mehl bedeckt, voller Mehl. (Die
Zähne) sind an der Wurzel zerfressen (und)
lang und dünn an der Wurzel.
Sie beißen etwas.
Die Zähne zerreißen etwas.
Sie zerschneiden etwas. Sie nagen etwas.
Sie zermalmen etwas. Sie zermalmen.
Sie verfärben sich gelb.
Sie werden angefressen.
Sie werden faulig wie verdorbener Mais.
Sie sind dunkel verfärbt (und)

65 Molina und Siméon führen das Wort nicht. Molina hat: boca *camatl*; *xitetecuica* hazer gran ruido el viento rezio. oder *xitini* p. *oxitin* deshacerse la pared, *tecuia* p. *otecuix* liar, envolver, devanar, oder *camachaloa* abrir mucho la boca, *tequilihui* leicht berühren, streifen, kratzen, *cui* nehmen, fassen, rev. *cuilia* p. *onictecuili* nehmen etwas von einem anderen. Van Zantwijk weist daraufhin, daß *–xi-* auch die Bedeutung rot gefärbt haben kann (*xitomatl* rote Tomate) (van Zantwijk, pers. Mitteilung Nov. 2008). Siehe auch *tepilcamaxitecuilli*, § 9, 56.
66 Hier könnte gemeint sein, daß beim Kau- und Schluckakt die dicht aneinander liegenden Abschnitte des Mundes sich von einander lösen und sich zum Hohlraum entfalten.

tlapaloatzalloa, | mit trockener Farbe behandelt.
palani, tlapani, | Sie faulen. Sie brechen.
uixaliui, olini, | Sie wackeln. Sie bewegen sich
uetzi, | (und) fallen aus.
ninotlancuicui, | Ich reinige mir die Zähne.
ninotlaniectia, | Ich putze mir die Zähne.
ninotlampaca, | Ich wasche mir die Zähne.
ninotlamiaoa, | Ich mache sie dunkel.
nitlancotoni, | Ich breche[67] die Zähne.

Paragraph 5, 2

Tlancochtli: — Der Backenzahn (ist)
tatapaioltic, malacachtic, — kugelrund, rund,
malacatic, malacachiuhqui, — spindelig, gerundet,
tetecuitztic, têtecuitztic, — knackend (und) knirschend.[68]
memetlatl, tlatexoni, — eine Reibschale, ein Reibstein,
tlapapaiaxoloni, — damit wird etwas sehr fein zerkleinert,
tlapaianaloni, — damit wird etwas in kleine Stücke gebrochen,
tlacuecholoni, — damit kaut man etwas.
tlapaiana, — Er (der Backenzahn) zerbricht etwas.
tlacuechoa; — Er kaut etwas.
mopapaltilia, monanamiqui, — Er befeuchtet sich. Er trifft aufeinander.
calani, ixoa — Er macht Lärm. Er kommt hervor.
mozcaltia, — Er macht sich groß.
mooapaoa, — Er vergrößert sich.
mana veia. — Er nimmt an Umfang zu.[69] Er wächst.

Paragraph 5, 3

Coatlantli: toco[o]atlan, mimiltic, — Eckzahn, unser Eckzahn. (Er ist) rund (und)
iacauitztic, tlatzoponia, — zugespitzt. Er durchsticht etwas.
ixoa, mimiliui, — Er kommt hervor. Er wird säulenförmig rund.
iacauitzaui — Er bildet eine Spitze.

Paragraph 5, 4

Tlanixquatl: — Der Schneidezahn,
totlanixqua, — unser Schneidezahn (ist)
patlachtic, patlachiuhqui, tepuztic, — breit, verbreitert (und) hart. (Er ist)
tene, tenitztic, — scharf (und) spitz,
tlaquetzomaloni, — der, mit dem etwas gebissen wird,
tlatetexoloni, — mit dem etwas fein zermalmt wird.
tlaquetzoma, — Er beißt (in) etwas.
tlatetexoa, — Er knabbert etwas.
tlatlāpicilhuia, — Der Zahn zerkleinert etwas.
tlanquiquixoni, — Der, mit dem gepfiffen wird,

67 Gemeint ist das Abfeilen oder Spitzfeilen der Zähne nach von Gall (1997:145); vielleicht aber auch ausbrechen oder abbrechen.
68 Gemeint sind das Zähneknirschen und die Geräusche beim Kauen.
69 Wörtlich: „geben nach" oder „dehnen sich aus".

tlanquiquixoani, der, der pfeift;
tlatenquixtiloni, der, mit dem etwas ankündigt wird;
tlatenquixtiani, der, der etwas ankündigt.
tlanquiquici, nitlanquiquici, Er pfeift. Ich pfeife.
nitlatlancotona, Ich beiße etwas mit den Zähnen.
nitlatetexoa, Ich zermalme etwas.
nitlatenquixtia, Ich erkläre etwas.
nitlancuitzoa Ich zeige die Zähne.

3.6. Der sechste Paragraph
Inic chiquace parrapho: itechpa tlatoa intotêxipal, ioan in oc cequi itech ca.
Der sechste Parragraph spricht über die Lippen und etwas von dem, was dazu gehört.

Paragraph 6, 1
Totexipaliamanca: chichiltic, Die Weichheit unserer Lippen. (Sie sind) rot,
iaiactic, iamania, dunkelbraun. Sie sind weich.
chichiliui, iaiauia, Sie werden rot. Sie werden dunkel.
iaiactia. Sie färben sich dunkel.

Paragraph 6, 2
Texipalli: patlaoac, tilaoac, Die Lippen (sind) breit (und) dick.
patlaoa, Sie verbreitern sich.
canaoa, tilaoa, tzaiani, Sie sind dünn. Sie sind dick. Sie öffnen sich.
motitioana,[70] Sie dehnen sich.

Paragraph 6, 3
Tatlia: tzontli, tliltic, coztic, Der Bart. Das Haar (ist) schwarz, gelb,
tlatlauic, iztac, iztaia, rot (und) weiß. Es wird weiß.

Paragraph 6, 4
Tenchalli; totenuiiaca, Das Kinn, die Verlängerung unserer Lippe;
totêmetlapil, unserer Lippen Reibstein,
tetepontic, quamanqui, vorstehend, oben weit und unten spitz.
tzonquiça, tzonixoa, Das Haar sproßt. Das Haar wächst.
tzôiooa, (Das Kinn), es ist behaart.

Paragraph 6, 5
Tentzontli: iacaomitic, iacauitztic, Der Bart[71] (ist) am Ende zugespitzt, spitz,
iacauitzauhqui, veiac, tetepontic, gespitzt, lang, stoppelig vorstehend,
teteztic, teteçauhqui, melaoac, weiß, weiß, gerade,
cototztic, cocototztic, colochtic, gedreht, sehr gedreht, gelockt;
tliltic, chichiltic, tlatlauhqui, iztaia, schwarz, hochrot, sehr rot. Er wird weiß.
colochaui, Er kräuselt sich.
cototzaui, Er wird gedreht.
pâçoliui, Er wird zerzaust.

70 lies *motetehuana*.
71 Molina: *tentzontli* barua s. los pelos.

motentzonxima,
motentzouiuitla,[72]
motentzonpî,
motentzommomotzoa,
tentzone
aoc mauilmati
initentzon,

Er rasiert sich den Bart.
Er zupft das Barthaar aus.
Er reißt sich die Barthaare aus.
Er schabt sich die Barthaare ab.
Einer mit Bart,
nicht mehr furchtsam (oder scheu) handelt er.
Sein Bart.

Paragraph 6, 6
Camatzontli: canaoac, tilaoac,
aoc mauilmati,
caciltic, caiaztic, ixoa,
caiaoa, tilaoa,
potzauhtimani, tlaiooatimani,

Der Backenbart, zart, dicht.
Er weiß sich nicht mehr unbeachtet.
Mit Nissen, dünn. Er sprießt.
Er ist dürftig Er ist dick.
Er macht aufgeblasen. Er ist dunkel.

Paragraph 6, 7
Iacatzontli: tôtomaoac, chamaoac,
iacaomitic, tetepontic,
iacaomitic,

Die Nasenhaare (sind) sehr dick, kräftig,
mit zugespitztem Ende, vorstehend,
mit zugespitztem Ende.

Paragraph 6, 8
Ixtzontli: potzauhtimani,
tilaoatimani, teixmauhti,
tlaixmauhtia,

Das Gesichtshaar. Es macht aufgeblasen.
Es ist dicht. Es gibt jemanden Bedeutung.
Es gibt Ansehen.

Paragraph 6 .9
Ihiiotl: q. n. xacacatl,[73] mauizio,
tleio, ihiio, cococ,
tecpiltic, qualli
qualnezqui, mihiiotia, motleiotia,
mauiziooa, momauiziotia,
auilquiça, ceui.

Der Atem, d. h. das Gesicht, (ist) geehrt,
berühmt, geistvoll, leidend,
wohlerzogen, gut
(und) gütig. Es leuchtet. Es gibt Würde.
Es erlangt Ruhm. Es erreicht Wertschätzung.
Es bescheidet sich. Es besänftigt sich.

Paragraph 6, 10
Xaiacatl, chipaoac catzaoac,
iaiauic, yayauhqui
tlilectic oatzaoac,
tliltic, tzocuitlatic, qualli, yectli,
mauiztic, tlaçotli, neconi,
eleuiloni, nequiztli,
nenequiztli, nenequiztli,
qualani, temauhti,
tetlaelti,
teiolitlaco,
qualtia, iectia, iztaia,
chichiliui, tlatlauia, celia,

Das Gesicht (ist) sauber, schmutzig,
schwarz, trüb,
schwarz, ausgetrocknet,
schwarz, mit Schweiß bedeckt, gut, gerecht,
achtbar, geschätzt, vorteilhaft,
das, was gewünscht wird, erwünscht,
sehr erwünscht, sehr erwünscht.
Es ist verärgert. Es erschreckt einen.
Es hat einem Ekel erregt.
Es wurde jemandem Betrübnis verursacht.
Es erhellt sich. Es wird rein. Es wird weiß.
Es errötet. Es verfärbt sich rot. Es ist frisch.

72 Lies: *motentzonuiuitia*
73 Lies: *xaiacatl*

mauiziooa,	Es ist bewunderungswürdig.
mauizti, mihiiotia, motlaiotia,	Es ist geachtet. Es strahlt. Es verschönt sich.
momauiziotia,	Es erreicht Wertschätzung.
tequalania, tlaiolitlacoa	Es macht einen ärgerlich. Es macht Kummer.
tlatequipachoa, tlatlaêltia,	Es ruft Widerwillen hervor. Es erregt Ekel.

Paragraph 6, 11

Ixtli: q.n. xaiacatl,	Das Gesicht, d. h. Angesicht.
iztaleoa,	Es erblaßt vor Kälte.
xoxouia, camaoa,	Es wird grün. Es wird gelb.
atemi, tecuitlaiui,	Es ist aufgedunsen[74] (und) ist schwammig.[75]
cuitlacochiui,	Es wird brandig.[76]
tix, tixco, tleio,	unser Gesicht, in unserem Gesicht, berühmt,
mauizio, icnoio	bewundert; mild,
cococ, ixtleio,	leidend, tapfer. (Es ist)
ixmauizio,	ein Gesicht voller Würde,
ixicnoio	ein Gesicht voller Milde,
ixiicnotzin,	ein Gesicht voller Mitleid,
ixcococ,	ein leidvolles Gesicht.
mixtleiotia,	Das Gesicht ist rot vor Zorn.
ixmauiziooa,	Das Gesicht hat Würde.
ixpalani,	Das Gesicht eitert.
ixtloliui,	Das Gesicht wird geschwärzt.
ixtlatla, ixipeui,	Das Gesicht brennt. Das Gesicht häutet sich.
ixtlacaui,	Das Gesicht erleidet Schaden.
quixuitequi,	Er schlägt ihm ins Gesicht.
quixchicha,	Er spuckt ihm ins Gesicht.
quixtepinia,	Er schlägt ihm die Faust ins Gesicht.
quixcomaca,	Er sagt ihm die Fehler ins Gesicht.
quixtlatzinia,	Er gibt ihm eine Ohrfeige.
quixtelicça	Er tritt ihn mit dem Fuß ins Gesicht.

Paragraph 6, 12

Ixtli q.n. ixtelolotli,	Das Gesicht, d. h. das Auge.
tixco, ixco tlauetzi,	In unserem Auge. In das Auge fällt etwas.
ixco calaqui, in teuhtli,	In das Auge kommt Staub.
ixco ca iztac.	Er ist im Gesicht weiß.

Paragraph 6, 13

Nixtlapoui,	Ich mache die Augen auf
anoço nixtomi	oder ich öffne die Augen.
nixtlapoui	Ich mache die Augen auf,
q.n. nixtomi,	d.h. ich öffne meine Augen.
nixtlamati	Ich verfahre klug.

74 Wörtlich: Es ist voller Wasser.
75 *tecuitlatl* Simèon: Substance visqueuse, sustania vicosa, Buschmann und v. Humboldt: schlammige Masse.
76 Molina: *cuitlacochtli* mays añublado.

Paragraph 6, 14
Canaoacantli,
tocanaoacan,
comoltic, nacatotochtic,
tzôcaiactic,
tzoncaiaoac, comoliui,
côcomoliui, tzonixoa,

Die Schläfe,
unsere Schläfe. (Sie ist)
vertieft, mit wenig Fleisch (behaftet),
wenig behaart,
mit dünnem Haar. Sie vertieft.
Sie ist sehr tief. Haar wächst (dort).

Paragraph 6, 15
Nacaztli: coionqui, tlecallotl
iaoaltic, patlanqui, patlaoac,
teuilacachtic, tlacaqui,
ic tlacaco,
hicaoaca,[77] tetecuica,
motzaqua, nacazqualo.

Das Ohr (ist) durchbohrt, ein Kamin,
rund, weit, breit,
mit Windungen. Es hört,
dadurch wird gehört.
daher ist Getöse (im Ohr). Es knistert.
Es verschließt sich. Es wird schwerhörig.

Paragraph 6, 16
Nacazquauhiotl:
tonacazquauhio,
omicelic, tetzaoa, oapaoa,
chicaoatiuh,

Der Ohrknorpel,
unser Ohrkorpel,
knorpelig. Er wird dick. Er wird fest.
Er wird kräftig.

Paragraph 6, 17
Tonacazcelica,
celic, nacatontli, pilcatica,
pilcac.

Unser Ohrläppchen,
zart, etwas fleischig. Es hängt.
Es hängt herunter.

Paragraph 6, 18
Nacazteuilacachiuhcaiutl,
teuilacachtic, iaiaoaltic,
iaiaoaliuhqui, mimiltic,
iaoaliuhtimani,
mimiliuhtimani.

Die Ohrmuschel. (Sie ist)
gewunden, kreisrund,
kreisrund (und) länglich-rund wie eine Säule.
Sie ist rund.
Sie ist länglich-rund.

Paragraph 6, 19
Tonacazcopichauhca;
copichauhqui, cuelpachiuh(qui),
copichaui, cuelpachiui,
çoui,
moçooa.

Die Innenseite unseres Ohres,[78]
mit Rinnen, mit Falten.
Sie bildet Rinnen, Sie bildet Falten.
Sie ist ausgebreitet.
Sie ist auseinander gefaltet.

Paragraph 6, 20
Tonacazpatlaoaca;
patlaoac, patlactic,
patlaoa, uiaquia,

Die Breite unserer Ohrmuschel,[79]
(Sie ist) breit, ausgedehnt.
Sie verbreitert sich (und) verlängert sich.

77 Zu lesen: *ic cahuaca*.
78 Molina: *copichahui* acucharrarse algo, o acanalarse; kanalartig Rinnen bekommen.
79 Damit ist der obere Teil der Ohrmuschel gemeint.

Paragraph 6, 21
Tonacazchipinca:
uitztontli, uitzpil,
tonacaztzacca,
uitzauhtica, tlatzaqua,

Der Tropfen unseres Ohres,[80]
mit kleiner Spitze, etwas spitz.
(Er ist) der Verschluß unseres Ohres.
Er ist spitz. Er verschließt etwas.

Paragraph 6, 22
Tonacazco: coionqui,
tlecallotl, vncan tlacaco,
tlacacoia
totlacaquia. iniuh mitoa:
cuix notlacaquia,
(o)mpa nimitzcaquiz
coioni, motzaqua,
nacaztepetlati
nacazqualo,

In unserem Ohr (ist es) durchbohrt,
(ist) ein Kamin. Dort wird etwas gehört.
(Es ist) der Platz, wo etwas gehört wird.
Unser Ort des Hörens. So wie man sagt:
Vielleicht (ist es) mein Gehör?
Dort werde ich dich hören.
Es ist durchbohrt. Es ist verstopft.[81]
Er ist taub.
Er leidet Schmerzen an den Ohren.

3.7. Der siebente Paragraph
Inic chicome parrapho: itechpa tlatoa in quechtepolli ioan inixquich itechca.
Der siebente Paragraph spricht über den Nacken und alles, was dazu gehört.

Paragraph 7, 1
Quechtli: toquech;
tomaoac omio, nacaio, tlaloaio,
chicaoac, ueiac, tepiton, tepitic,
tzapatic, nanatztic,
quechnanatziui,
quechtomaoa,
quechnacaiui,
quechnacati, quechtepi,
quechtzapa,

Der Hals, unser Hals[82] (ist)
dick, mit Knochen, mit Fleisch, mit Nerven.
(Er ist) kräftig, lang, sehr klein, klein,
sehr klein (und) dick.
Der Hals wird dick.
Der Hals ist dick.
Der Hals wird fleischig.
Der Hals ist fleischig; ein kleiner Hals,
ein zwergenhafter Hals.

Paragraph 7, 2
Quechquauhiutl: toquechquauhio,
omitl, chicaoac,
çaçaliuhqui,
ihixe,[83] tetecuitztic,
chicaoa, tetecuitzaui,

Die Halsknochen, unsere Halsknochen. (Die)
Knochen (sind) kräftig,
(miteinander) verbunden, (und) im
Besitz von Gelenken. (Sie sind) knackend.
Sie sind fest. Sie knacken.

Paragraph 7, 3
Quechtepolli: uitzic, xixipuchtic,
xixipochaui, uitzauhticac,

Der Nacken (ist) spitz (und) sehr beulig.
Er hat beulige Vorwölbungen. Er ist spitz.

80 Der „Tragus", die Erhebung vor der Gehörgangöffnung, ist gemeint, wie die folgende Beschreibung erkennen läßt.
81 Diese Beschreibung läßt an den (äußeren) Gehörgang denken.
82 Molina: *quechtli,* cuello, pecueço, Hals, Nacken.
83 Molina: *ixtli* la haz o la cara, o el ñudo de la caña. Es sind also „Knochenknoten oder Knochenverbindungen", das heißt „Gelenke".

Quechtetepontli idem est
quechtepolli.

Genick (quechtetepontli) ist dasselbe
wie Nacken (quechtepolli).

Paragraph 7, 4
Quechomitl idem est.
quechquauhiotl,

Halsknochen (quechomitl) ist dasselbe wie
Halsknochen (quechquauhyotl).[84]

Paragraph 7, 5
Toquechtla: tlaiamania,
tlamatomaoa,[85] tlatepitonauhia,[86]
tlaueiaquia,

An unserem Hals: Er ist weich (und)
verdickt sich. Er verkürzt sich (und)
wird lang.

Paragraph 7, 6
Tocuechcochtla:
tlatzoniooa, tlaxixipetziui,

An unserem Hinterkopfbereich; er ist
mit Haar bedeckt. Er ist kahlglänzend.

Paragraph 7, 7
Cocotl: tococouh,
tomaoac, pitzaoac,
ueiac, tepiton,
mopitza naoati,

Die Kehle, unsere Kehle (ist)
dick, dünn und lang,
lang (und) sehr klein.
Sie wird rot.[87] Sie spricht klar.[88]

Paragraph 7, 8
Tlatolhoaztli: totlatolhoaz,
tlatoloani,
tlatopeoani,
tlatoloa,
tlapetztoloa.

Der Schlund, unser Schlund,[89]
der, der etwas verschluckt,
der etwas verschlingt.
Er schluckt etwas.
Er schluckt etwas herunter.

Paragraph 7, 9
Cocoxittontli:[90]
anoço tococopuztecca,[91]
anoço cocochittolli,
poztecqui, uitztic,
molinia,

Der Kehlkopf:
oder unser Kehlkopf,
oder Kehlkopf, (er ist)
holperig, spitz.
Er bewegt sich.

84 Der Begriff *quauhyotl* bezeichnet in der aztekischen Terminologie also auch den Knochen.
85 Vgl. Dibble und Anderson 1961:114 Fußnote 5: Im Acad. Hist. Ms. steht *tlatomavaya* "es wuchs, verdickte etwas". Vielleicht heißt es auch *tlamotomaoa*; Molina: *motomaua* engordar, crecer alguna cosa.
86 Ungewöhnliche Form eines verbalisierten Adjektivs.
87 Molina: *pitza, nino.* pararse bermejo; *pitza, nitla.* tañer o tocar trompeta.
88 Die Stimme wird vom Kehlkopf gebildet. Die Klangfarbe und Stimmlaute der Stimme werden von der Nasen-, Rachen– und Mundregion beeinflußt. Die operative Kehlkopfentfernung führt zu einer tonlosen Flüstersprache ohne Resonanzraum.
89 Hier ist der Rachenraum (Phanrynx) gemeint. Luft- und Speiseweg kreuzen sich hier. Komplizierte Muskelabläufe verschließen beim Schlucken die Kehlkopfenge, pressen den Speisebrei nach hinten und leiten die Speise über die Speiseröhre in den Magen
90 Im folgenden werden drei Begriffe für den Kehlkopf genannt.
91 Bei Molina belegt.

temo, tleco,	Er steigt herab. Er steigt hinauf.[92]
tlatoloa.	Er schluckt etwas.

3.8. Der achte Paragraph
Inic chicuei parrapho: itechpa tlatoa in aculli ioâ in matzotzopaztli ioan in mapilli.
Der achte Paragraph spricht über die Schulter, den Unterarm und die Finger.

Paragraph 8, 1

Maitl: toma, ueiac,	Die Hand (der Arm), unsere Hand, lang,
uitlatztic, tepiton, tzapa,	sehr lang, klein, sehr klein,
[mitoa] maueiac, mauiuiiac,	[man sagt], Handlänge, Armlänge.
mauiuitla,	Die Hand faßt zu.
matzapa,	Die Hand ist zwergenhaft klein.
maçoa,	Er streckt die Hand aus.
maiaui,	Sie wirft (etwas) weg.
tlatequipanoa, tlamatoca,	Sie arbeitet etwas. Sie berührt etwas.
tlatzitzquia,	Sie erfaßt etwas.
tlanaoatequi,	Sie (die Arme) umarmen etwas.
tenaoatequi,	Sie umarmen jemanden.
tlama[l]cochoa,	Sie umarmen etwas.
tlamacochoa,	Sie umarmen etwas.
temacochoa,	Sie umarmen jemanden.
temacochuia,	Sie umhalsen einen.
tlanapaloa,	Er trägt etwas in den Armen.

Paragraph 8, 2

Aculchimalli: chicaoac, tepitztic,	Das Schulterblatt (ist) fest, hart (und)
oapaoac, tlaquechpanoa,	kräftig. Er trägt etwas auf der Schulter.
uncan titlaquechpanoa.	Dort tragen wir etwas auf der Schulter.

Paragraph 8, 3

Aculli: netzacuililoni,	Die Schulter, mit ihr wird sich gewehrt,
nemapatlaloni,	mit ihr wird verteidigt.
mochimaltiani,	Sie dient immer als Schild;
ic netzacuililo,	damit wird geschützt (und)
nepaleuilo,	wird einem geholfen.
nacaio, nacatepul, nacaio,	Mit Fleisch, ziemlich fleischig, fleischig.
oaqui,[93] quauhoaqui, pitzaoa,	Sie ist mager. Sie ist entkräftet. Sie ist dünn.
puztequi, tepaleuia,	Sie bricht. Sie nützt einem
tetza(c)uilia.	(und) schützt einen.

Paragraph 8, 4

Molicpitl: tomolicpi,	Der Ellenbogen, unser Ellenbogen.
uitztic, iacauitztic,	(Er ist) spitz, zugespitzt,
xolochtic, petztic,	runzelig (und) glatt. (Es ist)
totlacçaia,	ein Ort, wo wir stoßen

92 Die äußerlich sichtbare Bewegung des Kehlkopfes wird hier beschrieben.
93 Molina: *huaqui* secarse, exugarse al sol.

tonetlaquechiaia,[94] (und) der Ort, wo wir uns aufstützen.
ic teteuilo, Damit wird jemand geschlagen.
ic tetopeoalo, Damit wird jemand angerempelt.[95]
temolicpiuia, Er schubst jemanden mit den Ellenbogen.
temolicpitopeoa. Er stößt jemanden mit den Ellenbogen.

Paragraph 8, 5
Matzotzopaztli: patlachti(l)aoac, Der Unterarm, (er ist) breit und fest.
quatomaoac, Er ist am oberen Ende dick (und)
tzimpitzaoac, am unteren Ende dünn
patlachtic, oapaltic, (und) breit, wie ein Balken.
ic necaltilo, Damit wird ein Haus gebaut.
ic nemapatlalo, Damit wird sich verteidigt.
tepaleuia, Er hilft einem.
tetzacuilia, Er schützt einen.

Paragraph 8, 6
Tomatzotzopaztomaoaca, Der dicke Teil unseres Unterarms (ist)
nacaio, nanatztic, mit Fleisch (versehen). (Er ist) dick.
nacaiooa, nanatziui, tomaoa, Er ist fleischig. Er wird dick. Er verdickt.

Paragraph 8, 7
Tomatzotzopazpitzaoaia: Die Stelle, wo unser Unterarm dünn ist, (sie ist)
nacaio, totochtic, pitzaoac, mit Fleisch dürftig (versehen und) schmal;
nacaio, totochaui, mit Fleisch ist sie (hier) spärlich versehen.
pitzaoa, Er (der Unterarm) wird dünn.

Paragraph 8, 8
Macochtli: Die Umarmung,
iamanqui, tlaçoio (sie ist) sanft, voller Liebe.
tlacaiotl itech ca, Es ist Mitleid in ihr.
tetlaçotlaliztli quinezcaiotia, Liebe zum Nächsten bedeutet sie.
tlanequiliztli quinextia, Wohlwollen offenbart sie.
tetlaçotla, Sie liebt jemand.
temacochuia, Sie macht einen umarmen.
temacochoa, Sie umarmt jemanden.

Paragraph 8, 9
Quequeiolli: tomaquequeiol: Die Knöchel, unsere Handknöchel,
ololtic, tepitztic, tlaquatl,[96] (sie sind) rund, hart (und) verhärtet.
cecepoctli,[97] tlaqualnextia, Die Fingergelenke, sie schmücken.
quitlacanextia, Sie machen den Menschen schön,
in toma, in maitl, unsere Hand, die Hand.

94 Karttunen:-*netlaquechiaia* crutch, staff, support.
95 Wörtlich: „es wird einer gestoßen".
96 Molina: *tlaquaua* endurecerse. Dibble und Anderson: *tlaquatl* hardness. v. Gall: *tlaquatl* gelenkig.
97 Molina:*cecepoa* entomecerse alguna parte del cuerpo, *tocecepoc* los artejos de los dedos.

Paragraph 8, 10
Maquechtlantli:[98]
toçaliuhia atic,
cuecuetlaxtic,
cuecuetlaxiui,
tonepoztequia,
tonecuelpachoaia,
xolochaui,
petziui,

Das Handgelenk,
die Stelle unseres Gelenks (ist) dünn
(und) schwach.
Sie verliert die Kraft,
die Stelle, wo wir (die Hand) beugen,[99]
wo wir sie biegen.
Sie wird faltig.
Sie wird glatt.

Paragraph 8, 11
Macpalli: tilaoac,
ixnacaio,
teputzomio,
aapaio,[100] âacaliuhqui,
aacaltic, chipaoac,
iztaleoac, tlatlactic,
tlatlauhqui, camiltic, camiliuhqui,
tlamatema,
tlamotzoloa,
tlatzitzquia,
tlamatoca,

Die Handfläche (ist) dick,
eine Fläche voller Fleisch,
mit knöchernem Rücken,
mit feuchten Rinnen, mit Furchen,
mit Rinnen, sauber,
blaß, rot,
rot, braun, braun.
Er legt die Hand auf etwas.
Sie ergreift etwas.
Sie erfaßt etwas.
Sie berührt etwas.

Paragraph 8, 12
Macpalteputztli: omio, chicaoac,
mochimaltiani,
Mochimaltia,

Der Handrücken, mit Knochen, fest,
der, der als Schild dient.
Er macht sich zum Schutzschild.

Paragraph 8, 13
Macpalixtli: nacaio,
nacatilaoac,
tlatlatziniloni,
tlatziniloni,
tlamatema,

Die Handfläche (ist) mit Fleisch (bedeckt).
Das Fleisch ist fest, (Es ist) das,
womit heftig geklatscht wird,
womit geklatscht wird.
Er legt die Hand auf etwas.

Paragraph 8, 14
Macpaliollotl,
comoltic comoliuhqui,
comoliui,

Die Mitte der Handfläche,
(sie ist) vertieft (und) ausgehöhlt.
Sie vertieft sich.

Paragraph 8, 15
Macpaluiuilteccaiutl:
tomacpalxoxotca,

Die Gelenkigkeit der Handfläche,
die Linien unserer Handfläche,

98 Molina: *maquechtli* muñeca, Siméon: *tomaquechtlan* à notre poignet, au poignet, en nuestra muñeca.
99 Wörtlich: „unsere Stelle, wo es sich bricht". Es ist die Bewegung der Hand gegen den Unterarm gemeint.
100 Molina: *apantli* agua de caño.

tomacpalacaliuhca,
acaliui, mopiqui,

Paragraph 8, 16
Macpalnacatl:
occenca iehoatl, itoca
in tomacpalix inacaio,[101]
tilaoa, poçaoa,

Paragraph 8, 17
Tomacpaltilaoaca:
tomaquechtlanpa,
tomacpalix nacaio,

Paragraph 8, 18
Mapilli: uiac tepito, tomaoac,
pitzaoac, tzapatic, tlatzitzquia,
tlateteuhtzitzquia
tlatec[o]a, tlaay,
tlatequipanoa ixquichihueli,
mochaini, mochi huel quichioa,
in chioaloni, in tequipanoloni,

Paragraph 8, 19
Iztitl: ca omitl, tetzaoac,
oapaoac, chicaoac,
tetzcaltic, patzaoac, tlat[l]ataca,[103]
ic netataco,
ic nemomotzolo.

Paragraph 8, 20
Veimapilli: toueimapil, tomaoac,
tepito, tlateteuhtzitzquia
tlachicaoa
ca tzitzquia,
tlacemilpia,

Paragraph 8, 21
Mapilli: tlamapilhuiani,[104]
tetlaittitiani, ic
tlamapiluilo,
ic tetlaittitilo,
nicmapiluia.

die Rinnen unserer Handfläche.
Sie sind ausgehöhlt. Sie verbinden sich.

Das Fleisch der Handfläche,
hauptsächlich heißt dies,
das Fleisch unserer Handfläche.
Es ist dick. Es schwillt an.

Die Festigkeit unserer Handfläche,
nahe an unserem Handgelenk,
unsere Handfläche mit Fleisch.

Die Finger (sind) lang, klein, dick,
dünn (und) sehr klein. Sie fassen etwas.
Sie greifen fest zu.
Sie stellen etwas hin. Sie tun etwas.
Sie arbeiten etwas, alles können.[102] Die,
die alles machen, sie machen alles gut,
das Machbare, das Ausführbare.

Der Fingernagel. Es ist ein Knochen, fest,
steif, fest,
sehr glatt (und) leicht gewölbt. Er kratzt.
Damit wird gekratzt (und)
damit wird abgeschabt.

Der Daumen, unser Daumen (ist) dick
(und) klein. Er ergreift etwas fest
(und) faßt kräftig zu.
Schon hält er etwas in der Hand.
Er umschließt alles.

Der Finger, der Anzeiger,
der einem etwas zeigt; damit
wird auf etwas mit dem Finger gedeutet,
damit wird einem etwas gezeigt.
Ich zeige auf ihn.

101 Wörtlich: „die, unsere Oberfläche der Hand, das Fleisch".
102 Wörtlich: „allmächtig".
103 Dieses Wort wurde verbessert und ist nicht sicher zu lesen. Wahrscheinlich soll es *tlatataca* heißen.
104 Wörtlich: „der, der mit dem Finger auf etwas deutet".

Paragraph 8, 22
Mapilli: uiac, tomaoac,
tlanepantla mapilli,

Der Finger, lang (und) dick,
ist der Finger in der Mitte.

Paragraph 8, 23
Oallatoquilia[105] mapilli,
iamanqui, tematocani,

Es folgt hier der Finger,
der, der einen immer sanft berührt.

Paragraph 8, 24
Mapilxocoiotl: tepito,
pitzato, pitzactontli,
nenacazmamamalioani,
ic nenacazmamalioa.

Der kleine Finger: (Er ist) klein,
dünn, sehr dünn,
einer, der oft die Ohren bohrt.
Mit ihm bohrt man sich das Ohr.

Paragraph 8, 25
Cemixtli mapilli;
mapilcemixtli,
tomapilcemix,
çaliuhqui, çaçaliuhqui.

Die ganze Fläche der Finger,
die Fingerfläche,
die Fläche unserer Finger,
verbunden, fest verbunden.

Paragraph 8, 26
Tomapiltzala: tlatzoliui,
tlatzoliuhia,[106]
tlapatlaoaia,
chiquinalca,
xantlaxcalteuhca;
tzoliui,
patlaoa mopiqui.

Zwischen unseren Fingern verengt es sich,
die Stelle, wo es sich verengt.
die Stelle, wo es sich erweitert.
Sie reiben sich seitlich aneinander.[107]
Geformte Ziegel, in der Art von Brot (sind
die Finger). Sie ziehen sich zusammen,[108]
strecken (und) schließen sich.

Paragraph 8, 27
Tomatzala:
tlaçouhia,[109]
zouhq(ui), itzalan in toueimapil,
ioan in tlamapilhuiloni, mapilli,

(Der) Zwischen(raum) unsrer Hand,
die Stelle, wo etwas sich öffnet.
(Es ist) offen, zwischen unserem Daumen
und dem Finger, mit dem gezeigt wird.

Paragraph 8, 28
Ciacatl: comoltic, iamanqui,
tzonio, picqui,
comoliui, mopiqui,
tzonixoa,

Die Achselhöhle, ausgehöhlt, weich,
mit Haaren. Sie ist eingefaltet.
Sie ist vertieft. Sie schließt sich zusammen.
Es wächst Haar.

Paragraph 8, 29
Ciacatzontli: caciltic, chamaoac,

Das Achselhaar, mit Nissen, kräftig,

105 Molina: *uallauh* venir haciaca, *toquilia* suceder a otro encargo.
106 Dibble und Anderson lesen die Präteritumform *tlatzoliuhca*.
107 Gemeint ist hier die Berührung der Finger im „Fingerzwischenraum", im Interdigitalspalt.
108 Das heißt, sie krümmen sich zur Faust.
109 Dibble und Anderson übersetzen „place of opening".

iaque, iacauitztic, iacapitzaoac, ixoa, chamaoa, mozcaltia, ueiaquia.

spitz, zugespitzt, dünn an der Spitze. Es sprießt. Es wächst. Es nimmt zu (und) vermehrt sich.

3.9. Der neunte Paragraph
Inic chicunaui parrapho: itechpa tlatoa intotlac, ioâ inixquich itechca.
Der neunte Paragraph spricht über den Rumpf und über alles was ihm zugehörig ist.

Paragraph 9, 1
tlactli: totlac, in tlactli, tomaoac, pitzaoac, cultic, cuillotic, ueiac, ololtic, tzapatic, côcolôtic, nacatetic, nacatepol, nanacapol, ueipol, cuitlatolpol, xitoltic, xicuitolpol, talapol,[110] tâtalapol, tatalatic, talapiaztic, cicicuiltic, omicicuiltecuicuiltic,[111] acatic, cacalachtic, eoaio, tilaoac, eoaioxococ,[113] quappitztic, ocutic, tlacennapaloa, tomaoa, ueia, toloniui, nanatziui, moceceiotia, celia, cuitlatoliui, cuitlatoltia, xicuitoliui, oaqui, pitzaoa, quauhoaqui, cîcicuiliui, omicicuiltecuicuiliui,[114] totopochaui, ticeoa,

Der Rumpf, unser Rumpf, der Rumpf (ist) dick, dünn, gebogen, schmächtig, lang, rund, sehr klein, hager, mit festem Fleisch, mit ziemlich festem Fleisch, mit ziemlich viel Fleisch, ziemlich groß, ziemlich dick, mit gewölbtem Nabel, mit ziemlich vorgewölbtem Nabel. (Der Rumpf ist) ungewöhnlich groß, mächtig groß, sehr groß, groß und lang. (Er ist) mager, mit herausgearbeiteten Rippen, wie ein Rohr, dünn,[112] mit Haut (bedeckt), fest, mit junger Haut (und) hager, wie eine Pinie, Er nimmt alles auf. Er ist dick. Er wächst. Er wird rund, wird dick, setzt Fett an (und) wächst. Er wird dick. Er bekommt Umfang. Der Nabel wird vorgewölbt. Er (der Rumpf) wird welk (und) ist schmal. Er (der Rumpf) wird dürr wie Holz. Er magert ab.Die Rippen stehen vor. Er trocknet aus.[115] Er wird blaß.

Paragraph 9, 2
Omicozcatl: tomicozqui, mimiltic, mimiliuhqui, chicouiac, mimiliui, tomaoac,

Das Schlüsselbein, unser Schlüsselbein. (Es ist) länglich-rund, säulenförmig-rund, ungleichmäßig. Es wird rund (und) ist dick.

Paragraph 9, 3
Elpantli: telpan,

Die Brust, unsere Brust,

110 Zur Bedeutung des Morphem *tala-* vergleiche v. Gall 1997:123, 124, 180, 181.
111 Molina: esculpida cosa *tlacuicuitl*, vielleicht im Sinne von „abgemagert bis auf die Rippen", *cui entallar en madera*.
112 Sinn gibt auch die Ableitung von *cacalachtli*, Klapper, Schelle, um die Perkussionsgeräusche des Körpers zu beschreiben.
113 Molina: *euayotl* pellejo, caxcara, mõdadura, *xococ* cosa agra, dies ist abgeleitet von *xocotl*, Frucht, *xococ* beinhaltet also eine junge, unreife, saure Sache. Dies ist die Überlegung zu der vorliegenden Übersetzung.
114 Siehe *omicicuiltecuicuiltic*. Hier Verbalform eigentlich: „Die Rippen werden wie ausgeschnitzt".
115 Das heißt, daß der Körper zusammenfällt.

tlapatlaoa,	sie wird breit.
tlatilaoa, nacaio,	Sie wird dick mit Fleisch (bedeckt).
nacaio, nacatilaoac,	(Sie ist) mit Fleisch, dick mit Fleisch (versehen),
nacacanaoac, nacatotochtic,	mit zartem Fleisch (und) mit wenig Fleisch
patlaoa, tilaoa,	(bedeckt). Sie dehnt sich (und) wird dick.
uecapaniui, nanatziui,	Sie dehnt sich (und) vergrößert sich.
comoliui,	Sie bildet Vertiefungen.
acaliui.	Sie bildet Aushöhlungen.

Paragraph 9, 4
Chichioalli[c] cioachichioalli, Die Brust, die Frauenbrust.
oquichchichioalli, quauhtzotzocatl, Die Männerbrust; erhöhte Warzen
ineixcauil sind ihre Eigentümlichkeit.
in conechichioalli, tzotzocatic, Die kindliche Brust (ist) warzenartig.
in cioapilchichioalli tomoltic, Die Frauenbrust (ist) knospend,
ichpuchchichioalli Die Mädchenbrust (ist)
xocotic, xocotetic, wie eine runde Frucht, rund geformt,
iôiollo voller Mark einer trockenen Frucht.[116]
Otztli ichichioal, Die schwangere Brust (ist)
iacatlileoac, an der Spitze von dunkler Haut(farbe) (und)
têtepitztic, sehr hart.
mêmeia, (Die Brust der stillenden Frau) fließt über.
piloa, ichichioal uiuiiac, Sie hängt herab. Ihre Brust (ist) vergrößert,
memecapaltic, wie eine geknotete Schnur,
chichioalmecapalli, Eine Brust mit knotigem Strang,[117]
atoltic, sehr weich
In quauhtzotzocatl, tzotzocatic, (sind) die vorspringenden Warzen, warzig.
In cioachichioalli, tlaoapaoa, Die Frauenbrust, sie kräftigt etwas.
teoapaoa, Sie stärkt einen.
tlacaoapaoa, Sie kräftigt den Menschen.
mopatzca, (Die Brust) wird ausgedrückt.
mochichi, quichichi, (Das Kind) saugt. Sie säugt es.

Paragraph 9, 5
Elmetztli telmetztilaoaca, Die Brust,[118] die Festigkeit unserer Brust,
suchio,[119] ciciotqui, mit Fett(gewebe), mit Brustfleisch. (Die Brust),
tilaoa, nanatziui, veia. sie verdickt, vergrößert sich (und) wird groß.

Paragraph 9, 6
Eltzotzolli: telnacaio, tilaoac, Die Brustfalte,[120] unser Brustfleisch, dick,

116 Wahrscheinlich wird hier auf das Brustdrüsengewebe der nicht schwangeren Frau hingewiesen.
117 Die laktierende Brust kann durch das entfaltete und gesproßte Brustdrüsengewebe knotig erscheinen.
118 Wörtlich: Brustmond, vielleicht im Sinne einer halbkugelförmigen Vorwölbung.
119 Molina hat *xochio* cosa florida und *xochiotl* Fett, Fettgewebe. Im Zusammenhang gibt nur die Ableitung von *xochiotl*, Fett, *xochio(yoh?)* mit Fett, Sinn. Siméon: *amo xochio* magra, que no es grasa, hablando de la carne.
120 Möglicherweise ist der untere Rand der Brüste gemeint.

chiaoacaio, suchio, ceceio, mit öligem Fett, mit Fett(gewebe), mit Fett.
suchiooa, ceceiooa, chiaoa, Es wird fett. Es wird fettig. Es befleckt ölig.

Paragraph 9, 7
Elacaliuhiantli: acaltic, Der Brusteinschnitt,[121] ausgehöhlt,
acaliuhqui tetecuintic, ausgekehlt, lückenhaft,
nacaio totochtic, acaliui, mit wenig Fleisch. Er bildet eine Rille.

Paragraph 9, 8
Elcomoliuhiantli: comoltic, caxtic, Die Brustvertiefung,[122] vertieft, eingesunken.
comoliui, caxiui, Sie vertieft sich (und) sinkt ein.

Paragraph 9, 9
Chiquiuhiotl,[123] tochiquiuhio, omio, Ein Korb, unser Korb, mit Knochen,
motquitica omitl. vollständig aus Knochen gebildet.

Paragraph 9, 10
Elchiquiuitl: telchiquiuh, Der Brustkorb, unser Brustkorb
chicaoac, oapaoac, (ist) kräftig, fest,
xoxoquiuhqui, wie ein Korb aus sehr frischem Material.
xoxoquiui, Er bildet einen Korb aus frischem Material.
xoquiui,[124] Er wird zu einem Korb aus frischem Material.

Paragraph 9, 11[125]
Omicicuilli: tomaoac Die Rippe (ist) kräftig,
pitzaoac, noltic, nônoltic, schmal, gebogen, sehr gebogen (und)
tlauitoltic, noliui, gekrümmt. Sie formt einen Bogen.
tlauitoliui, Sie bildet eine Krümmung.

Paragraph 9, 12
eltepicicitli: teltepicici,[126] Der Sternalfortsatz, unser Sternalfortsatz,
tetecuitztic, çaçaliuhqui, knisternd, fest verbunden.
tetecuitzaui, Es knistert.[127]

Paragraph 9, 13[128]
Eltototl:[129] teltotouh, Das Brustbein, unser Brustbein
omicelic, uitztic, (ist) knorpelig, spitz,

121 Es ist hier der Sinus mammarum, der Raum zwischen beiden Brüsten, gemeint.
122 Die Beschreibung paßt auf den Angulus infrasternalis, dem Raum zwischen den Rippenbögen.
123 Eigentlich: „ein Gegenstand mit den Eigenschaften eines Korbes, ein Behälter".
124 Schultze Jena, 1952: xoxoctic grün, roh, (Korb) aus frischem nicht präpariertem Material gemacht. Synonyom: xoxoquini, xoxouic.
125 Rechts in der Spalte des Manuskripts befindet sich ein Bild. Es zeigt einen knienden Menschen mit nacktem Oberkörper.
126 Molina: teltepitz paletillla de la boca del estomago, cicicuil cosa flaca y seca, cicuilli jubon.
127 Molina: tetecuitza hazer estruendo con los pies. Der „Sternalfortsatz" macht keine spontanen Geräusche. Die Bedeutung ist unklar.
128 Hier endet der spanische Text in der linken Spalte. Der Nahuatltext steht weiter nur rechts.
129 Molinas Vokabular enthält nur elpapalotl la paletilla. Ein Irrtum des Schreibers ist möglich.

iacauitztic, patlachtic, patlachiuhqui, pilcatica, patlachiui,	am Ende spitz. (Es ist) breit, verbreitert. Es hängt.[130] Es verbreitert sich.
Paragraph 9, 14 Omicicuiliacatl: celic, cecelic, celia,	Die Rippenenden (sind) frisch (und) zart. Sie wachsen.[131]
Paragraph 9, 15 Tococoioia: papatztic, papatziui,	Unsere Flanken (sind) sehr weich. Sie werden sehr weich.[132]
Paragraph 9, 16 Iomotlantli: toiomotla, nacaio, omio, patlachtic, tonoia, nacaioa, omiooa,[133] patlachiui	Die Seite (des Körpers), unsere Seite, mit Fleisch, mit Knochen, breit. Der Ort, wo wir liegen, er hat Fleisch. Er hat Knochen. Er verbreitert sich.[134]
Paragraph 9, 17 Teputztli: toteputz, , coltic, teputzotic, coliui, quiça, teputzoiui,	Der Rücken, unser Rücken, (er ist) gebogen, bucklig. Er bildet eine Krümmung. Er springt vor. Er macht einen Buckel.
Paragraph 9, 18 Toteputzcoliuhca: tiltic, tiliui, coliu(i) tlacaxiuh	Unsere Rückenkrümmung, gewölbt. Sie bildet eine Vorwölbung.[135] Sie krümmt sich. Sie wird schüsselförmig.[136]
Paragraph 9, 19 Cuitlapantli: tocuitlapa, patlaoac, ueiac, chicaoac, nacatilaoac, tzotzoltic,[137] tzôtzoltic, patlaoa, pitzaoa, acaliui, comotzaui, côcomotzaui, tilaoa,	Der Rücken, unser Rücken (ist) breit, lang, kräftig, mit dickem Fleisch, zusammengezogen (und) eingeengt. Er ist breit. Er ist schmal. Er ist mit Rinnen versehen. Er knistert. Er knackt sehr. Er wird fest.

130 Das Brustbein erscheint durch die gelenkige Verbindung mit den Schlüsselbeinen wie an diese angehängt.
131 Der Knorpel der Rippenenden wird als Vorstufe des Knochens gesehen. Der „Arcus costarum", der Rippenbogen, wird von der 8., 9. und 10. Rippe durch knorpelige Verbindung gebildet.
132 Hier werden die skelettfreien seitlichen Rumpfanteile zwischen Rippen und Hüfte beschrieben.
133 Verbessert aus *omiioa, omio* Substantiv, *–oa* Verbalisierungssuffix.
134 Hier wird die gesamte seitliche Körperregion mit Brustkorb und Hüfte beschrieben.
135 Gemeint sind die hervorstehenden sichtbaren und tastbaren Dornfortsätze der Wirbel.
136 Die Wirbelsäule hat natürliche Krümmungen, im Halsbereich und Lendenbereich nach vorne, die Hals- und Lendenlordose, und im Brustbereich nach hinten, die Brustkyphose. Das Kreuz- und Steißbein ist abgewinkelt (Angulus lumbosacralis) und biegt nach hinten. Offenbar werden diese am Rücken sichtbaren Krümmungen beschrieben.
137 Siehe Fußnote 6.

tzotzoliui,
nacaio tilaoa.

Er verengt sich.
Mit Fleisch ist er verfestigt.

Paragraph 9, 20
Cuitlacaxiuhiantli:[138]
tocuitlacaxiuhia
tlapitzaoa,
caxiuhtimani,

Die Gürtellinie (Taille),
unsere Gürtellinie.
Sie ist schmal.
Sie ist nach innen gewölbt.

Paragraph 9, 21
Topitzaoaia,
tot(l)acapitzauhia,
pitzaoac, t(l)acapitztic,
t(l)acapitzaui, pitzaoa,

Der Ort, wo wir dünn sind (die Taille),
Die Stelle, wo unser Oberkörper dünn ist,
schmal, mit dünnem Oberkörper.
Der Oberkörper wird schmal. Er wird dünn.

Paragraph 9, 22
Tocuitlaxilotca:
tomaoac, pitzaoac,
uiac, celic, tomaoa,
pitzaoa,

Unsere Lenden (sind)
dick, schmal,
lang (und) weich. Sie werden dick.
Sie werden schmal.

Paragraph 9, 23
Tomimiliuhca: mimiltic,
mimiliuhqui,
mimiliui.

Unsere Rundung,[139] zylinderförmig,
länglich-rund;
sie wächst in der Schwangerschaft.

Paragraph 9, 24
Tomimiaoaio, tecauh,
quaq(ua)uhtini, quâq(u)auhti,
quaquauhtiliztli, mocuepa,

Unsere Lunge,[140] unsere Luft,
das, was versteift. Sie versteift.
Steifheit. Sie wendet sich.[141]

Paragraph 9, 25
Tocuitlapanacaliuhca:
acaltic, acaliuhqui,
nacaiocanaoac,
nacaiototochtic,
acaliui,
nacaio canaoa,

Die Rinne unseres Rückens,[142]
ausgekehlt, ausgehöhlt, (ausgestattet)
mit wenig Fleisch,
mit spärlichem Fleisch.
Sie bildet eine Vertiefung.
Sie ist wenig fleischig.

138 Siméon und Herrera: *cuitlacaxiuhiantli* reins, riñones, kidney; Molina: *tocuitlacaxiuhyan* la pretina. Die Nieren, projiziert auf die Außenfläche, liegen etwa in Höhe der Gürtellinie. Im Textzusammenhang, der nur den äußeren Rumpf betrifft, wird hier die Gürtellinie beschrieben.
139 Damit ist unser Bauch gemeint, beziehungsweise die Rundung unseres Bauches. Molina: *mimiliui* abotonarse la flor, o crecer el vientre de la que esta preñada.
140 Wörtlich „unsere Bienenwabe", offenbar wird die Lunge so bezeichnet, deren feiner Aufbau an eine Bienenwabe erinnert.
141 Im Sinne von „kehrt zurück in die Ausgangsposition". Sehr vereinfacht wird der erkennbare und am Rumpf fühlbare Atemablauf beschrieben.
142 Zu beiden Seiten der Wirbelsäule liegen kräftige Muskelzüge, die über den Dornfortsätzen fehlen. Dadurch entsteht eine leichte, längsverlaufende Eintiefung.

Paragraph 9, 26
Cuitlatetepontli: chicaoac
ihixe,
çaçaliuhqui, tetecuitztic,
tetecuitzaui, puztequi,[143]
mom(a)caoa,[144] natzini,

Das Rückgrat (ist) fest,
im Besitz seiner Gelenke,
fest angehängt (und) knisternd.
Es knistert. Es bricht.
Es trennt sich. Es knackt.

Paragraph 9, 27
Tocuitlaxaiac: patlaoac,
nacaio canaoac
nacaio totochtic, patlaoa.

Unsere Hüften,[145] breit,
mit wenig Fleisch,
mit spärlichem Fleisch. Sie verbreitern sich.

Paragraph 9, 28
Ititl; itetl: titi,
tote, ca pitztic
ca pitzauhqua,[146] uei,
ololtic, uilanqui, uilaxtic,
poçactic, patztic, papatztic,
xoxoquiuhqui,
xoxoquiui,[148]
papatziui, itipoçaoa
îtiuilani,
ititlapaniui,
itiuilaxtia,

Der Bauch, der Bauch, unser Bauch,
unser Bauch, er ist dünn.
Er ist dünn, groß,
rund, schleppend, schleifend,[147]
geschwollen, weich, sehr weich,
wie ein Behälter aus frischem Material.
Er bildet ein Behältnis aus frischem Material.
Er wird sehr weich. Der Bauch schwillt an.
Der Bauch hängt herab.
Der Bauch bildet Risse.[149]
Der Bauch hängt herunter.

Paragraph 9, 29
Xiccueiotl: tomaoac,pitzaoac,
mimiltic, mimiliui, tomaoa,

Die Bauchfalte, dick, dünn,
länglich-rund. Sie rundet sich. Sie verdickt.

Paragraph 9, 30
Xictli: comoltic, tiltic,
topoltic, metlapiltic, quizqui,
quiça tôpoliui,
metlapiliui
caxiui, comoliui,

Der Bauchnabel (ist) vertieft, vorgewölbt,
gestuft, wie ein Reibstein, hervorspringend.
Er kommt hervor. Er bildet eine Stufe.
Er bildet einen Reibstein.
Er sinkt ein. Er vertieft sich.

Paragraph 9, 31
Xicatlacomolli: coiaoac, vecatla,
coiaoa,
uecatlaniui.

Die Bauchnabelgrube (ist) ausgedehnt, tief.
Sie wird weit.
Sie wird tief.

143 Hier im Sinne von „beugen, biegen" gemeint, dabei wird der Zwischenraum zwischen den tastbaren Dornfortsätzen größer.
144 Vergleiche Dibble und Anderson, 1961:121, Fußnote 23.
145 Wörtlich: „unsere Rückenfläche vorne", beschrieben sind offenbar die Beckenschaufeln.
146 Lies *pitzauhqui*, vergleiche Dibble und Anderson 1961:121, Fußnote 25.
147 Molina: *vilana* arrastrar algo, wahrscheinlich im Sinne von „herabhängend" gemeint.
148 Siehe Fußnote 119.
149 Hier können die Schwangerschaftsstreifen am Bauch gemeint sein.

Paragraph 9, 32
Xicteuilacachiuhiantli: iaoaltic,
teuilacachtic, uecatlan,
pepeltic, pepeliui,
teuilacachiui, uecatlaniui, iaoaliui,

Der Umriß des Nabels. (Er ist) rund,
gerundet, tief, (und)
weit offen. (Der Nabel) wird weit offen,
bildet eine Rundung, wird tief und wird rund.

Paragraph 9, 33
Xillantli:
tonecuelpachoaia
tonepuztequia,
ninocuelpachoa,
ninopuztequi,
noxillâ mococoa

Der Bauch,
die Stelle, wo wir uns beugen,
die Stelle, wo wir einknicken.
Ich beuge mich.
Ich krümme mich.
Mein Bauch schmerzt.

Paragraph 9, 34
Queztli: toquez,
comoltic, caxtic,
nacaio, totochauhqui,
comoliui,

Die Leiste, unsere Leiste,
(ist) vertieft, schüsselförmig (und)
mit wenig Fleisch (versehen).
Sie ist ausgehöhlt.

Paragraph 9, 35
Quappantli: toquappa,[150]
toquauhpa,
connacaztic, chicaoac,
chichiquiltic, chichiquiliui,

Die Hüfte, unsere Hüfte.
In Richtung unseres (Hüft)knochens
(ist es) wie der Griff eines Gefäßes, fest,
verdickt. Er bildet eine Verdickung.

Paragraph 9, 36
Quappaiacatl:
toquappaiac,[151]
celic, celia,

Die Spitze der Hüfte,
die Spitze unsrer Hüfte
(ist) zart. Sie kommt hervor.

Paragraph 9, 37
Tzintli: totzinomio,
nacaio, nacaiooa,
omiiooa

Das Gesäß, unser Gesäßknochen, (ist)
mit Fleisch (bedeckt). Es ist fleischig.
Es ist knöchern.

Paragraph 9, 38
Tzintamalli: nacaio
ololtic, tapaioltic, tilaoac, oltic,
tlalichtic, tlalichauhqui, patztic,
papatztic, nacatetic,
ca pitztic, natztic,
nanatztic, xolochtic,
xoxolochtic, xolochaui,
xoxolochaui, petziui,
patziui, papatziui.

Das Gesäß, mit Fleisch (versehen),
(ist) rundlich, rund, fest, rund,
hart, hart, weich,
sehr weich (und) mit festem Fleisch.
Es ist zart, dick,
sehr dick, (und) faltig,
sehr faltig Es bildet Falten.
Es bildet viele Falten. Es erglänzt.
Es bildet Beulen. Es ist sehr verbeult.

150 Wahrscheinlich ist die tastbare Darmbeinkante gemeint.
151 Wahrscheinlich ist der tastbare vordere Darmbeinstachel gemeint.

Paragraph 9, 39
Tzinchocholli,
omitl, chicaoac,
totlacçaia[152],
ic nitlacça.

Das Steißbein,
ein Knochen, (ist) fest. (Es ist)
ein Ort, wo wir etwas drücken,
damit drücke ich etwas.

Paragraph 9, 40
Tzintepitztli: totzintepitz, tepitztic,
chicaoac, tonetlaliaia,
ipan ticate.
ic titlacçaticate.

Das Sitzbein:[153] unser Sitzbein, hart,
fest. Der Ort, wo wir sitzen.
Wir sind auf ihm,
damit drücken wir etwas.

Paragraph 9, 41
Tzincamactli: uecatla, pepeltic,
uecatlaniui, pepeliui,

Die Analöffnung (ist) tief (und) offen.
Sie vertieft sich. Sie bildet einen Auslaß.

Paragraph 9, 42
tzinatlauhtlitl: totzinatlauhio,
tlapatlaoa, tlapitzaoa,
tlatzoliui
tzoliui, pitzaoa,
patlaoa,

Die Analspalte, unsere Analspalte.
Sie dehnt sich aus. Sie macht sich schmal.
Sie verengt.
Sie bildet eine Enge. Sie wird schmal.
(und) erweitert sich.

Paragraph 9, 43
Tzoiotl: coionqui, pochectic,
pocheoac, coioni, pocheoa,
tlapoui
moxixa, cuitlaioa.

Der Anus mit einem Loch (ist) rauchig,
rauchig[154]. Er ist durchbohrt. Er ist rauchig.
Er öffnet sich.
Er entleert sich. Er ist mit Kot gefüllt.

Paragraph 9, 44
Tzoiotentli: motzultic,
motzoliuhqui, motzoliui,

Der Analrand (ist) zufassend,
zugreifend. Er greift mit Kraft zu.[155]

Paragraph 9, 45
Cuilchilli: mimiltic,
chichiltic, celic, iamaztic,
chichiliui, celia cuilchilquiça.

Der Anus (ist) länglich-rund,
rot, zart, weich. Er
ist rot. Er ist weich. Der Anus kommt hervor.[156]

Paragraph 9, 46
Cuilchiltentli: tilaoac,

Der Analrand, (er ist) fest.

152 Molina tlacza ir muy de priessa o correr, Karttunen: icza to step or trample on something. Vergleiche § 8, 4 und § 10, 29. Das Aufsetzen, Drücken oder Pressen auf etwas oder gegen etwas ist gemeint.
153 Wörtlich: „unten die Härte". Der „Sitzbeinhöcker des Sitzbeinknochens" ist gemeint.
154 Ob mit „rauchig" die Schleimhaut beschrieben wird, oder auf den Abgang von Gasen Bezug genommen wird, ist nicht klar. Offenbar wird hier der untere Teil des Mastdarms, die Ampulla recti, über dem Schließmuskel des Anus beschrieben.
155 Die Ringmuskulatur des Anus und ihre Funktion werden beschrieben.
156 Molina: cuilchilquixtia salirseme el siesso. „Er hat Hämorrhoiden".

Paragraph 9, 47
Maxactli: imaxac, tomaxac,
maxaltic, maxaliui,
tlamaxaliuhia
unde dz. ûmaxac, quanmaxac,

Der Schritt,[157] sein Schritt, unser Schritt,
gegabelt. Er bildet eine Gabelung;
die Stelle, wo die Gabelung ist.
Daher sagt man: Am Kreuzweg, Astgabel.

Paragraph 9, 48
Nepiciantli: tonepicia,
acaltic, tacapitztic, tlatzoliui,
mopiqui, motzaia,

Das Gelenk, unser Gelenk,[158] (ist) ausgehöhlt (und) eng. Es zieht sich zusammen.
Es verbindet miteinander. Es knickt ein.

Paragraph 9, 49
Quexilli: toquexil,
patlaoac, pitzaoac,
tetenqui, nacatemi,
cacalachiui, patlaoa,

Die Leiste, unsere Leiste,
(ist) breit, schmal,
gefüllt. Sie ist voll Fleisch.
Sie wird glockenförmig.[159] Sie ist breit.

Paragraph 9, 50
Tepolli: xipintli, tototl,
xolo, tlamacazqui,
quatlaxcon,
tocincul,
in tepolli, pitzaoac,
tomaoac, ueiac tetepontic,
tlacuioani,
tlacachioaloni,
tlaxapotla
texapotla, tlacui,
ic tlacuioa,
ic tecuicuioa,
ic tlacachioalo,
xipeoa,
quatoxaoa, maxixa,
tlaxaxaoatza,

Penis, Präputium, Vogel,
Diener, Priester,
viel mit einer Frau liegend,[160]
ein Besucher bezahlter Freudenmädchen.[161]
Der Penis (ist) lang und dünn,
dick, groß, wie ein Stumpf.
Der, der etwas begattet,
das, womit etwas gezeugt wird.
Er durchbohrt etwas.
Er entjungfert eine. Er nimmt etwas.
Damit wird etwas genommen.
Damit wird jemand begattet.
Damit wird gezeugt.
Die Haut wird zurückgezogen.
Der Kopf schüttet aus. Er entleert sich.
Er vergießt reichlich Wasser.

Paragraph 9, 51
Xipineoatl: canaoac, iamâqui,
iamania, canoa,

Die Haut des Präputiums (ist) dünn, weich,
Sie ist weich. Sie ist dünn.

157 Der Raum zwischen den Oberschenkeln.
158 Der Oberbegriff „Gelenk" für das Hüftgelenk als Abgrenzung des Rumpfes ist hier gemeint. Erst im folgenden Paragraphen wird über das Bein gesprochen. Jedoch hat Molina: *tonepician, toçaliuhyan, tocotzco* corva de la pierna, das Kniegelenk, die Kniekehle.
159 Molina: *cacalachtli* cascabel de barro, eine Lehmschelle. Hier wird die die Verformung der Leiste bei der Pendelbewegung des Beins gemeint sein. Die Bewegung in der Hüfte ist an der Leiste zu sehen.
160 Siehe von Gall 1997:177, abgeleitet von *te- qauh– tlaça* echarse muchos con una mujer.
161 Siehe von Gall 1997:177, abgeleitet von *ni –no –te –tzincovia* putañaer el varon pagando a la dama. Es handelt sich bei dieser Aufzählung wohl um umgangssprachliche Bezeichnungen für den Penis.

Paragraph 9, 52
Xipintzontecomatl:
ololtic toxipin,
iquaololauhca, iamazpâtic,
quêquele, quêquelmiqui.

Die Vorhaut und Eichel des Penis.
(Sie ist) rund. Unsere Vorhaut.
Die Rundung seines Kopfes (ist) sehr weich,
kitzelig. Er stirbt vor Kitzeln.

Paragraph 9, 53
[To]xipinquacoioncaiutl:[162]
toxipinquacoionca,
tzalanqui quiquiztic,
quiquizauhqui,
coioctontli,
quiquiztontli, quiquiztontli,
uncan oalneaxixalo, coiontica,
tzaiantica, quiquiçauhtica,

[Unsere] (Die) Öffnung am Peniskopf,
unsere Öffnung am Peniskopf (ist)
in der Mitte, durchgehend,
durchgängig,
eine kleine Öffnung,
ein kleiner Ausgang, ein kleiner Auslass.
Dort wird uriniert. Er ist durchbohrt.
Er ist gespalten. Es fließt heraus.

Paragraph 9, 54
Xipinquaiamancaiotl: chonequiztli,
iamania, xoleoa,
chipeliui

Der weiche Teil des Peniskopfes (ist) zart.
Er ist sehr weich. Er schuppt sich.
Schorf fällt ab.

Paragraph 9, 55
Xipinquechtemalacatl:
mimiltic, celic,
temalacaiui

Der Hals des Peniskopfes:[163] (Er ist)
länglich-rund (und) weich.
Er bildet eine Rundung wie ein Mühlstein.

Paragraph 9, 56
Tepilli: nenetl,[164] cocoxqui,
icocoxcauh, ome iten,
cioapilli, totonqui
tlatilli, itlatil,
xaxantli, ixaxan,
tiltic, tlatiltic,
tiliui,

Die Vulva, die Vulva, schwach,
ihre Schwäche ihre zwei Lippen,
eine edle Frau, heiß,
die Vorwölbung, ihre Vorwölbung,
das Lehmgeformte, ihr Lehmgeformtes,
vorgewölbt, hügelig.
Sie bilden Vorwölbungen.

Paragraph 9, 57
Tepiltentli: iamanqui,
motlapoa, motzaiana,

Die großen Schamlippen: (Sie sind) weich.
Sie sind Türhüter. Sie spalten sich.

Paragraph 9, 58
tepiltexipalli:
tilaoac, canaoac,

Die Schamlippen.
(Sie sind) dick (und) zart.

162 Es muß hier heißen: *xipinquacoioncaiutl* die Öffnung am Peniskopf, substantivum abstractum. Für die Possessivform, die folgt, muß es heißen: *toxipinquacoionca(io)*.
163 Zusammengesetzt aus *xipintli* Präputium, *quechtli* Hals, *te(tl)* Stein, *malacatl* Spindel. Unterhalb der Eichel (Glans penis) verläuft eine zirkuläre Furche, der Hals der Eichel (Collum glandis). Dieser Abschnitt ist wahrscheinlich gemeint.
164 Molina: *nenetl* la natura de la muger, idolo, muñeca de niños.

motenpiqui,
mocamapiqui,
motzaiana.

Die Lippen schließen sich.
Der Mund schließt sich.
Sie spalten sich.

Paragraph 9, 59
Tepilcamaxitecuilli,[165]
nacatilaoac, iamanqui,
potzaui, oalpotzaui

Die Scheide (ist)
fleischig-dick (und) weich.
Sie schwillt. Sie schwillt an.

Paragraph 9, 60
Yatlauhiacac: tlapitzaoac,
tlatzoliuhia, tzoliui,
mopiqui

Ihr Scheideneingang (ist) eng,
die Stelle, wo es eng ist. Es wird eng.
Es schließt sich zusammen.

Paragraph 9, 61
Chitlolli:[166] ichittol.

Die Krümmung, ihre Krümmung.

Paragraph 9, 62
Çacapilli: vitztic, patlachtic,
patlachiui,

Der Kitzler (ist) spitz (und) groß.
Er vergrößert sich.

Paragraph 9, 63
Çacapilquatl,
içacapilqua,
uitztic, uitzaui,

Das Köpfchen des Kitzlers,[167]
ihr Kitzlerköpfchen,
spitz. Es wird spitz.

Paragraph 9, 64
I ittaloia,
ipaquia,
paqui, moiecoa,
iecolo.

Ihr Platz, wo man sich sieht,
ihr Platz, wo man sich freut.
Sie freut sich. Sie hat Beischlaf.
Es wurde Beischlaf vollzogen.

3.10. Der zehnte Paragraph

Inic matlactli parrapho: itechpa intocxi ioan inixquich itechpoui,
 Der zehnte Paragraph spricht über unser Bein[168] und alles, was dazu zählt.

Paragraph 10, 1
Icxitl: omio, nacaio,
hueiac, ueueiac,
uitlatztic, mecatic, nenecuiltic,

Das Bein, mit Knochen, mit Fleisch,
lang, sehr lang,
sehr lang, seilartig, wacklig.

165 Molina *tepilcamatl* la apertura de la natura de la muger, *-xi-* rot (*xitomatl*), *cuilia* tomar algo a otro, rev. *cui* recibir a alguin, tener parte el hombre con la muger.
166 Es müßte *chittolli* heißen; Molina: *chittoloa* hazer aros. Wahrscheinlich ist das Hymen gemeint.
167 Die „Clitoris", der Kitzler mit dem Clitorisköpfchen, hat einen ähnlichen Gewebeaufbau wie der Penis mit der Eichel und der Vorhaut.
168 Molina: *icxitl*, pie, Dibble und Anderson und López Austin übersetzen leg bzw. pierna. Für pierna hat Molina *metztli*. Hier liegt wohl eine Begriffserweiterung vor, weswegen die Übersetzung „Bein" übernommen wird. Die Übersetzung „Fuß" wird angewendet in Wortverbindungen mit *xo-* der Fuß. Vgl. Buschmann und v. Humboldt: 2000:526.

unde dž xonênecuil. xoueiac,
xomemeca, xomecatic,
xopipitzac,
xopitzac, xotomaoac,
xoteuconaui,
xotomaoa, xopitzaoa,
xouiaquia,
xouitlatziui,
xouiuitlatziui,
icxiueiaquia.

Paragraph 10, 2
Quezcomoliuhiantli: comoltic,
caxtic, caxiui,
comoliui.

Paragraph 10, 3
Mêtztli: tometz,
quezquauhiotl,
toquezquauhio,
tometzquauhio,
quatomaoac,
tzimpitzaoac,[171]
tlalquimiltic,
unde dž
metztlatlalquimilpol,
tomaoa, pitzaoa, mozcaltia,
uiaqui, mana,
temetzuia,
ic temetzuilo,
nicmetzaquia,
nicmetzuitequi,
nicmetzpuztequi,
quimetztzaiana,

Paragraph 10, 4
Tometztomaoaia:
nacaio, tilaoac,
tzotzoltic, tzotzoliui,
tzotzoltia,
oaqui, pitzaoa,

Daher sagt man: sehr hinkend, langfüßig,
seilartiger Fuß, mit seilartigem Fuß,
mit sehr schmalem Fuß,
mit schmalem Fuß, mit dickem Fuß.
Der Fuß bildet Feuchtigkeit.[169]
Der Fuß ist dick. Der Fuß ist dünn.
Der Fuß verlängert sich.
Der Fuß wird lang.
Der Fuß wird sehr lang.
Das Bein wird sehr lang.

Die Hüftgelenkspfanne,[170] (sie ist) ausgehöhlt
(und) vertieft. Sie bildet eine Vertiefung.
Sie wird ausgehöhlt.

Das Bein, unser Bein,
die Knochen der Hüfte,
unser Knochen der Hüfte,
unser Beinknochen,
am oberen Ende (ist es) dick,
am unteren Ende dünn,
wie eine angehäufelte Pflanze.
Daher sagt man, das Bein (ist) wie
eine ziemlich stark angehäufeltePflanze.[172]
Es ist dick. Es ist dünn, wächst (und)
verlängert sich. Es steht still.
Er schlägt die Beine übereinander,
damit werden einem die Beine gekreuzt.
Ich helfe einem auf die Beine.
Ich schlage einem auf das Bein.
Ich breche jemandem das Bein.
Ich reiße jemandem das Bein aus.

Die Stelle, wo unser Bein dick ist,
fleischig, dick (und)
schmal. Es wird sehr schmal.
Es verengt sich.
Es wird dünn. Es wird schmal.

169 Vgl. auch von Gall 1997:268, 274.
170 Es wird die Vertiefung der Hüftgelenkspfanne, in der der Hüftkopf ruht, beschrieben. Das Hüftgelenk wird nicht erwähnt. Die Pfanne wird von den Beckenknochen gebildet. Diese sind Teil des Rumpfes.
171 Lies: *tzinpitzaoac*.
172 Wahrscheinlich ist die Beschreibung hier als Metapher eingesetzt im Sinne eines fest stehenden Beins.

Paragraph 10, 5
Tometzpitzaoaia:
pitzaoa.

Die Stelle, wo unser Bein dünn ist.
Es ist schmal.

Paragraph 10, 6
Totlanquaticpac: xolochaui,
petziui,

Über unserem Knie wird es runzelig,
wird es schimmernd glatt.

Paragraph 10, 7
Tlanquaitl: tepitztic, ololtic,
mocototzoani,
cototzoloni, melaoaloni
ololiui, ninocotototzoa,
ninomelaoa,

Das Knie (ist) hart, (und) rund.
(Es ist) das, das sich niederhockt.
(Es ist) beugbar, (und) streckbar.
Es rundet sich. Ich beuge mich.
Ich strecke mich aus.

Paragraph 10, 8
Totlanquaiacac,

Die Spitze unseres Knies.[173]

Paragraph 10, 9
Tlanitztli: omio,
nacacaio, ueiac,
tepito, tzapa, mimiltic,
noltic, noliuhqui,
tlanitzuiac,
tlanitztzapa,
tlanitztepiton,
tlanitzcocol,
tlanitzpatlach,
patlachiui, noliui, pitzoaa,
ueiaquia, tlanitzpitzaoa,
tlanitztomaoa,
tlanitzcôcoliui,
tlanitzpatlachiui,

Der Unterschenkel, mit Knochen,
mit Fleisch, (er ist) lang,
klein, sehr klein, rund,
gebogen, gekrümmt.
Ein langer Unterschenkel,
ein sehr kleiner Unterschenkel,
ein kleiner Unterschenkel,
ein gebogener Unterschenkel,
ein breiter Unterschenkel.
Er wird breit. Er biegt sich. Er ist dünn.
Er ist lang. Der Unterschenkel ist dünn.
Der Unterschenkel ist dick.
Der Unterschenkel bildet eine Krümmung.
Der Unterschenkel verbreitert sich.

Paragraph 10, 10
Cotztetl: tocotzteuh,
ololtic, nacatepol,
totochtic, uiioctic, uiioni,
ololiui,

Die Wade, unsere Wade
(ist) gekrümmt, ziemlich fleischig,
dünn (und) zitternd. Sie zittert.
Sie krümmt sich.

Paragraph 10, 11
cotztli idem est quod
cotztetli.

Wade (cotztli) es ist das gleiche wie
Wade (cotztetli).

Paragraph 10, 12
tocotzteïacac

Unsere Schienbeinkante.[174]

173 Oder die „Vorderfläche unseres Knies", das heißt: „unsere Kniescheibe".
174 Wörtlich: „die Spitze unserer Wade" oder „Vorne auf unserer Wade".

Paragraph 10, 13
Tocotzteiacac:
tlapeiaoaca, peiaoa.

Unsere Schienbeinkante,
Sie ist übervoll mit etwas. Sie ist ungleich.[175]

Paragraph 10, 14
Toxopitzaoaca;[176]
totlanitzpitzaoaca,
tlanitzpitzaoa,
tlapitzaoaia,

Der schmale Teil unseres Beines,
der schmale Teil unseres Unterschenkels.
Der Unterschenkel ist lang und schmal.
Die Stelle, wo es dünn ist.

Paragraph 10, 15
Xoquechtlantli: toxoquechtla
atic, caxanqui,
moliniani,
molinia,

Das Fußgelenk, unser Fußgelenk, (ist)
dünn, locker befestigt,
eine Sache, die sich immer bewegt.
Es bewegt sich.

Paragraph 10, 16
Quequeiolli; tocxiquequeiol,
ololtic, tepitztic, xixipuchtic,
ololiui, ololaui, tepitzaui,
xixipuchaui,

Der Knöchel, unser Fußknöchel (ist)
rund, hart, (und) vorgewölbt.
Er wird rund. Er rundet sich ab. Er verhärtet.
Er wölbt sich vor.

Paragraph 10, 17
Xocpalli: icxitl, omio,
nacaio,
patlachtilaoac tiquiiaoa,
ic titlatelicça, ic nênemoa,
nênemoani,
papaxiui,
tzatzaiani,
tixotzaiani,
toxocueloa, toxonecuiloa,
titixili,
xoquenmachnênemini,
xoxoquenmachnenemi.

Die Fußsohle: der Fuß, mit Knochen,
mit Fleisch,
breit (und) fest. Wir schreiten.[177]
Damit treten wir auf, damit wandert man.
Der Wanderer,
er schützt seine Beine vor Schaden.
(Der Fuß) er reißt an vielen Stellen auf.
Wir reißen uns den Fuß auf.
Unser Fuß hinkt. Unser Fuß lahmt.
Wir stechen uns in den Fuß.
Der Reisende.[178]
Was die Füße viel laufen!

Paragraph 10, 18
Quequetzolli: quequetzilli, oltic,
chacaioltic, tlalichtic, chicaoac,
chichiltic, petztic xitomatic,

Die Ferse (und) Fußspitze, gummiartig,
mit Hornhaut, hart, fest,
rot, glatt, wie eine Tomate.

175 Der muskuläre Teil des Unterschenkels wölbt sich leicht neben dem Schienbeinknochen vor. (Es sind Anteile des vorderen langen Schienbeinmuskels und des seitlich gelegenen langen Wadenbeinmuskels).
176 *xotl* Fuß, Bein, vgl.Buschmann und v.Humboldt 2000:526. Die Reihenfolge rechtfertigt hier die Übersetzung „Bein"
177 Molina: *tlayava* hazer ciertos ademas el que baile, *quiahuatl* puerto o entrada. Vgl. A.v.Gall: 1997:185.
178 Eigentlich „Einer der ständig zu Fuß geht (oder wandert)". Dieser Satz ist wahrscheinlich auf die langen Wege und ausdauernden Märsche der Reisenden bezogen.

Paragraph 10, 19
Toxocpalpitzaoaca: tacapitztic, tacapitzauhqui, tacapitzaui,

Unser schmaler Teil des Fußes, schmal (und) dünn. Der Fuß verschmälert sich.[179]

Paragraph 10, 20
Xocpalteputztli: toxocpalteputz, tiltic, peiaoac, tiliui, peiaoa,

Der Fußrücken, unser Fußrücken, (er ist) vorgewölbt, gewölbt.
Er bildet eine Vorwölbung. Er ist gewölbt.

Paragraph 10, 21
Xopilli: ihixe, popuztequi, iztemacuilpiac, tomaoac, tepiton, tlamotzoloa, tlatzitzquia, tlatelicça,

Die Fußzehen im Besitz ihrer Gelenke, sie brechen sich mehrfach.[180]
Sie haben fünf Nägel, dick, klein.
Sie greifen etwas. Sie halten etwas.
Sie geben einen Fußtritt.

Paragraph 10, 22
Veixopilli: tomaoac, tolontic, tepiton, tomaoa, iztiquiça

Die große Zehe (ist) dick, rund (und) klein. Sie ist dick. Der Nagel kommt hervor.

Paragraph 10, 23
Necactiloni: necacuicollotiloni, xopilli intech tlauicollotilo, tlatzitzquia.

Die, mit denen die Sandale gebunden wird, an die die Sandalenschlinge gebunden wird.
die Zehen, an die
die Riemen gebunden werden,
sie erfassen etwas.[181]

Paragraph 10, 24
Oallatoquilia xopilli;

Sie folgt danach, die Zehe.[182]

Paragraph 10, 25
Xopilcocoiotl: tepito, tzapato, tzapatic, pitzato, tetzacuia, tetzacuticac, tecentzacuia,

Der kleine Zeh (ist) klein, sehr klein, zwergenhaft (und) sehr dünn. Er ist der letzte.
Er steht am Ende.
Er ist der Allerletzte.

Paragraph 10, 26
Iztetl: iztitl, tlaqualnextiani, tlaqualnextia,

Der Nagel, der Nagel,
der, der etwas verschönt. Er verschönt etwas.

Paragraph 10, 27
Xocpalixtli: cacçolli,

Die Fußsohle (hat) Hornhaut,

179 Der Fußabdruck wird beschrieben. Durch das Längsgewölbe des Fußes hat, beim fußgesunden Menschen, neben Zehen, Vorderfuß und Ferse, nur ein äußerer schmaler Teil der Fußsohle Kontakt mit dem Boden.
180 Die Oberfläche der Zehen wird an den Stellen unterteilt, wo sie gelenkig sind.
181 Die zweite und dritte Zehe.
182 Die vierte Zehe.

tocacçol, xocpaleoatl,	unsere Hornhaut. Die Fußsohlenhaut,
toxocpaleoaio, tilaoac	die Haut unserer Fußsohle, (ist) fest,
pipinqui, tlalichtic, tlalichauhqui,	stark, hart, gehärtet.
michiqui, canaoa, tzaiani,	Sie rauht auf. Sie wird dünn. Sie reißt.
peti, motematiloa,	Sie heilt. Er bestreicht sie sich mit Salbe.
mîxili,	Ein Dorn verletzt sie (die Fußsohle).
motzoponia,	Er durchsticht sie.
ninocxichiqui,	Ich kratze mir meine Füße ab.

Paragraph 10, 28
Totlatelicçaia, Die Stelle, wo wir auftreten,
toquequetzolix, die Fläche unserer Ferse.

3.11. Der elfte Paragraph
Inic matlactli oce parrapho itechpa tlatoa inixquich tomio, tonacaio inic onoc,
 Der elfte Paragraph spricht über alle unsere Knochen (und) unser Fleisch, das da ist.

Paragraph 11, 1
Quaxicalli: hiticoionqui,	Der Schädel (ist) innen hohl,
contic, tecontic,	wie ein Topf, wie ein tiefer Topf. (Er ist)
ololtic ololiuhqui,	rund wie ein Ball, rund,
patztic, patlachtic,	mit Beulen, breit,
chicopatztic, xopiltic, uitztic,	unregelmäßig, zehenförmig, spitz,
oacaltic, caxtic, comoltic,	ausgehöhlt, wie ein Gefäß, ausgehöhlt.
îticoiôni,	Er ist innen durchlöchert,
ololiui, patziui, patlachiui,	Er wird rund. Er wird verbeult. Er wird breit.
xopiliui,	Er wird zehenförmig.
oacaliui,	Er bildet Vertiefungen
teololiui,	(und) bildet eine Rundung.
metlapiliui,	Er wird zu einem Reibstein.
uitzoquiui,	Er wird zu einem Grabstock.

Paragraph 11, 2
Cuexcochtetl: uitztic,	Der Hinterhauptsknochen (ist) spitz,
tiltic tiliui,	hervorstehend. Er wölbt sich vor.
uitzaui,	Er bildet eine Spitze.
mocpaltia.	Er sitzt oben an.[183]

Paragraph 11, 3
Tixomio:	Unsere Gesichtsknochen,
tixquaxical,	unser Stirnknochen,
tixteliuhca,	unsere Wangenknochen,
tocamachal, totenchal,	unser Kiefer, unser Kinn.
nanatzca	Er knirscht.
natzini.	Er knackt.

[183] Das Hinterhauptsbein sitzt dem ersten Halswirbel der Wirbelsäule, dem Atlas, auf.

Paragraph 11, 4

Quechtetepontli:	Der Nacken,
quechtepolli.	der Nacken,
quechquauhiotl,	der Halswirbel,[184]
Tochiquiuhio.	unser Brustkorb,[185]
Omicozcatl,	das Schlüsselbein,
Tâculchimal,	unser Schulterblatt,
Tacoluiuitzauhca.	unsere Schulterblattspitze,
Tacolquauhio: aculli.	unser Schulterknochen, die Schulter (der Arm),
Molicpitl.	der Ellenbogen,
Molicpiacatl tomolicpiac,	die Ellenbogenspitze, unsere Ellenbogenspitze,
Mâtzopaztli, matzotzopaztli,	der Unterarm, die Unterarme,
Quequeiolli, tomaquequeiol.	der Fußknöchel, unser Handknöchel,
Toquequeiol,	unser Knöchel(gelenk),
Mapilli, tomapilomio,	die Finger, unsere Fingerknochen,
Tochiquiuhio.	unser Brustkorb,
Elchiquiuitl	der Brustkorb,
Eltepicicitli.	der Brustbeinfortsatz,
Eltototl.	das Brustbein,
Omicicujlli.	die Rippen,
Omicicujliacatl.	die Rippenenden (Spitzen),
Cuitlatetepontli	das Rückgrat,
Cuitlateputzchichiquilli	die Dornfortsätze der Wirbelsäule,
tzinquauhcaxitl, totzinquauhcax.	das Becken, unser Becken,
tzinchocholli.	das Steißbein,
queztepolli.	der Hüftgelenkskopf,
Toqueçololiuhca,	unser Hüftgelenk,[186]
Toqueztepoliac	die Spitze unseres Hüftgelenkkopfes,
tzintepitztli.	das Sitzbein mit dem Sitzbeinhöcker,
quezquauhiotl.	der Oberschenkelknochen,
Tepilquaxicalli.	das weibliche Becken,
Tlanquaxicalli.	das Kniegelenk,
Tlaniztli,	der Unterschenkel,
tlanitzquauhiotl	der Unterschenkelknochen,
Toxopilomjo,	unsere Zehenknochen,
xopilli.	die Fußzehen.

3.12. Der zwölfte Paragraph

Jnic matlactli omome parrapho, y techpa tlatoa, intoujlujltecca in tlattic onoc.

Der zwölfte Paragraph spricht über die Verbindungen unseres Körpers, die im Inneren sind.

Paragraph 12, 1

Quatextli, quatetextli,	Das Gehirn, die Gehirne. (Die Gehirnmasse
iztac, cuechtic, cuechiuhquj,	ist) weiß, zerkleinert, fein gemahlen,

184 Wörtlich: „Nackenknochen".
185 Wörtlich: „unser Kasten".
186 Es ist wohl das gesamte Gelenk mit Gelenkpfanne, Gelenkkopf und der Gelenkkapsel gemeint.

axtic, cuechpatic,
iztacpatic, itztic, itzcaltic:
tlalnamiconj,
tlamachonj,
tetlamachitia,
tetlalnamjctia,
mitoa quauhtlauliloc,[187]
iollotlaueliloc, ixmalacachiuhquj.

aufbereitet. sehr fein zerrieben,
sehr weiß, kalt, kalt. (Es ist)
das, wodurch erinnert wird,
wodurch etwas gewußt wird.
Es zeigt einem etwas. Es
bringt einen dazu sich an etwas zu erinnern.
Man sagt: verrückt geworden,
töricht, hin und her schwankend.

Paragraph 12, 2
Tilaoacaiutl: totilaoaca
noujan ca, tixco,
toquechtla, taculpa,
tocotzco, telpa,
tometzpa, titipa,
nacatl tilaoac, tilaoa,
poçaoa, tlaveilia,
teueylia.

Die Dichte, unsere Dichte,
sie ist überall, in unserem Gesicht,
bei unserem Nacken, an unserer Schulter,
an unserer Wade, an unserer Brust,
an unserem Bein, an unserem Bauch.
Das Fleisch (ist) fest. Es verfestigt.
Es schwillt an. Es vergrößert etwas.
Es macht jemanden groß.

Paragraph 12, 3
Xochiotl: toxochio,
telpā ca, coztic, cozpiltic,
cozpatic, iamanquj, totonquj,
tlaiamanjlia, tlatotonjlia
tlaceliltia, tlatzmolinaltia.

Das Fettgewebe, unser Fett, (das Gewebe)
unsere(r) Brust, es ist gelb, zart gelb,
sehr gelb, weich (und) warm.
Es macht etwas weich. Es erwärmt.
Es macht weich. Es macht wachsen.

Paragraph 12, 4
Ceceiotl: toceceo,
iztac, chiaoac, hetic,
cujtlaxocotl,
tetlatziujti, teetili,
tequaltilia,
teceliltia,
teitzmolinaltia,
tetoma,
teveilia.

Das Knochenmark, unser Knochenmark, (ist)
weiß, ölig und schwer,
eine Sache, die schwer wiegt.
Es macht einen träge. Es gibt einem Schwere.
Es verschönt einen.
Es macht einen aufleben.
Es macht einen aufblühen.
Es gibt jemandem Sicherheit.
Es gibt jemandem Größe.

Paragraph 12, 5
Chiaoacaiutl
çan noiuhquj in xochiotl,
in ceceiotl, tlachiaoa.

Das ölige Fett,
so wie das Fett(gewebe)
(und) das Fettmark, es befleckt etwas.

Paragraph 12, 6
Tzotzoliuhcaiutl:

Das Enge,[188]

187 Lies *quatlahueliloc*
188 Oder „Das Zusammengezogene, Verengte". Möglicherweise sind Muskelbewegungen bzw. die
 Bauchpresse, bei Entleerungen des Darmes und der Harnblase hier gemeint. Zu erörtern wären
 auch Verengungen die durch die Schwellkörper entstehen.

ceceltic, tilaoac, chiaoac,
cecelia,
chiaoa,
tlachiaoa.

zart, fest, schmutzig.
Es ist erquickend.
Es macht schmutzig.
Es befleckt etwas.

Paragraph 12, 7
Toquechtzotzol:
toten(tzo)tzol,
teltzotzol,
tititzotzol,
tocotztzotzol,
tlaetilia,
tlâciqujltia, tzotzoliuj.

Die Einengung unseres Halses,
die Schmalheit unserer Lippen,
die Enge unserer Brust,
die Einengung unseres Bauches,
die Schmalheit unserer Waden.
Es drückt.
Es macht etwas dünn. Es verengt.

Paragraph 12, 8
Ciciotcaiutl: ticiciotca,[189]
iztac, memecatic,
iztaia,
memecatia.

Das Brustgewebe, unser Brustgewebe,
weiß, strickartig.
Es verfärbt sich weiß.
Es macht sich zur Schnur.

Paragraph 12, 9
Thocotca:
thoocotca,[190]
melaoac, oapaoac, chichiltic,
melaoa,
oapaoa, chichiliuj.

unsere (Schlund)röhre,
unsere (Schlund)röhren.
(Sie ist) gerade, steif (und) rot.
Sie verläuft gerade.
Sie zieht sich zusammen. Sie wird rot.

Paragraph 12, 10
Puchqujotl:
topochqujo, iztac, atic,
mopochqujotia,
puchqujotlamj.

Die weiche Schwellung,
unsere weiche Schwellung, weiß, zart.
Sie breitet sich aus.
Die weiche Schwellung löst sich auf.[191]

Paragraph 12, 11
Tocujtlaxilotca: mjmjltic,
melaoac, viaquja, mjmjlivj.

Unsere Lenden, rund, wie eine Säule,
gerade. Sie werden lang. Sie werden rund.

Paragraph 12, 12
Tomjmjliuhca:
occenca iehoatl
in tocujtlatetepon qujtocaticac:

Unsere Lende:
allgemein das,
was unser Rückgrat begleitet,

189 Hier liegt ein Schreibfehler vor, es muß *tociciotca* heißen. Vgl. Buschmann und v. Humboldt 2000:100. Die nachfolgende Beschreibung spricht für einen Gewebsstrang, wie zum Beispiel den „Zwerchfellnerv", der bei der rituellen Herzentnahme mitgegeriffen werden konnte.
190 Hier liegt wahrscheinlich ein Schreibfehler des Wortes *cocotl* gznate vor. Die Beschreibung entspricht dem Anfangsteil der Luftröhre.
191 Die Beschreibung lässt an eine Schwellung denken mit Verquellung des zarten Bindegewebe vom Endomysium und Perimysium. Vgl. Fußnote 6 und 19.

njman ie muchi ytoca,[192] yn noujan tomjmjliuhca.[193]

da schon heißt alles ebenfalls auch unsere Lende.

Paragraph 12, 13
Tomjmjiaoaio:[194] têcauh,
cocolizcuj, icicanj,
yciquiztli qujiolitia,
vnde dicitur, ymjmjiaoaio
moquetza: hicica,
quaquauhti.

Unsere Lunge, unsere Luft.
Sie erkrankt, sie ist eine, die keucht. (Es ist)
ihr Röcheln. (Die Lunge) gibt das Leben.
Daher wird gesagt, seine Lunge
bleibt stehen. Sie ringt nach Luft.
Sie versteift sich.[195]

Paragraph 12, 14
Cujtlapanaatetl:[196]
cujtlapanaaiecotli,[197]
ioiomoctli,
pactli, chiquiztli, tochiquiz,
paqujnj,
pacoanj, paquj,
mopatzcomoloa,
mopacxanoa,
chitepaquj
conmati yn jchiquiz.

Die Nieren,
die Nieren,
die Nieren.[198]
die Freude, das Reiben, unser Reiben,
(es ist) erfreulich;
das, womit man zufrieden macht. Es erfreut.
Er preßt sehr fest.
Man behandelt mit Pacxantzinsalbe.[199]
Er wünscht jemanden zu erfreuen.
Man empfindet sein Reiben.

Paragraph 12, 15
Omjcetl: xinachtli,
tlacaxinachtli,
taio, toqujchio, eztli,
tlapalli, oxiotl, ocutzoiotl,
nemociujlli,[200] iztac, atic, cuechtic,
totonquj, iamanquj,
qujqualtilia in cioatl,
qujtoma, qujnanatzoa,
qujceltilia,
cotztili,[201] qujcujtlapicicoa.

Der Samen, der Pflanzensamen,
menschlicher Samen. (Er ist)
unser Wasser, unser Samen, Blut,
Farbe, Terpentinsalbe (und) Harz,
drängend, weiß, klar, gemahlen,
heiß (und) weich.
Er kräftigt die Frau.
Er öffnet sie. Er macht sie dick.
Er macht sie frisch.
Er macht sie schwanger. Er macht sie dick.

192 Wörtlich: „sein Name".
193 Dieser Hinweis bezieht sich auf das Körperinnere, es könnte sich daher auch um den Verlauf der Speiseröhre handeln, die im Brustkorb direkt der Wirbelsäule aufliegt.
194 Wörtlich: „Unsere Bienenwabe". Die Lunge ist hier gemeint. Die Oberfläche und Schnittfläche des Lungengewebes erinnert an die Struktur einer Bienenwabe. Vgl. § 9, 24.
195 Hier werden Symptome bei Lungenfunktionsstörungen beschrieben.
196 Wörtlich: „Die Wassersteine am Rücken".
197 Wörtlich: „Die großen Bohnen am Rücken".
198 Molina bestätigt diese Übersetzung. Es werden jedoch im Text anschließend Sexualempfindungen beschrieben, die nicht dem Nierengewebe zuzuordnen sind. Allgemein werden im modernen Nahuatl nach van Zantwijk (2008, pers. Mitteilung) mit *yoyomoctli* die Nieren bezeichnet.
199 Hernández, F.: Planta subsidens, Medizinalpflanze genannt *texextlacotl* oder *tlacocalacan*. Siehe Dibble und Anderson 1961:130, Anmerkung 11.
200 Molina: *mociuia* congoxarse, trafagar, Siméon: *mociuia* se chagriner, se troubler s'inquiéter, se hâter, agoniser, inquitarse, apresurarse.
201 Acad. Hist. Ms: *cotztia*. Vergleiche Dibble und Anderson 1961:130, Fußnote 12.

Paragraph 12, 16

Joiollotli: toiollo, ololtic	Das Herz, unser Herz, (ist) rund wie ein Ball.
totonquj,	(Es ist) warm.
nemoanj, ioliliztli,	Es lebt. (Es hat) Leben
teiolitia,	(und) gibt einem das Leben.
tenemitia, ioli,	Es erhält einen am Leben. Es lebt.
tecujnj, chôcholoa, motlâtlamotla:	Es schlägt. Es hüpft (und) klopft beständig.
noiollo conmati, njiolpoliuj	Mein Herz fühlt. Ich werde unruhig.
njiolmjquj, njiolpaquj,	Ich falle in Ohnmacht. Mein Herz freut sich.
noiollo qujmati: iollo mjmjquj:	Mein Herz prüft es. Es verliert den Verstand.
qujcemjtquj yn iollotli.	Das Herz bestimmt alles.

Paragraph 12, 17

Eltapachtli:	Die Leber. (Sie ist)
pachtilaoac,	dicht zusammengepresst,
tene, chichiltic.	scharfkantig[202] (und) rot.

Paragraph 12, 18

Chichitl:	Das schleimige Sekret,
tochîchi.	unser schleimiges Sekret.[203]

Paragraph 12, 19

Chichicatl tochichicauh,	Die Gallenblase. Unsere Gallenblase (ist)
mimjltic, xoxoctic, texotic,	länglich-rund,[204] grün und blau.
totlauelcuja,	Unser Ort des Zorns.
tequalanalti,	Sie hat einen erzürnt.
tepoçonj,	Sie macht einen aufbrausen.
vnde dicitur. cujx a njchichicaoa.	Daher sagt man: Habe ich nicht eine Galle?

Paragraph 12, 20

Totlatlaliaia: totlatlalil,	Unser Magen, unser Magen,
totlatlalilteco,	unser Magengefäß.
cujtlatecomatl, coiaoac, tzoltic,	Der Magen (ist) weit, eng,
chachaquachtic, tlalictli, chicaoac,	grob, hart und kräftig.
temj, temjtilo, cacatzca,	Er ist voll, ist gefüllt. Er dehnt sich.
titilinj.	Er drückt sehr.

Paragraph 12, 21

Cujtlaxculli: coatl,	Der Darm. (Er ist wie) eine Schlange,
tomaoac, pitzaoac,	(ist) dick, dünn
viac, tzaianj,	(und) lang. Er zerreißt.
itlacauj.	Er erleidet Schaden.

202 Der vordere, scharfe, tastbare Leberrand, Margo inferior hepatis, wird beschrieben.
203 Hier ist wahrscheinlich „Galleflüssigkeit" gemeint. *Chichitl* hat die Bedeutung „Speichel" und „Lunge". Die Leber und alle folgenden Organe liegen in der Bauchhöhle. Deswegen ist es wenig wahrscheinlich, daß hier noch einmal auf die Lungen verwiesen wird.
204 Diese Vokabel spricht dafür, daß nicht die Galleflüssigkeit, sondern die Gallenblase gemeint ist. Siehe auch Brockway et al. 2000:47: *ichichcau* vesícula biliar.

Paragraph 12, 22
Conexiqujpilli:
coiaoac, tzoltic, totonquj,
tetetzaoa, tlatetzaoa,
teitquj, tlatquj.

Die Gebärmutter[205]
(ist) groß, eng (und) warm.
Sie macht einen dick. Sie macht etwas dick.
Sie trägt jemanden. Sie trägt etwas.

Paragraph 12, 23
Cioatl,[206] ycioaio:
iamanquj,
cocoianj, cocoia,
ycioaio in qujcocoa,
ycioaio mococoa.

Die Gebärmutter, ihre Gebärmutter
(ist) weich,
die, die schwanger ist. Sie ist schwanger.
Ihre Gebärmutter macht ihr Schmerzen.
Ihre Gebärmutter ist krank.

Paragraph 12, 24
Ioiomoctli: paqujztli, chiqujztli,
paquj, moiôioma, iomonj,
iôionmjquj, onchiquj,
cômati ynjchicqujz.

Die Nieren,[207] die Freude, das Reiben.
Es erfreut. Es brennt sehr. Es erregt.
sehr gelüstend. Sie reibt.
Sie fühlt ihr Reiben.[208]

Paragraph 12, 25
Axixtecomatl: taxixteco,
tlalichtic, tlaloatic,
temj, cactiuetzi,
tzaianj, xalloa,
xaltemj, textemj.

Die Harnblase, unsere Harnblase (ist)
hart, mit Nerven (versehen).
Sie füllt sich. Sie entleert sich.
Sie öffnet sich. Sie füllt sich mit Sand.
Sie ist voller Sand. Sie ist voller Mehl.[209]

Paragraph 12, 26
Cocôtli: tococôio, piaztli,
topiazio, acatl, tacaio, veyac,
coiaoac, qujquiztic, pitzaoac,
meltzaqua, meltecujnja, textemj,
vel icac yn piaztli, qualli in cocôtli,
vel icac yn acatl, maxixa,
vncan oalneaxixalo,
tlanoquja.

Die (Harn)röhre,[210] unsere Röhre, ein Rohr,
unser Rohr, das Rohr, unser Rohr, (ist) lang,
weit, durchgängig, lang und dünn.
Es ist verstopft, stottert[211] (und) ist voll Mehl.
Es steht gut da das Rohr. Gut (ist) das Rohr.
Sehr aufrecht steht das Rohr. Es uriniert.
Dort heraus wird Harn gelassen.
Es gießt etwas aus.

Paragraph 12, 27
Eztli, teezio, tlapalli,
totlapallo, taio, tocelica,
totzmolinca, tonenca,

Das Blut, jemandes Blut, eine Farbe,
unsere Farbe, unser Wäßriges, unsere Frische,
unser Knospen, unser Lebensunterhalt.

205 Wörtlich: „Kindersack".
206 In erster Linie bedeutet diese Vokabel „Frau".
207 Vergleiche Paragraph 12, 14
208 Vgl. §12,15. In beiden Paragraphen wird *yoyomoctli* „Niere" mit Sexualempfindungen verbunden.
209 Harngrieß oder Harnsand ist gemeint, das sind feinste Harnausfällungen.
210 Wörtlich: „Schlund" hier im Sinne von „Rohr", gemeint ist die Harnröhre.
211 Mit Harnstottern wird die Unfähigkeit bezeichnet, den Harn beschwerdefrei und ungehindert glatt zu entleeren.

in eztli ca chichiltic, nemoanj,
toiolca, chichiliuj, tlacuechaoa,
qujpaltilia, qujçoqujtilia in nacatl,
qujceltilia, oalpavetzi,
tetlatla[l]huja,²¹²
tlachichiloa, tlatlatlactilia,
techicaoa,
techîchicaoa,
mochicaoa, mochichicaoa.

Das Blut ist rot, (es ist) das, was lebt,
unsere Nahrung. Es ist rot. Es befeuchtet.
Es macht naß. Es durchtränkt das Fleisch.
Es macht frisch. Es quillt hervor.
Es färbt einen rot.
Es färbt etwas rot. Es färbt etwas sehr rot.
Es macht einen kräftig.
Es macht einen sehr kräftig.
Es stärkt. Es macht sehr stark.

Paragraph 12, 28
Itonalli: titonal,
atic, totonquj,
xoqujac, meia, totoca.

Der Schweiß: unser Schweiß
(ist) wäßrig, warm (und)
stinkend. Er fließt. Er fließt sehr.

Paragraph 12, 29
Chiaviçatl:
atic, palanquj,
xoqujiatic. xoqujialpâtic,
palantiuh,
yiaxtiuh,
ytlacatiuh.

Das wäßrige Blut,
wässrig, faulig
(und) stinkend (ist es), sehr stinkend.
Es fängt an zu faulen
Es fängt an zu stinken.
Es beginnt zu verderben.²¹³

Paragraph 12, 30
Eztemalli: ezcujcujltic,
tetzaoac,
atic, palanquj.
palanj, yiaia.

Der blutige Eiter, mit Blut durchmischt,
(ist) eingedickt,²¹⁴
dünn (und) faulig.
Es fault. Es stinkt.

Paragraph 12, 31
Temalli. timalli;
hiiac îiaia

Der Eiter, der Eiter, (ist)
stinkend. Er stinkt.

Paragraph 12, 32
Temalcujtlatl, tetzacpatic atoltic,
nextamalcujtlatic,
cujtlâiac, mjqujciiac,
mjqujciialtic, tetzonujtec:
vel mjcoanj ynic yiac,
î iacatl, potonj,
miqujizîiaia

Der eitrige Kot, sehr dickflüssig, sehr weich,
ein Kot wie nextamalli,²¹⁵
nach Kot riechend, nach Tod riechend,
mit Todesgeruch, Er verletzt einem den Kopf,²¹⁶
Er führt zum Tod derart stinkend.
Ein übler Geruch. Er stinkt.
Er riecht nach Tod.

212 Molina: *tlatlauia* pararse bermejo el rostro. Karttunen: *tlālhuiā* to get covered with dirt. Die beiden Übersetzungen ergeben einen Sinn.
213 Molina: *chiauizatl* sanguaza; Siméon: *chiauizatl* Sang aqueux, humeur aqueuse, sangre acuosa, humor acuosa.
214 Es könnte auch heißen: koaguliert, gerinnt.
215 *nextamalli* ist ein besondere flüssig-breiige Speise der Azteken, hergestellt aus Mais.
216 Dies ist vielleicht im Sinne von „Fieberwahn", „finales Koma" oder „Bewußtlosigkeit" gemeint.

Paragraph 12, 33
Ezcocotli: tacaio, taâcaio,
atoiatl, coionquj,
îticoionqui, piaztic, tomaoac,
tôtomaoac, mitzmjna, itzminalo,
xaxaoaca,
mopiazquetza.

Die Blutader, unser Rohr, unsere Rohre.
(Sie hat) fließendes Wasser. (Sie ist) hohl,
innen hohl, lang und dünn (und) fest,
sehr fest. Sie blutet. Es wird zur Ader gelassen.
Es fällt Tropfen um Tropfen.
Das Rohr bleibt stehen.[217]

Paragraph 12, 34
Tlaloatl: tlaloapitzaoac,
tlaloapitzactli:
iehoatl ynic muchi tlaloatl
in toôlpica.

Der Nerv, ein feiner Nerv,
ein langer, dünner Nerv.
Es sind somit alles Nerven,
unsere Verbindungen.

Paragraph 12, 35
Omitlaloatl: tlaloatl, chicaoac,
oapaoac, oapactic, oapacpâtic.

Knochennerv,[218] der Nerv (ist) stark,
kräftig, fest (und) sehr fest.

3.13. Der dreizehnte Paragraph
Jnic matlactli omey parrapho, itechpa tlatoa, yn oc cequj tepitoton touiuilteca: in tonacaio itech ca.
Der dreizehnte Paragraph, spricht noch über einen Teil der kleinen Verbindungen, die es im Körper gibt.

Paragraph 13, 1
Topoztecca: topôpoztecca
iehoatl inic tipopoztecque:[219]
noujian tlateneoa.

Unser Bruch, unsere Brüche,
das, womit wir uns brechen.
Überall sagt man so etwas.

Paragraph 13, 2
Topoztecca, topopoztecca,
iehoatl qujteneoa
yn uncan tipopuztecque.

Unser Bruch, unsere Brüche.
Es bedeutet,
daß wir dort zerbrechen.[220]

Paragraph 13, 3
toujltecca, toujujltecca:
iehoatl qujtoa, ynjc tiujujltecque.

Unsere Verbindung, unsere Verbindungen.
Es bedeutet, daß wir uns verbinden.

Paragraph 13, 4
Toujltecca
toûiuiltecca,
yn vncan tiûjujltecque.

Unsere Verbindung,
unsere Verbindungen.
Dort verbinden wir uns.

217 Damit wird wohl ausgedrückt, daß die Blutung aufhört.
218 Mit Knochennerv ist das Rückenmark gemeint, das von den Wirbelknochen umgeben ist.
219 Die Übersetzung benutzt die Präsensform auch im Folgenden. Grammatikalisch handelt es sich um das Präteritum perfectum.
220 Bruch und Brechen sind hier nach v.Gall als Absetzungen im Gelenkbereich gemeint. Für traumatische Brüche benutzt Sahagún *nepotztequiliztli* (1997:202, 249).

Paragraph 13, 5
Toçaliuhca:[221]
toçaçaliuhca,
iehoatl ynjc[222] moquanamictia,[223]
tomjio, tonacaio.

Unsere Verbindung,
unsere Verbindungen,
das, womit sich an den Enden verbinden
unser Knochen (und) unser Fleisch.

Paragraph 13, 6
Toçaliuhca:
toçaçaliuhca,
toçaçaliuhia
yn vncâ tiçaçaliuhque.

Unsere Zusammenfügung,
unsere Zusammenfügungen,
die Verbindungen der Körpergliedmaßen.
Dort fügen wir uns zusammen.

Paragraph 13, 7
Tixio
tiixio,
iehoatl injc tiixoque

Unser Gelenk,[224]
unsere Gelenke,
das, wodurch wir gelenkig sind.

Paragraph 13, 8
Tixioca(n)
tiixoca(n)
yn vncan tiixoque

Unsere Stelle des Gelenks,
die Stellen unserer Gekenke.
Dort sind wir gelenkig.

Paragraph 13, 9
Tonecuelpachoaia,
tonecûecuelpachoaia:
yn iehoatl ynjc titocuelpachiuhque

Die Stelle, wo wir uns bücken,
die Stellen, wo wir uns häufig bücken,
das, womit wir uns bücken.

Paragraph 13, 10
Tonelcuelpachoa(ia),
tonecûecuelpachoaia:
yn vncan titocuelpachoa.

Die Stelle, wo wir uns bücken,
die Stellen, wo wir uns häufig bücken.
Dort bücken wir uns.

Paragraph 13, 11
Tocototzauhca,[225]
tocôcototzauhca:
iehoatl inic titocototzoa

Unser Hocken auf den Fersen,
unser häufiges Hocken auf den Fersen,
das, womit wir uns niederhocken.

221 Molina: *zalihui pegarse. çaliuhyantli* conyunturas de los miembros del cuerpo, „die Verbindung der Glieder des Körpers". Gemeint sind die Gelenke und wohl auch die Muskelansätze am Knochen.
222 Vielleicht fehlt hier und in folgenden gleichen Satzkonstruktionen das Wort *quitoa*, entsprechend § 13,3.
223 Molina: *moquanamiqui* juntarse una estremidad o cabo con otro.
224 Wörtlich: "Unsere Stelle der Knoten der Röhrenknochen". Molina: *ixtli* la haz, la cara, o el ñudo de la caña. Hier ist wohl die letztere Angabe richtig, da Sahagún in den vorstehenden Anschnitten über die verschiedenen Formen der Verbindungen gesprochen hat. *Ixxotl* bedeutet auch couverture, cubierta, Decke, nach Siméon. Nach Carochi bedeutet *ixyotl* Klugheit, Verstand. Karttunen schreibt, daß *ixxotl* und *ixyotl* gleichbedeutend sind, „prudence", „moderation".
225 Molina: *cocototzavi*, prät. *ocototzauh* tullirse; *cototzoa* prät. *oninocototzo*; ponerse decoclillas, encogerse, encaramarse; *tococotozauhyan* chueca donde juegan los huesos (Molina I).

Paragraph 13, 12
Tocototzauhca,
tocôcototzauhca,
tocototzauhia, tococototzauhia:
in vncan titocototzoa.

Unser Hocken auf die Fersen,
unser häufiges Hocken auf den Fersen.
unser Gelenk, unsere Gelenke.
Dort hocken wir uns nieder.

Paragraph 13, 13
Tonepicia,[226]
tonênepicia,
yn vncan titopiquj.

Unser Gelenk,
unsere Gelenke,
dort fügen wir uns zusammen.

Paragraph 13, 14
Tacaio,[227] taâcaio:
iehoatl ynjc tacaioque.

Unsere Harnröhre, unsere Rohre,
das, womit wir eine Harnröhre haben.

Paragraph 13, 15
Tacaiôca:
taâcaioca,
yn vncan taâcaioque.

Der Ort unserer Harnröhre,
Orte unserer Rohre,
dort haben wir Rohre.

Paragraph 13, 16
Tococoio,[228] tocôcocoio:
iehoatl ynjc ticocoioque

Unser Rohr, unsere Rohre,
das, womit wir Rohre haben.

Paragraph 13, 17
Tococoioca:
tocôcocoioca:
yn vncan ticocoionque

Die Stelle unseres Rohres,
die Stelle unserer Rohre.
Dort haben wir Löcher bekommen.

Paragraph 13, 18
Topiazio:
topipiazio:
iehoatl ynic tipiazioque.

Unser Rohr,
unsere Rohre,
das, wodurch wir ein Rohr haben.

Paragraph 13, 19
Topiazioca, topîpiazioca;
in vncan tipipiazioque

Ort unseres Rohres, Orte unserer Rohre;
dort sind wir mit Rohren[229] versehen.

Paragraph 13, 20
Tocelica: toceceli,
tocecelica:
iehoatl in omjtl in nacatl,
celic, cecelic, ceceltic.

Unser Knorpel, unser Knorpel,
unser Knorpel,
dieser, der Knochen, das Fleisch
(sind) zart, sehr zart, sehr zart.

226 Molina: *nepicyan to* las junturas o coyunturas del cuerpo con que encogemos o estendemos los miëbros; *tonepicyan* corva de la pierna.
227 Molina: *acayotl* cosa del caño de la orina o de la verga.
228 Molina: vena de agua *atl ycocoyo.*
229 Es werden drei Formen von Röhren unterschieden, *acatl, piaztli, cocoyotl.*

Paragraph 13, 21
Tocelica: tocecelica,
yn vncâ ticecelique.

Unser Knorpel, unsere Knorpel.
Dort haben wir Knorpel.

Paragraph 13, 22
Totilaoaca, totîtilaoaca:
in nacatl tilaoac

Unsere Dicke, unsere Dicke,
das Fleisch (ist) dick.

Paragraph 13, 23
Totilaoa(ca), totitilaoaca:
y vncan tititilaoaque.

Unser Dichte, unsere Dicke.
Dort wurden wir fest.

Paragraph 13, 24
Totlacçaia, totlatlacçaia:
iehoatl ynjc titlacça
in tocxi,
in toxocpal,
in tomolicpi.[230]

Unsere Fußsohle, unsere Fußsohlen.
das, womit wir rennen,
(mit) unseren Beinen,
(mit) unserer Fußsohle,
(mit) unserem Ellenbogen.

Paragraph 13, 25,
Totlacçaia: totlatlacçaia,
ynic titlacça:
yoan yn vncâ titlacça.

Unsere Fußsohle: unsere Fußsohlen,
damit laufen wir,
und dort laufen wir.

Paragraph 13, 26
Tomaiauja, tonepaleujaia:
iehoatl in toma in tocxi
in tixtelolo.

Ort unserer Abwehr, Ort, unseres Vorteils:
Dies (sind) unsere Hand, unser Fuß,
(und) unser Auge.

Paragraph 13, 27
Tomaiauja,
tonepaleujaia:
yn vncan titopaleuja.

Ort unserer Abwehr,
Ort unseres Vorteils,
dort haben wir einen Vorteil.

Paragraph 13, 28
Totlatecôaca:
yn vncan titopaleuja,
in tixco, in tocamac,
yn tomac,
in tocxic.

Unser bewußtes Handeln.
Dort haben wir Vorteil,
an unserem Auge, an unserem Mund,
an unserer Hand
(und) an unserem Fuß.

Paragraph 13, 29
Tonematia,
tonênêmatia:

Die Stelle unseres Gefühls,
unserer Gefühle.

230 *Molicpitl* bedeutet Ellenbogen, abgeleitet von *moloni* Beugung. Möglicherweise ist die begleitende Bewegung der Arme beim Laufen gemeint. Hier kann auch die Scharniergelenkbewegung allgemein gemeint sein. Wahrscheinlich wird *totlaczaya* benutzt für Körperteile, die einem Druck auf das Gewebe ausgesetzt sind, siehe auch § 9, 39; § 9, 40.

in vncan titimati, yn vncan titolinja, yn vncan titoholinja yn titocuechinja.	Dort im Innern[231] wissen wir, dort bewegen wir uns, dort zittern wir, (und) treiben uns an.

Paragraph 13, 30

Tacaliuhca: taâcaliuhca, tacaliuhia, taâcaliuhia, yn vncan taâcaliuhque.	Unsere Rinne, unsere Rinnen, die Stelle unserer Rinne, die Stellen unserer Rinnen, dort sind wir ausgekehlt.

Paragraph 13, 31

Tocûecueio:[232] tocûecuecueio, ynjc novia ticuecueioque.	Unser Glänzen, unser starkes Glänzen, damit sagt man, (daß) wir glänzen.

Sektion 13, 32

Tocuecueîoca, tocûecuecueioca: yn vncan ticuecueioque.	Unser Glänzen, unser starkes Glänzen: dort glänzen wir.

Paragraph 13, 33

Toxolochauhca, toxoxolochauhca: yn nacatl xolochtic.	Unsere Runzel, unsere Runzeln, das Fleisch (ist) runzelig.

Paragraph 13, 34

Toxolochauhca, toxoxolochauhca: yn vncan tixolochauhque.	Unsere Runzel, unsere Runzeln, dort sind wir runzelig.

Paragraph 13, 35

Tomotzoliuhca, , tomomotzoliuhca in tixmotzoliuhca, in tzinmotzoliuhcaiotl eta.	Unser Kratzen,[233] unser heftiges Kratzen, unser Kratzen im Gesicht, das Kratzen am Gesäß, etc.

Paragraph 13, 36

Tomotzoliuhca, tomômotzoliuhca, tomômotzoliuhcaioca.	Unser Kratzen, unser heftiges Kratzen, die Orte unseres Kratzens.

Paragraph 13, 37

Totzoliuhca, totzotzoliuhca.	Unsere Enge, unsere Engen.

231 titi- entspricht to -iti, unser Bauch, in unserem Inneren, mati wissen.
232 Wahrscheinlich ist die glatte faltenlose Haut gemeint. Molina: *cueyoni, cuecueyoca* relumbar, reluzir, bullir, hervir, *cuecueyoctli* çarcillo delas orijas, brillante, arracada. Das Morphem cue – beinhaltet wohl neben der schnellen Bewegung der Wasserwellen auch das "Glitzern" derselben.
233 Auch: „Festes Zupacken, Greifen".

Paragraph 13, 38
Totzoliuhcá,
totzotzolicá:
yn vncan titzoliuhque

Unsere Enge,
unsere Engen,
dort sind wir eingeengt.

Paragraph 13, 39
Toqujqujçauhca: toqujqujçauhca,
ynic tiqujqujztique

Unser Durchlass, unsere Durchlässe,
damit lassen wir (etwas) heraus.

Paragraph 13, 40
Toqujqujztica, toqjqujçauhca:
yn vncan qujqujztic tonacaio,
yn vncan titonalqujça.

Ort unseres Auslasses, unser Durchlass.
Dort (ist) unser Körper[234] durchgängig,
dort fließt unser Schweiß.

Paragraph 13, 41
Tlecallotl, tlêtlecalotl,
totlecallo, totlêtlecallo
yn tocama yn toiac yn totozcac,
yn tixpampa,
yn tocuitlapāpa,
totlêtlecaloca.

Rauchfang,[235] Rauchfänge,
unser Rauchfang, unsere Rauchfänge,
unser Mund, unsere Nase, in unserem Rachen,
die unser Gesicht betreffend (und in)
Richtung unseres Rückens (sind auch)
unsere Orte der Rauchfänge.

Paragraph 13, 42
Totlanjtzpachiuhca,
totlanitzpatlach.

Die Fülle unseres Unterschenkels,
unser breiter Unterschenkel.

Paragraph 13, 43
Totlanjtzpatlachiuhca,
totlanitzpatlachiuhia:
yn vncan papatlachtic tlanitztli.

Unsere Unterschenkelbreite,
die Stelle, wo unser Unterschenkel breit ist.
Dort (ist) der Unterschenkel sehr breit.

Paragraph 13, 44
Tocotznoliuhca,
tocotznônoliuhca.

Unsere Wadenkrümmung,
die deutliche Krümmung unserer Wade.

Paragraph 13, 45
Tocotznoliuhcá,
tocotznonoliuhca:
in vncan noltic.

Die Krümmung unserer Wade,
die Krümmung unserer Waden,
dort (sind sie) gekrümmt.

Paragraph 13, 46
Tocoliuhca: tocôcoliuhca.

Unsere Biegung, unsere Biegungen.

Paragraph 13, 47
Tocoliuhca, tocôcoliuhcà

Unsere Biegung, unser Biegungen.

234 Molina hat *quiquiztli* bozina de caracol. Wahrscheinlich ist die Vokabel von *quiza* abgeleitet mit der Bedeutung „durchgängig, offen"; *tonacayo* hat die Bedeutung „der Körper".
235 Hier sind die Körperöffnungen mit gasförmigen Abgängen gemeint.

Paragraph 13, 48 Toteputzcoliuhca.	Die Krümmung unseres Rückens.
Paragraph 13, 49 Toteputzcoliuhcá,	Die Krümmung unseres Rückens.
Paragraph 13, 50 Toquechcoliuhca.	Die Biegung unseres Nackens.
Paragraph 13, 51 Toquechcoliuhcá.	Die Biegung unseres Nackens.
Paragraph 13, 52 Tzintôpoli.	Ein ziemlich großes Gesäß.
Paragraph 13, 53 Totzintopol.	Unser ziemlich großes Gesäß.

Paragraph 13, 54
Tzontli. Totzon Das Haar, unser Haar,
Totzonio. unsere Behaarung
totzotzônio. unsere Behaarung,
matzontli Metztzontli. Handhaar, Beinhaar,
Cotztzontli mapiltzontli. xopiltzontli Wadenhaar, Fingerhaar, Zehenhaar,
xocpaltzontli Ciacatzontli. Fußhaar, Achselhaar,
Tentzontli quexiltzontli. Lippenhaar, Haar in der Leiste,
xictzontli. tzintzontli Haar um den Bauchnabel, Haar am After,
tzintamatzontli ymaxtli. Haar am After, Schamhaare,
Yxtzontli. Camatzontli. Gesichtshaare, Haare um den Mund,
Nacaztzontli. Ixquamolli. Haare des Ohres, Augenbrauen,
Tocochia. Tatlia. Cocotzontli. unsere Wimpern, Bart, Haare am Hals,
Tomjtl. tototomjo. Haarflaum, unser reichlicher Haarflaum.

Paragraph 13, 55
Cecepoctli. Omjcelic Die Fingergelenke, wie junger[236] Knochen,
tocecelica quêquelli. unser Knorpel, Kitzel.[237]

Paragraph 13, 56
Tlâciuiztli: yn tlâciuiztli, Das Muttermal, das Muttermal
tliltic, iztac, chichiltic, tzontli. (ist) schwarz, weiß, rot, (mit) Haar,
tlatlactic, tlatlauhquj, iztac. rot, sehr rot, weiß.

Paragraph 13, 57
Tochiciuiztli, Hasenscharte,
Tochiciuhquj. mit Hasenscharte.

236 Wörtlich: „frischer Knochen".
237 Es könnten damit die Beweglichkeit der Finger ausgedrückt sein oder Mißempfindungen erwähnt werden, die in den Fingern auftreten, z. B. Taubheit, Kribbeln.

Paragraph 13, 58
Tlacaztalli.
Albino.

Paragraph 13, 59
Mapiltzatzapa.
Ein sehr kleiner Finger.

Paragraph 13, 60
Xopiltzatzapal.
Ein sehr kleiner Zeh.

Paragraph 13, 61
Totloc, tonaoac. topochco.
tototzcac.
toquatla. tocpac. tixtlan.
tonacaztlan. tocxitlan.
tocxititlan. tomatlan.
tomatlà. toquechtla.
tomaquechtlan. Toxoquechtlan.[239]

Nahe bei uns, neben uns, links,
in unserer Kehle,
an unserem Kopf, über uns, vor uns,[238]
an unserem Ohr, an unserem Bein,
an unserem Bein, an unserer Hand,
an unserer Hand, an unserem Hals,
an unserem Handgelenk; unser Fußgelenk.

3.14. der vierzehnte Paragraph
Jnic matlactli onnauj parrapho, itechpa tlatoa yn ipalanca, yn itlahello yn itech quiça in tonacaio.
Der vierzehnte Paragraph spricht über die Zersetzung, (das heißt über) den Schmutz, der unseren Körper verläßt.

Paragraph 14, 1
Titic Comjc. Cujtlatl.
tlacacujtlatl. apitzalli
tlahelli, tlahilli, eztlahelli, eztlahilli.
iztac tlahelli, iztac tlahilli.
Cujtlaolotl. Cujtlaoaquiztli.
Cujtlatexcaloaquiztli
Cujtlatetemalli, cujtlatitimalli.
Cujtlapoxcaujliztli.

In unserem Bauch, im Gefäß (ist) Kot,
menschlicher Kot, Durchfall.
Ausfluß, Ausfluß, Blutfluß, Blutfluß,
weißer Ausfluß, weißer Ausfluß,
geformter Kot, trockener Kot,
harter trockner Kot,[240]
eitriger Kot, eitriger Kot,
mit Schimmel bedeckter Kot.

Paragraph 14, 2,
Yxcujtlatl.
nacazcujtlatl.
iacacujtlatl: iacatolli.
Tozcaiacacujtlatl
Tencujtlatl,
tencujcujtlatl.

Augensekret,
Ohrensekret,
Nasensekret, Nasenschleim,
Auswurf,[241]
Schmutz der Lippen,
starker Schmutz der Lippen,

238 Wörtlich: vor unserem Anlitz.
239 Molina: *maquechtli muñeca, parte del braço, toxoquechtlan el cuello del pie. Xoquechtli* ist nicht belegt, parallel zu *maquechtli* kann aber auch dieses Wort gebildet werden und mit „an unserem Fußgelenk" übersetzt werden.
240 Siméon: *cuitlatexcalhuaquiliztli* Colique, cólico; López Austin (1974b:215) übersetzt „constipation" und verweist auf die wörtliche Übersetzung „dryness of the excremental oven".
241 Eigentlich „Schmutz der vorderen Kehle".

Tlancujtlatl, tlancujcujtlatl	Zahnbelag, Zahnstein,
Nenepiltextli,	Zungenbelag,
nenepiltexquimiliuhcaiotl	Zungenbelag,
Tzincujtlatl. tzincujcujtlatl.	Schmutz am Gesäß, viel Schmutz am Gesäß,
Tepolquatextli, tepolquatetextli.	Smegma, reichlich Smegma,
xipinquaxoneoatl.	Schorf am Präputium,
tepoltemalatlatl,[242]	eitrig-wässerige Absonderung am Penis,
Tepiltetextli,	smegma-ähnliches Sekret der Vulva,
tepiltetexcujtlatl,	schmutziges Sekret der Vulva,
Tepiltemalli,	Eiter der Vulva,
tepiltemalatl.	eitrig-wässrige Absonderung der Vulva,
tzonqualactli.	der Schleim an den Haaren,[243]
tzintzoqualactli.	der Schleim an Haaren des Gesäßes,
Tepiltzonqualactli.	Schleim der weiblichen Schamhaare,
Tepiloxitl.	Salbenartiges der Vulva,
tepiloxiotl.	Terpentinöliges der Vulva,[244]
Tepilocotzotl.	Harzartiges der Vulva,
tepilocotzoiotl.	Harziges der Vulva,[245]
Tepileztli.	Menstruationsblut,
tepiltzotzomatli.	Nachgeburt.[246]

Paragraph 14, 3
Tzotl: tzoiotl,[247]
totzoio,
tzocujtlatl.

Schweiß, Schweiß,
unser Schweiß,
Schweiß,

Paragraph 14, 4
Ixtzocujtlatl,
ixtzocuicujtlatl
tlactzocujtlatl,
matzocujtlatl, matzocuicujtlatl.
Xocujtlatl, xocujcujtlatl.
quexiltzocujtlatl,
tepiltzocujtlatl,
tepiltenqualactli, tzinqualactli,
tepoltenqualactli,

Gesichtsschweiß,
starker Gesichtsschweiß,
Körperschweiß,
Handschweiß, starker Handschweiß,
Fußschmutz, starker Fußschmutz,
Schweiß der Leisten,
Schweiß der Vulva,
Schleim der Schamlippen, Schleim am After,
Schleim des Penis,

242 Ursprünglich steht *tepoltemalacatl* das in *tepoltemalatlatl* verbessert wurde. Nur das zweite Wort ergibt hier im Zusammenhang einen Sinn.
243 Wörtlich: *tzontli* Haar, *qualactli* bedeutet nach Siméon „bave", baba, Geifer, Schleim, Sabber.
244 Vielleicht ist der Cervicalschleim gemeint.
245 Vielleicht handelt es sich um das Sekret der Bartholinischen Drüsen bzw. einer Cyste derselben.
246 Vgl. Von Gall: 1997:214; wörtlich: *tepil* Frauen zugehörig, *tzotzomatl* Lumpen; möglicherweise ist damit auch die abgestoßene Menstruationsschleimhaut z. B. bei Dysmenorrhoea membranacea (Endometritis exfoliativa) gemeint.
247 Molina: *tzoyotl* el saluonor, *tzoyotia* ensuziar camisa o cosa asi con el sudor espeso del cuerpo hinchendo la de mugre; Siméon: *notzoyo* mis inmundicias. Wahrscheinlich handelt es sich die Abstraktbildung von *tzotl,* da im Folgenden spezielle Ortsangaben zum Schweiß und Schmutz angegeben werden.

quexilqujmichcujtlatl,	den Leisten eigentümliche Unreinheit.[248]
quexilqujqujmjchcujtlatl.	den Leisten eigentümliche Unreinheiten.
Paragraph 14, 5	
Axixtli, temalaxixtli, ezaxixtli,	Urin, eitriger Urin, blutiger Urin,
axixcaçavializtli, axixcocolli.	dunkel gefärbter Urin,[249] Dysurie.[250]
Paragraph 14, 6	
chichitl,	Speichel,
tozcaiacujtlatl,	Auswurf,
netzomjlli, tlatlaciztli,	Nasenschleim,[251] Husten.
Paragraph 14, 7	
Alaoac,[252]	Schleim,
yztac alaoac,	weißer Schleim,
coztic alaoac,	gelber Schleim,
xoxoctic alaoac,	grüner Schleim,
temalalaoac.[253]	schleimiger Stoff.

248 Die Leistengegend und Schamhaargegend werden bevorzugt von Parasiten wie Filzlaus und Kleiderlaus befallen. Wörtlich bedeutet die Vokabel „Leistenmausdreck" bzw. „Leistenmäusedreck".
249 Molina: *axixcoçauiliztli* tericia, enfermedad, Gelbsucht. Dabei kommt es zur dunklen Verfärbung des Urins durch den ausgeschiedenen Gallefarbstoff.
250 Schmerzen beim Wasserlassen aus verschiedenen Ursachen, z. B. durch Infekte oder Steine.
251 Molina überliefert das Wort *netzomiloni,* pañezuelo de narizes (vgl. von Gall 1997:216).
252 Molina: *alaua nin.* resbalar, *alaua nite.* untar a otro con ungento, gleiten, salben, *alahuac* glitschig, schlüpferig, schmierig.
253 Molina: *temalli* materia, o podre.

4. Diskurs über Sahagúns Text zur aztekischen Anatomie

Sahagúns anatomische Bestandsaufnahme wird im Folgenden genauer untersucht. Fragen der systematischen Ordnung, die Bedeutung der anatomischen Begriffe und die Morphologie werden erörtert. Die linguistische Untersuchung ist begrenzt. Es ist das Ziel mit einer philologischen und naturwissenschaftlichen Analyse zum besseren Verständnis der anatomischen Übersicht beizutragen. Für unklare Termini wird versucht mit einer Wort– und Objektanalyse die Begriffe zu klären. Gelegentlich findet sich für diese Begriffe keine übertragbare anatomische Benennung. Bei einigen Termini sind verschiedene Übersetzungsmöglichkeiten zu diskutieren. Ein derartiges Register zu verstehen, ist insofern problematisch, als logische Schlüsse und Verständniserleichterung, wie sie sich aus einem erzählenden fortlaufenden Text erschließen lassen, nicht gegeben sind. Soweit es möglich ist, werden zum Vergleich bilderhandschriftliche Manuskripte und andere zeitnahe mexikanische Kunstgegenstände auf ihre anatomische Information überprüft.

4.1. Anmerkungen zum ersten Paragraphen

Der Bericht beginnt mit der Beschreibung der Haut des gesunden Menschen und registriert physiologische und pathologische Veränderungen der alternden Haut. Erwähnt wird die Hautfarbe der indigenen Bevölkerung, der Spanier und der Neger. Die Farbe der gesunden und kranken Haut wird beschrieben. August von Gall (1997:120) erörtert, daß vielleicht auch von Hautveränderungen nach dem Tode gesprochen wird. Im Text finden sich dazu keine gesicherten Aussagen. Die Haut an den verschiedenen Körperteilen in der Reihenfolge von Kopf bis Fuß wird aufgezählt. Die Gesäßhaut, die Haut der Hand, des Nackens und die Haut der Vorhaut werden außerhalb der Reihe genannt. Einige der beschriebenen Hauterscheinungen, wie Fettfalten am Bauch, Altersfalten am Körper und Falten im Gesicht sind auch in den Bildern der Kodizes und in Skulpturen wiedergegeben (Abb. 2, 3, 14, 26).

Die Azteken bezeichneten die quergestreifte Muskulatur pauschal als Fleisch. Das ist ein sehr allgemeiner und umfassender Begriff, der darauf hindeutet, daß wenige Einzelheiten des Muskelaufbaus unterschieden wurden. Die fleischigen, also muskulären Körperregionen werden systematisch von Kopf bis Fuß aufgelistet. Das Muskelfleisch der Hand und das der Finger stehen hier zuletzt. Die einzelnen Muskeln, die Muskelansatzpunkte und die Sehnen bleiben unerwähnt. Das Aussehen des gesunden Muskelgewebes und die Veränderungen der alternden und krankhaft veränderten Muskulatur werden beschrieben.

Tonacayo bezeichnet nach Molina „unser Fleisch", das menschliche Fleisch aber auch generell „unseren Körper", den menschlichen Körper. Der Abschnitt über die Muskulatur wird mit einer gedanklichen Verbindung des Fleisches als Nahrung und als Grundlage des Lebens eingeleitet. Das Fleisch diente der Ernährung, gleichzeitig war es auch ein Synonym für Schmutz und Krankheiten.

Eine Reihe von Ausdrücken ist in ihrer anatomischen Bedeutung unklar. Sie sind in Molinas Vokabelsammlung nicht aufgenommen. Zum Beispiel läßt sich aus der Vokabel *tilahuacayotl* ableiten, daß es sich wahrscheinlich um dichtes oder dickes Gewebe handelt. Aus dem Verb *tilini* sich drücken, zusammendrängen, wird *tilahua* etwas dick oder dicht machen, abgeleitet. Clavigero übersetzt diese Vokabel mit „dilatar" oder „extender". *Tilahuac* bedeutet dicht, dick oder ausgebreitet, ausgedehnt (von flachen und breiten Sachen). *Tilahuacayotl* die Dicke, das Dichte, ist das Sub-

stantivum abstractum dazu. Damit kann das Bindegewebe vielleicht bezeichnet sein. Flaches und breites, festes Bindegewebe findet sich bei Sehnen und Membranen. Einige der begleitenden Vokabeln, wie zitternd, bebend, auf und ab schwellend, stark blutend und naß können auf die Gefäßwände hinweisen, die ebenfalls aus einem sehr festen Gewebe aufgebaut sind. Die Beschreibung von Bewegungen erinnert an die sichtbaren Pulsationen der Gefäße. Die Vokabel beinhaltet aber eine breite flache Sache, nicht ein langes, dünnes Gewebe mit Hohlraum. Blutgefäße, wie Molina bestätigt, werden als *ezcocotli* bezeichnet.

Tzotzollotl und *tzotzoliuhcayotl* bezeichnet wahrscheinlich das Enge, Zusammengezogene am Körper, das auch mit Falten einhergehen kann. Das Wort ist als ein Substantivum abstractum eingeführt und leitet sich von *tzoloa* ab, etwas schmal machen, verengern, einengen. Die Vokabel wird unterschiedlich interpretiert. Wahrscheinlich werden mit diesem Wort anatomisch enge Strukturen mit Faltenbildung und physiologische Zustände, auch bedingt durch Muskelkontraktionen, beschrieben, die einengen, zum Beispiel die tiefe Ausatmung oder Bauchpresse. *Tzotzollotl* betrifft offenbar ein physiologisches Phänomen, das an verschiedenen Körperstellen auftreten konnte. Der Terminus als generalisierter Begriff hat keine Entsprechung in der anatomischen Ordnung der alten Welt.

Die Azteken kannten mehrere Arten von Fettgewebe. Möglicherweise sind Lage, Beschaffenheit und Farbe des Fettgewebes ein Grund für diese Unterscheidungen. Auch im heutigen Sprachgebrauch gibt es eine Reihe von Bezeichnungen für Fett (van Zantwijk, pers. Mitteilung 2008). In den bildlichen Überlieferungen wird das Fettgewebe als Unterhautfettgewebe und als Fettmark dargestellt.

Sahagún erwähnt für das Fettgewebe drei Vokabeln. Fettgewebe findet sich an vielen Körperstellen. Üblicherweise bezeichnet *xochiotl* das Unterhautfettgewebe. In dieser Fettschicht lag beim rituellen Häuten die Zone der Schnittführung. Bei den Bildern des Gottes Xipe Totec, des Geschundenen, die den Gott mit der abgezogenen, umgewendeten menschlichen Haut bedeckt zeigen, ahmen kleine Halbkreise den läppchenförmigen Aufbau des subkutanen Fettgewebes nach (Abb. 4). Auch Plastiken des Gottes zeigen seinen Körper mit der umgedrehten Haut und den anhängenden Fettläppchen (vgl. Katalog „Azteken" 2004: Abb. 93, 96, 99).

Ceceyotl bezeichnet das Knochenmark, das auch in Bilderhandschriften dargestellt wird (Abb. 5, 6). Das Fettmark des Knochens wird als Strich oder gelegentlich mit gelber oder grüner Farbe in den Bildern hervorgehoben. Es wird als eine fettdurchmischte Körperflüssigkeit von einer öligen Beschaffenheit beschrieben, wenn es aus dem Knochen herausgepreßt wird.

Mit einer weiteren Vokabel wird eine fettige Körpersubstanz beschrieben, *chiahuacayotl*, abgeleitet von *chia,* einem Pflanzensamen, aus dem Öl hergestellt wurde. In den Bilderhandschriften ist diese Form des Körperfetts nicht dargestellt.

Im Zusammenhang mit dem Wort *pochquiotl* wird von einem papierdünnen Material gesprochen, wie es zum Beispiel das sehr dünne zartgraue Bindegewebe ist, das die Muskulatur begleitet, andererseits wird darunter auch eine Schwellung oder Wassereinlagerung ins Gewebe verstanden. Die Bedeutung dieses Wortes wird in einem gesonderten Abschnitt später noch ausführlicher diskutiert.

Auch die Vokabel *ciciotcayotl* ist schwer einzuordnen. Es liegen verschiedene Übersetzungen vor. Dibble und Anderson übersetzen „Gewebe", López Austin spricht von „haces musculares", Muskelbündeln, und von Gall sagt, daß es sich um „Nerven" handelt. Molinas Wörterbuch verzeichnet nur Kombinationen mit diesem

Wort. Sahagún beschreibt ein faseriges, weißes Gewebe. Der Hinweis *mecatic*, seil- oder strangartig spricht für einen Nerven, der sich als ein weißer Gewebsstrang darstellt. Sahagún gibt mit der Vokabel *telciciotca* an, daß das Gewebe im Brustbereich liegt. In dem Wort sind die Wortbestandteile *t(o)-el* „unsere Brust" mit *ciciotca* verbunden. Es ist die einzige Lokalisation, die angegeben wird. Der Begriff wird in Paragraph 12 noch einmal erwähnt und dort genauer diskutiert.

Die Aussagen des ersten Paragraphen geben einen klar geordneten Überblick über das Weichteilgewebe. Haut und Haare werden als gesonderte Organe betrachtet. Einzelheiten zum Aufbau der Muskulatur fehlen. Einige physiologische und pathologische Erscheinungen der Haut und der Muskulatur werden angegeben. Eine besondere anatomische Bedeutung hat das Fettgewebe, das im Hinblick auf seine Qualität mit verschiedenen Wörter *xochiotl, ceceyotl* und *chiahuacayotl* bezeichnet wird. Nach den qualitativen Angaben zu diesen verschiedenen Fettgewebsformen wird eine weitere Differenzierung versucht. Es lassen sich das Unterhautfettgewebe und das Fettmark der Knochen identifizieren und auch die ölige Flüssigkeit des ausgepreßten Knochenmarks.

Den meisten Menschen, nicht nur dem Arzt, fallen die beschriebenen Veränderungen der Haut, der Muskeln und des Fettgewebes beim gesunden, alten und kranken Menschen bei äußerlicher Besichtigung auf. In den Kodizes (z.B. C.Laud und C.Rios) werden die verschiedenen Hautveränderungen, Farbveränderungen, Altersfalten und Hautausschläge in Bildern demonstriert.

Im Manuskript von Tepepulco sind zwei Vokabeln vermerkt, die diesem Paragraphen entsprechen, *tonacayo* „unser Fleisch" und *titonacayotia* „wir haben Fleisch".

4.2. Anmerkungen zum zweiten Paragraphen

Der zweite Abschnitt spricht über den Kopf. Der Kopf wird als Sitz der Sinnesfunktionen und der geistigen Fähigkeiten bezeichnet. Er ist das übergeordnete regulative Zentrum des Körpers. Die Organe für das Sehen, Hören, Schmecken und Riechen haben hier Platz. Es läßt sich aus den Vokabeln nicht erschließen, ob die Azteken den Kopf oder das Gehirn auch als Ort des Schmerzzentrums wahrnahmen. Gelegentlich werden in den Text Metaphern eingefügt. So wird festgestellt, daß der Kopf dem Himmel gleichzusetzen ist. Dort fallen die Entscheidungen zum allgemeinen Verhalten. Möglicherweise weisen einige Bemerkungen des Textes auf die Verbindung des Körpers zu den religiösen Vorstellungen und zum Weltkonzept hin. Sahagún verfolgt diese Gedanken in seiner anatomischen Aufstellung nicht weiter.

Die verschiedenen Kopfformen werden aufgeführt. Die Verletzungsmöglichkeiten des Kopfes bei kämpferischen Auseinandersetzungen werden beschrieben. Die Gewalteinwirkungen auf den Kopf können zu offenen Wunden führen und Knochenbrüche und Weichteilverletzungen unter der Haut verursachen.

Künstliche Schädeldeformationen, wie sie Dávalos Hurtado und Romano (1956: 79-83) für die Mexica beschreiben, bleiben bei Sahagún unerwähnt, wahrscheinlich, weil diese Art der künstlichen Körperveränderung selten oder zur Zeit der Eroberung nicht mehr praktiziert wurde. Unter den Funden kindlicher Schädel in Mexico City gibt es keine künstlichen Schädelverformungen (León 1910:48).

Die äußere Erscheinung eines Menschen war wichtig. Das sichtbare Erscheinungsbild spiegelte nach den Vorstellungen der Azteken den Status in der Gesellschaft wider. Die Haartracht vermittelte der Umwelt den sozialen Stand eines Menschen. So zum Beispiel trugen die Krieger eines bestimmten militärischen Ranges

eine besondere Form des hochgebundenen Haares und einen besonderen Kopfschmuck. Im Codex Mendoza (z. B. Fol. 62r, 64r, 67r) werden einige Haartrachten gezeigt, so die des Adels, der Krieger und des gewöhnlichen Volkes (Abb. 7). Frauen frisierten das Haar anders als junge Mädchen. Das Haar hatte auch einen persönlichen Erinnerungswert. Bis zu seinem eigenen Tod hielt der Besitzer eines geopferten Sklaven dessen abgeschnittenes Haar in sorgfältiger Obhut (Schultze Jena 1952:241). Das Kahlscheren des Kopfes war eine Strafe. Betrunkene Jugendliche wurden mit dem Abschneiden der Haare bzw. dem Kahlscheren bestraft (Dibble und Anderson, 1982:148).

Die wichtige soziale Rolle der Haartracht ist wahrscheinlich der Hintergrund für die sehr ausführlichen Informationen zum Haar, seiner Farbe, zur Frisur, zum Parasitenbefall, Haarausfall und zur Pflege der Haare.

Eine besondere Beobachtung ist noch anzuschließen. Das Vokabular berichtet von einer weißen Haut (Paragraph 1, 1) und von gelbem Haar (Paragraph 2, 3). Gewöhnlich traten diese Phänotypen nicht bei der einheimischen, aztekischen Bevölkerung mit einer dunkel pigmentierten Haut auf. Die Haare waren eher tief schwarz. Bei hell- und dunkelhäutigen Menschen kommen gelegentlich scharf begrenzte sehr weiße Hautflecke vor. Es handelt sich um eine Pigmentationsstörung, die Vitiligo, welche mit isolierten einzelnen weißen Hautflecken einhergeht. Bei Albinos besteht eine generalisierte Pigmentstörung. Haut und Haare sind ohne Pigment, das heißt diese Menschen sind weiß, auch den Augen fehlt das Pigment. Diese Störung der Farbstoffbildung war den Azteken bekannt (vergleiche § 13, 54). Die betroffenen Menschen sind empfindlich gegen Sonnenlicht.

Die Bemerkung über weiße Haut und gelbe Haare läßt die Einbeziehung europäischer Elemente in das aztekische Gedankengut vermuten. Gelbes bzw. blondes Haar war den Azteken bis zur spanischen Eroberung wenig vertraut. Sie gaben daher Pedro de Alvarado, einem der Eroberer, wegen seiner hellen Haare den Beinamen Tonatiuh, „Sonne" (C. Tellier S.43, C.Rios f. 91r). Sie kannten jedoch, wie Clavigero (1787:595) in seinen Aufzeichnungen erwähnt, die Amollipflanze, die als Seife diente. Sie wurde besonders zum Haarwaschen benutzt. Die Wurzel einer Art der Amollipflanzen diente auch als Haarfärbemittel, um das Haar goldgelb zu färben. Zu diskutieren bleibt, ob diese Art der Haarpflege aus vorspanischer Zeit stammt oder erst nach der Eroberung üblich wurde.

Die Mobilität des Kopfes mit der Fähigkeit des Nickens und Drehens wird hervorgehoben. Die Scheitelhöhe, der Hinterkopf und der Nacken werden registriert. Für die beiden letzten Begriffe gibt es eine gewisse Übersetzungsproblematik. Die Vokabel *cuexcochtli* übersetzt Molina mit „colodrillo", das ist der Hinterkopf, während die Vokabel *cuexcochtetl* nach Molina mit „cogote, nuca" oder „colodrillo", Nacken oder Hinterkopf, übersetzt werden kann. So mag es zu mißverständlichen Übersetzungen kommen. Hier wird das Wort *cuexcochtli* mit dem Begriff Hinterkopf zu übersetzen sein, wie sich aus der dazugesetzten Beschreibung hügelig, behaart und vorgewölbt ergibt. Offenbar wird die Gegend der äußeren Hinterhauptswölbung, die Protuberantia occipitalis externa, und die Nackenfläche des Hinterhauptknochens, das Planum nuchale ossis occipitalis, beschrieben. Das ist das Gebiet, wo die Nackenmuskeln ansetzen. Adjektive wie spitz und fest begleiten das Wort *cuexcochtetl*. Diese Angaben weisen auf die Region des Nackenansatzes hin.

Die Stirn ist gewölbt. Die glatte Haut der Stirn ist gedanklich verbunden mit Jugend und Schönheit. Der alternde Mensch hat eine runzelige und faltige Stirnhaut und

häufig einen kahlen Kopf. Die Haarlosigkeit des Alters wurde als schön empfunden und als Ausdruck der Altersweisheit und Würde angesehen.
Ein Text über den Aufbau des Auges schließt sich an. Das Augenlid und die Augenbraue werden einzeln beschrieben. Beide zusammen mit den Wimpern dienen als Schutzapparat des Auges. Die Augenhöhle hat Knochenöffnungen zum Schädelinneren, so werden wahrscheinlich die Spalten der Augenhöhle, Fissurae orbitales, und der Sehnervkanal, Canalis opticus, erwähnt. Die Beschaffenheit des Augenlides, die Bindehaut und die Augenfeuchtigkeit werden registriert. Der innere Augenwinkel mit dem Tränenpunkt wird ebenfalls kommentiert. Molina übersetzt *yxtencuilchilli* mit „lagrimal del ojo", Tränensack. Die Wortelemente sind im Einzelnen *ixtli*, Oberfläche, *tentli*, Rand oder Lippen und *cuilchilli*, absondernde Öffnung. Die Wortbestandteile weisen auf den Tränenpunkt hin, „locus lacrimalis cum puncto lacrimale", und nicht auf den Tränensack oder die gesamte Tränendrüse, die im Wesentlichen nicht sichtbar oder tastbar ist. Es ist zu diskutieren, ob hier die namengebende Situation des Sichtbaren ein Terminus pars pro toto war und tatsächlich den Azteken der Tränensack und vielleicht das gesamte Tränen produzierende und absondernde System bekannt war oder ihnen nur der deutlich sichtbare Tränenpunkt im inneren Augenwinkel geläufig war.

Der vordere anatomische Abschnitt des Auges mit der Funktion seiner Schutz- und Hilfsorgane, das heißt die sichtbaren Anteilen des Auges, ihre Lage in den Augenhöhlen, das System des Augenschutzes durch Wimpern, Augenlider und Augenbrauen und die Tränensekretion werden kommentiert.

In den Kodizes sind viele Personen mit offenen Augen abgebildet. Selten sind jedoch besondere Einzelheiten gezeichnet. Die Maler zeigen üblicherweise nur das Weiße des Bulbus oculi und die Pupille (Abb. 2, 7). Gelegentlich sind Tränen bzw. weinende Menschen zu sehen (Abb. 8) und sehr selten sind Bilder mit Menschen, deren Augenbrauen dargestellt sind und die Augenlider mit Wimpern versehen sind (Abb. 9).

Für diesen Abschnitt werden im Manuskript von Tepepulco folgende Begriffe angeführt: *totzonteco toquavivixoa*, unser Kopf, unser Kopf schüttelt verneinend; *totzon titlaveyaquilia*, unser Haar, wir lassen es wachsen; *tixqua tlamama*, unsere Stirn, sie trägt etwas; *tixquanol tixquatol*, unsere Stirn, unsere Stirn; *tocochia yc titix cuecueyonia*, unsere Wimpern, dadurch leuchtet unser Auge.

4.3. Anmerkungen zum dritten Paragraphen
Der dritte Paragraph setzt die Beschreibung des Auges fort und berichtet anschließend von der Anatomie der Nase.

Sahagún beschreibt den Inhalt der Augenhöhle, also den tatsächlichen Anteil des Sehapparates, den Augapfel, mit den sensorischen Strukturen und den Funktionen der Augenbewegung. Die Augen bewegen sich in alle Richtungen beim Sehen. Die Lederhaut, Sklera, die Hornhaut, Cornea, das Sehloch, die Pupille, und der durchsichtige Teil des Auges, die Linse, werden aufgeführt. Die Linse wird als der kristalline, durchsichtige Augenanteil beschrieben. An der Sklera zeigen sich Alterungsprozesse und Krankheitsprozesse wie Rötungen, Gelbverfärbung und Kalkablagerungen infolge von Verletzungen, Entzündungen und Gewebsalterung.

Mit dem durchsichtigen Augenanteil, der Linse und der Hornhaut, wird auch die Augenöffnung definiert, durch die das Licht das sensorische System des Auges erreicht. Die farbige Regenbogenhaut, die Iris, wird nicht beschrieben. Sie bewirkt die

Größenveränderungen des Sehloches. Der Terminus *totliliuhca*, wörtlich „unser Schwarzes", schließt aus, daß die Regenbogenhaut, die Iris, gemeint sein kann, die verantwortlich für die Augenfarbe ist. Die nachfolgende Vokabelaufreihung von Adjektiven bestätigt, daß das Sehloch, die Pupille, beschrieben wird, die auch mit *tixteouh* bezeichnet wird. Im nächsten Abschnitt wird die Linse des Auges angeführt. *Ixtotolicihui* bedeutet „tener cataractes en los ojos" nach Molina, so daß der Ausdruck *tixtotouh* eigentlich nur als „unsere Augenlinse" übersetzt werden kann, das ist der Teil des Auges, der sich beim Katarakt, dem grauen Star, trübt.

Metaphern und poetische Formulierungen betonen die Wichtigkeit dieser Teile des Sehorgans. Gleichzeitig werden auch Begriffe zur Physiologie des Auges und zur Psychologie eingeführt, die besonders die Pupille und die Linse betreffen. Die Aussagen beschränken sich jedoch auf äußerliche und mit dem bloßen Auge erkennbare Erscheinungen. Das Vokabular zur Anatomie des Auges endet mit der Beschreibung der Linse.

In Sahagúns Vokabularium fehlen Angaben zum Inneren der Augenhöhle, zur Tiefe des Augapfels, dem Bulbus oculi, zur Retina, der Netzhaut, und zum Sehnerv, also Abschnitten des Auges, die nur bei Operationen und Verletzungen des Auges zu erkennen sind. August von Gall (1936:223) nimmt trotzdem an, daß den Azteken auch diese anatomischen Details bekannt waren. In den Bilderhandschriften, zum Beispiel dem C. Borgia, gibt es das Motiv des aus der Augenhöhle herausfallenden Augapfels (Abb. 3). Die Enukleation, das heißt Entfernung des Augapfels, war demnach eine gängige Praxis.

Einzelne Bilder begleiten Sahagúns Text zur Therapie und den Behandlungsmethoden des Auges im Kapitel 28. So gibt es ein Bild, daß Schmerzen im Auge illustriert (Abb. 1, Nr. 155). Mit den Patienten ist wohl ein Augenbadegefäß zu sehen. Ein anderes Bild stellt die Augentrübung, d.h. die Trübung der Linse, dar (Abb. 1, Nr. 156). Die Patientin erhält vielleicht Augentropfen. Die feinen Punkte im Bild könnten auch die schleierhafte Trübung und Einschränkung der Sehfunktion darstellen. Sahagúns Terminus *tetenextic*, kalkig, beschreibt diese Linsentrübung.

Es gibt mehrere Hinweise in den mexikanischen Bilderhandschriften, die bestätigen, daß den Augen bei Ritualhandlungen eine besondere Rolle zukam, wie im C. Fejérváry Mayer, (S. 23), C. Borgia (S. 16) und C. Vaticanus B (S. 33) zusehen ist. Eine Gruppe von Göttern, es sind Cinteotl, Cipactonal, Mictlantecuhtli, Quetzalcoatl und Macuilxochitl (Seler 1901,1902; Nowotny 1961:208) umgreifen mit der einen Hand einen menschlichen Kopf, dessen Augen geschlossen oder weit offen dargestellt sind. Mit der anderen Hand halten sie einen sehr spitzen Knochen über das Auge, wie beim Starstechen (Abb. 10 und 11). Es bleibt offen, ob hier eine Opferhandlung, Bestrafung oder tatsächliche Augenoperation durchgeführt wird, oder nur die Vulnerabilität des Auges angedeutet werden soll.

Das Augenstechen, bzw. Starstechen war nicht nur in der Alten Welt bekannt, sondern auch in Mexiko üblich, obwohl keine der frühen schriftlichen Quellen davon Zeugnis gibt. Es ist bekannt, daß Operationen am Auge in vorspanischer Zeit durchgeführt wurden. So wird in der Rezeptursammlung des folgenden Kapitels empfohlen, bei einem Pterygium, einer bindegewebigen Wucherung über der Bindehaut, das überschüssige Gewebe mit einem Dorn abzuheben (v. Gall 1997:228). Es ist also wahrscheinlich, daß das Starstechen den Azteken genauso bekannt war wie den alten Ägyptern und den Griechen und daß sie diese Augenoperation tatsächlich auch durchführten. Die Bilder können neben ihrer rein praktischen Information auch rituelle

Bedeutung haben und auf Metaphern hindeuten. Die anatomischen Informationen werden durch diese bildlichen Darstellungen nicht erweitert.
Als nächstes wird über die Nase berichtet. Die äußere Nase ist unterschiedlich geformt. Es gibt Formvarianten des Nasenrückens, der Nasenspitze und der Nasenlöcher. Sahagún spricht über das Nasenseptum, die Haare des Nasenvorhofs, die Nasenmuscheln und über die Bedeutung der Nase für die Atmung. Die Nase funktioniert als Riechorgan und ist wichtig für die Resonanz der Stimme. Die Konsistenz und Funktion des Nasensekrets wird beschrieben. Das Vokabularium gibt klar zu erkennen, daß den Azteken die physiologische und funktionelle Bedeutung der Nase für die Atmung bewußt war. Details zum Nasennebenhöhlensystem werden nicht erwähnt. Insgesamt sind die Angaben zur Nase das Ergebnis einer Inspektion mit dem bloßen Auge.
In den Bilderhandschriften sind Nasen im Profil abgebildet und die Nasenflügel werden sehr betont dargestellt. Die Profildarstellung des menschlichen Kopfes ist die übliche und einfache Zeichentechnik der vorspanischen Maler. Sie findet sich in vielen Kulturen, auch bei altweltlichen Völkern, wie zum Beispiel bei den Ägyptern und Hethitern. Erst nach der spanischen Eroberung werden in Mexiko Dreiviertelansichten und Frontaldarstellungen üblich.
Das Manuskript von Tepepulco nennt folgende Vokabeln: *tixtelolo tlachia cochi naoa(t)lachia*, unser Auge, es sieht, es schläft, es sieht heimlich; *toyac tlanecui tlatzomiya* unsere Nase, sie riecht etwas, sie schnaubt.

4.4. Anmerkungen zum vierten Paragraphen
In diesem Paragraphen wird von der Mundhöhle und dem Gesicht berichtet.
Die Mundhöhle wird vom Gaumen nach hinten und oben begrenzt. Zwei Vokabeln *camatapalli*, und *copactli* bezeichnen den Gaumen und das Gaumensegel. Anatomisch ist der Gaumen mit seinem knöchernen Teil und seinem Weichteilgewebe die Basis der Nase und bildet gleichzeitig das Dach der Mundhöhle. Der weiche Gaumen und das Gaumenzäpfchen grenzen die Mundhöhle gegen den Nasenrachenraum ab. Der Ausdruck *copactli* zusammen mit dem Ausdruck *comoltic* läßt an eine größere Region denken, die den gesamten hinteren Rachenraum mit dem Waldeyerschen Rachenring beinhaltet. Die Abschnitte der hinteren Mundhöhle und des Rachens können nicht gleichwertig der europäischen Einteilung und anatomischen Nomenklatur zugeordnet werden.
Die Mundhöhle ist seitlich von den Wangen und dem Unterkiefer und vorne vom Kinn umschlossen. Für die Wangen werden drei Wörter genannt, *cantli, ixtilli* und *camatetl*. Diese Vokabeln können auch eine weitere Untergliederung der Wange andeuten, nämlich eine Teilung in einen durch den Wangenknochen und Kieferknochen festen Teil und einen weichen, fleischigen Anteil der Wange. Zusätzlich wird vielleicht auch die angespannte Muskulatur beim Kauen beschrieben. Die Lippen begrenzen den Zugang zur Mundhöhle. Die Lippen haben eine besondere Funktion für das Sprechen, das Blasen und Pfeifen.
Die Zunge besitzt Schleimhautabschnitte mit unterschiedlicher Oberflächenstruktur. Die Zungenbewegungen sind für das Sprechen und für die Geräuschbildung wichtig. Von der Zunge entnahm man das Blut für das rituelle Blutopfer. Dies begründete wohl, daß das Aussehen der Zunge genau beschrieben wurde.

Die Termini *totlecallo,* unser Kamin, und *toyacacpa,* an unserer Nase; weisen auf den Larynx, die Verbindungs- und Kreuzungsstelle zwischen Nase und Mund hin, der für die Atmung wichtig ist. Die Azteken siedelten den Ort der Stimmbildung in der Kehle an. Das Zäpfchen wurde als Ort der hohen Stimmlage angesehen. Krankheiten verändern den Klang der Stimme. Die Azteken nahmen an, daß der Gaumen Sitz des Geschmacks sei. Tatsächlich befinden sich die Rezeptoren für den Geschmack an der Zunge und im Epiglottisbereich. Auch das Zäpfchen, die Uvula, wurde mit der Geschmacksempfindung in Zusammenhang gebracht. Die Bedeutung des Mundes für den Sprechvorgang und für die Speiseaufnahme wird genau beschrieben. Die Speise wird hier aufgenommen, gleitet weiter, passiert den Schlund und gelangt in die Speiseröhre.

Das Wort, *camaxitecuilli* übersetzt August von Gall mit Kehldeckel. Dibble und Anderson sprechen von „vocal cords", Stimmbändern, und López Austin denkt, daß es sich um die „mucosa bucal", die Mundschleimhaut, handelt. Die einzelnen Wortbestandteile sind *cama* Mund. Das Morphem *–xi-* kann mit „rot gefärbt" oder „von roter Farbe", abgeleitet von *xitomatl,* übersetzt werden (van Zantwijk, pers. Mitteilung 2008). Die Morpheme *–te -cuilli* entsprechen einer Verbalsubstantivierung. Das Verb ist *cui,* nehmen, Reverentialform *culia* oder *cuiltia* nehmen, etwas von einem nehmen, *te* ist das Pronomen indefinitivum. Die weiteren angeführten Vokabeln können auf etliche Abschnitte des Rachens und der Kehle bezogen werden. Hier wird die Mundhöhle mit ihren Bewegungen, im Hinblick auf das Sprechen und auf die Nahrungsaufnahme abgehandelt. Wahrscheinlich bezeichnet das Wort *camaxitecuilli* allgemein die Mundhöhle und ihre Funktion als „Aufnahmeort" der Speisen und als „Sprechapparat" zusammen mit den Bewegungen des Mundes, seiner Verformung und der Entfaltung der Mundhöhle. Der Kehldeckel und die Stimmbänder sind bei einer Inspektion mit dem bloßen Auge nicht zu sehen und können daher kaum gemeint sein.

Auffällig ist in der Beschreibung der Begriff *xipehua,* „enthäuten, abschälen". Mit diesem Wort wird eigentlich das Ablösen der Außenhaut gemeint. Das Häuten war ein Ritual im Rahmen der Opfer für den Gott Xipe Totec. Dabei wurde die äußere Haut um die Lippen gelöst, die Mundschleimhaut blieb intakt. Hier kann aber wohl nur die Entfaltung, also das Lösen einzelner aneinander liegender Mundhöhlenabschnitte bei der Nahrungsaufnahme gemeint sein.

Die anatomische Information über den sichtbaren Teil dieser Region ist sehr genau, wenn unsere Übersetzung der angegebenen Nahuatlwörter richtig ist. Bildliche Überlieferungen gibt es kaum. In den Kodizes gibt es Abbildungen der Zunge und des rituellen Blutopfers aus der Zunge (Abb. 12, 13). Zur Stimme werden bilderhandschriftlich ebenfalls Aussagen gemacht. Sprechen und Singen werden mit Voluten vor dem Mund dargestellt. Diese Voluten können mit Blumen geschmückt sein, wenn es sich um Gesang handelt, oder mit Messern, wenn es sich um ein Streitgespräch handelt.

Die Eintragungen in das Manuskript von Tepepulco zu diesem Teil lauten: *tixteliuhca,* unsere Wangen *tocamatapal tlatlactic,* unser Gaumen, rot; *tocamac tlaqua chicha,* unser Mund, er ißt etwas, er saugt; *tocopac yc titlavelmati,* unser Gaumen, damit schmecken wir gut; *tonenepil yc titlatoa,* unsere Zunge, damit sprechen wir; *toquequetol,* unser Zahnfleisch.

4.5. Anmerkungen zum fünften Paragraphen

In diesem Paragraphen werden die Zähne beschrieben. Das Zahnfleisch dient der Befestigung der Zähne, wie schon im vorhergehenden Paragraphen festgestellt wurde. Das Aussehen der Zähne im gesunden Zustand und bei krankhaften Veränderungen wie Karies und Zahnwurzelentzündungen wird beschrieben. Das Material, aus dem die Zähne sind, ist dem Knochen ähnlich. Über Einzelheiten der Zahnpflege und des Zahnschmucks wird gesprochen. Die Zähne werden gereinigt, gebürstet, gefärbt und mit Steineinlagen verschönt. Sie werden auch „gebrochen", womit wohl ein Feilen und damit die Reduktion der Schmelzsubstanz gemeint sind (v. Gall 1997:147). Dabei wird die Bißkante und Front der Vorderzähne verformt und mit einer Spitze versehen.

Die unterschiedlichen Formen der Zähne und die Funktionen der Schneidezähne, Eckzähne und Backenzähne werden erklärt. Die wichtigste Aufgabe der Zähne besteht darin, Stücke der Nahrung abzubeißen und sie zu zerkleinern. Die Zähne sind beim Pfeifen in die Lautbildung involviert.

Schließlich wird der Begriff „die Zähne entblößen oder zeigen" aufgelistet. Dies kann einmal eine ungewertete Handlung sein oder als unschickliches Verhalten betrachtet werden. Weiterhin ist eine aggressive Aktion Anderen gegenüber zu erwägen. Nicht zuletzt mag das Zeigen der Zähne im Zusammenhang mit den geschilderten Zahnmutilationen stehen.

Den Azteken waren die anatomischen Gegebenheiten der Zähne bekannt, offenbar ergaben sich diese Kenntnisse aus den verschönernden Eingriffen an den Zähnen. Therapeutische Manipulationen zur mechanischen Entfernung von Kariesherden erkrankter Zähne sind nicht bekannt. Bohrungen an den Zähnen wurden nur für Schmucksteineinlagen durchgeführt. Bei Karies wurde die Zahnextraktion empfohlen (Guerra 1966:326).

Archäologische Funde weisen darauf hin, daß die Mutilation der Zähne und der Zahnschmuck, wie sie auch in dem Vokabular vermerkt werden, in Mesoamerika seit der Präklassik bekannt waren (Linné 1940:4; Fastlicht 1948; Dávelos Hurtado und Romano 1956:83 ff.; Romero 1970:Fig. 1, S. 52, 53). Für die Azteken ist das Einsetzen von kostbaren Mineralien seltener nachgewiesen. Bei den Maya findet sich diese Art des Zahnschmuckes häufiger. Die Azteken bevorzugten die Färbung der Zähne. In den Kodizes werden Menschen abgebildet, deren obere Zahnreihe zu sehen ist, seltener sind beide Zahnreihen sichtbar (Abb. 13). Bei Schädeldarstellungen werden beide Zahnreihen mit dem Zahnhalteapparat gezeigt (Abb. 5, 6). Am isolierten Unterkieferknochen werden oft die Zähne mit dargestellt. Zahnschmuck wird nicht mit abgebildet, lediglich ein roter Streifen über dem Kieferknochen deutet das Zahnfleisch an.

Im Manuskript von Tepepulco stehen für diesen Abschnitt die Vokabeln *totlan tlaqua yc titlaqua* unsere Zähne, sie essen etwas, damit essen wir etwas.

4.6. Anmerkungen zum sechsten Paragraphen

In diesem Abschnitt wird ausführlich über das Gesicht, die Lippen, die Gesichtsbehaarung und die Ohren berichtet.

Die Lippen sind weich und rot. Sie bedecken die Zähne und ändern ihre Form bei Bewegungen des Mundes. Die Form des Kinns wird mit einem Reibstein, der länglich-oval geformt ist, verglichen. Die Azteken achteten auf die Gesichtsbehaarung. Sahagún beschreibt die Formen und Farben des Bartes genau und macht auch auf

die Bartpflege mit den verschiedenen Möglichkeiten die Barthaare zu entfernen aufmerksam. Redewendungen weisen auf das Alter und die gesellschaftliche Stellung eines Bartträgers hin, wenn es heißt, daß eine Person mit Bart am Kinn und einem Backenbart beachtet wird. Der Bart galt als ein Zeichen der Alterswürde und der Weisheit. In den Bilderhandschriften werden besonders wichtige Personen mit einem Bart dargestellt, wie zum Beispiel die Priester und die Götter (Abb. 2, 11, 18). Im Allgemeinen sind die Männer bartlos abgebildet.

Die Vokabeln *xayacatl, ixtli* und *ihiyotl* bezeichneten das Gesicht. Die Azteken betrachteten das Gesicht als den Spiegel der Gefühle, Weisheit und Intelligenz. Der Gesichtsausdruck wurde als Abbild der charakterlichen Eigenschaften gewertet. Vom Gesicht wurde auch auf die Qualität des sozialen Verhaltens und vorbildlichen Benehmens geschlossen.

Die Vokabel *xayacatl,* Gesicht, wird im Zusammenhang mit der Beschreibung des äußeren Erscheinungsbildes benutzt. Farbgebung, Schönheit, Pracht und auch Ehre werden dabei beurteilt. Der Begriff Ehre läßt sich auch in Verbindung mit dem Gesichtsschmuck verstehen, zum Beispiel mit dem Nasen- oder Lippenschmuck, der nur einer bestimmten Gesellschaftsgruppe erlaubt war. Er wurde zudem einzelnen Personen als Anerkennung zugesprochen und erhob sie in einen besonderen gesellschaftlichen Stand. *Xayacatl* ist wohl der gängige Begriff für Gesicht, da die weiteren Vokabeln mit diesem Wort erklärt werden.

Die Vokabel *ixtli* bedeutet auch Gesicht oder Antlitz. Dieses Wort beinhaltet ebenfalls das Ansehen und die Wirkung der eigenen Person auf die Umgebung. Andererseits wird *ixtli* auch in zusammengesetzten Wörtern benutzt und wird dann häufig mit „Fläche" oder mit „Auge" übersetzt. Besondere Wortkompositionen sind *teixpan* oder *teixtla.* Diese Wörter bedeuten „vor einem", „in Gegenwart Jemandes". Eine Reihe von Vokabeln gibt die verschiedenen Wortverbindungen mit *ixtli* an. Das Wort ist in diesen Kombinationen nicht immer mit Gesicht sondern auch mit „Auge" zu übersetzen. Wortkombinationen mit *ixtli* in der Bedeutung „Auge" finden sich in den vorhergehenden Abschnitten, die über das Auge berichten.

Ihiyotl hat die Bedeutung „Atem, Hauch". Hier wird das Wort ausdrücklich zum Synonym für *xayacatl* „Gesicht" erklärt. Der Begriff *ihiyotl* umfaßt das physiologische Phänomen des Lebens mit psychologischen Qualitäten, die sich im Gesicht spiegeln. Es mag auch die persönliche Ausstrahlung eines Menschen beinhalten. In diesem Abschnitt bezieht sich die Vokabel auf einen sozialen Kontext, der auch in Metaphern und in der Poesie zum Ausdruck kommt. Die genannten drei Vokabeln für Antlitz oder Gesicht stehen mit dem Aussehen und mit emotionalen Empfindungen in Verbindung. Der Begriff wird in diesem Zusammenhang nicht sachbezogen auf die anatomische Wissenschaft angewendet.

Die Schläfenregion bildet den Übergang zum Ohr. Sie ist etwas eingesunken, besitzt eine sehr dünne Weichteilschicht über dem Knochen und ist nur gering behaart.

Sahagún berichtet über die äußere Form und den sichtbaren Aufbau des Ohres. Einzelne Vokabeln betreffen den oberen Teil der Ohrmuschel, das Ohrläppchen und die knorpelige Erhebung vor dem Gehörgang, das ist der Tragus. Von diesen Abschnitten des äußeren Ohres gibt es auch Bilder in den Kodizes (Abb. 2, 13). Das äußere Ohr wurde wegen seiner guten Durchblutung für das rituelle Blutopfer bevorzugt (Abb. 14). Seine Form erhält das äußere Ohr durch den eingebauten Knorpel. Das Ohr endet mit dem Trommelfell, das selbst nicht gesondert genannt wird. Der äußere Schalleitungsapparat, also der äußere Gehörgang, ist an seinem Ende ver-

schlossen. Er wird nach außen vom Tragus bedeckt. Die Funktion des Ohres als Hörorgan war bekannt. Nach aztekischer Auffassung war der Ort des Hörens der äußere Gehörgang. Angaben zum inneren Gehörgang und zu den Gehörknöchelchen fehlen. Es ist zu bezweifeln, daß diese Anteile des Ohres bekannt waren. Ebensowenig wird etwas zum Gleichgewichtsorgan gesagt, das im Inneren des Ohres liegt. Dieses Sinnesorgan wurde vielleicht nicht mit dem Ohr in Verbindung gebracht. Taubheit und Schwerhörigkeit wurden registriert und offenbar auch krankhafte Ohrgeräusche. Heilmittel gegen diese Ohrenleiden waren nicht bekannt. Nur wenn es sich um eine mechanische Verstopfung handelte, die die Hörfähigkeit herabsetzte, konnten entsprechende Heilmaßnahmen helfen.

Möglicherweise hatten die Azteken eine andere Untergliederung um die Anatomie des Ohres zu erklären. Es ist es nicht sicher, ob jeder gewählte anatomische Begriff der modernen europäischen wissenschaftlichen Terminologie tatsächlich den gleichen Bezirk des Ohres betrifft, der in der Formulierung der Azteken gemeint ist. Da das Trommelfell nur mit Hilfsmittel zu inspizieren ist, ist davon auszugehen, daß der Begriff *tonacaztzacca*, unser Ohrverschluß, den Verschluß des Ohres durch den Tragus, der außen über dem Gehörgang steht, bezeichnet, und nicht die Abgrenzung zum Innenohr durch das Trommelfell.

Sahagúns erste Notizen aus den Manuskript von Tepepulco zu diesem Paragraphen lauten: *canaoacan*, die Schläfe; *toxayac titixtlaça*, unser Gesicht, wir wenden im Zorn unser Gesicht; *totexipal tlapachichina*, unsere Lippen, sie saugen; *tatliya*, Bart; *totenchal*, unser Kinn; *totentzon muzcaltia veyaquiya*, unser Bart, er wächst, er vergrößert sich.

4.7. Anmerkungen zum siebten Paragraphen
Dieser Paragraph enthält eine Beschreibung des äußeren Halses und des Nackens mit seinen Weichteilen und seinen knöchernen Anteilen. Der Hals und der Nacken können verschieden beschaffen sein, kräftig, dick, kurz, lang und dünn. Die Knochen des Nackens sind mit den spitzen Erhebungen der Dornfortsätze zu tasten. Der Hals ist mit dem Kopf gelenkig verbunden. Er macht bei Bewegungen Geräusche. Der erste und zweite Halswirbel, Atlas, der Träger des Kopfes, und Axis, der Dreher des Kopfes, sind anders aufgebaut als die übrigen Wirbel (Abb. 15). Beide sind für die Bewegungen des Kopfes zuständig, der eine für die Nickbewegung, der andere für die Drehbewegung. Sahagún weist darauf hin, daß es für den Nacken zwei Begriffe gibt, *quechtetepontli* und *quechtepolli*. Das Wort *tepolli*, bezeichnet auch das männliche Glied. Der Zahn des Drehers, Dens axis, als Teil des zweiten Halswirbels, ist etwas phallusähnlich geformt, so daß sich diese Wortkomposition erklärt. Dieser Teil des Halswirbels ist wichtig für die Drehbewegung des Kopfes. Das Wort *tetepontli* bedeutet „Stamm eines Baumes". Der Begriff erinnert auch an die wichtige Funktion des ersten Halswirbels den Kopf zu tragen.

Sahagún macht im Text darauf aufmerksam, daß *omitl* und *quauhyotl* Synonyme sind, die die knöcherne Struktur eines Körperteils bezeichnen. Er erklärt das an Hand der Vokabeln *quechomitl* und *quechquauhyotl*. Im Hinblick auf den weiteren Text mit Wortkombinationen der Vokabel *quauhyotl* ist diese Bemerkung von großer Wichtigkeit.

Der Hals verbindet den Kopf mit dem Körper. Durch den Hals verlaufen die großen Verbindungssysteme zum Inneren des Rumpfes. Bis zum Kehldeckel bilden die oberen Abschnitte der Luftröhre und der Speiseröhre einen gemeinsamen Raum. Dies

ist der Schlund oder Rachen, *tlatolhuaztli*. Er liegt zwischen der Schädelbasis und reicht etwa bis zum 6. Halswirbel. Danach verlaufen die Luftröhre, mit ihrem Anfangsteil der Kehle, *cocotl*, und mit dem tastbaren Kehlkopf, *cocoxittontli*, und die Speiseröhre getrennt. Der Kehldeckel und die Stimmbänder sind nicht zu sehen und nicht von außen zu ertasten. Die äußerlich sichtbaren Bewegungen des Kehlkopfes beim Schlucken werden beschrieben. Die Beschreibung endet mit dem Kehlkopf. Der Rachenraum beginnt hinter dem Zäpfchen und ist bei heruntergedrückter Zunge in seinem Anfang etwas einsehbar. Die tatsächliche Speiseröhre als Verbindung zum Magen wird nicht erörtert.

Auffällig ist, daß wohl kurz die Nerven im Halsbereich angesprochen werden, die im Hals verlaufenden großen Gefäße aber vernachlässigt werden, obwohl sie bei mageren und älteren Personen sichtbar und tastbar sind. Lediglich in dem hinzugesetzten Bild sind die großen Gefäße im Querschnitt mit hervorquellendem Blut angedeutet (Abb. 1, Nr. 151).

Es bleibt offen, ob die Anatomie und der Funktionsablauf des Sprechapparates in Einzelheiten bekannt waren. Sahagún spricht nicht über die Stimmbänder. In der anatomischen Aufstellung werden nur Hilfsorgane der Stimmbildung als Organe des Sprechens genannt. Die Schilddrüse wird nicht beschrieben.

Die Bilderhandschriften zeigen häufiger Personen nach Enthauptung und auch die abgetrennten Köpfe. Diese Motive lassen die gefaltete Haut am Hals und das strömende Blut erkennen (Abb. 16, 17). Die Bilder enthalten keine Einzelheiten zur Anatomie. Der Stein der Coyolxauhqui zeigt ebenfalls den vom Rumpf abgetrennten Kopf. Die gefaltete Haut an der Absetzungsstelle des Rumpfes und Kopfes ist zu sehen (Abb. 26).

Im Manuskript von Tepepulco werden zur Anatomie des Halses folgende Wörter genannt: *toquechquauhyo yc titoloa*, unser Nacken, damit neigen wir (den Kopf); *tococouh titlatoloa*, unsere Kehle, damit schlucken wir etwas.

4.8. Anmerkungen zum achten Paragraphen

In diesem Abschnitt wird die obere Extremität beschrieben. Die Vokabeln *acolli, acolchimalli*, und *maitl*, bezeichnen den oberen Arm- und Schulterbereich. *Maitl* betrifft einmal den Arm zusammen mit der Hand, oder jewеils auch den Arm und die Hand einzeln. *Acolli* ist die Schulter und im weiteren Sinne auch der Arm. Interessanterweise wird für die Silbe bzw. den Lautwert *acol* in den Bilderhandschriften ein Arm mit Hand aber ohne Schulter gezeigt (vgl. Peñafiel 1895). Die Beweglichkeit der Schulter und des Armes wird mit Beispielen der Funktionen erklärt, wie Gesten der Zuneigung, des Umarmens und des Greifens, Tragens und Verteidigens. Eine besondere Bezeichnung für den Oberarm führt Sahagún nicht an. Der Ellenbogen und der Unterarm findet jeweils gesonderte Beachtung. Die Haut über dem Ellenbogen faltet sich auf oder strafft sich bei Bewegungen. Die Azteken untergliederten den Unterarm in den dicken mehr muskulären Teil und den dünnen handnahen Teil. Die paarigen Knochen des Unterarms und auch das Zusammenspiel der am Arm liegenden Muskeln mit den Handbewegungen werden nicht aufgeführt. Die sichtbaren Einzelheiten des Handgelenks, der Handknöchel, der *maquequeyolli* heißt, werden erwähnt. Der Begriff *quequeyolli* wird auch für den Knöchel des Fußgelenks benutzt. Über die Fingernägel, Finger und den Zwischenraum zwischen den Fingern wird berichtet. Die Finger werden einzeln aufgezählt. Sie sind nach ihren hauptsächlichen Funktionen benannt. Die besondere Untergliederung der Finger durch die Beugefal-

ten und auch der Raum zwischen dem Daumen und Zeigefinger werden eingehender besprochen. Die Beweglichkeit der Handfläche findet mit ihren Rinnen besondere Beachtung. Das Vokabular nennt profane Tätigkeiten, um die Funktionen der oberen Extremität genauer zu beschreiben. Dabei wird erwähnt, daß auch die Azteken zum Erreichen ihrer Ziele kraftvoll die Ellenbogen gebrauchten und damit stießen und schubsten. Der Bericht über die obere Extremität endet mit den Angaben zur Achselhöhle. Es ist auffällig, daß bei den behaarten Körperteilen, wie auch hier bei den Achselhaaren, ein Parasitenbefall erwähnt wird, da wieder von Nissen gesprochen wird.

Wie es von vielen anderen Völkern bekannt ist, dienten den Azteken die Arme und die Hand auch als Längenmaß. Die Maßeinheit *cemacolli* bezeichnet die Länge des Arms von der Schulter bis zur Hand (vgl. Molina 1977). Sahagún weist nur auf die Begriffe der Handlänge und der Armlänge hin, geht aber nicht weiter auf ein Maßsystem ein.

In den Kodizes sind abgetrennte Arme oft als Opfergaben im Zusammenhang mit Ritualfeiern abgebildet. Daß nur ein Knochen des Unterarms den Azteken von anatomischer Bedeutung war, zeigt ein Bild des Tezcatlipoca im C. Fejérváry Mayer. Die Gottheit hält einen im Ellenbogen abgesetzten Arm mit Knochen, strömendem Blut, Muskelanteilen und Haut vor sein Gesicht (Abb.18). Die hier dargestellte Gelenkfläche und die Gelenkform entsprechen jedoch nicht der gelenkigen Verbindung zwischen Speiche, Elle und Oberarmknochen im Ellenbogengelenk. Unter Sahagúns Illustrationen findet sich ein Bild der Achselhöhle mit den Achselhaaren (Abb. 1, Nr. 152). Es zeigt den unteren Anteil des Oberarmknochens mit der erhaltenen Gelenkfläche. Dort sind die beiden seitlichen Epikondylen und die Trochlea in der Mitte zu sehen. Es ist die Stelle der gelenkigen Verbindung zwischen Oberarm und Elle, die wichtig für die Beuge- und Streckbewegungen des Armes ist. Die Knochen, die über der Achselhöhle liegen, Schulterblatthöhe, Oberarmknochen und Schlüsselbein werden hier nicht gezeigt, Nur die Gelenkfläche des Schlüsselbeins zum Brustbein hin könnte hier dargestellt sein. Dieses obere Knochenende, als Gelenkfläche des Schlüsselbeins ist anatomisch aber nicht korrekt dargestellt. Auf dem Stein der Coyolxauhqui (Abb. 26) sind die abgetrennten Arme und Beine auch mit den Gelenkknochen im Absetzungsbereich dargestellt. Am Oberarmknochen ist deutlich der Gelenkkopf mit der Furche erkennbar, dem anatomischen Hals, der den großen Gelenkhöcker von dem Gelenkkopf trennt.

Im Manuskript von Tepepulco werden folgende Begriffe angegeben: *Tacolchimal,* unser Schulterblatt; *tacol,* unsere Schulter; *tomolicpi yc titeoa yc titlatepiniya,* unser Ellenbogen, damit heben wir jemandem auf, damit stoßen wir etwas; *tomatzotzopaz tiquiyaca,* unser Unterarm, wir führen ihn voran; *tomacpal yc itlaqua tlatzitzquia,* unsere Handfläche, damit ißt er etwas, sie greift etwas; *tomapil mapiloa tetlatitia tlacuiloa yc tzaoa,* unser Finger, er zeigt, er macht einen etwas erkennen, er schreibt etwas, damit spinnt er; *tozte muzcaltia tlacotona tlatzayana tlaztecui* unsere Fingernägel, sie wachsen, sie trennen etwas, sie reißen etwas, er nimmt etwas mit den Fingernägeln.

4.9. Anmerkungen zum neunten Paragraphen
Sahagún berichtet in diesem Abschnitt vom Rumpf, der, als anatomische Einheit, von außen betrachtet wird. Ausführlich werden die Formen des Torsos, *tlactli,* des

Bauchnabels, *xictli,* und der Brust, *elpantli,* beschrieben. Der Körper kann groß und korpulent sein, oder auch zart und mager, klein, zart oder rund.

Mit der oberen Begrenzung des Rumpfes, dem Schlüsselbein, beginnt die Detailbeschreibung. Sahagún nennt mehrere Vokabeln, die die Brust beziehungsweise Anteile der Brust bezeichnen, *elpantli, elmetzli, elchiquihuitl* und *chiquiuhyotl.* Der erste Begriff, *elpantli,* scheint allgemein als Oberbegriff die Brust zu bezeichnen. Als Untereinheiten werden die männliche und weibliche Brust aufgezählt. Bei der weiblichen Brust, wird auf ihre Entwicklung in der Jugend und im Erwachsenenalter hingewiesen, auf die Veränderungen in der Schwangerschaft und nach der Geburt.

Elmetzli bezeichnet das Weichteilgewebe der Brust oder nur den unteren Brustansatz. *Elchiquihuitl* und *chiquiuhyotl* sind die Namen für den festen, knöchernen Teil des Brustkorbes, der wie ein Behältnis, ein Korb, funktioniert und auch mit einem Korb aus frischem unbehandeltem Material verglichen wird. Dieser Vergleich bezieht sich wohl auf seine Beweglichkeit und Elastizität. Sahagún beschreibt die Bewegungen der Brust beim Atmen und die von außen erkennbaren Besonderheiten des Brustaufbaus, bedingt durch den Verlauf der Rippen. Das gesamte Sternum wird mit *eltotorl* bezeichnet. Es hängt an den Schlüsselbeinen und steht damit im anatomischen Zusammenhang mit dem Schultergürtel. Die Breite und die angrenzenden knorpeligen Rippenanteile, die auch den Rippenbogen bilden, riefen offenbar Assoziationen zu dem vorderen Brustanteil eines Vogels hervor. Molina hat für das Sternum die Bezeichnung *elpapalotl.* Es kann ein Synonym sein. Ein Mißverständnis bei der Berichterstattung ist jedoch nicht auszuschließen. *Eltepicicitl* ist wahrscheinlich der Brustbeinfortsatz. Diesem werden Geräusche zugeschrieben. Natürlicherweise gehen vom Brustbeinfortsatz keine knisternden Geräusche aus. Vielleicht wurden beim Herzopfer mit der Schnittführung entlang der unteren Brustkorböffnung Geräusche bemerkt, wenn das Messer auf den Brustbeinfortsatz traf.

Die Seiten des Körpers und der Rücken mit den fühlbaren und sichtbaren Dornfortsätzen, die physiologischen Krümmungen der Wirbelsäule, die Taillenlinie und die ausladenden Ränder des Darmbeins mit den tastbaren Darmbeinanteilen werden beschrieben. Die Furchen und Rinnen an der Oberfläche des oberen Rumpfes werden erwähnt. Der Bewegungsablauf beim Atmen wird abgehandelt.

Auch der untere Teil des Rumpfes, der Bauch, wird in seiner Form und Funktion mit einem Korb, der aus frischem Material hergestellt ist, verglichen. Die Formen des Bauches im gesunden und kranken Zustand, die Bauchfalten und die möglichen Bewegungen des Bauches werden registriert. Schließlich wird genau auf den Bauchnabel und sein Aussehen eingegangen. Selbst die Körperhaltung und Bewegung bei Bauchschmerzen wird kurz angesprochen.

Die Erwähnung der Leiste, der Hüfte mit den Darmbeinspitzen, des Gesäßes und des Sitzbeinhöckers leiten über zum Analbereich. Sahagún beschreibt die mächtige Gesäßmuskulatur und die bedeckende Haut mit ihren Veränderungen im Alter. Steißbein und Sitzbein bilden eine wichtige anatomische Struktur für die Funktion des Sitzens. Für den Anus gibt die Liste folgende Begriffe an: *tzincamactli, tzoyotl* und *cuilchilli,* ano, nalga, trasero. Das Wort *tzincamactli* hat Molina nicht, aber dafür *tzintamalli,* nalga. Der Beschreibung zu folge sind diese Vokabeln keine Synonyme, wie die Angaben in Molinas Wörterbuch vermuten lassen. Die verschiedenen Wörter beinhalten Untereinheiten dieser Region, die dem europäischen Ordnungsprinzip in dieser Weise und in dieser Zeit so nicht geläufig waren und deswegen als Synonyme für diesen anatomischen Bereich gesehen wurden. Die Begriffe *tzoyotentli* und *cuil-*

chiltentli beziehen sich offenbar auf den tastbaren Muskelring des Anus. Die Bestandteile des Wortes weisen auf einen tastbaren Rand oder lippenförmig vorspringendes Gewebe hin. Die Aussagen lassen vermuten, daß damit einmal die beeinflußbare willkürliche Muskelfunktion der quergestreiften Muskelschicht und das andere Mal die unwillkürliche Funktion der glatten Muskelschicht beschrieben wird, ohne daß tatsächlich physiologische Kenntnisse zur Darmentleerung bekannt waren. Das Wort *cuilchilli* beschreibt offenbar den unteren Darmabschnitt mit den Sinus anales und der Zona hämorrhoidalis. Die Zone des Mastdarms über dem Schließmuskel wird, wie sich aus der Beschreibung ergibt, mit der Vokabel *tzoyotl* bezeichnet. Die Vokabeln erklären die Lage des Anus mit Analringmuskeln in der Tiefe der Analspalte. Sie erklären auch die Funktion des Anus.

Mit *maxac*, Kreuzung, Gabelung wird die Region zwischen den Beinen, der Schritt, bezeichnet. Die gelenkige Verbindung zwischen Bein und Becken, die sich äußerlich in der Leistenbeuge abzeichnet, wird erwähnt. Diese Region bildet den Übergang zur Beschreibung der Geschlechtsorgane.

Die anatomischen Bezeichnungen der männlichen Sexualorgane beginnen mit *tepolli*, Penis und *xipintli*, Vorhaut, Präputium. Dazu werden für diese Körperteile einige bildhafte und metaphorische Bezeichnungen aufgezählt, die anatomisch keine Bedeutung haben. Das männliche Glied, Penis, *tepolli*, die Vorhaut, *xipintli*, der Peniskopf das ist die Eichel oder Glans penis, *xipinquayamancayotl*, der Peniskopf mit der Vorhaut, *xipintzontecomatl*, der Hals der Glans penis *xipinquechtemalacatl*, und die Urethralöffnung auf der Glans, *toxipinquacoyoncayotl*, finden Erwähnung. Die Vorhaut wird auch mit dem Begriff *xipinehuatl* erwähnt, damit wird direkt die Haut des Präputiums definiert. Das rituelle Blutenziehen für das Blutopfer wurde oft am Penis durchgeführt. Dies mag die genaue Beschreibung begründen. Die Funktion des äußeren Harnröhrenausganges beim Mann wird ebenfalls erwähnt.

Die bisher vorgelegten Übersetzungen stimmen weitgehend überein. Lediglich der Begriff *xipinquechtemalacatl* wird unterschiedlich übersetzt. August von Gall spricht von „Hoden". Die Wortanalyse dagegen bestätigt die Übersetzung Hals des Penisschafts, die Zone, die unterhalb der Glans liegt. Tatsächlich findet sich in Sahagúns Bericht keine Bezeichnung, die den Hoden oder dem Hodensack entsprechen könnte. Für die Hoden nennt Molina die Vokabeln *ahuacatl* und *atetl*.

Die Beschreibung der weiblichen äußeren Genitalien schließt an. Der Vokabel *tepilli*, Vulva, folgt eine Gruppe von Wörtern mit metaphorischen und bildhaften Ausdrücken für dieses Organ. Keines dieser Wörter erweitert die Genauigkeit der anatomischen Terminologie. *Tepilli* sind die äußeren weiblichen Schamanteile. *Tlatilli* entspricht dem Schamhügel, Mons pubis. *Tepiltentli*, „die Lippen der Vulva" bezeichnet die großen Schamlippen. *Tepiltexipalli* beschreibt ebenfalls die Schamlippen, möglicherweise die kleinen Schamlippen. Die nächste Vokabel ist nicht belegt, *tepilcamaxitecuilli*. Das zusammengesetzte Wort könnte sich aus den folgenden Bedeutungen ableiten. *Tepilcamatl* bezeichnet den Scheideneingang, während *xitecuilli* als Substantivum verbale von *cui*, Reverentialform *cultia* „etwas nehmen", oder „Beischlaf haben" zurückzuführen ist. Die Silbe –*xi*- läßt sich von *xitomatl* in der Bedeutung „rot" ableiten (van Zantwijk, persön. Mitteilung 2008). Wahrscheinlich ist die Scheide, die Vagina, als ein enger Hohlraum, damit bezeichnet. Zu den weiblichen Geschlechtsorganen gehören auch *chitolli*, Hymen und *zacapilli*, Kitzler, Clitoris. Die physischen und psychischen Empfindungen beim Geschlechtsverkehr werden zum Schluß angesprochen.

Der Paragraph begrenzt seine Informationen auf die äußeren Körperstrukturen, die sichtbar und tastbar sind. Sahagúns Aufstellung beschreibt genau die Harnröhrenöffnung des Mannes. Bei der Frau wird die Harnröhrenöffnung nicht erwähnt, während die weibliche Anatomie der Umgebung genau registriert wird. Vielleicht sprachen die Informanten darüber nicht, weil danach nicht gefragt war. Es ist auch möglich, daß sie Klitoris und Urethra, trotz der deutlichen Abgrenzung, als eine topographische Einheit betrachteten.

In den Bilderhandschriften sind Menschen sehr vereinfacht und schematisiert gezeichnet. Frauen werden häufiger mit entblößter Brust gezeigt. Die Brüste der jungen und älteren geschlechtsreifen Frauen und auch die der stillenden Frau werden abgebildet (Abb. 3, 19, 20, 21, 22, 26), aber selten gibt es Darstellungen der Vulva und der weiblichen Schambehaarung (Abb. 19, 20). Gelegentlich werden Gebärende mit Plazenta, Nabelschnur und dem noch nicht abgenabelten Kind gezeigt (Abb. 21).

Penisdarstellungen sind vorhanden, zumeist mit eingezeichneter, manchmal klaffender Harnröhrenöffnung, (Abb. 23), aber nur selten mit erkennbarer Vorhaut (Abb. 24). Männliche Personen sind zumeist mit einem Lendenschurz oder einem Schamtuch bekleidet, während der Oberkörper bloß ist. Abbildungen von unbekleideten Männern, bei denen das Skrotum mitgezeichnet ist, finden sich in den erhaltenen vorspanischen Kodizes nicht. Lediglich im kolonialzeitlichen Kodex Rios (Abb. 25) gibt es ein Bild, das einen unbekleideten Mann mit Penis und Hodensack zeigt. In der plastischen Kunst sind diese Darstellungen ebenfalls selten. Eine Steinfigur aus Tamuin-El Consuelo, San Luis Potosi, datiert auf 1200/1520 n. Chr. stellt einen unbekleideten Jüngling dar, dessen äußere Geschlechtsorgane mit Skrotum und Penis deutlich herausgearbeitet sind (Willey 1974: Abb. 105a).

Die kolonialen Bilderhandschriften benutzen häufiger das Bild der unteren Körperhälfte mit dem Gesäß und angewinkelten Beinen für Piktogramme im Zusammenhang mit Ortsnamen. Das Bild steht für das Phonem *tzin*.

Den Notizen von Tepepulco fehlen Anmerkungen zu den Geschlechtsorganen. Folgende Vokabeln sind vermerkt: *totlac,* unser Rumpf, *totlac cuechiniya,* unser Rumpf bewegt sich; *telchiquiuh,* unser Brustkorb, *telchiquiuh eoa,* unser Brustkorb hebt sich; *tomizicuil,* unsere Rippen; *tite* unser Bauch; *tite poçaoa,* unser Bauch schwillt an, *tite xaxaoaca,* unser Bauch ist leck (wahrscheinlich im Sinne von entleert sich); *tomimiliuhca,* unsere Lenden; *tocuitlatetepo,* unser Rückgrat; *yc titlamama,* damit tragen wir; *nolivi,* es krümmt sich; *totzintepitz,* Sitzbein; *yc cate,* damit sind sie; *totzintamal,* unser Gesäß; *tomimiyaoayo moquetza,* unsere Lunge bleibt stehen; *quauhti,* sie wird steif.

4.10. Anmerkungen zum zehnten Paragraphen
Im zehnten Paragraphen beschreibt Sahagún die untere Extremität. Sie wird mit *intocxi* unser Bein bezeichnet. Der Bericht beginnt mit der Vokabel *icxitl*. Nach Molina ist das der Fuß, mit dem die Tiere gehen, während *metztli* für das Bein oder den Oberschenkel benutzt wird. Ob *icxitl* als pars pro toto hier für das ganze Bein steht oder ein Synonym ist, läßt sich nicht klären. Eine exakte anatomische Bestimmung ist nicht möglich, da die beschreibenden Vokabeln beides, den Fuß und das Bein betreffen können. Aus dem gesamten Aufbau des Paragraphen in der logischen Abfolge der Untergliederung des Beines kann man annehmen, daß das gesamte Bein hier gemeint ist. Aus der Vokabel *xoteuconahui* folgert jedoch, daß zumindest hier vom Fuß die Rede ist. Von Gall übersetzt „er hat Risse im Fuß", Dibble und Ander-

son schreiben „foot becomes like a melon cactus". López Austin spricht von „piernas de teocomitl". Die Bedeutung einer derartigen Aussage bleibt offen. Molina und Siméon geben das Wort nicht an. Sahagún übersetzt an anderer Stelle *xoteuconahuiztli* mit „los humores de los pies" (v. Gall 1997:268, 274; Dibble und Anderson 1961:158, 160). Aus diesem Wort läßt sich die Verbform *xoteuconahui* ableiten. Das ist zu übersetzen mit „der Fuß bildet Feuchtigkeit" d. h. der Fuß sondert Feuchtigkeit ab, Fußschweiß oder Flüssigkeit aus Scheuer- oder Druckblasen. Gewöhnlich wird nach Molina das Verb schwitzen mit *itonia* oder *panhuetzi* übersetzt.

Sahagún hat seinen Bericht so aufgebaut, das er zunächst den Fuß beschreibt, die untere Grenze des Beines und dann die obere Begrenzung, die Hüftbeinpfanne. Das Bein, *metztli*, im leistennahen Abschnitt des Oberschenkels, wird im folgenden Abschnitt diskutiert. Es beginnt in der vertieften Leistenlinie, die das Hüftgelenk markiert. Es ist die Stelle, an der der Oberschenkelknochen *tometzquauyo*, mit den Bekkenknochen zusammentrifft. Mit *quezquauhyotl* wird der Hüftgelenkskopf, der „Leistenknochen" gemeint sein. Der Begriff *tometzquauyo* beinhaltet das knöcherne Gerüst des Beines, genauer des Oberschenkels. Die Silbe *quauyo* erinnert an die Festigkeit, Belastbarkeit und Funktion des Oberschenkelknochens gemäß der nachfolgenden Beschreibung. Die Beispiele für die Bewegungen des Beines betreffen hier allein das Hüftgelenk in der Beugung beim Sitzen und in der anziehenden Bewegung, der Adduktion, beim Übereinanderschlagen der Beine. Die Muskelmasse des Oberschenkels nimmt zum Knie ab. Dieser Abschnitt des Oberschenkels über dem Knie wird daher mit *tometzpitzaoaia*, „wo das Bein dünn wird" bezeichnet. Sahagúns Text zufolge bezeichnet *metztli* sowohl den Oberschenkel als auch das gesamte Bein.

Bei der Scharnierbewegung des Knies während des Beugens und Streckens ist die Vorderseite und obere Kante oder Spitze der Kniescheibe, *totlanquayacac*, wahrzunehmen. Die gelenkige Bewegung des Knies geht mit Straffung und Faltung der überliegenden Haut einher.

Tlanitztli bezeichnet den Unterschenkel mit dem knöchernen Gerüst und den Muskeln. Im Wadenbereich ist die Muskulatur sehr kräftig. Die Muskeln werden vielleicht nach ihrem Spannungszustand beurteilt, die weiche Muskelmasse, *cotztli,* und die harte Muskelmasse, *cotztetl (cotztli* Wade und *tetl* Stein). Zum Knöchel hin nimmt die Muskulatur ab. In diesem Teil verlaufen die Sehnen der Muskeln. *Cotzteyacac* heißt der vordere Teil des Unterschenkels mit der unter der Haut tastbaren, scharfen, vorspringenden harten Kante und Abschrägung des Tibiaknochens, an die sich die kräftig ausgebildete Wadenmuskulatur anfügt.

Der Begriff *quequeyolli* nach Molina tobillo del pie, umfaßt das Fußgelenk und die Knöchelgegend. Es wird registriert, daß es dort zu Schwellungen kommen kann. Die Vokabel wurde schon für das Handgelenk benutzt. Es ist offenbar die allgemeine übergreifende Bezeichnung gleichartiger Knochenformationen der Gelenke mit ähnlichem Bewegungsmechanismus. Mit dem Hinzufügen des Körperteils wird das Gelenk genau bestimmt. Auf diese Weise können taxonomische Untergruppen gebildet werden.

Die Fußsohle mit ihren fleischigen Anteilen und Knochen, *xocpalli,* wird anschließend beschrieben. Sie bildet den untersten Teil des Fußes oder des Beines, *icxitl*. Nach Molina heißt *xocpalixtli* ebenfalls Fußsohle oder, genauer gesagt, „die Fläche der Fußsohle". Die Ferse, das Fußgewölbe und der Fußrücken werden gesondert

aufgeführt. Abschließend wird über die Zehen, die Zehennägel und über die Ferse gesprochen.

Eine besondere Aufmerksamkeit galt der Gesundheit der Füße und ihrer Pflege. Neben den Funktionen des Fußes wird von Hornschwielen, Verletzungsformen und der Fußpflege berichtet.

In den vorspanischen Kodizes sind abgetrennte untere Extremitäten häufiger abgebildet. Die isolierten Extremitäten sind auch auf dem Stein der Coyolxauhqui zu sehen. Das Bild der zerstückelten Coyolxauhqui zeigt an den Beinen, die im Hüftgelenk abgetrennt sind, klar den Gelenkkopf des Oberschenkelknochens. Auch die Beugefunktion des Kniegelenks verdeutlicht diese Abbildung ebenso wie die im Text erwähnte Haltefunktion der Zehen für die Sandalen (Abb. 26).

Schon die ersten Aufzeichnungen in Tepepulco zur unteren Extremität sind recht ausführlich. Folgende Begriffe sind verzeichnet: *toquetztepol*, unser Hüftgelenk; *yc tinenemi* damit wandern wir; *momalacachoa*, es dreht sich; *tometzquauhyo*, unser Beinknochen; *totlanqua*, unser Knie; *yc titocototzoa*, damit hocken wir uns; *yc tomelaoa*, damit machen wir uns gerade; *totlanitz*, unser Unterschenkel; *miyaoa*, er bringt ein Opfer; *tiquiyaoa*, wir bringen einem ein Opfer; *tocotzteuh*, unsere Wade; *viyoni*, sie zittert; *toxocpal*, unsere Fußsohle; *yc tinenemi*, damit laufen wir; *yc titoquetza*, damit stehen wir auf; *nenemi*, sie wandern; *tlatelicça*, sie treten etwas; *toquequeyol*, unser Knöchel (Fußgelenk); *toxopil*, unsere Zehen; *yc titlacça* damit treten wir; *yc titlamotzoloa*, damit fassen wir etwas; *tlaxopeoa*, sie treten etwas verächtlich; *motecuinia*, sie straucheln; *tozte*, unsere Fußnägel; *toxocpalixco,* an unserer Fußsohle; *michiqui*, sie reibt sich; *miyaoa*, sie bringt ein Opfer.

4.11. Anmerkungen zum elften Paragraphen
Die Muskeln als Fleisch in den verschiedenen Körperregionen wurden schon am Anfang der Aufstellung erwähnt. Die bisherigen Erörterungen stellten den Körperbau des Menschen mit seinen anatomischen Begriffen vor, wie er von außen durch genaue Beobachtung und Inspektion ohne Eröffnung des Körpers erfaßt werden kann. In diesem Paragraphen werden die Knochen des menschlichen Skelettsystems aufgelistet, die unsichtbaren, aber tastbaren Anteile des menschlichen Körpers. Die in der Überschrift erwähnte Muskulatur wird nicht erwähnt. Einzelne Angaben können gleichzeitig auch die gesamte bedeckende Weichteilschicht umfassen.

Die Aufzählung der Knochen des Skelettsystems beginnt mit dem Schädel. Wenige Einzelheiten zum Schädel werden angegeben. Der Schädel hat eine unregelmäßige Innenfläche. Löcher und Kanäle befinden sich am Boden des Schädels. Die Fontanellen, die vordere, gebildet vom Stirnbein und den Schläfenbeinen, und die hintere von den Schläfenknochen und dem Hinterhauptsknochen gebildet, sind auffällige und bemerkenswerte Punkte besonders am Schädel der Kinder. Sie werden nicht erwähnt. Der Schädel und das Gesicht sind aus 29 Knochen zusammengesetzt. Das Neurocranium, also der die Gehirnsubstanz umgebende und schützende Knochenteil, ist aus sieben Knochen aufgebaut, die durch Nähte verbunden sind. Von diesen werden lediglich zwei Knochen, das Hinterhauptsbein und das Stirnbein genannt. Von den Gesichtsknochen werden nur der Oberkiefer, der Unterkiefer, die Nasenknochen in Paragraph 3 und die Gaumenknochen in Paragraph 4 aufgezählt.

Für den Nacken, bzw. die Halswirbel gibt es drei Bezeichnungen, *quechtetepontli*, *quechtepolli* und *quechquauhyotl*. Von Gall (1997:155) gibt dazu verschiedene Über-

setzungen, die sich aus den vorhergehenden Texten in Paragraph 7 nicht bestätigen lassen.

Der Schultergürtel wird vom Brustkorb, Schlüsselbein und dem Schulterblatt mit der Schulterblattspitze gebildet und so beschrieben. Schulter und Arm, Ellenbogen, der Unterarm, Handgelenk und Finger werden genannt. Der Unterarm heißt *matzopaztli* oder *matzotzopaztli*. Die letztere Vokabel übersetzt Molina mit „tabla de brazo desde codo hasta la muñeca". Es gibt keine Unterscheidung zwischen den beiden Unterarmknochen, Radius und Ulna, Speiche und Elle. Möglicherweise ist die erste Bezeichnung für den Radius zu benutzen und die zweite für die Ulna, wie August von Gall (1997:189) in seiner Übersetzung vorschlägt. Weder die Beschreibung Sahagúns noch andere Quellen können eine derartige Deutung bestätigen.

Der Brustkorb besteht aus dem Brustbein, den Rippen, den Rippenenden und der Brustwirbelsäule. Für das Brustbein, Sternum, und seinen Fortsatz, Processus xiphoides, werden die Vokabeln *eltepicicitli* und *eltototl* genannt. Beide Wörter sind bei Molina nicht verzeichnet. Molina führt lediglich die Wörter *eltepiztli* und *elpapalotl* an, die beide die Bedeutung „paletilla", Schulterblatt haben. An anderer Stelle erklärt Molina, daß *telpapalouh* die „patilla de la boca del estomago" bezeichnet. Siméon gibt für *elpapalotl* „Cartilage xiphoide" an. Buschmann und von Humboldt kommentieren, daß hier vielleicht für Molina ein Verständnisproblem vorlag und ein ähnlich klingendes Wort gemeint sein könnte (2000:149). *Eltototl* für Sternum könnte in diese Überlegungen passen. Für die Vokabel *eltepicicitli* mag eine Wortkomposition aus *elli*, Brust, *tetl*, Stein, und *piciiui* etwas dünn machen, klein machen, die anatomische Bedeutung des Xiphoids erlangt haben.

Zum Brustkorb gehören die Rippen *omicicuilli* und *omicicuilyacatl* die „Rippenspitzen". Von Gall übersetzt „Brustbein", Dibble und Anderson sprechen von „Rippenenden" und López Austin von „cartilagos costales". Mit dem Wort *omicicuilyacatl* wurde zuvor in Paragraph 9, 14 das knorpelige Gewebe des Rippenbogens beschrieben, das den Abschluß des Brustkorbes bildet. Anatomisch zeigen die Rippenenden zur Wirbelsäule lediglich an den Gelenkflächen Knorpel. Zum Brustbein hin findet sich der knorpelige Rippenanteil, cartilago costalis. Die unteren Rippen bilden vorne durch die Verbindung der knorpeligen Rippenanteile untereinander den Rippenbogen. Die letzten beiden Rippen haben keine Verbindung zum Brustbein. Sie hängen frei an der Wirbelsäule.

Das knöcherne Gerüst des Rückens wird durch die unter der Haut tastbaren und sichtbaren Dornfortsätze der einzelnen Wirbel markiert. Das Kreuzbein und der Hüftknochen bilden das knöcherne Becken. Darmbein, Sitzbein und Schambein des Hüftknochens formen zusammen die Hüftgelenkspfanne, in der der artikulierende Kopf des Oberschenkelknochens liegt. Das weibliche Becken wird mit *tepilquaxicalli* bezeichnet. *Tepilli* umfaßt allgemein die weiblichen Geschlechtsorgane. *Quaxicalli* ist der knöcherne Schädel oder im weiteren Sinne auch das knöcherne Gehäuse. Die funktionelle Bedeutung der Beckenknochen als Schutzgehäuse der weiblichen Geschlechtsorgane ist mit diesem Begriff klar ausgedrückt.

Die Kniescheibe, die Unterschenkelknochen als eine knöcherne Einheit, ohne Erwähnung der zwei Unterschenkelknochen, und die Zehenknochen werden abschließend aufgezählt. Die kleinen Knochen der Hand und des Fußes fehlen.

Aus diesem Teil des Berichtes wird deutlich, daß *quauhyotl* als ein Synonym für *omitl*, Knochen benutzt wird. Für die Halsknochen wird dies zunächst in Paragraph 7,4 schon spezifisch ausgesagt.

In der mexikanischen Kunst sind menschliche Skelettanteile ein häufiges Motiv. So sind Knochenabbildungen in den Bilderhandschriften nicht ungewöhnlich. Die aztekischen Todesgottheiten werden üblicherweise als Skelett dargestellt (Abb. 5, 6). Schädel, Unterkiefer, Knochen der Extremitäten und der knöcherne Brustkorb werden gezeigt. Oft sind die Markhöhlen der langen Röhrenknochen mit dargestellt. Für den Unterarm und Unterschenkel wird nur ein Knochen abgebildet. An den Schädeln sind häufiger Linien (Abb. 6) mitgezeichnet, die wohl als Schmucklinien angebracht sind, die aber entsprechend ihres Verlaufs auch als Verbindungsnähte der Schädelknochen gedeutet werden könnten. Eine plastische Skelettdarstellung nach den Vorstellungen der indigenen Bevölkerung vor der spanischen Eroberung mit dem Zusammenspiel der Knochen an den Gelenken der Extremitäten in schöner Ausführung findet sich an einem mixtekischen Gefäß im Nationalmuseum von Mexiko (Bernal 1970: Abb. 72) (Abb. 27).

Im Manuskript von Tepepulco gibt es keine zusammenfassende Aufstellung zum knöchernen Skelett des Menschen.

4.12. Anmerkungen zum zwölften Paragraphen

Dieser Paragraph befaßt sich mit dem Inneren des Körpers. Es werden die Körperanteile erwähnt, die von der Haut bedeckt sind und durch Knochen geschützt sind, also das Gehirn und die Organe, die in der Brusthöhle und in der Bauchhöhle liegen. Am Anfang wird kurz der Schädelinhalt erwähnt und angemerkt, daß die weiße Gehirnmasse das Zentrum der geistigen Fähigkeiten ist, der Sitz des Erinnerns und Denkens.

Sahagún greift noch einmal die Terminologie der verschiedenen Gewebeformen auf, die er schon im ersten Paragraphen erklärte. Die Wiederholung der Begriffe zur allgemeinen Anatomie läßt vermuten, daß die Azteken diese Gewebsstrukturen als universal und wichtig für den gesamten Organismus ansahen. *Tilahuacayotl,* die Dikke, Festigkeit oder Dichte des Gewebes oder seine Dehnbarkeit tritt an den verschiedenen Körperteilen auf, die nun genau angegeben werden. Möglicherweise werden damit auch Angaben zum Muskeltonus, also zu Anspannung und Erschlaffung der Muskeln gemacht.

Die drei folgenden Begriffe umfassen Körpersubstanzen, die Fettflecke oder ölige Flecke hervorrufen. Das Fettgewebe, *xochiotl,* bezeichnet das Unterhautfettgewebe im Nabelbereich, wie im Paragraph 1,6 angegeben wird, aber besonders das Fettgewebe der Brust. Zum Vorkommen des Fettgewebes werden keine weiteren Ortsangaben gemacht. Wie schon erwähnt, ist das Fettgewebe gleichmäßig gelb oder weiß-gelblich gefärbt. Nach Eröffnung der Bauchhöhle ist zuerst eine breite Fettwebsplatte, das große Netz, sichtbar. Es hängt vom Magen herab und bedeckt die Bauchorgane. Einige Organe haben mit dem Fettgewebe etwas Ähnlichkeit, wie der Thymus, die Bauchspeicheldrüse und die Nebennieren. Das Thymusgewebe wird im Alter weitgehend von Fettgewebe ersetzt. Die Bauchspeicheldrüse ist von graurötlicher Farbe, ist an der Vorderseite von Bauchfell überzogen, liegt zwischen Milz und Zwölffingerdarm und wird von anderen Organen und von Fettgewebe bedeckt. Die Nebennieren haben eine graue und gelbbraune Farbe. Sie sind in das die Niere umgebende Fettgewebe eingebettet und liegen retroperitoneal. Es sehr gut vorstellbar, daß Sahagún diese Organe in seinem Fragekatalog, vielleicht aus mangelndem Wissen, vernachlässigt und nicht aufgenommen hat. Sie werden nicht diskutiert. Die Az-

teken schenkten diesen Organen wohl auch keine Beachtung. Möglicherweise wurden sie unter die verschiedenen Fettgewebsformen eingeordnet.
Ceceyotl beschreibt das verfettete Knochenmark. Beim Erwachsenen wird das Knochenmark in weiten Abschnitten durch Fettgewebe ersetzt. Dieses Fettgewebe wandelt sich bei gesteigertem Bedarf wieder zu blutbildendem Knochenmark. Durch mechanisches Auspressen des Marks wird eine mehr ölige Flüssigkeit erhalten. Molina ergänzt, daß das Wort *ceceyotl* für das Fettmark der Knochen und für die Fettgewebskapsel der Nieren benutzt wird.

Chiahuacayotl betrifft ebenfalls eine fetthaltige Körpersubstanz. Die Wurzel dieses Wortes ist *chia*, ein Pflanzensamen, aus dem Öl gewonnen wird. Daraus folgert, daß es sich um ein mehr öliges Fett handelt. Die hinzugefügten Adjektive lassen an ein flüssiges, fettiges und weißes Material denken. Zu diskutieren ist, ob damit vielleicht auch die Lymphflüssigkeit des Darmes, der Chylus, bezeichnet wird. Es ist eine helle Flüssigkeit, die im Lymphabflußbereich des Darmes auf Grund des resorbierten und emulgierten Fettes weiß gefärbt ist. Diese Flüssigkeit fließt durch den Truncus intestinalis zur Cysterna chyli und in den Ductus thoracicus, der in der Brusthöhle verläuft. Sie wird schließlich am linken Venenwinkel in das venöse Blut abgegeben. Nach einer fettreichen Mahlzeit sind im Rahmen des Verdauungsprozesses die mit weißlicher Flüssigkeit gefüllten Chylusgefäße des Darmgekröses deutlich sichtbar.

Tzotzollotl oder *tzotzoliuhcayotl*, „Schlaffheit", wie Dibble und Anderson übersetzen, wurde schon erwähnt. Von Gall übersetzt das Wort mit „Venen", dafür geben Sahagún und Molina die Vokabel *ezcocotl* an. López Austin schlägt die Übersetzung „Falten" vor entsprechend der modernen Nahuatlsprache (van Zantwijk, pers. Mitteilung 2008). Bei Sahagún bezieht sich das Wort wohl auf eine allgemeine medizinische Terminologie. Es beschreibt eine physiologische oder pathologische Verengung des Körpers oder Gewebes oder ein Zusammenrücken an verschiedenen Körperstellen, am Hals, an den Lippen, an der Brust, am Bauch und an den Waden. Vielleicht wird der Begriff „Einfaltung" eher den Gegebenheiten gerecht, da Wulstbildungen, physiologische Engen und Einfaltungen auch als anatomisches Phänomen auftreten. Die beschreibenden Adjektive geben keine weiteren Hinweise. Die Ableitung von der Vokabel *tzolihui* sich zusammenziehen, einengen, eng werden oder schmal werden, ist nach den Aussagen des Paragraphen 13, 37 wahrscheinlich. Damit ist die Übersetzung „Enge" und „Schmalheit" gerechtfertigt, die durch Einfaltung, Einziehen oder Zusammenfalten hervorgerufen wird.

Mit dem Begriff *ciciotcayotl* können Anteile des Weichteilgewebes, das heißt Sehnen und Muskelgewebe oder ein Nervenstrang bezeichnet sein. Von Gall denkt, daß es sich um Nervengewebe handelt, während López Austin an Muskelbündel denkt. Dibble und Anderson übersetzen sehr allgemein „tissue". Menschliche Muskulatur und Muskelbündel sind von roter Farbe und im Aztekischen mit dem Ausdruck *nacatl*, Fleisch, belegt. Bei Molina sind die Vokabel *ciciotomi* resquebrajarse, „sich spalten" und *ciciyotcaana* despechugar aves, „das Brustfleisch des Vogels ablösen" belegt. Es werden weiße und fadenartige Gewebsbestandteile beschrieben. Weiße Teile des Muskels sind die sehnigen Abschnitte der Muskelansätze und die zarten Bindegewebsanteile zwischen den Muskelbündeln. Die beschriebene weiße Farbe und die faserige Qualität lassen einmal an den bindegewebigen Anteil des Zwerchfells mit seinen Öffnungen für die großen Gefäße und Speiseröhre denken, auch die Interkostalmuskeln zusammen mit der bedeckenden Interkostalmembran sind zu erwägen. Die Bindegewebsanteile sehen hier grauweiß aus und sind faserig. Die Vo-

kabeln *memecatic,* faden- oder strangförmig und *yztac,* von weißer Farbe, weisen aber auch auf Nerven hin. Ein durch den Brustraum verlaufender Nerv ist der Zwerchfellnerv, Nervus phrenicus; der vom Hals durch die obere Brustkorböffnung in die Brustkorbmitte zu beiden Seiten am Herzbeutel entlang zum Zwerchfell zieht. Der Nerv baut sich aus Nervenfaserbündeln auf, die abgrenzbar sind und das Zwerchfell innervieren. Gelegentlich verlaufen die aus dem fünften Zervikalsegment kommenden Anteile als „Nebenphrenikus" isoliert. Der Nerv konnte im Zusammenhang mit der Eröffnung des Brustkorbes und der Herzentnahme möglicherweise erkannt und bei der Entnahme des Herzens miterfaßt werden. Der Begriff *telciciotca* weist auf die Lage im Brustbereich hin und stützt diese Deutung mit der Angabe, daß das Gewebe nur in der Brustregion vorkommt.

Auch *pochquiyotl,* eine Vokabel, die Molina nicht erwähnt, wird noch einmal genannt. *Poctli* ist der Rauch, Dampf, Dunst oder etwas Rauchiges, wie Rauch gefärbtes. *Quiyotl* ist der Trieb, der Pflanzenstengel, etwas, das sich vergrößert, verzweigt und ausdehnt. Die hinzugefügten beschreibenden Vokabeln weisen auf eine allgemeine komplexe Struktur hin. Das Auftreten dieses Phänomens steht vielleicht im Zusammenhang mit der quergestreiften Muskulatur, wie der Paragraph 1,3 aussagt. Es könnte das zarte grauweiße Perimysium sein, das die Muskeln wie eine zarte graue, durchsichtige Membran bedeckt und das bei einer Schwellung mit verquillt. Das Lymphgefäßsystem kann hier mit eine Rolle spielen. Von Galls Übersetzung „Lymphgefäße" ist trotzdem nicht zu untermauern. Die feinen Lymphgefäße der Muskeln sind kaum mit bloßem Auge erkennbar. Sie fanden erst im 17. Jahrhundert genauere Beachtung und wurden von dem dänischen Anatom Casper Bartholin (1655 – 1738) weiter erforscht.

Die spezielle Anatomie der inneren Organe beginnt mit *thocotca,* abgeleitet von *cocotl,* „gaznate, esófago". Mit der hinzugesetzten Beschreibung eines geraden, steifen Gewebsrohres ist der Luftröhrenabschnitt definiert.

Anschließend wird über die Lenden gesprochen, wahrscheinlich sind damit die an der hinteren Bauchwand neben der Wirbelsäule längs verlaufenden Muskelstränge gemeint. *Cuitlaxiloyotl* bedeutet Lenden der Tiere, *tocuitlaxilotca* leitet sich davon ab. Von Gall (1997:193) übersetzt „Speiseröhre". So sehr auch die logische Abfolge des Berichtes diese Übersetzung anbietet, sind die weiteren Angaben zu vage für eine derartige spezifische Organbestimmung. Der Begriff *mimiliuhcayotl* bezieht sich auf die Lenden der Tiere. Aber *tomimiliuhca,* den menschlichen Lenden, wird hier eine erweiterte Bedeutung zugesprochen mit der Aussage, daß alles, was das Rückgrat begleitet, so genannt wird. Unter diesem Aspekt könnte tatsächlich auch die Speiseröhre gemeint sein, die hinter der Luftröhre direkt auf der Wirbelsäule verläuft. Auch dieses Organ ist lang gestreckt und säulenförmig zylindrisch. Die Säulenform, *tomimiliuhca,* ist diagnostisch von Bedeutung und namengebend.

Es folgen die Vokabeln *tomimi(y)avayo,* „unsere Bienenwabe", und *tecauh,* „unser Wind, unsere Luft". Damit wird die Lunge bezeichnet. Das Lungengewebe zeigt eine oberflächliche Zeichnung und Struktur, die an die aneinander liegenden Waben der Bienen erinnert. Mit den Worten „unser Wind" wird auf die Atemfunktion hingewiesen. Im Paragraph neun, dort wird erstmals die Vokabel genannt, wird das Organ auf die Körperoberfläche in die Lendenregion projiziert, wie auch schon August von Gall erörterte (1997:170). Auch Steifheit und Schmerz in den Lenden können mit einer gestörten Lungenfunktion zusammenhängen. Die Lunge reicht etwa bis zum 10./11. Wirbel. Im Ablauf der Atembewegung dehnt sich die luftgefüllte Lunge in den gesam-

ten sich entfaltenden Pleuraraum aus, der, auf die Außenseite projiziert, etwa 10 cm tiefer liegt. Daher strahlen bei Dysfunktion und Krankheit Schmerzen bis in die Lenden.

Molinas Wörterbuch überliefert *mimiauatl* mit „cierto panal de miel redondo o el aueja que lo haze", *tomiauayan* übersetzt er mit „la hijada, parte del cuerpo" und für die Lunge hat er die Vokabel *chichitl*. Sahagún erwähnt *chichitl* in seiner ersten Liste, die er in Tepepulco anlegte. Die hinzugefügten Adjektive bestätigen die Übersetzung „Lunge". Sahagún vermeidet später das Wort vielleicht wegen seiner Doppelbedeutungen, „Speichel", „Gallesekret" und „Lunge". Die Angaben verschiedener Vokabeln können sich auch gelegentlich aus lokalen Dialektunterschieden ergeben. Im deutschen Sprachgebrauch sind die Begriffe Lunge und Auswurf eng verknüpft.

Für die Niere verzeichnet Sahagún drei verschiedene Termini. Zwei Ausdrücke definieren durch die Angaben zur Form und Lage eindeutig dieses Organ, *cuitlapanaatetl*, die „Wassersteine am Rücken" und *cuitlapaayecotli* die „großen Bohnen am Rücken". In Sahagúns erster Liste, der von Tepepulco, gibt es eine weitere Vokabel, *tonenecoctetencauh*, „unsere Nieren". Das Wort ist auch bei Molina eingetragen, *necoctentecatl,* Niere. Es besteht wenig Zweifel, daß diese Vokabeln mit dem Wort Nieren richtig übersetzt werden.

Sahagún und auch Molina kennen noch eine weitere Vokabel für die Nieren, *yoyomoctli*. Die Wurzel des Wortes ist das Verb *yoyomoca* Schmerzen leiden. Die paarig angelegten Nieren produzieren beim gesunden Menschen schmerzlos und völlig unbemerkt Harn, der über das Nierenbecken fließt und in der Harnblase gesammelt wird. Ein gesunder Mensch nimmt lediglich den Füllungszustand der Blase wahr. Sahagúns Text zur Niere beinhaltet zweifelsfrei auch Aussagen zu Sexualempfindungen. Diese beigefügten Erklärungen Sahagúns sind wenig vereinbar mit den Funktionen der Nieren. Da nun direkt im Anschluß über die Samenflüssigkeit gesprochen wird, liegt die Vermutung nahe, daß der Begriff *yoyomoctli* sich eher auf ein Sexualorgan bezieht, als auf die gesunde Niere und ihre Funktion. Vielleicht nahm man an, daß die Nieren beides, Samen und Urin, produzierten. Dibble und Anderson übersetzen alle oben genannten Vokabeln mit „testis". Von Gall und auch López Austin übersetzen „Nieren". Das Wort *yoyomoctli* wird wenige Abschnitte später (§ 12, 24) erneut aufgelistet. Es wird dann mit den Sexualorganen der Frau und sexuellen Empfindungen der Frau in Verbindung gebracht. Von Gall übersetzt es deswegen an dieser Stelle mit „Vagina".

Die vorgeschlagenen Übersetzungen sind wenig schlüssig. Im modernen Sprachgebrauch des Nahuatls hat *yoyomoctli* die Bedeutung „Nieren". Was Sahagún an dieser Stelle mit der Vokabel meint, wissen wir nicht. Nach Sahagúns weiteren Angaben aber müßte dieses Wort in der alten Sprache der Azteken eine andere oder eine zusätzliche Bedeutung gehabt haben, da die überlieferte Beschreibung keineswegs für die Nieren organspezifisch ist.

Die bisher erörterten Organe lagen mehr im hinteren Teil des Körpers bzw. in den rückwärtigen Abschnitten der Körperhöhlen. Diese Reihenfolge entspricht etwa dem Konzept der Vokabelsammlung, die zunächst die rückwärtigen Organe von oben nach unten abhandelt und anschließend die vorne im Rumpf gelegenen Körperteile bespricht.

Vorne in der Brusthöhle an der Brustwand liegt das Herz, *yollotl*. Vom Herzen wird berichtet, daß es eine rundliche Form hat, warm ist und das Leben nur durch die Herzfunktion möglich ist. Von der Lage des Herzens bzw. dem umhüllenden Herz-

beutel wird keine Notiz genommen. Die Bewegungen des Herzens werden registriert. Die Herzbewegung paßt sich körperlichen Belastungen an. Der Herzspitzenstoß, der an der vorderen linken Brustwand zwischen der Mamillarlinie und dem Brustbeinrand im 5. Zwischenrippenraum zu ertasten ist, wird nicht beschrieben.

Es folgen einige poetische Redewendungen, die die zentrale Position des Herzens für das menschliche Fühlen und Leben betreffen. Obwohl die Azteken das Herz als das wichtigste Organ und als Nahrung der Götter ansahen, ist die Beschreibung auf wenige anatomische, funktionelle, psychosomatische und psychologische Phänomene beschränkt. Einige Zeichnungen in den Bilderhandschriften lassen mehr anatomische Einzelheiten zum Aufbau des Herzens erkennen, als Sahagún beschreibt. So sind in den Bildern (Abb. 6) das subepikardiale Fettgewebe und die Herzkranzgefäßfurche, der Sulcus coronarius, oft klar erkennbar. Beide Details des Herzens erwähnt Sahagún nicht. Ebenso fehlen eine Beschreibung der Innenstruktur des Herzens und des Abgangs der großen Gefäße.

Es ist davon auszugehen, daß die Bedeutung des Herzens für den Blutkreislauf und der Blutkreislauf selbst den Azteken wenig bekannt waren. Die europäischen Ärzte und auch Sahagún hatten nur eingeschränkte Kenntnisse vom Blutkreislauf. Im Jahr 1570 legte Fernando Bravo das in Mexiko gedruckte Buch „Opera medicinalia" vor, in dem er die damalige Vorstellung gemäß den Forschungen von Andreas Vesalius zum Gefäßverlauf in der Thoraxhöhle schematisch skizzierte. Der eigentliche Blutkreislauf wurde erst zu Beginn des 17. Jahrhunderts von Harvey entdeckt und 1628 publiziert. Das Kreislaufsystem konnte also in Sahagúns Fragenkatalog nicht thematisiert sein.

Die zahlreichen Bilder von Menschenopfern und Weihegaben der Herzen bestätigen, daß die Azteken in ihren religiösen Vorstellungen dem Herzen eine wichtige Bedeutung zumaßen. Das Herz und das Herzopfer werden in vielen Bilderhandschriften und in der darstellenden Kunst zitiert. Die Kodizes stellen Einzelheiten zur Anatomie des Herzens dar. Es werden Bilder vom Herz und der Aorta gezeigt (Abb. 6), aber auch das Herz mit den umgebenden Lungen, das Herzlungenpaket, wird abgebildet (Abb. 5, 33). Sahagún zeigt auch einige Bilder, die dem Herz-Lungen-Paket entsprechen (siehe Dibble und Anderson 1961, Bildtafeln nach S.60, Nr. 98, 109). Über den inneren Aufbau des Herzens, die Herzkammern, die Herzklappen und die Vorhöfe macht Sahagún keine Angaben. Sie wurden nicht beachtet und waren nach Viesca, Aranda und Ramos de Viesca (2005:228) nicht bekannt.

Das Zwerchfell trennt die Brusthöhle von der Bauchhöhle und das Herz von der Leber. Es ist nicht beschrieben. Die Leber, *eltapachtli,* ist das größte menschliche Organ. Die Vokabel verbindet die Wörter *elli,* Eingeweide, Leber und *tapachtli,* Koralle, Muschel. Die Form der Leber nähert sich etwas einer überdimensionalen Muschel, deren größter Teil im rechten Oberbauch direkt unter dem Zwerchfell liegt. Die Leber wird mit nur sehr wenigen Worten beschrieben. Sie ist dick, voll, das heißt kompakt, und rot. Außerdem ist sie scharfkantig, womit der vordere Leberrand beschrieben wird, der Margo inferior hepatis. Nach vorne bedeckt der Brustkorb die Leber. Molina listet *elli* und *eltapachtli* in seinem Wörterbuch auf. Sahagún kannte noch eine weitere Vokabel für Leber, *tezteco,* „unser Blutgefäß", gemäß der Liste von Tepepulco (von Gall 1997:93).

Der Leberbeschreibung schließt sich der Begriff *chichitl,* „Speichel" oder „Lunge", an. Von Gall diskutiert den Ausdruck und übersetzt „Bauchspeicheldrüse, Pankreas". Dieser Übersetzung kann nicht gefolgt werden. Die Bauchspeicheldrüse, ihr Sekret

und ihre Funktion wird Sahagúns Informanten kaum bewußt gewesen sein. Die gelbe Gallenflüssigkeit im Gegensatz, die in der Gallenblase gespeichert wird, war den Azteken bekannt. Wenn Sahagún eine prinzipielle Ordnung in der Nomenklatur hatte, so kann hier nur diese Flüssigkeit gemeint sein. Die Gallenblase speichert die von der Leber produzierte Galleflüssigkeit.

Das nächste Wort ist *chichicatl,* nach Molina „hiel", Galle. Sahagúns Beschreibung erwähnt das Wort *mimiltic,* das ist eine kompakte runde Sache wie eine Säule, also eine feste Materie, keine Flüssigkeit. *Chichicatl* bedeutet die Gallenblase, die von Gestalt birnenförmig, länglich-rund ist und eine grünlich oder gelblich verfärbte, manchmal auch sehr dunkle Schleimhaut besitzt. Sie ist von der Leber bedeckt. Bei eröffneter Bauchhöhle ist in der rechten Mamillarlinie der Gallenblasensack am Leberrand gerade etwas zu sehen. Er liegt hier der vorderen Bauchwand an. Die Bedeutung *ichichicau* als Gallenblase, vesícula biliar, ist heute für den Norden von Puebla belegt (Brockway und andere 2000:327).

Auf die Gallenblase werden negative Emotionen und Ärger projiziert. Gefühlsvorgänge, besonders Mißempfinden und Ärger werden in vielen Kulturen mit der Galle in Verbindung gebracht. Medizinisch erklärt sich das aus den bestehenden Wechselbeziehungen zwischen seelischen Vorgängen und dem autonomen vegetativen Nervensystem, das auch die Verdauungsorgane, die Motilität der Gallenblase und den Galleflß beeinflußt. Im allgemeinen Sprachgebrauch umfaßt der Begriff „Galle" häufig das Sekret und seinen Behälter.

Tlatlalia bedeutet „etwas zu etwas hinzufügen". Dieses Wort ist die Wurzel für *totlatlaliayan,* „unser Ort, wo man nach und nach etwas hinzugefügt", das ist der Magen. Die Peristaltik des Magens und Empfindungen zu seinem Füllungszustand werden angegeben. Molina bestätigt die Übersetzung und berichtet, daß es noch eine weitere Vokabel für den Magen gab, *cuitlatecomatl.*

Die Azteken nannten den Darm *cuitlaxculli* und verglichen die Eingeweide mit einer Schlange, *coatl.* Molina unterscheidet in seinem Vokabular zwischen Dünndarm und Dickdarm. Die Außenfläche des Darms läßt mit dem bloßen Auge diese Abgrenzung zu. In Sahagúns Vokabular wird dieser Unterschied nicht gemacht. Insgesamt ist die Beschreibung des Darmes recht kurz und ohne Einzelheiten. Ein genaueres anatomisches Studium und eine Inspektion des gesamten Darms war den Azteken indes möglich, da die Darmentfernung mit zu den kultischen Handlungen der Götter gehörte und auch eine Form der Bestrafung war, wie in den Kodizes gezeigt wird. Der isolierte Darm konnte also genauer untersucht werden, was offenbar nicht geschah.

In der Kunst finden sich nur wenige Motive mit den inneren Organen des Menschen. Abbildungen des menschlichen Darmes gibt es in den alten Aufzeichnungen der vorspanischen Bildertexte (Abb. 28). Besonders eindrucksvoll wird bei einer Darmentfernung das Darmkonvolut in dem nach 1570 entstandenen C. Rios dargestellt (Abb. 29). Im Rahmen seiner Aufzeichnungen zur Vogelwelt Mexikos zeigt Sahagún im elften Buch eine Zeichnung mit dem Inhalt der Bauchhöhle eines Vogels. Es sind die Leber, Darmanteile und der Magen zu sehen (Abb. 30). Eine menschliche Leber ist meiner Kenntnis nach nicht in der vorspanischen darstellenden Kunst abgebildet. Es gibt lediglich das Bild eines Menschenopfers mit sichtbaren Leberanteilen am oberen Schnittrand der eröffneten Brust im C. Magliabechiano (Abb.31), einem Kodex, der nach der spanischen Eroberung entstand.

In Paragraph neun werden die männlichen Geschlechtsorgane zusammen mit den äußeren weiblichen Genitalorganen beschrieben. Paragraph 12, 5 berichtet von der Samenflüssigkeit. Nach der Beschreibung der Verdauungsorgane folgt die Terminologie der inneren weiblichen Fortpflanzungsorgane.

Der Begriff *conexiquipilli*, Uterus, setzt sich aus den Wörtern *conetl*, Kind und *xiquipilli*, Tasche, Beutel, zusammen. Die Gebärmutter wird als Behälter definiert, in dem das Kind bis zur Geburt aufbewahrt und geschützt ist. Einige Ausdrücke weisen auf die Form des Uterus, seine Funktion und Physiologie im Reproduktionsalter hin. Eine wohl umfassendere Vokabel für Uterus ist *icivayo*, ihr Weibliches. Mit diesem Ausdruck werden auch spezifische mit Schmerzen verbundene Frauenbeschwerden bezeichnet, und möglicherweise die Eileiter und die Eierstöcke.

Molina hat die Vokabeln *ciuaayotl, tociuaayo* und *tixpampa quiça,* „weibliche Flüssigkeit, unsere weibliche Flüssigkeit, der Samen der Frau". Natürlich umfaßt der Begriff des weiblichen Samens, der auf Galenus von Pergamon zurückgeht, die unbefruchtete Eizelle. Was damit aber bezeichnet wurde, ist unklar. Kenntnisse über die Zusammenhänge des Ovars und der Eizelle zur Fortpflanzung lassen sich hieraus kaum ableiten. Der Eierstock soll nach August von Gall (1997:102) mit *cihuatl piltontli* bezeichnet worden sein. Die Vokabel *icivayo* bringt wahrscheinlich einen taxonomischer Überbegriff zum Ausdruck, der alle dem weiblichen Reproduktionssystem zugehörigen Organe, ihre Funktionen und ihre Funktionsstörungen beinhaltet. In Sahagúns Liste werden die Eileiter und Eierstöcke nicht beschrieben. Sie wurden wahrscheinlich als Anteile des Uterus wahrgenommen.

López Austin schlägt die Übersetzung „Amnion", also Eihaut, für *conexiquipilli* vor. Das Amnion und die Placenta werden von dem befruchteten Ei gebildet. Die Eihaut umhüllt das ungeborene Kind und ist nur in der Zeit der Schwangerschaft im Uterus vorhanden. Nach der Geburt ist die zerrissene Eihaut an der Nachgeburt hängend kaum mehr als Fruchtsack zu erkennen. Da erst etwas später vom schwangeren Uterus gesprochen wird, kann dieser Übersetzung nicht gefolgt werden. Sahagúns Vorhaben war es, eine allgemeine anatomische Terminologie aufzuschreiben mit allen bekannten Organen, er würde kaum die Gebärmutter ausgelassen haben, aber die Eihaut erwähnt haben. Das Bild einer Frau unmittelbar nach der Geburt mit Kind, Nabelschnur und der Nachgeburt, der Plazenta, unter der Gebärenden wird im C. Nuttall gezeigt (Abb. 21).

Die Problematik des Begriffs *yoyomoctli,* Nieren, wurde schon erwähnt. Hier wiederholt Sahagún die Vokabel im Rahmen der Beschreibung der inneren weiblichen Geschlechtsorgane. Die hinzugefügten Erklärungen schildern eindeutig Bewegungen und Empfindungen während des Sexualvorganges. An dieser Stelle werden mit dem Wort *yoyomoctli,* Sexualempfindungen der Frau ausgedrückt. Vielleicht werden damit Parallelen zum Sexualempfinden des Mannes, zur Samenausschüttung und zum Orgasmus angedeutet. Die bisherigen Übersetzungen variieren. So spricht von Gall von „Vagina". Dibble und Anderson denken, daß „die Testes" gemeint sind und López Austin übersetzt „Niere", gemäß Molina. Die letzteren Deutungen scheinen im Kontext wenig schlüssig und zusammenhanglos. Die erste Übersetzung scheint sinnvoll. Ihr steht entgegen, daß dann ungewöhnlicherweise die Vokabel *yoyomoctli* in der aztekischen anatomischen Terminologie als ein Homonym ein männliches und ein weibliches Sexualorgan bezeichnen würde. Sahagúns Gliederung ist sehr straff, so werden Organe, die bei Mann und Frau gleichermaßen vorhanden sind, unab-

hängig vom Geschlecht nur einmal registriert. Daher muß diesem Begriff eine besondere Bedeutung zukommen.

Der Abschnitt zur speziellen menschlichen Anatomie endet mit der Beschreibung der Harnblase und der Harnröhre. Der Bericht gibt Auskunft über die Harnblase und ihre Entleerung, über Urinsedimente und über Entleerungsstörungen. Die Passage des Urins kann durch Harnsand oder Harnsteine behindert werden. Die Innervation der Blase wird angesprochen und schließlich die Harnröhre.

In den vorspanischen Bilderhandschriften sind Bilder mit Organstrukturen, die sicher denen der menschlichen Leber, der Nieren und der Hoden entsprechen, nicht aufzudecken. Auf die Abbildung eines Menschenopfers, das einen unbekleideten Mann mit Hodensack und Penis (Abb. 25) im C. Rios zeigt, wurde schon hingewiesen. Diese Bilderhandschrift ist nach der Eroberung entstanden.

In den folgenden Absätzen seiner Liste gibt Sahagún allgemeine Informationen zu krankhaften Veränderungen des Blutes und zu den Körperabsonderungen, zum Schweiß, zur serösen und eitrigen Körperabsonderung und zum Kot bei schwerer zum Tode führender Darminfektion, die mit Bewußtseinstrübung und Fieberwahn einhergeht, wie zum Beispiel eine Typhusinfektion.

Die Blutgefäße werden als Röhren betrachtet, deren Wände dünn und zart, aber auch dick sein können. Offenbar wurde nicht zwischen venösen Gefäßen, deren Wände eher dünn sind, und arteriellen Gefäßen mit fester dicker Wand unterschieden. Die Technik des Aderlassens wird kurz beschrieben.

Zuletzt wird über die Nerven berichtet und festgestellt, daß sie insgesamt den Körper verbinden. Mit *omitlahuatl*, wörtlich Knochennerv, wird offenbar das Rückenmark bezeichnet.

Für diesen Paragraphen sind im Manuskript von Tepepulco etliche Informationen enthalten, die gemeinsam mit der Überschrift versehen sind: *Inic 6. parapho ypā mitoa yn itotoca yn itic ca yn tonacayo yn amo val neçj*. Der 6. Paragraph spricht über die Namen des Körperinneren, das was sich hier nicht sehen läßt. Folgende Notizen finden sich: *toquaxica*, Schädel; *toquatetexyo* unsere Gehirnsubstanz; *tlanemilia* es überlegt; *tlayoltevia* es denkt voraus; *tezyo* unser Blut; *chichiltic* rot; *tlapaltic* sehr rot; *tezteco* unser Blutgefäß; *ezcocotli* Blutgefäß; *viviyocaticac* es zittert; *toxochiyo*, unser Fett; *totlaluayo* unser Nerv; *tlalpia* er verbindet etwas; *toyollo* unser Herz; *teyolitia* es gibt jemandem Leben; *tenemitia* es nährt jemanden; *tetecuinia* es schlägt; *teltapach* unsere Leber; *tezteco* unser Blutgefäß; *tochichi* unsere Lunge; *teyyomaca* sie gibt einem Leben; *teyyotia* es lebt; *tochichicauh* unsere Gallenblase; *qualantia* sie ist zornig; *totlatlaliaya* unser Magen; *quiyectia tlaqualli* er macht die Speise gut; *[pa](tla)yectilia* er macht es gut; *tocuitlaxcol* unser Gedärm; *mamina* er schmerzt; *tlanoquia* er hat Diarrhoe; *taxixteco* unsere Harnblase; *tonenecoctetencauh* unsere Nieren, *tocecelica* unser Knorpel; *omitl* Knochen.

4. 13. Anmerkungen zum dreizehnten Paragraphen
Allgemeine Angaben zur menschlichen Anatomie werden in diesem Abschnitt benutzt um grammatikalische Besonderheiten der aztekischen Sprache darzulegen.

August von Gall nennt diesen Teil der Sahagúnschen Liste ein „grammatisches Arrangement von Körperteilen des Menschen und den Funktionen des menschlichen Körpers". Er verweist auf die vielen Vokabeln mit grammatischen Ortsbestimmungen der Suffixe –*ca(n)* für Substantive und –*yan* für Verben (1997:202). Verbalsubstanti-

ve, gebildet aus dem Possessivpartikel und dem Präteritum endend auf –*ca* werden häufig angewendet (vgl. Carochi 2001:190–195).

Der Text wiederholt bestimmte Redewendungen, die das Adverbium locativum *oncan* und die Formulierung *yehoatl inic* gegenüberstellen. Auffällig ist die zweifache Aufzählung eines Begriffes in anderer grammatischer Form. So werden zum Beispiel Singular- und Pluralform zusammen mit der persönlichen Possessivform eines Substantivs nebeneinander gesetzt. Die grammatischen Aussagen stellen gewisse Formulierungsfragen dar und mögen als besondere Stilelemente der aztekischen Sprache in die Liste aufgenommen worden sein. Die Wiederholung eines Begriffs mit anderen Worten ist eine gewisse Eigentümlichkeit der Sprache. Für die anatomische Terminologie sind diese Wiederholungen von geringer Bedeutung.

Sahagún spricht in diesem Kapitel über „die kleinen Verbindungen des Körpers". Diese „Verbindungen" waren von allgemeiner Bedeutung und umfaßten nicht nur den Begriff „Gelenke", die durch Muskeln und Bindegewebe verbunden sind und damit eine funktionelle Einheit für den Bewegungsablauf bilden. Er hat auch das Röhrensystem und die Körperöffnungen hier eingeordnet und Begriffe, die schon an anderer Stelle erwähnt wurden. Sie werden hier als allgemeine anatomische Bezeichnungen wiederholt.

Sahagún beginnt seine Aufstellung mit *topoztecca*, „unser Bruch", abgeleitet von *potztequi* „zerbrechen von langen Sachen". Das Anwinkeln der Hand oder des ausgestreckten Armes würde diesem Begriff gerecht werden. Ein echter Knochenbruch mit abnormer Beweglichkeit des Knochens könnte auch so zu bezeichnen sein. *Touiuiltecca* „Zusammenfügungen, Verbindungen oder Gelenke des Körpers" wird von Sahagún sowohl allgemein im Sinne von Verbindungen eingesetzt, wie die Kapitelüberschrift erkennen läßt, als auch im Sinne von Gelenk, wie sich aus dem Wort *macpaluiuilteccaiutl*, die Gelenkigkeit der Handfläche, erschließt. *Toçaçaliuhca* bedeutet „unsere Zusammenfügung". Molina bestätigt, daß es sich um „die Verbindungen der Glieder des Körpers" handelt. Die Übersetzung *tixioca* „ der Ort des Knotens unserer Röhrenknochen", das heißt, die Verdickung der Knochen an der Stelle des Gelenks, abgeleitet von *ixyotl*, bestätigt Molina mit den Angaben *ixtli* la haz, la cara, o el ñudo de la caña. Die Fingergelenke, das Kniegelenk und das Ellenbogengelenk sind hier einzuordnen.

Das Zusammenspiel einer Gruppe von Gelenken ist für die Beugung notwendig. Diese Bewegung des Rückens wird als *tonecuelpachoaia* bezeichnet, als "der Ort, wo wir uns einfalten", die Häufigkeit dieser Bewegung wird mit der Frequentativform angegeben. Auch für die Bewegung des Niederhockens werden mehrere Gelenke eingesetzt. Sie werden zusammen als *tocototzauhia* "unser Ort des Niederhockens" genannt werden. Daraus erschließt sich, daß mit *tocototzauhca* "unser Niederhocken" gemeint ist. Die Begriffe leiten sich von *cototzaui* "gelähmt werden, zusammengezogen werden" ab. Siméon bestätigt, daß *cocototzauhyantli*, las articulaciones en general, "Knochengelenke" bedeutet. Sahagún fügt seinen Angaben hinzu, *titocototzoa*, "wir hocken uns auf die Fersen" und bestätigt so, daß die Übersetzung richtig ist. *Tonepicia* wird ebenfalls mit "Gelenk" übersetzt. Molina verweist darauf, daß dieser Terminus benutzt wird, um das Verkürzen der Glieder oder des Körpers zu beschreiben, aber auch um die Kniekehle oder das Kniegelenk zu bezeichnen.

Die Azteken unterschieden verschiedene Formen der gelenkigen Verbindungen, die sie durch die Bewegungsart definierten, wie steif sein, bücken, falten, biegen hocken und gelenkig sein. Daraus ergab sich eine Anzahl von Verbalsubstantiven,

die im allgemeinen Sprachgebrauch mit Gelenk übersetzt werden. In der aztekischen Sprache kann mit der benutzten Vokabel eine sehr spezifische Aussage gemacht werden, die die Ausdrucksmöglichkeiten anderer Sprachen vielleicht übersteigt und die in der spanischen oder deutschen Sprache nicht in dieser Weise möglich sind. Für bestimmte Bewegungen werden oft mehrere Gelenke eingesetzt, damit kann diese Art der Bezeichnung einen terminologischen Oberbegriff darstellen, gleichzeitig aber auch ein spezifisches Gelenk im gesamten Bewegungsvorgang angeben. Molina gibt noch weitere Vokabeln für das Hüftgelenk und Kniegelenk an, die nach der Form, der Rundung des Knochens bezeichnet werden. Für den Sprachgebrauch der wissenschaftlichen Anatomie und Medizin sind die Begriffe jeweils zu überprüfen, ob sie tatsächlich nach unserem Verständnis anatomisch intakte Gelenke und gelenkige Funktionen beinhalten und ob sie die gleiche Aussage beinhalten oder etwas Verschiedenes meinen.

Sahagún spricht kurz über den Knorpel, den Knochen und das Fleisch. Es folgen die Gesten der Körpersprache, wie zum Beispiel abweisende Körperhaltungen. Die Funktion des Fußes als Trittfläche beim Laufen oder als Standfläche des Beins und die Funktion der Hand zur der Abwehr und Verteidigung werden abgehandelt. Die psychische Empfindsamkeit wird ebenfalls angesprochen.

Die Bedeutung der Vokabel *cuecueyotl* bzw. *tocuecueio* „Jucken" oder „Glänzen" bleibt im Rahmen der anatomischen Aussage fraglich. Dibble und Anderson übersetzen „glistering", „Glänzen". Bei Entzündungen und Reizungen glänzt die Haut leicht und neigt auch zu Juckreiz. Von Gall spricht daher wohl von „Jucken". Das ist ein Krankheitssymptom. Der Einsatz dieser Vokabel ist hier nicht zu erklären. Das Wort kann ehestens als das Glänzen der glatten, jungen Haut im Gegensatz zu den nachfolgend beschriebenen Runzeln der alternden, trocknen Haut interpretiert werden.

Eine Reihe von Wörtern sind Wiederholungen, die schon in vorangehenden Paragraphen erwähnt und besprochen wurden, wie *toquiquizauhca*, „unser Ausgang", oder „Auslaß". Dieses Wort wird nach Dibble und Anderson im Sinne von Poren benutzt. Mit *tlecallotl*, Rauchfang, wird die Verbindung des luftführenden Hohlraumsystems nach außen beschrieben. Die genauen Stellen dieser Körperöffnungen werden angegeben. Der Anus als Öffnung für die Darmgase ist in diese mit eingeordnet, wie die Ortsangabe *tocuitlapanpa* „an unserem Rücken" erklärt.

Zum Röhrensystem des Körpers werden verschiedene Vokabeln angeführt. Wann welcher Begriff jeweils eingesetzt werden soll, wird jedoch nicht erklärt. Möglicherweise wird *cocotl* für Flüssigkeiten häufiger gebraucht und *piaztli* für die Luftwege.

Sahagún zählt die physiologischen Krümmungen der Wade und der Wirbelsäule noch einmal auf. Die Wadenkrümmung, bedingt durch die Muskelmasse, wird als *noliuhca* bezeichnet. Vielleicht wird damit der Muskelwulst im angespannten Zustand, im Gegensatz zum entspannten Zustand bezeichnet, während die Krümmungen bzw. Biegungen des Rückens und der Wirbelsäule *coliuhca* heißen, womit die variierende Änderung der krümmenden Bewegung angegeben sein könnte.

Es werden noch einmal die Stellen der Körperbehaarung dokumentiert. Einige Wörter stehen ohne weitere Erklärung und Beziehung in der Liste, wie Hasenscharte und Albino. Es gibt auch Vokabeln, die Lokative mit einem Körperteil verbinden und so für eine genaue Ortangabe stehen. Die mit einer etwas abwertenden Negativbedeutung eingesetzte Endung der Augmentation *–pol* wird schließlich zur Beschreibung des Gesäßes benutzt.

Zunächst erscheinen die Wörter wie zufällig zusammengestellt, offenbar enthält dieser Abschnitt jedoch ein grammatisches Programm das die Substantive, Verbalsubstantive, Possessiva und Präpositionen des Ortes betrifft. Für diesen Zweck wird eine Anzahl von Wörtern, die zuvor benutzt wurde, um den menschlichen Körper genau zu beschreiben, in der verschiedenen grammatischen Formen zusammengestellt, um so grammatische Besonderheiten zu zeigen. So wird in den vorhergehenden Abschnitten häufiger der Begriff *tzotzotl* in zusammengesetzten Wörtern oder in der absoluten Form *tzotzollotl* oder *tzotzoliuhcayotl* erwähnt. In den Paragraphen 13, 37 und 13, 38 wird bestätigt, daß sich diese Begriffe für physiologische Körperengen von dem Verb *tzolihui,* schmal werden, sich verengern ableiten und die Übersetzung „Enge" oder „Schmalheit" berechtigt ist.

In Paragraph 13 gibt Sahagún einen umfassenden Überblick zu allgemeinen anatomischen Fakten, wie Gelenken, Rohrsystemen und zur Körperbehaarung. Ein Beispiel einer anatomischen Beschreibung ist *tacaliuhca* was mit „unsere Riefen" oder „unsere Rinnen" übersetzt werden kann. Es ist verwurzelt in dem Wort *acaloa* aushöhlen. Derartige Wörter wurden in den vorhergehenden Beschreibungen in der speziellen Anatomie benutzt. Sie gewinnen in diesem Paragraphen die Bedeutung einer summarischen deskriptiven Terminologie der allgemeinen Anatomie.

4. 14. Anmerkungen zum vierzehnten Paragraphen
Der letzte Paragraph beschäftigt sich mit den Ausscheidungen des Körpers. Ausscheidungen geben über die Gesundheit und über die Krankheiten des menschlichen Körpers Auskunft. In der aztekischen Medizin wurde ihre Beschaffenheit daher für die Diagnostik und Therapie genau zur Kenntnis genommen, wie im Kapitel zur Krankenbehandlung erkennbar ist (von Gall 1997:217ff).

Über die Jahrhunderte und auch während des 15. Jahrhunderts haben die europäischen Ärzte ebenfalls einen großen Teil der Krankheiten durch die Qualität des Urins, des Sputums und anderer Ausscheidungen diagnostiziert. Für die Ärzte war es eine der wenigen diagnostischen Möglichkeiten den erkrankten menschlichen Körper zu verstehen und eine Krankheit zu erkennen. Es ist folgerichtig, daß auch Sahagún danach fragte und im letzten Kapitel die Ausscheidungen des Körpers in Gesundheit und Krankheit zusammenstellte. Tränen, Ohrenschmalz und Nasenschleim, also die natürlichen Absonderungen des Auges, des Ohrs und der Nase werden angeführt. Schleim und abgestoßene Schleimhaut der Lippen werden als Kot der Lippen bezeichnet. Die Aufzählung ist jeweils vom Kopf zu Fuß geordnet und betrifft den Schleim, den Schweiß, den Urin, auch mit krankhaften Beimischungen, und den Kot. Dieser wird genau im Hinblick auf seine Beschaffenheit differenziert. Zum Beispiel verweist die Silbe *–pox-* in der Vokabel *cuitlapoxcahuiliztli* auf einen grauverfärbten Kot oder schaumigen Kot. Die sehr genaue Unterscheidung des Kots ist eine Eigenheit der aztekischen Medizin, die in dieser Weise etwa dem medizinischen Sprachgebrauch Europas gleichzusetzen ist.

Chichitl ist der Speichel, sezerniert von den Speicheldrüsen, aber auch, wie sich zeigte, das Gallesekret. Der Speichel wird auch *tozcayacuitlatl* genannt, was vielleicht mit Auswurf zu übersetzen ist. Möglicherweise beruht die verschiedene Benennung auf einer mehr wäßrig-flüssigen und einer mehr zähen Beschaffenheit des Sputums. *Netzomilli* ist der Nasenschleim.

Zuletzt wird über *alahuac,* das Schleimige, Schlüpfrige, das heißt über Schleim berichtet. Sahagún spricht von *alahuac,* einem Schleim, der weiße, gelbe und grüne

Farbe hatte, aber auch eitrig sein konnte. Das schleimige Material konnte offenbar überall auftreten. Mit dieser Aufstellung endet Sahagúns Sammlung der anatomischen Terminologie der Azteken.

Für die beiden letzten Paragraphen sind keine anatomischen Notizen in dem Manuskript von Tepepulco vorhanden.

Das folgende Kapitel 28 des zehnten Buches des Kodex Florentinus enthält eine Sammlung von Rezepten zur Behandlung der verschiedensten Krankheiten in aztekischer Sprache mit einer spanischen Übersetzung.

5. Allgemeine Informationen, Diskussion und Analyse

Sahagúns Ausgangspunkt zur Niederschrift des Berichtes im Kapitel 27, Buch 10 des Kodex Florentinus sind das allgemeine medizinische Wissen und die allgemeinen anatomischen Kenntnisse Europas des ausgehenden 15. Jahrhunderts. Sahagún schafft mit seinem klar gegliederten anatomischen Text einen Zugang zur menschlichen Anatomie nach der Vorstellung der Azteken. Die Aussagen sind frei von ideologischen und religiösen Konzepten und geben so eine sachliche Basis die kulturellen Unterschiede der Körperwahrnehmung zu erforschen. Die funktionellen Aussagen zeigen, daß auch zur Physiologie des Körpers eindeutige Konzepte bestanden. Einige Aspekte, die den Zugang zu dieser anatomischen Aufstellung vereinfachen, werden im Folgenden untersucht.

5.1. Was bedeuten *pochquiotl, tzotzollotl* und *tilahuacayotl*?

Die Übersetzung der anatomischen Aufstellung hat besondere Schwierigkeiten. Molinas Wörterbuch enthält nur wenige aztekische Wörter, die medizinische Bereiche abdecken (siehe auch von Gall 1936:222). So finden die Vokabeln *pochquiotl, tzotzollotl* und *tilahuacayotl* in der anatomischen Nomenklatur keine gleichwertigen Parallelen. Die Wörter sind zuvor in der Einzelbesprechung kurz erläutert worden. Hier soll eine genauere Analyse erfolgen. Nach Sahagúns Systematik handelt es sich um Begriffe, die das Klassifikationsschema der allgemeinen Anatomie oder Physiologie betreffen. Es sind keine organspezifischen Bezeichnungen. Die Vokabeln werden mehrfach unter verschiedenen Aspekten angeführt und werden mit sehr verschiedenen Körperteilen assoziiert. Diese Wiederholung kann auf ihre besondere Stellung im Anatomiesystem der Azteken hinweisen. Es kann damit auch eine gewisse Unsicherheit der Einordnung und Bedeutung dieser aztekischen Begriffe zum Ausdruck gebracht sein.

Die Vokabel *pochquiyotl* und ihre Ableitungen werden im Eingangsparagraphen und in Paragraph 12 erwähnt. Die Vokabel beinhaltet wohl eine allgemein gültige Feststellung zur Anatomie. Die vorgeschlagenen Übersetzungen sind „Lymphgefäß" (von Gall), „fat" (Dibble und Anderson) und „gordura fofa" (López Austin).

Sahagún verwendete *apochqujotl* und *ipochqujotl atl* als Synonym für *apopoçoqujllotl* im Zusammenhang mit der Beschreibung von Zinn, *amochitl* (Dibble und Anderson 1963:235). Molina übersetzt *apopoçoqujllotl* mit espuma del agua, Wasserschaum. *Ipochquiotl* hat demnach die Bedeutung von „Schaum, Dampf" und beinhaltet „etwas, das sich vergrößert". Sahagún benutzt *mopochquiotia* in seiner Beschreibung von *nocheztli*. Dibble und Anderson übersetzen *mopochquiotia* mit „it fattens" (1963:239). Im textlichen Zusammenhang ist eher der Sinn des Vergrößerns, Anwachsens oder Ausdehnens gegeben.

Poctli bedeutet nach Buschmann und von Humboldt auch „etwas Leeres, ohne Gehalt, Aufgedunsenes". Das Wort *pochquiotl* setzt sich zusammen aus *poctli* „Rauch, Dampf, Dunst, Rauchfarbenes, Aufgedunsenes" oder aus *poçauac* oder *poçactic* „geschwollen aufgedunsen" und aus *quiyotl*, „Stengel, Zweig", oder „etwas das sich vergrößert und ausdehnt". Es gibt bei Molina die Vokabeln *quiyoti* „wachsen, vermehren, zunehmen, größer werden" und *quiyoyo* „ein Kraut, das einen Stengel hat". Die Vokabeln *pochquiotlami* und *mopochquiotia* sind in den Wörterbüchern nicht belegt. *Pochquiotlami* hat etwa die Bedeutung „der Dampf oder Rauch hört auf" oder „das Aufgedunsene bildet sich zurück" und *mopochquiotia* dürfte mit „der Dampf

oder Rauch nimmt zu" oder „das Aufgedunsene nimmt zu oder vergrößert sich" zu übersetzen sein. Verbunden sind diese Begriffe mit der Beschreibung „weiß, papierartig, umhüllend, dünn, löst sich auf, wird transparent".

Da zuerst *puchquio* als eine Eigenschaft von *nacatl* beschrieben wird, dem Fleisch (Paragraph 1, 3), könnte es sich um eine Schwellung handeln, die die dünnen, sehr zarten, grauweiß durchsichtigen Bindegewebsanteile, die die Muskulatur umhüllen, das Perimysium, sichtbar machen. In der weiteren Beschreibung (Paragraph 1, 10 und Paragraph 12, 10) werden die Eigenschaften dieses Stoffes so geschildert, daß an eine sich auflösende Dampfwolke gedacht werden muß. Darin liegt jedoch auch der Begriff des Größerwerdens und der Anschwellung. Das Phänomen lokaler Schwellungen des Gewebes hat viele Ursachen. Die Wortanalyse und die Überlegungen zu den beschreibenden Vokabeln sind richtungsweisend für die Übersetzung. Eine gleichwertige Umsetzung in der anatomischen Terminologie der Alten Welt für diesen anatomischen Terminus der Azteken ist nicht möglich.

Im heutigen Sprachgebrauch bezeichnet *pochquiotl* „a soft or foamy swelling". Aus dem Gebiet von Tetelcingo/Morelos wird berichtet, daß die Vokabeln *pozahuillot* und *pochtictic* mit „rag" oder „tatter" zu übersetzen sind (van Zantwijk, persönliche Mitteilung 2008).

Für das europäische Ordnungsprinzip der Anatomie ist *tzotzollotl* und *tzotzoliuhcayotl*, die Abstraktform, ebenfalls ein schwer einzuordnender Begriff. Er wird in Paragraph 1, 5 zuerst genannt. August von Gall übersetzt hier „Venen", Dibble und Anderson schlagen „flabbiness" vor und López Austin sagt „conjunto de pliegues grasos". Der Begriff leitet sich von dem Verb *tzoloa* „etwas schmal machen, verengen" ab. Das intransitive Verb ist *tzolihui* „es bildet eine Enge, es verengt sich, zieht sich zusammen". Die Reduplikation der Silbe *tzo* entspricht der Intensivierung oder Pluralbildung. Das hier angegebene Substativum ist mit „Enge" und „Verengung" oder „Schmalheit" und „Schmalmachen" oder auch „Einfaltung" zu übersetzen, wie die Vokabeln in Paragraphen 13, 37, 38 offenlegen. Im modernen Nahuatl bedeutet nach van Zantwijk (pers. Mitteilung 2008): *tzotzollotl* bundles of muscles, skin crease, folds of the skin, also Muskelbündel, Hautrunzeln und Hautfalten. Die hinzugesetzten beschreibenden Verben und Adjektive tragen wenig zur weiteren Einordnung des Begriffes bei. Möglicherweise wird mit dem abstrakten Substantiv *tzotzoliuhcayotl*, eine Enge bezeichnet, die auch durch eine allgemeine starke Muskelanspannung hervorgerufen wird. Sie kann in allen mit diesem Wort verbundenen Körperregionen bemerkt werden. Die europäische anatomische Nomenklatur ordnet Begriffe der verschiedenen Muskelzustände, wie zum Beispiel Tonus, Kontraktion, Spasmus und Starre, auch Schlaffheit, in die anatomische Physiologie ein.

Tilahuacayotl, ein abstraktes Substantiv, ist das nächste Wort mit einer unklaren Bedeutung. Molina hat zu *tilahua* "hacer grueso algo o espessar y tupir bien la manta o el seto" und für *tilahuac* "cosa gruessa asi como manta tabla, seto papel tortillas y esteras y cosas semejantes llanas y anchas" eingetragen. Es muß nach dem Wortstamm also ein festes, dichtes, breites, aber flaches Gewebe sein, wie eine Decke. Clavigero übersetzt *tilahua* mit „extender, dilatar". Dibble und Anderson sprechen von „thickness", López Austin von „grosor" und von Gall von „Arterien". Das Phänomen der Fettleibigkeit ist wahrscheinlich nicht gemeint. Dafür werden andere Vokabeln eingesetzt, zum Beispiel *cuitlananacatzcayotl* „gordura de hombre". Lokalisiert wird *tilahuacayotl* überall am Körper. Es handelt sich wahrscheinlich um Bindegewebe. Erkennbares Bindegewebe sind die Sehnen und ihre Hüllen oder auch die Wände

der Blutgefäße. Die Blutgefäße bilden keine breite, ebene Schicht. Eine deckenartige, flach ausgebreitete, sehr feste Bindegewebsschicht des menschlichen Körpers ist das Corium, die Lederhaut. Diese Schicht der Haut liegt unter dem bedeckenden Epithel der Oberhaut und über der Subcutis, der Unterhaut. Letztere hat mehr oder weniger reichlich Fettgewebe eingelagert. Die Lederhaut ist der Teil der Körperdecke, aus dem bei Tieren das Leder hergestellt wird. Im beschreibenden Vokabular wird *tilahuacayotl* mit dem „Fleisch", also der Muskulatur, in Verbindung gebracht. Die Festigkeit, die Durchblutung, die Bewegungsmöglichkeiten und die Verformungen werden beschrieben (Paragraphen 1, 4; 12, 2; und 13, 23). Es ist möglich, daß physiologische Phänomena wie Vorwölbung, Furchenbildung, das sichtbare Zittern und die Hautstraffung bei Anspannung der unterliegenden Muskulatur auch der Lederhaut mit zugeordnet wurden und als Teil des anatomischen Ordnungssystems betrachtet wurden. Die vorgelegten Überlegungen sind Denkansätze. Letztendlich bleibt offen was die Azteken mit diesem Wort in ihrem Anatomiesystem definierten. Sicher ist, daß *tilahuacayotl* von flächenhafter, fester Beschaffenheit war, relativ dünn war und an vielen Stellen des Körpers zu finden war. Es bestanden Zusammenhänge mit der Muskulatur. Außerdem wurden verschiedene Formen von Bewegungsmöglichkeiten wie beben, zittern oder schwellen diesem Gewebe zugesprochen. Im modernen Nahuatl ist der Begriff *tilahuacayotl* in Gebrauch und bedeutet „Dicke", „Dichte" oder „Festigkeit" (van Zantwijk, persönliche Mitteilung 2008).

5.2. *Alahuac*, zur Frage der Humoralmedizin bei den Azteken
Die Angaben zum Schleim, *alahuac*, greifen ein medizinisches Denksystem auf, daß der Alten Welt geläufig war. Die Vokabelaufstellung in Paragraph 14, 7 erinnert an die Grundlagen der Galenischen Humoralpathologie, die Sahagún kannte (Garibay 1981, Band 1:27). Die Humoralpathologie sah in dem Zusammenspiel und der Balance von vier Körpersäften, Blut, Schleim, gelber Galle und schwarzer Galle, die Ursache von Gesundheit und Krankheit. Nach Galenus war die falsche Mischung der Körperflüssigkeiten, eine Änderung ihrer Qualitäten wie heiß und kalt, trocken und naß unter Berücksichtigung der Elemente Feuer, Wasser, Erde und Luft die Ursache von Krankheiten. Galen führte seine Theorie auf hippokratische Überlieferungen zurück. Der Urin mit seinen erkennbaren Veränderungen wurde als Spiegel des Säftezustands im Körper angesehen.

Die Volksmedizin Mexikos beruht auf gleichartigen Prinzipien. Die Grundlage der mexikanischen Humoralpathologie hat aber, entgegen den Vorstellungen einiger Autoren, ihre Wurzeln nicht in vorspanischen aztekischen Medizinsystemen sondern ist in der traditionellen Medizinlehre der Griechen und Perser verwurzelt, das heißt in der Medizin des Hippokrates, Galenus und Avicienna (Foster 1987:358-361). Mit der spanischen Eroberung hat diese Medizintheorie ihren Weg nach Mexiko gefunden. Die Medizintheorie des Galenus wurde am Colegio von Tlatelolco gelehrt, später auch an der Universität von Mexiko. Das erste in Mexiko 1570 gedruckte Lehrbuch der Medizin „Opera medicinalia" verfaßt von dem spanischen Arzt F. Bravo, ist ganz auf der Lehre des Galen aufgebaut. Diese fand auch Verbreitung durch die „recetarios", Anweisungen nach den Prinzipien der Humoralpathologie zur Behandlung von Kranken. Die „recetarios" wurden in abgelegenen Siedlungen und Haciendas benutzt, in denen es keinen Arzt gab (Foster 1987:362, 365, 366). Auf diese altweltliche Theorie der Entstehung von Krankheiten mag der Bericht über *alahuac*, Schleim, und seine verschiedenen Formen zielen. Die Prinzipien der europäischen Humoralmedi-

zin ließen sich zwanglos in das aztekische Konzept der Dualität und der Gegensätzlichkeit einordnen und wurden daher sehr schnell in das indigene Gedankengut zu Krankheitsentstehung und Therapie aufgenommen.

Diese Vorgänge sind aus den zeitlich nacheinander erfolgten Notizen Sahagúns abzulesen. In den Aufzeichnungen von Tepepulco, die um 1559 erfolgten, wird *alahuac* noch als eine Krankheit des Fleisches angesehen, die die Indianer mit der Wurzel der Pflanze *tzitzictic* behandelten. Den verschieden gefärbten Schleimarten im Stuhlabgang wird unterschiedlicher Krankheitswert zugesprochen und die Therapien werden angegeben (von Gall 1997:93, 94).

In Sahagúns späterer Aufstellung um 1569 finden sich unter *alahuac*, „Schleimiges", weißer Schleim, gelber Schleim, grüner Schleim und schleimiger Stoff (oder eitriger Schleim). Diese Vokabeln wurden nunmehr dem anatomischen Bereich zugeordnet, da erst ein Ungleichgewicht der Qualitäten, der einwirkenden Elemente und/oder der falschen Mischung der Körpersäfte als Krankheitsursache angesehen wurden. Die sehr knappe Aussage steht im Gegensatz zu den im übrigen Bericht sehr nuancierten Farbangaben. Bei der Beschreibung der Galle bzw. Gallenblase, wird nur von grüner Farbe der Galle gesprochen und die Vokabel *chichitl* benutzt.

In Sahagúns Auflistung steht die Körperabsonderung *alahuac* am Ende. *Alahuac,* Schleimiges, ist offenbar nicht identisch mit dem Gallesekret. Es ist aber auch nicht mit dem Darminhalt identisch (vgl. von Gall 1997:216). Da zuvor auch Nasensekret und Auswurf behandelt werden, kann die kommentarlose Aufzählung der schleimigen Materie nur als ein Hinweis auf die Galenische Medizintheorie gedeutet werden. Sahagún selbst war mit den Prinzipien der Humoralmedizin und ihrem Heilungssystem vertraut und betrachtete sie als Grundlage der Diagnostik und Therapie. Er wird daher nach Parallelen und Ähnlichkeiten gesucht und möglicherweise gezielt nachgefragt haben. Die wenigen Angaben Sahagúns weisen daraufhin, daß Prinzipien der Humoralpathologie, entsprechend der altweltlichen Medizintradition, seinen Informanten nicht bekannt waren und in der vorspanischen aztekischen Medizin keine wegweisende Rolle in der Theorie der Krankheitsentstehung, der Diagnostik und der Therapie spielten.

Für viele aztekische Lebensbereiche ist die Übernahme europäischer Konzepte nachgewiesen worden. Dieses Phänomen betraf nicht nur Dinge des täglichen Lebens und der Medizin, es reichte bis in die religiösen und kosmologischen Vorstellungen. So wird die Vielschichtigkeit des mesoamerikanischen Universums auf europäische Weltvorstellungen zurückgeführt, die durch Dantes „Göttliche Komödie" schon früh nach der Eroberung in Mexiko verbreitet wurden (Nielsen und Reunert 2009:399 f).

5.3. Das Skelettsystem

Nach dem Tod verbleibt das Skelett als letzter Teil des menschlichen Körpers. Den Knochen wird daher eine besondere Beachtung zuteil. Die Missionare waren mit Skelettdarstellungen aus den europäischen Glaubensvorstellungen und der Sakralkunst wohl vertraut, wie die zahlreichen Bilder von den „Totentänzen" oder den „Begegnungen zwischen Mensch und Tod" bestätigen. Es sind volkstümliche Glaubensvorstellungen, die in Bildern festgehalten wurden. Die Abbildungen von Totenkopfmotiven waren zu dieser Zeit sehr populär, sowohl in der Malerei wie auch in der Architektur. Sahagún selbst kam während seiner Studienzeit in Salamanca mit derartigen „Erinnerungen an den Tod" zusammen. Am Portal zur Universität schauen stei-

nerne Totenköpfe auf die Eintretenden (Abb. 32). In ähnlicher Weise begegneten den Azteken in der Religion und der Kunst Symbole des Todes, wie Skelette, Knochen und Schädel. Die wenigen uns erhaltenen vorspanischen Kodizes und die im vorspanischen Stil hergestellten kolonialen Kodizes bilden menschliche Knochen häufig ab. Die Schädel der getöteten Feinde wurden horizontal durchbohrt, auf Stangen aufgereiht und auf einem Gerüst zur Schau gestellt. In der aztekischen Architektur bestätigt das *tzompantli,* der Schädelaltar mit in Stein gehauenen Schädeln im Tempelbezirk von Tenochtitlan, die Bedeutung der Schädelknochen im Denken der Azteken. Möglicherweise wurde in bildlichen Darstellungen des Schädels die Durchbohrungsstelle durch eine Dekoration angedeutet (Abb. 5). Klar erkennbar ist die Durchbohrungsstelle am Schädelschmuck der Coyolxauhqui, den sie mit Schlangen befestigt, am Rücken trägt (Abb. 26).

Das Gelenksystem wird unabhängig von den Knochen und Muskeln betrachtet. Die Benennung der Gelenke erfolgt allgemein als Verbindung, nach ihrer Funktion, oder speziell des Bückens, Hockens oder Zusammenziehens. Molina gibt noch Vokabeln zu den Gelenken an, die auf ihre Form bezug nehmen. Einige Begriffe werden als „Verbindung der Gliedmaßen oder Gelenke" allgemein eingesetzt, wie *touiuiltecca* oder *tozazaliuhca*. Sie beschreiben zum Beispiel die Beweglichkeit der Handfläche, *mapaluiuilteccayotl*. Untergruppen sind die Gelenke mit spezieller Funktion. Die Gelenke, die den Körper verkürzen, heißen *nepicyantli*. Nach Sahagún heißt so die Hüfte und Molina ergänzt *tonepicyan* bedeutet auch das Knie. Für die Bewegung des Niederhockens werden die Gelenke als *tococotozauhyan* bezeichnet. Das Bükken mit dem Einsatz der Wirbelgelenke, der Hüfte und der Bauchmuskeln heißt *tonecuelpachoaya*. Namengebend ist auch die Verdickung im Bereich der Gelenke, die als *tixyo* der *tixyocan*, „Knochenknoten" beschrieben werden, dazu müssen zum Beispiel die Fingergelenke gerechnet werden.

Gelenkübergreifende Bewegungsabläufe sind nur mit einem Terminus ausgezeichnet und werden für unterschiedlich lokalisierte Gelenke eingesetzt. Formen der Gelenkknochen sind ebenfalls namengebend für die Gelenke. Es ist nicht klar, ob die verschiedenen Begriffe das Gleiche oder etwas Verschiedenes bedeuten. So ist eine gleichwertige Umsetzung der aztekischen Begriffe in die anatomische Nomenklatur Europas nur annähernd möglich.

In der mexikanischen Kunst werden häufig die Knochen des Skelettsystems, besonders die Knochen der Extremitäten, dargestellt, jedoch nur mit einem Knochen des Unterarms und Unterschenkels. Die langen Röhrenknochen sind mit der zentralen Knochenmarkhöhle gezeichnet. Bilder der Armknochen und der Schenkelknochen zeigen in der Mitte einen Strich oder einen grün-gelben Streifen, wie beispielsweise im C. Borgia (Abb. 5) zu sehen ist. Die grüngelbe Farbgebung mag eine zusätzliche Aussage zur Wertschätzung und Kostbarkeit des Knochenmarks sein. Ein Keramikgefäß der Mixteka, dekoriert mit einem Skelett, untermauert die Tatsache, daß die Indianer diese parallel liegenden Knochen der Arme und Beine als Einheit betrachteten. Dieses Skelett zeigt nur einen Knochen für die Unterarme und Unterschenkel und gibt Funktionen der Gelenke wieder (Abb. 27). Aus der spätklassischen Veracruz-Zeit zwischen 600/900 n. Chr. datiert eine kleine Tonfigur des Todesgottes, die jedoch deutlich die doppelt angelegten Unterarmknochen und Unterschenkelknochen zeigt (vgl. Willey 1974: Abb. 114c).

5.4. Der Ort der Stimmbildung

Es gibt es für einige Organe und Körperteile mehrfache Bezeichnungen und umgekehrt bezeichnet ein Wort mehrere Dinge. So bedeutet *tozquitl* Stimme, Gesang oder Gedicht, Hals und Kehle (§ 4). Der Kehlkopf wird auch mit *cocoxittontli,* oder *cocochittoli* (§ 7) und auch mit *tococopuztecca* (§ 7) bezeichnet. Beim Schlucken und Sprechen sind Kehlkopfanteile äußerlich zu tasten und zu sehen. Die Benennung leitet sich von der Beweglichkeit des Kehlkopfes ab.

Die Azteken sahen den Ort der Stimme im hinteren Mund- und Zäpfchenbereich und im Kehlkopf. Das tatsächlich stimmbildende Organ sind die Stimmbänder. Sie werden bei einer Inspektion mit dem bloßen Auge nicht gesehen. Sahagún konnte zu den Stimmbändern keine gezielten Fragen stellen. Der Kehlkopf und der stimmbildende Apparat wurden in Europa erst gegen Ende des 16. Jahrhunderts genauer beschrieben. Keine der Vokabeln unterstützt die Annahme, daß die nur durch Hilfsmittel zu inspizierenden Stimmbänder und ihre Funktion den Azteken bekannt waren. Beim Lebenden verbirgt die Epiglottis, der Kehldeckel, die Stimmbänder. Die Öffnung und Bewegungen des Mundes sind in die Lautbildung einbezogen. Das Wort *camaxitecuilli* (§ 4) bezeichnet einen Teil des Kehlkopfes (von Gall), die Stimmbänder (Dibble und Anderson) oder die Mundschleimhaut (López Austin). Offenbar aber bezeichnet *camaxitecuilli* die Mundhöhle, umschlossen von den Wangen und dem Kinn. Die vorgelegte Vokabel beschreibt wahrscheinlich nur eine Teilfunktion der Mundhöhle zusammen mit einer anatomischen Organstruktur. Daß der Begriff *camaxitecuilli* als ein sich öffnender und sich schließender Hohlraum aufzufassen ist, der sich erweitert und verengt, wird an anderer Stelle durch die Vokabel *tepilcamaxitecuilli,* die „Mundhöhle der Frau", die Vagina oder Scheide, bestätigt.

5.5. Das Urogenitalsystem

Molinas Wörterbuch enthält eine Gruppe von Vokabeln, die sich auf das männliche Glied, den Penis, beziehen. Allen diesen Ausdrücken ist das Morphem *tepol* gemeinsam. Damit wird bekräftigt, daß im Aztekischen die korrekte anatomische Bezeichnung für das männliche Glied *tepolli* ist. Vielleicht ist das Wort auf *tetl,* Stein und das Augmentationssuffix *-pol* zurückzuführen. Für die Vorhaut, das Präputium, verzeichnet Molina die Wörter *xipintli* und *xipintzontecomatl.* Sahagún gibt zusammengesetzte Wörter an, die den Begriff *xipintli* erweitern und auch den oberen Anteil des Penis, die Glans oder Eichel, bezeichnen sowie weitere Abschnitte des Peniskopfes. Die begleitende genaue Beschreibung der Organabschnitte bestätigt die vorgelegte Übersetzung. Molina folgend gab es für „compañon", Hoden, das Wort *atetl.* Außerdem bezeichnet *ahuacatl* ebenfalls den Hoden (van Zantwijk, persönliche Mitteilung 2008). Auffällig ist, daß bei Sahagún ein adäquates Wort für das Skrotum und den Hoden nicht erwähnt wird, obwohl Sahagún einige Bezeichnungen für die Abschnitte der männlichen Geschlechtsorgane registriert. Weitere Ausdrücke verschiedener Qualität werden für den männlichen Genitalbereich genannt. Es sind Begriffe aus der Umgangssprache, die als Metaphern eingesetzt werden.

Die Azteken hatten für die weiblichen Geschlechtsorgane Vulva und Vagina ebenfalls eine Anzahl von metaphorischen Bezeichnungen, Kosenamen und Wörter der Zuneigung aus der Umgangssprache, aber nur das Wort *tepilli,* wohl abgeleitet dem Diminutiv *–pil,* erscheint, gemäß der Wortzusammensetzungen, nach Molina anatomisch korrekt. Die zusätzlichen Bezeichnungen erweitern nicht die Kenntnis zum menschlichen Körperbau. Sie sind nicht verwandt mit anatomischen Termini und

können diesen nicht zugerechnet werden. Ihr metaphorischer Inhalt betrifft verschiedene Gebiete der Natur und des Lebens.

Willey weist darauf hin, daß in der mexikanischen Kunst nackte Menschen selten dargestellt sind (1997: Abb. 105a). Auch Bilder mit den äußeren Geschlechtsteilen sind sehr selten. Nacktheit zur Schau zu stellen war gemäß der toltekischen Überlieferung ein Zeichen geringer Kultur. Auch für die klassischen Maya gibt es wenige Darstellungen der weiblichen oder männlichen Genitalorgane (Houston et al. 2006:42). In der Sprache der Azteken finden sich nach Sahagún weniger derartige Beschränkungen.

Bei der Suche nach Darstellungen der männlichen Geschlechtsteile in den Bilderhandschriften fielen Bilder unbekleideter Menschenopfer auf mit Penis ohne Vorhaut, freiliegender Glans und Harnröhrenöffnung. Diese Bilder entsprechen denen nach einer Beschneidung, einer Zirkumzision (Abb. 23). Manzanilla verweist auf das Bild einer Zirkumzision in den Wandmalereien von Teotihuacan (1979:339, 342). Pastory hegt Zweifel an einer derartigen Interpretation, da das Bild zu unklar ist (1976:215). In den alten Quellen jedoch wird von derartigen Operationen berichtet (Torquemada 1986 I:24,27, II:83; Durán 1984:252; Mendieta 1980:107,108). Die Operation war offenbar bei den Totonaken üblich. Unter dem Stichwort „circumcision" führt Molina zwei aztekische Begriffe an, *tepineuayotequiliztli* und *tepinquaeuayotequiliztli*. Der Eingriff wurde bei den Azteken wohl unterschiedlich häufig ausgeführt und nach der Eroberung unter dem Einfluß der Missionare völlig aufgegeben (Schendel 1968:58).

5.5.1. Die Nieren, *yoyomoctli*

Die Bezeichnung für die Nieren werfen ebenfalls Fragen auf. Es gibt sprachanalytisch Erklärungen für drei der von Sahagún überlieferten Vokabeln. Die Ausdrücke *cuitlapanaatetl, cuitlapaayecotli* und *tonenecoctetecauh* sind zweifellos Beschreibungen der Nieren, die Aussagen zur Form, zur Lage und zur Funktion machen.

Sahagún erwähnt ein weiteres Wort *yoyomoctli*. Es bezeichnet nach Molina ebenfalls die Nieren. Im modernen Nahuatl werden üblicherweise die Nieren auch so genannt (van Zantwijk, persönliche Mitteilung 2008). Die Wortanalyse deckt keine Zusammenhänge zur Form oder Funktion der Nieren auf. Das Wort ist als Synonym für die Nieren nicht ohne weiteres zu erklären. Sahagún erwähnt diese Vokabel zweimal, einmal in dem Abschnitt, der die Vokabeln für die Nieren enthält, direkt vor der Beschreibung des männlichen Samens. Das zweite Mal wird es als Einführung zu den weiblichen Genitalien genannt. Der begleitende nachfolgende Text beschreibt in jedem Fall Sexualempfindungen während des Geschlechtsverkehrs. Die Texte sind sich sehr ähnlich und benutzen teilweise die gleichen Wörter zur Beschreibung. Inhaltlich besteht kein Zusammenhang mit der Funktion und Anatomie der Nieren. *Yoyomoctli* hat seine Wurzel in dem Wort *yoyomoca*, „einen brennenden Schmerz erleiden", (Buschmann und von Humboldt 2000:547). Es ist die Frequentativform von *yomoni* „tener gran encedimiento de la carne los moços o moças luxuriosas", wie Molina schreibt, *yomoni* „kribbeln, brennen, jucken, sehr entzündet sei, sehr wollüstig sein" registrieren auch Buschmann und v. Humboldt. Dazu hat Molina auch *yoma amblar la muger* eingetragen. Amblar wird mit „gehen im Paßgang oder Zeltergang" übersetzt. In der alten Terminologie bedeutet amblar außerdem auch „mover lúbricamente el cuerpo" oder „hazer movimiento el cuerpo al tiempo de la cópula carnal", das heißt den Körper unzüchtig (oder lüstern) bewegen oder die Körperbewegung im Augenblick der Begattung machen.

Sahagún nennt die Vokabel *yoyomoctli* ohne Übersetzung. Er beschreibt nur funktionelle Merkmale. Molina gibt eine Übersetzung ohne Erklärung. Beide Mönche wußten wahrscheinlich wenig über die menschliche Anatomie und über die Funktion der Nieren. Sahagún betont im Prolog zu Buch 10, daß seine Arbeit in diesem Buch den Predigern eine Hilfe und Unterstützung zum Verständnis der Indianer sein soll (Dibble und Anderson 1982:72). Beide Mönche waren jedoch Missionare. Ihr primäres Anliegen war es den Indianern den christlichen Glauben zu bringen.

In der Alten Welt gehen die gedanklichen Zusammenhänge zwischen Sexualität und Nieren auf die alten Kulturen der Ägypter und Juden zurück. Sie betrachteten die Nieren gleichwertig mit dem Herzen als Sitz der Lebenskraft und Seele, wie in der Bibel tradiert wird (Psalm 7.10, 26.2, 73,21, Jeremia 11.20, 17.10, 20.12). Gelegentlich werden in der Bibel auch die Lenden und die Nieren mit der Samenproduktion, Beischlaf und Abstammung in Verbindung gebracht (z. B. Hebräer 7, 5 und 10). Auch bei Hiob stehen, nach Didymos Caecus (4. Jhd. n. Chr.), Samenproduktion und Nieren in enger Verbindung, (vgl. Diamandopoulos und Goudas 2002:109). Die Griechen glaubten, daß im Bereich der Harnwege, beiderseits der Harnblase der Samen produziert werde (Hippokrates 1939-40, II, XV:39). Daß den Nieren auch eine sexuelle Bedeutung zukam, wird in der altgriechischen Literatur bei Aeschylos und Aristophanes bestätigt (Coulon 1967:162 [960]; Herington 1972: [149] 496a ff). Bis in das Mittelalter wird dieser Vorstellung in Europa gefolgt. So waren gemäß Maximus Confessor (ca. 633/634 n. Chr.) einmal die anatomische Nähe der Nieren und Testes zum anderen auch die Form der Organe eine Ursache der sexuellen Verbindung dieser Organe (1975:14, 15 [Qu 17], 29 ff; vgl. Diamandopoulos und Goudas 2002:109). Es ist es möglich, daß diese altweltlichen Vorstellungen Sahagún bekannt waren und er mit seinen vorformulierten Fragen derartige Gedankengänge zur Diskussion stellte. Die Nieren unter dem Namen *yoyomoctli* können in vorspanischer Zeit auch bei den Azteken als Sinnbild für die Sexualorgane und Sexualempfindungen gestanden haben. Die erstaunliche Übereinstimmung der aztekischen und europäischen Ideen könnte Molina zu seiner Eintragung veranlaßt haben und Sahagún dahingehend beeinflußt haben, diese Vokabel in seine Aufstellung zweimal aufzunehmen. Sahagún hätte dann sehr bewußt das Wort als Metapher vor die Beschreibung der männlichen Sinnesfreuden und dem männlichen Samen gesetzt und später bei der Beschreibung der weiblichen Empfindungen noch einmal aufgegriffen.

5.6. Wortkombinationen und Wortschöpfungen

Zusammengesetzte Wörter finden sich häufig in Sahagúns Bericht zum Beispiel gibt es die Kombinationen mit dem Wort *tepilli* „die Natur der Frau", die Vulva. Der Zusatz *tepilli* definiert ein Organ als weibliches Geschlechtsorgan. Für die Geschlechtsorgane des Mannes gibt es vorwiegend Wortverbindungen mit *xipintli,* Präputium, auch für Ausdrücke, die eigentlich den Penis, *tepolli,* betreffen.

Ixtli, „Gesicht, Auge, Fläche, Knoten der Knochen" wird hingegen sehr unterschiedlich eingesetzt, neben der topographischen Bedeutung ist es wichtig zur Beschreibung von Gelenken bzw. Gelenkflächen im Rahmen der allgemeinen Anatomie. Um Endabschnitte bzw. Spitzen eines Körperteils zu bezeichnen wird die Silbe *yacac* zu dem entsprechenden Organ gesetzt. Für die Knochen stehen zwei Wörter zur Verfügung *omitl* und *quauhyotl.* Beide bedeuten Knochen, wie Sahagún erklärt. *Qauhyotl* ist ein umfassender Begriff, der eine generelle Festigkeit beschreibt und häufiger auch Weichteile zusammen mit dem Knochen bezeichnet.

Eine große Zahl von Vokabeln des hier registrierten aztekischen Wortschatzes findet in der spanischen Sprache Parallelen und läßt sich so dem europäischen Denken anschließen. Sahagún benutzte einen Fragenkatalog in spanischer Sprache mit definierten anatomischen Begriffen, die zum Teil gleichwertig ins Aztekische umgesetzt werden konnten. Viele Wörter aus dem aztekischen Sprachgebrauch lassen klare Organbestimmungen zu. Eine Kernfrage der Aufstellung war die tatsächliche Bezeichnung in der aztekischen Sprache. Eine Unkenntnis der abgefragten Begriffe konnte in seinem tatsächlichen Fehlen im aztekischen Sprachgebrauch begründet sein oder sich aus der Situation ergeben, daß bestimmte Wörter in dem Wortschatz der Befragten nicht vorhanden waren, da sie außerhalb ihres Lebens- und Wertebereiches lagen. Es ist nicht auszuschließen, daß dabei die Umschreibungen und Begriffserklärungen der Fragenden und die Diskussionen der Befragten zu neuen Wortkombinationen und zu spontanen Begriffsschöpfungen Anlaß gaben, die Eingang in die anatomische Aufstellung gefunden haben.

Lehnwörter oder neue Wortbildungen sind häufiger in Bereichen des täglichen Lebens nach einer Zeit des Kontaktes zu finden, da neue Gegenstände bezeichnet werden müssen. Meist werden beschreibende Wortkombinationen benutzt. Neue Wortschöpfungen unter spanischen Einfluß im Rahmen einer intensiven Befragung zur anatomischen Nomenklatur lassen sich keineswegs völlig ausschließen, ein Beispiel dafür könnten die Begriffe für die Nieren sein, die Sahagún registrierte, oder die Vokabel *tezteco*, „unser Blutgefäß" für die Leber. Diese Vokabel notierte Sahagún in seinen ersten anatomischen Aufzeichnungen. Die sprachliche Eigenheit des aztekischen Stils eine Aussage mit einer anderen Formulierung und Vokabel zu wiederholen erforderte Synonyme und Umschreibungen. Dadurch kann der eigentliche anatomische Begriff verschleiert und schwerer erfaßt werden, wie zum Beispiel bei den Gelenken. Die Sprache und die Bezeichnungen selbst spiegeln ein einfaches lineares System des Verstehens der Architektur der menschlichen Anatomie wider.

5.6.1. Das Wort *elli* und Wortverbindungen mit *el*

Eine Anzahl von Wortkombinationen wird mit der Silbe *el* gebildet. Das Morphem *el* bildet zumeist den ersten Teil des Wortes. Molina übersetzt die Vokabel „higado", Leber, mit *elli*. Den Eintrag *tel* übersetzt er mit „el higado, empero, o mas, conjunction aduersatiua o la tabla de los pechos". *Tel* bedeutet also auch „das Brustbein". Molina gibt noch die kombinierten Vokabeln *elcomatl, eltepitztli* und *elpapalotl* an. Das erste Wort bezeichnet die Milz. Die beiden anderen Vokabeln bedeuten Schulterblatt und in der Possessivform auch Schwertfortsatz. Der Gebrauch der Silbe *el* in so verschiedenen Kombinationen läßt vermuten, daß es sich um einen taxonomischen Oberbegriff handelt und daß Molina für die Vokabel *elli* lediglich eine sehr begrenzte Bedeutung registriert hat. Clavijero beschränkt in seinem Vokabular die Bedeutung und übersetzt *elli* mit „corazón, ánimo" (1974:81).

Das größte innere Organ im menschlichen Körper ist die Leber mit einem Gewicht von 1500g. Sie ist für die Galleproduktion, Glykogenspeicherung, Harnstoffproduktion und Entgiftung von Stoffwechselprodukten des Körpers wichtig. Für dieses Organ gibt Sahagún den Begriff *eltapachtli* an. Wie Sahagún zeigt, stecken weit umfassende Begriffe in den Wortzusammensetzungen mit *el-*. *El*, ein Verbum neutrum „ist ein alter Stamm des Verbum seyn, wie *eltoc* beweist", schreiben Buschmann und von Humboldt (2000:147-151). Sie leiten *elli* von diesem Verbum ab und übersetzen es mit „Leber". Sie weisen auf die weitere von Molina gegebene Bedeutung hin, die brei-

teste Stelle der Brust, „ea pars corporis ubi est pectus maxime dilatur" und führen weiter aus, daß „die Composita beweisen, daß die Leber in diesem Wort auch mit anderen Eingeweiden verwechselt wird." Seler schreibt unter *elli* „Brust, Magengrube, Fleiß" und als allgemeinen Begriff „Eingeweide". Er registriert an dieser Stelle auch die ihm bekannten zusammengesetzten Wörter *elcomatl* „Milz", *elmatlatl* „Gekröse", *elpantli* „Brust", *eltapachtli* „Leber", *eltzacoatl* „Eingeweide", *elpapalotl* und *eltepitzti* „Schwertfortsatz" (Seler Vocabulario Nahuatl XVI e-ezco, Iberoamerikanisches Institut, Berlin, Selerarchiv).

Karttunen hat zu *elli* auch die Bedeutung „innere Organe" in ihrem Wörterbuch angegeben und merkt an, daß dieser Begriff mit zumeist unangenehmen Gefühlen verbunden ist (1983:77). Im Hinblick auf einige der angeführten Wörter ist der Begriff sehr weitfassend, da allgemein Körperteile im Brustbereich so definiert werden. Organe im Oberbauch haben diesen Zusatz, wenn sie durch ihre Lage direkt unter dem Zwerchfell noch vom Brustkorb geschützt sind (Berger 2004:106-110; 2006:50-51). Sahagúns Vokabelsammlung unterstützt diese These. Von besonderem Interesse ist der Ausdruck *elmetztli*. Er wird unterschiedlich interpretiert. Nach von Gall ist es der „Busen", nach Dibble und Anderson „chest muscle" und nach López Austin „parte alargada y carnosa del pecho". Wahrscheinlich wird damit der zirkuläre Brustansatz oder die Rundung der Brust bezeichnet, es ist auf jeden Fall ein zur Brust gehörender anatomischer Begriff, der Weichteilgewebe einschließt.

Aus den Vokabeln ergibt sich, daß *elli* insbesondere mit Organbezeichnungen der Brust und der Brustkorbumgebung kombiniert wird. Im weiteren Sinne gehören dazu auch die Milz und Leber. Beide Organe liegen unter dem Zwerchfell in der Zwerchfellkuppel und somit noch weitgehend in der Höhlung des Brustkorbes. Die Silbe *el* kann anatomisch tatsächlich als ein systembezogener Oberbegriff angesehen werden und eine Information zur Topographie bezüglich eines Organs und seiner Lage zum Brustkorb und Zwerchfell beinhalten. Sie kann als „Leitmorphem" für Anteile des Brustkorbes und der vom knöchernen Brustkorb geschützten Organe gelten, wie Clavijeros Angabe bekräftigt, der sagt, daß *elli* mit „Herz" zu übersetzen ist (1974:81). Klar ist aber auch, daß Sahagún zufolge der Leber keine besondere Rolle im Leben und Denken der Azteken zugewiesen ist. Im Gegensatz dazu betont Sahagún mit seinen Angaben zum Herzen und zur Lunge, daß diese beiden Organe im aztekischen Lebensbewußtsein wichtig waren.

5.7. Homonyme, Synonyme und Besonderheiten in der Anatomie der Azteken

Homonyme, Synonyme und Metaphern sind in unterschiedlich häufig für die Organe zur weiteren Erklärung eingesetzt. Ein Homonym bezeichnet völlig verschiedene Dinge mit ein und demselben Wort. Zum Beispiel steht in der Vokabelliste das Wort *metztli*. Es kann Mond, Monat oder Bein bedeuten. Lediglich durch die Vokallänge, die im vorliegenden Text nicht angegeben ist, kann entschieden werden, welcher Begriff gemeint ist.

Ein Synonym ist ein Wort, das für ein anderes mit gleicher Bedeutung einstehen kann. Sahagúns Vokabelsammlung enthält eine Reihe von Synonymen, zum Beispiel Begriffe für das Brustbein, für das Präputium oder Vokabeln für die Nieren, für die Gelenke und für den Kehlkopf.

Die aztekische Sprache hat eine Fülle von Homonymen und Synonymen für die Begriffe der menschlichen Anatomie. Dies ist aus der Aufstellung von López Austin (1980, I:101-168) ersichtlich. Zu diskutieren ist, ob tatsächlich eine gleichwertige di-

rekte Übertragung der aztekischen anatomischen Begriffe möglich ist. Subtile Unterschiede in der Bedeutung können oft nicht berücksichtigt werden und bedürfen einer zusätzlichen Beschreibung im europäischen Anatomieverständnis. Gelegentlich betreffen die Begriffe auch eine andere Kategorie der theoretischen Medizin. So deuten die Bezeichnungen für Wade *cotztli* und *cotztetli* auf unterschiedliche funktionelle Inhalte hin. Einmal wird wahrscheinlich die Wade mit erschlafftem Muskeltonus und das andere Mal die Wade mit angespannter harter, verfestigter Muskulatur beschrieben. Derartige Feinheiten werden mit der überlieferten Übersetzung „Wade" nicht berührt.

Es ist nicht abwegig daran zu erinnern, daß möglicherweise auch Dialektvarianten des Nahuatl niedergeschrieben wurden. Guerra (1966:323) weist darauf hin, daß in Tepepulco der chichimekische Nahuatldialekt gesprochen wurde, in Tenochtitlan und Tlatelolco aber ein aztekisches Nahuatl. Möglichweise sind die Synonyme auch Ausdruck dieser sprachlichen Unterschiede. Ausgehend davon, daß es sich bei den Informanten um gebildete Männer aus der Oberschicht und des Adels aus einem Ort handelte, dürfte dieses Problem jedoch sehr wenig Einfluß auf die Vokabelsammlung genommen haben.

Metaphern sprechen über besondere und verschiedene Dinge des menschlichen Lebens mit denen etwas verglichen wird. Ein Beispiel dafür ist in der Aufstellung der Hinweis, daß ein Bart Ansehen gibt und eine hohe Stirn mit Weisheit verbunden ist. Auch die gedankliche Verbindung des Herzens mit Leben und Freude gehört in diese Kategorie. Wahrscheinlich ist hier auch der Begriff *yoyomoctli,* Nieren, einzuordnen, in seiner metaphorischen Bedeutung für die Sexualorgane.

In einigen Fällen wird als pars pro toto nur ein anatomisches Detail genannt, aber der gesamte Körperteil oder das gesamte Organ ist gemeint, wie es der Fall ist zum Beispiel beim Tränenpunkt, beim Unterarm, beim Unterschenkel und den dazugehörigen Knochen.

Ein interessantes Problem, linguistisch und anatomisch gesehen, betrifft die obere und untere Extremität und deren Knochen.

Im achten Paragraphen wird berichtet, daß die Gesamtheit des Unterarms mit Muskeln, Nerven, Gefäßen, Knochen und Haut als *matzopaztli* bezeichnet wird. Die Knochen des Unterarms werden im elften Paragraphen ebenfalls so bezeichnet. Die Pluralform ist *matzotzopaztli.* Die Wurzeln des Wortes sind *maitl,* das ist die Hand oder der Arm und *tzotzopatztli,* das ist ein messerförmiges Instrument zum Weben, um die Fäden dicht aneinander zu bringen und so das Gewebe zu festigen. Begrifflich ist wohl das gesamte Gewebe des Armes vielleicht zusammen mit Anteilen der Hand gemeint mit Knochen, Muskeln, Sehnen und Haut. Molina bestätigt, daß *matzopaztli* den Unterarm vom Ellenbogen bis zum Handgelenk bezeichnet und alle Gewebsanteile des Unterarms umfaßt. Möglicherweise handelt es sich hier um die Form eines Gattungsbegriffs, weswegen auch Sahagún den Terminus ohne weitere Angaben übernahm. Die andere Erklärung wäre, daß die Azteken keine weitere qualifizierende Unterscheidung zwischen den Knochen und dem umgebenden Weichteilgewebe des Armes gemacht haben. Der Unterarm hat zwei parallel liegende Knochen, die durch eine bindegewebige Membran zu einer Funktionseinheit verbunden sind. Diese Knochenkonstruktion ist wichtig für die drehenden Handbewegungen. Weder Molina noch Sahagún erwähnen die zwei Knochen oder eine besondere Terminologie dieser Knochen. Sie berichten auch nicht über anatomische Einzelheiten

der Gelenke. Einzig der Ellenbogen *molicpictli* findet noch in der anatomischen Liste eine Beachtung.

In den bilderhandschriftlichen Quellen gibt es Kriterien, die anzeigen, daß hier eine andere Klassifikation vorhanden ist, die nicht der europäischen parallel läuft oder mit ihr vergleichbar ist. Der Oberarm mit oder ohne Schulter wird als *acolli*, die Schulter, bezeichnet. In den Piktogrammen der Kodizes werden für die Silbe *acol* der Arm und die Hand gezeichnet. Die Schulter fehlt, aber oft ist der obere Knochenanteil des Humerus, des Oberarmknochens, mit dem Gelenkkopf dargestellt (vgl. Peñafiel 1895:Tafel 3 und 4). Für die Silbe *ma* wird eine Hand mit Arm gezeigt. Die gesamte obere Extremität wird durch die Hand, den Unterarm und den gelenkbildenden Knochen des Oberarms erfaßt. Eine Unterteilung erfolgt durch den Ellenbogen, *molicpitl*. Das deutet auf eine abweichende anatomische Einteilung. Bei den Arawak Südamerikas und bei den Papagos in Nordamerika zum Beispiel weicht die anatomische Untergliederung des Armes von der konventionellen europäischen Einteilung ab (Hikkerson 1980:107).

Die Azteken waren, wie die Bilder in den vorspanischen Kodizes beweisen, mit dem Weichteilgewebe des Arms, den Muskeln und Gefäßen und mit den Knochen des Arms vertraut. Im C. Fejérváry Mayer auf Seite 44 hält die allmächtige Gottheit Tezcatlipoca einen Unterarm vor sein Gesicht (Abb. 18). Die Haut, das Fleisch, der Knochen und das fließende Blut sind deutlich zu unterscheiden. Die Einzelheiten des im Gelenk abgesetzten Armknochens sind anatomisch nicht korrekt gezeichnet. Illustrationen von Unterarmen mit Händen, auch Beinen und Füßen sind im C. Borgia auf Seite 44 dargestellt. In dem kolonialen C. Magliabechiano auf Seite 67 und 73 ist ein menschlicher Unterarm auf einer Tellerplatte abgebildet. Das obere Ende des Ulnarknochens ist sichtbar mit anatomischen Einzelheiten der Gelenkfläche wie der Incisura trochlearis semilunaris und dem Processus coronoideus ulnae.

Dokumente der spanischen Kolonialzeit berichten von einer Maßeinheit *cenmaitl*, einer Länge von 1 braza oder zwei varas, das sind 1,67m, die piktographisch mit einer Hand ohne Arm dargestellt wurde (Alonso 1989:187-189, 194). Dieses Maß ist etwa die Länge zwischen beiden Händen bei seitlich ausgestreckten Armen. Sahagún erwähnt wohl Arm- und Handlänge. Er geht aber nicht auf diese vom menschlichen Körper bestimmten Maße ein.

Für die anatomische Gliederung des Beins bestehen ebenfalls Abweichungen vom europäischen Gliederungssystem. Für das Bein gelten wahrscheinlich ähnliche Wahrnehmungen bezüglich der anatomischen Gliederung wie beim Arm. Der Oberschenkel allein und die gesamte untere Extremität werden mit *metztli*, bezeichnet, während *icxitl*, der Fuß ist. Es gibt eine Anzahl von Vokabeln die das Knie und den Unterschenkel betreffen. Für die Knochen des Unterschenkels sind die Wörter *tlanitztli* und *tlanitzquauhyo* bekannt. Molina sagt, daß der erste Terminus „das Schienbein des Beines", die Tibia, bezeichnet und das zweite Wort ebenfalls für das Schienbein benutzt wird. *Tlanitzquauhyo* bedeutet auch Schienbeinknochen. Der zweite Knochen des Unterschenkels, das Wadenbein, die Fibula, wird nicht erwähnt. Die Wortanalyse bestätigt, daß damit nur der kräftige, dicke Knochen des Unterschenkels gemeint ist. In gleicher Weise wird der gesamte Unterschenkel mit Weichteilgewebe, Muskeln, Nerven, Gefäßen, Haut und anhängendem Fuß als *tlanitztli* bezeichnet. Die beiden Knochen des Unterschenkels sind ebenfalls eine funktionelle Einheit durch eine verbindende bindegewebige Membran. Der Tibialknochen ist wichtig für die Bewegungen des Knies. Der dünnere Fibularknochen bildet den

Hauptanteil des Fußgelenks. Sein unterer Anteil formt den Außenknöchel. Das Fehlen einer Information dazu ist nicht erklärbar. Zumal die Azteken den Beinen viel Aufmerksamkeit widmeten. Sie waren sehr besorgt, ihre Beine und die Füße gesund und funktionsfähig zu erhalten. Dies wird verständlich, wenn man sich vor Augen hält, daß es keine Lasttiere und Fuhrwerke gab. Die Überwindung von Entfernungen, mit oder ohne Lasten, beruhte allein auf den menschlichen Kräften, das heißt auf der gesunden Funktion der Beine und der Füße. Die weiten Handelswege und Entfernungen vom mexikanischen Hochland bis zu den Küstenländern, ohne Hilfe von Tieren und anderen Hilfsmitteln, mußten die Menschen zu Fuß überwinden.

Sahagún war sich bewußt, daß bestimmte Körperteile für die Azteken eine magische Bedeutung hatten. So berichtete er im C. Florentinus an anderer Stelle, daß sich die jungen Krieger Schutz und Erfolg im Krieg von dem Besitz des Haares oder des Mittelfingers einer im Kindbett verstorbenen Frau erhofften und mit allen Mitteln versuchten in den Besitz einer derartigen Trophäe zu gelangen. Diebe anderseits wollten eher den linken Unterarm dieser Frauen, den sie als magischen Gegenstand betrachteten, weil sie glaubten, daß die Bestohlenen beim Anblick des Armes in Ohnmacht fallen würden und sie so leichter ihre Raubzüge ausführen könnten (Dibble und Anderson 1969 Teil 7, Buch 6, Kap. 29, S.162).

Der Unterschenkel und seine Knochen haben eine besondere mythische Bedeutung im Denken der Azteken. Der „omnipotente Gott, der Herrscher, Zauberer und Krieger" (Miller und Taube 1993:164) Tezcatlipoca, hatte nur ein intaktes Bein das andere war teilamputiert. Der Gott verlor seinen Fuß in einem Kampf mit dem Erdungeheuer. So fehlt ihm ein Teil des Unterschenkels und des Fußes. Der Gott ersetzte den fehlenden Teil durch einen Spiegel (Abb. 18). Es gibt keine Angaben, daß dem Bein und Fuß dadurch eine besondere ideologische und magische Bedeutung zukam.

5.8. Aufbau, Linguistik und Grammatik in der anatomischen Terminologie der Azteken

Mit der Einführung in die Anatomie der Azteken wollte Sahagún gleichzeitig in seiner Aufstellung grammatikalische und sprachliche Besonderheiten der aztekischen Sprache festhalten. Er verfolgte sein Vorhaben sehr konsequent jeweils mit Substantiven, Adjektiven und Verben zu den Körperteilen, um den Reichtum der Ausdrucksform in der aztekischen Sprache zu demonstrieren (Dibble und Anderson Teil I, 1982:73).

Der lange und ausführliche Bericht bringt viele Wörter in den verschiedensten grammatikalischen Formen. Häufig werden Bezeichnungen in den einzelnen Paragraphen wiederholt. Hauptsächlich betreffen diese Wiederholungen Begriffe, die sich auf allgemeine Gewebsformen, Körperfunktionen, Körperflüssigkeiten und Ausscheidungen beziehen. Die Anzahl der beschreibenden adjektivischen Vokabeln ist begrenzt und führt zu einer formalen rigiden Sprache, die die Übersetzung und damit das Verständnis der Aussage beeinflußt. Diese Sprache erschwert die Identifikation der Organe und ein klares Erfassen des Ausgesagten. Gelegentlich finden sich bei den sekundären Informationen zur Funktion, zu Schönheitsidealen und zur Traumatologie Hinweise, die die Bestimmung des anatomischen Organs erleichtern und bestätigen. Die anatomische Terminologie erweitert sich damit jedoch nicht.

Es wird klar zwischen tierischen und menschlichen Körperteilen unterschieden, in dem das Possessivpronomen „unser" to- hinzugesetzt wird mit der entsprechenden Possessivendung, wenn vom Menschen gesprochen wird. Molina weist in seinem

Prolog auf diese Besonderheit hin, betont aber, daß die Vokabeln auch in der „Absolutform" gebraucht werden. Gelegentlich wird die dritte Person im Singular benutzt, besonders wenn von weiblichen Organen gesprochen wird. So wird auch klar, daß unter Sahagúns Informanten keine Frauen waren. Die sprachliche Feinheit der Zuordnung wird bei der Übersetzung übernommen.

Beispiele für die grammatikalischen Aspekte des Berichtes sind die Anwendung unterschiedlicher Pronominalpartikel, die verschiedenen Verbformen und der Einsatz von Verbalnomina in verschiedenen Formen. Wortkompositionen sind sehr häufig. Sie zeigen einen relativ engen Sprachumfang für die Anatomie. Während sich ein Teil der Zusammensetzungen erklären läßt, wie zum Beispiel Wörter mit der Silbe *ten-* von *tentli*, Lippe oder Rand, sind andere Wortzusammensetzungen weniger geklärt, zum Beispiel wenn die Endsilbe *-yacac* benutzt wird um Spitze oder Ende, aber vielleicht auch eine Kante, auszudrücken. Die Endsilbe *–quauhyotl* Stab oder Festigkeit wird von Sahagún selbst im Hinblick auf die Übersetzung erklärt. *Quauhyotl* wird im Zusammenhang mit der Gewebsfestigkeit durch den unterliegenden Knochen benutzt. Der Hinweis Sahagúns, daß *omitl* und *quauhyotl* als Synonyme für den Knochen gebraucht werden, vereinfacht das Verständnis einzelner Begriffe.

5.9. Das anatomische Wissen der aztekischen Ärzte

Bernardino de Sahagún erwähnt in seinem Werk, daß in Mexiko die Tolteken (900 – 1100 Chr.) als Erfinder der ärztlichen Kunst angesehen wurden und daß die mythischen Personen Oxomoco, Cipactonal, Tlatetecui und Xochicaoca sich zuerst mit der Medizin und Heilkunst befaßten (Dibble und Anderson 1961, Buch 10, Kap. 29:167). Er berichtet, daß die Ärzte zu den Handwerkern gezählt wurden. Der Arztberuf war ein Lehrberuf. Männliche und weibliche Ärzte versorgten die Kranken. Sie hatten unabhängig vom Geschlecht die gleichen Krankheiten und Verletzungen zu behandeln (Schultze Jena 1952: 57, 77).

Der Franziskanermönch Alonso de Molina (ca. 1513 – 1579) bestätigt, daß ein *ticitl*, ein Medicus, ein Arzt und Zauberer war. Er hatte möglicherweise die Funktion eines Medizinmannes oder war eine Person mit schamanistischen Fähigkeiten. *Ticitl* wurden auch die Verkäufer von Heilkräutern genannt. Aufgabe eines *ticitl* war es einen Aderlaß zu machen, Knochenbrüche zu richten, Wunden zu reinigen und Abszesse zu öffnen (Schultze Jena 1952:57, 77). Der *tepati* war ein „encantador el que no cura sino con palabras" (Siméon 1988) ein „medico, que cura" (Molina 1970). Nach Schendel (1968:47) war diese Person "a learned physician", der pharmakologische Heilmittel einsetzte. Medizinisch tätig war auch der *tepoxtlatl*, ein Priester mit einer besonderen Kenntnis der Gottheiten und ihrer Beziehung zu Krankheiten. Für chirurgische Eingriffe war der *toxoxotlaticitl* zuständig. Die Wundversorgung, Einrichtung von Verrenkungen und Behandlung von Frakturen übernahm der *teomiquetzani* oder *tepatitlztli*.

Hebammen, *temixiuitiani*, waren fähig, chirurgische Eingriffe vorzunehmen. Sie führten auch notfalls eine Embryotomie aus, um bei einem intrauterinen Fruchttod das Leben der Mutter zu retten (Sahagún 1989:112). Die Berufsliste ärztlich tätiger Personen läßt sich noch fortführen (Flores 1866, I:44 ff, Comas 1954:328; Guerra 1992:102).

Ihrem Wirkungskreis entsprechend hatten die aztekischen Ärzte offenbar ein aus der Erfahrung abgeleitetes Wissen der menschlichen Anatomie. Die ärztlichen Fähigkeiten beruhten auf einer Kenntnis durch die Praxis. Es gab keine systematische

Erkundung oder Forschung. Zwischen der erfolgreich eingesetzten Heilkräutermedizin, d.h. der pharmakologischen Kenntnis und dem geringen Interesse, das die Azteken der Anatomie entgegenbrachten, bestand ein deutlicher Gegensatz. Aztekische Ärzte nutzten nicht den Zugang zu Sektionsmöglichkeiten, der ihnen in Verbindung mit den Menschenopfern gegeben war. Sie waren sehr wahrscheinlich nicht daran interessiert, ihre chirurgische Kenntnis durch anatomische Sektionen zu erweitern (Schendel 1968:59).

5.10. Die Medizin der Azteken

Die medizinische Kenntnis der Azteken konzentrierte sich auf die internistische Behandlung der Krankheiten. Kräuter mit pharmakologischen Wirkstoffen waren die therapeutischen Mittel der Wahl. Sahagún hat eine lange Liste der Krankheiten und ihre Behandlungsmittel zum internen und externen Gebrauch erstellt (v. Gall 1997; Dibble und Anderson 1961, Buch 10, Kap. 28). Der Codex Cruz-Badianus ist ein gutes Beispiel für die genaue Kenntnis der pharmazeutisch nutzbaren Pflanzen, die die Azteken besaßen und einsetzten. Dieser Codex wurde 1552 geschrieben. Er gilt als das älteste medizinische Werk Amerikas (Palencia 1990:128). Die spanischen Wissenschaftler waren sehr interessiert an den mexikanischen Heilpflanzen. Wir wissen das durch die in Europa zirkulierenden Kopien des Codex. Eine dieser Kopien ist in der Königlichen Bibliothek von Windsor erhalten. Die Forschungsarbeit von Francisco Hernandez, dem Arzt am Hofe des spanischen Königs, der im Auftrag des Königs 1570 nach Mexiko ging, um vor Ort die Pflanzenwelt und ihren Gebrauch in der Medizin zu erkunden, eröffnete der europäischen Medizin ebenfalls viele neue Heilstoffe. Sein Werk wurde 1651 veröffentlicht.

Im 16. Jahrhundert wuchs allgemein das Interesse an den Naturwissenschaften. Besonders der menschliche Körper und die Medizin bildeten einen Mittelpunkt der Forschung. Ein großes medizinisches Interesse bestand auch in Mexiko. Dort erschien 1570 das Werk des Francisco Bravo betitelt „Opera medicinalia". Es beschreibt in lateinischer Sprache die klassischen Medizintheorien von Galenus (Galenos von Pergamon ca. 130 – 200 n. Chr.) und Hippokrates (460 – 370 v. Chr.) und geht kurz auf die medizinischen Kräuter der Azteken ein, die Eingang in die europäische Medizin gefunden haben (Palencia 1990:129,130). Bravos Werk gibt in einer Skizze auch die Vorstellungen zum Gefäßsystem im Brustbereich nach den damaligen Vorstellungen wieder (Nachdruck 1970: 139v). Das Bild geht zurück auf eine Zeichnung aus dem 1543 in Basel erschienenen Buch „De Humani corporis fabrica Libri septem" von Adreas Vesalius (1514–1564). Vesalius lehrte in Padua Anatomie.

5.11. Anatomie als Wissenschaft der Azteken?

Heutige Forscher beurteilen die anatomischen Kenntnisse der Azteken sehr unterschiedlich. Die aztekische Medizin verknüpft religiöse Ideen mit der Krankheitsentstehung und Therapie. Es sind Gedankengänge, die allgegenwärtig in der Welt sind. Die Kenntnis der menschlichen Anatomie beruhte zunächst auf den Beobachtungen bei den zahlreichen Menschenopfern mit der Zerstückelung der Opfer zur Zubereitung ritueller Speisen (Guerra 1966:323). Menschliche Körperteile, Schädel und die Knochen sind Motive zahlreicher Kunstgegenstände. Sie werden als Zeichen einer „anatomía artística" gedeutet (Ocaranza 1995:41). Nach Manzanilla war generell die Observation der gesunden und kranken Menschen, auch die der menschlichen Opfer, die alleinige Quelle zur Kenntnis vom Bau des menschlichen Körpers und seiner

Funktion (1979:335, 336). Die Azteken beschäftigten sich, soweit bekannt ist, nicht mit einer systematischen Untersuchung des menschlichen Körpers. Eine medizinische Wissenschaft wie die der alten Welt, die mit Beobachtungen, praktischen Forschungen an Leichen und Experimenten Wissen und Erfahrungen sammelte, und diese über Zeit und Raum schriftlich festgehalten hat, ist von den Azteken an Hand der Quellenlage nicht gegeben.

Dibble und Anderson haben Sahagúns Codex Florentinus aus dem Aztekischen ins Englische übersetzt. Sie kommentieren zum 10. Buch, Kapitel 27: „Information on Nahua ideas of anatomy comes mostly through the sixteenth century vocabularies to our disposition. They were compiled by Spaniards trained to medieval traditions. Knowledge of anatomy was limited and inaccurate. In addition, what the Aztecs saw or looked for can only be guessed. Hence many questions which arise in chapter XXVII cannot be satisfactorily answered" (1961:95). Ähnlich schätzt A. Gerste das anatomische Wissen der Azteken ein (nach v. Gall 1997:87). Auch Sudhoff beurteilte die aztekischen Menschenopfer als nicht sehr förderlich für die Kenntnis der menschlichen Anatomie (1922:36,37). Anders lautet August von Galls Urteil, wenn er schreibt: "Eines steht jedoch fest: die „principales", die sicher hoch gebildet und geistig geschult waren, kannten den menschlichen Körper auch innerlich aus der Praxis ihres Heidentums in ihren priesterlichen und medizinischen Schulen und aus der Küche ihrer Gattinnen. Sie verstanden sicher auch den Inhalt von Cap. 27 in ihrer Bilderschrift wiederzugeben und darzustellen" (1997:87). Von Gall untermauert sein Urteil mit dem Hinweis auf die Bilder des C. Florentinus und auf ein Bild im C. Rios Folio 54r (Abb. 34). Dieses Bild hat eine große Ähnlichkeit mit den Tierkreiszeichenmännern der europäischen Aderlaßtafeln. Termer schätzt ebenfalls, daß der anatomische Wissensstand in vorspanischer Zeit sehr hoch war (1961:247,248). Die anatomischen Kenntnisse der Azteken gefördert durch die Menschenopfer beurteilt auch Thiemer-Sachse vergleichsweise höher als das anatomische Wissen des alten Roms und des mittelalterlichen Europas (1978:131).

Einen sprachvergleichenden Zugang zur aztekischen Anatomie benutzen Rogers und Anderson (1965/66). Sie stellen das anatomische Vokabular der Azteken mit den anatomischen Begriffen vier nordeuropäischer Sprachen, altenglisch, altskandinavisch, altnorwegisch und althochdeutsch, gegenüber und stellen fest, daß die aztekische Terminologie für die inneren Organe, statistisch gesehen, sehr dürftig ist, aber bezüglich der Gliedmaßen, des sensorischen Systems, der Fortpflanzungsorgane und der Knochen ein erheblicher und repräsentativer Wortschatz besteht. Bei dieser Untersuchung ist nicht klar, ob es sich tatsächlich um zeitgleiche Sprachen handelt. In Europa war Latein die lingua franca der Zeit und auch die Sprache der Wissenschaft. Sie wurde auch von den gebildeten medizinisch geschulten Personen benutzt. Diese Sprache unterschied sich wesentlich von der ortsüblichen Sprache und der alltäglichen Sprache. Berücksichtigt werden bei einem derartigen Vergleich auch nicht der unterschiedliche Aufbau der Sprachen, die Methodik der Vokabelsammlung und die möglicherweise bestehenden differierenden Körperkonzepte. Guerra weist darauf hin, daß zwischen Molinas und Sahagúns anatomischem Vokabelschatz erhebliche Unterschiede bestehen (1966:323, 1992:164). Beide umfassen zusammen etwa 240 Begriffe.

Martin del Campo hebt besonders die Schwierigkeit hervor, anatomische Begriffe des Nahuatl zu sammeln (1956). Die Quellenlage ist dürftig und unzureichend. Del Campo erörtert die Frage der anatomischen Kenntnisse der Informanten und auch

ihrer Fähigkeit zur anatomischen Präparation und Sektion. Laien und nicht wissenschaftlich Geschulte begegnen der wissenschaftlichen Anatomie oft mit Fehlinterpretationen und Mißverständnissen. Weder Sahagún noch seine Informanten waren professionell medizinisch ausgebildete Personen, weder aus der Sicht der Europäer noch aus der Sicht der Azteken, wie sich aus den Angaben Sahagúns über seine Informanten und der Aufstellung selbst erschließen läßt.

Ein anatomisches Kompendium aus der vorspanischen Zeit, also ein bilderhandschriftliches Zeugnis zur aztekischen Anatomie, gibt es nicht. Antonio de León y Gama (1735 – 1802) hat für seine Studien zur aztekischen Wissenschaft sehr altes bilderhandschriftliches Material heranziehen können, das uns nicht mehr zugänglich ist (Guerra 1966:318). Berichte zur Anatomie werden aber nicht erwähnt. Sahagún war der Erste, der sich systematisch mit dem aztekischen Konzept zur menschlichen Anatomie befaßte. Seine Ausführungen stammen jedoch aus der Kolonialzeit. Wenn auch das Vokabular auf die vorspanische Zeit verweist, so wurde der Wortschatz erst nach der Eroberung unter europäischem Einfluß in den Jahren zwischen 1543 bis 1569 gesammelt und aufgeschrieben.

Die Franziskanermönche hatten schon sehr früh in Santiago Tlatelolco eine Schule, das Colegio de Santa Cruz, für die Söhne der indianischen Elite gegründet. Die Erziehung und der Lehrplan für die indianischen Schüler richteten sich nach europäischen Vorbildern. In der Schule in Santiago Tlatelolco gab es Unterricht im Schreiben, in Latein, Philosophie und naturwissenschaftlichen Fächern, auch die medizinischen Theorien Europas wurden gelehrt (Fernández del Castillo 1964:226; Farill 1952:507). Es ist anzunehmen, daß für die naturwissenschaftliche Unterweisung Plinius' Werk „Naturalis Historiae libri XXXVII" (vgl. König und Winkler 1973, Caius Plinius Secundus der Ältere (23- 79 n.Chr.)) als Unterrichtskonzept mit seinen ausführlichen Niederschriften zur Botanik, Zoologie und zu den Heilmitteln benutzt wurde. Während seines Aufenthaltes in Tlatelolco unterrichtete Sahagún am Colegio de Santa Cruz. Ein Teil seiner Aufzeichnungen über das Leben der Indianer beruht auf der Zusammenarbeit mit seinen Schülern (León–Portilla 1999:15). Sahagún selbst berichtet, daß ihn vier Absolventen des Colegio, die er seinerzeit in Tlatelolco unterrichtet hatte, unterstützten, als er in Tepepulco seine Befragungen der 10 bis 12 ausgesuchten, alten mit der Vergangenheit vertrauten Männer der indianischen Oberschicht begann. Sahagún weist daraufhin, daß der örtliche Herrscher Diego de Mendoza unter diesen Informanten war und seine Assistenten zur Elite des Landes gehörten (Dibble und Anderson, Prolog Buch II, 1982:54).

Über den europäischen Einfluß der Berichterstattung spricht López Austin (1980:99, 49, 28). Sein Zugang zur aztekischen Anatomie verbindet den menschlichen Körper mit der Etymologie anatomischer Terminologie, religiösen, sozialen und kosmologischen Vorstellungen. Diese Vielfalt der Aspekte führt jedoch keinesfalls zu einer Verbreiterung unseres Wissens über die menschliche Anatomie aus der Sicht der Azteken. Anpassungen an europäische Formulierungen und Denkmodelle demonstrieren gemäß Anderson eindeutig den spanischen Einfluß in Sahagúns Aufzeichnungen (1960:40).

Die Azteken besaßen eine außerordentliche Erfahrung in der praktischen Medizin und der Heilkunst. Viele Berichte der Spanier bestätigen, daß es in der Neuen Welt eine erstaunlich wirksame Kräuterheilkunde gab mit weitaus größeren Heilkräften als der Europas. Der Markt von Tlatelolco hatte eine besondere Abteilung mit Verkaufsständen der Kräuterkundigen. Dort konnte man alle Heilkräuter und Heilwurzeln des

Landes kaufen (Cortés 1988:132; Díaz del Castillo 1982, I:180). Die Mediziner in Europa blickten voller Interesse auf die neuen Möglichkeiten der Krankenbehandlung mit aztekischer Kräutermedizin, wie der C. Cruz Badianus und die Aufzeichnungen des reisenden Arztes Fernando Hernandez und auch Sahagúns erkennen lassen.

Den europäischen, auch den spanischen, Wissenschaftlern war die anatomische Wissenschaft der Azteken jedoch von geringer Bedeutung. Seit dem 13. Jahrhundert wurden in Europa, besonders in Italien, die Naturwissenschaften, auch die Anatomie des menschlichen Körpers, zunehmend Gegenstand der Forschung. Für Mexiko ist der Kenntnisstand der Anatomie zur Zeit der spanischen Eroberung kaum dokumentiert. Es gibt einige Bilder in den mexikanischen Bilderhandschriften mit anatomischen Details des menschlichen Körpers. Diese spezifischen Organdarstellungen sind überwiegend mit Ritualhandlungen der Götter verbunden. Ein sogenanntes *tici amatl*, ein Bildatlas zur menschlichen Anatomie, ist uns nicht erhalten und wir wissen nicht, ob es ein Buch derartigen Inhalts überhaupt gab.

5.12. Gab es ein vorspanisches *tici amatl*?

In den wenigen Bilderschriften aus der Zeit vor der Eroberung wird von der Geschichte, von Genealogien und von religiösen Dingen gesprochen. Es gibt außerdem Wahrsagebücher, Tributlisten und kartographische Bilderhandschriften. Alle diese Bücher enthalten Bilder mit anatomischen Motiven. Einige der Bilder entsprechen anatomischen und medizinischen Tatsachen, wie sie im Bericht Sahagúns zur anatomischen Terminologie zu finden sind. Das kann für die Kenntnis des Klassifikationssystems hilfreich sein. Die Frage eines *tici amatl* mit anatomischem Inhalt, wie es angefordert wird, ist dadurch nicht zu klären. Der Aufbau eines solchen, hätte es denn ein solches gegeben, würde wahrscheinlich nicht der anatomischen Ordnung Sahagúns entsprochen haben.

Für einen anatomischen Bildatlas in Bilderhandschrift mußten die Bilder Piktogramme sein, also Bilder mit denen die Botschaft des Dargestellten allein das dargestellte Objekt meinte. Lediglich die Untersuchung anatomischer Fakten, also das anatomische Objekt war wichtig. Mit einer symbolischen Bedeutung kann eine gewisse Abstrahierung in der Darstellung einhergehen. Die Anatomie des Organs bleibt aber als Symbol unverändert. Ob das Herz dargestellt ist als Symbol für die Nahrung der Götter, als Schmuck des Todesgottes oder als anatomisches Präparat, das Herz ist in erkennbarer konventioneller Form abgebildet.

Für die aztekischen Ärzte bestand eigentlich keine Notwendigkeit eines Anatomiebuches, da sie vorwiegend mit der Kräutermedizin eine internistisch ausgerichtete Tätigkeit ausübten. Tatsächlich „verstanden die Azteken unter Heilkunst vornehmlich das Wissen um die Wirksamkeit der Kräuter" (Thiemer-Sachse 1978:157). Das Wissen zur Wirkung der Heilkräuter und ihr Sammeln setzte keine anatomische Kenntnis voraus. Chirurgische Eingriffe wurden nach der Erfahrung behandelt. Ihnen lagen nicht die Detailkenntnisse eines intensiven Anatomiestudiums zu Grunde. Das Heilwesen und der Heilberuf waren Lehrberufe, bei denen die Kenntnisse durch mündliche und praktische Anweisungen erlernt wurden. Wenig wahrscheinlich ist daher ein „Lehrbuch", da die Lesung und Interpretation von Bilderhandschriften einem besonders geschulten Personenkreis vorbehalten war.

5.13. Das anatomische Anschauungsmaterial der Azteken
Die Wandmalereien von Teotihuacan zeigen Bilder medizinischen Inhalts und ärztlicher Tätigkeit. Eine Zahnbehandlung, die Einrichtung eines geschlossenen Knochenbruchs und vielleicht eine Augenuntersuchung werden gezeigt (Pastory 1976: Abb. S. 315, und Abb. 36). Außerdem wird von dem Bild einer Schädeloperation, einer Trepanation, berichtet (Manzanilla 1979:339, 342). In Mexiko bestätigen archäologische Schädelfunde mit Trepanationsöffnungen derartige operative Eingriffe seit dem Präklassikum. Es handelt sich wahrscheinlich bei einigen Trepanationen auch um operative Versorgungen nach Verletzungen. Ein Schädel zeigte Glättungen der Knochenränder, also eine gewisse Knochenregeneration, als Zeichen längerer Überlebenszeit nach der Operation (Romero 1970:58-64).

Im Codex Rios, entstanden ca. 1576, jetzt in der Bibliothek des Vatikans, gibt es eine Zeichnung mit dem Frontalbild eines unbekleideten Mannes, dessen Körperteile mit den Tageszeichen des aztekischen Kalenders verbunden sind (Abb. 34). Das Bild hat sehr viele Ähnlichkeiten mit dem „Kalendermann" europäischer Bildtafeln (Abb. 35), auf denen die Stellen zum Aderlaß zusammen mit den Sternzeichen des Zodiakalkreises gezeigt werden (Herrlinger 1967a:31). Die Tageszeichen könnten im Zusammenhang mit Aussagen zum Krankheitsverlauf stehen. Diese Bilder aztekischer Anatomie sind sicher von besonderem Interesse für die europäischen Wissenschaftler. Sie werfen interessante Fragen zu Ähnlichkeiten der Medizin in der Alten und Neuen Welt auf. Ein kulturelles Übernahmephänomen ist jedoch wenig wahrscheinlich. In einigen der wenigen erhaltenen vorspanischen Bilderschriften, wie dem C. Borgia (Abb. 24) und dem C. Fejérváry Mayer (Abb. 18), gibt es Bilder, die göttliche oder menschliche Körperteile mit den Tageszeichen in Beziehung setzen (vgl. Viesca, Aranca und Ramos 1999:143-158). Derartige Vorstellungen zwischen Körper, Zeit und Göttern sind ein sehr verbreitetes Gedankengut der Menschheit.

5.14. Sahagúns Bericht und die Organe in der darstellenden Kunst
In vorangehenden Ausführungen wurde die Problematik von Organbestimmungen durch die Linguistik diskutiert. In der Kunst wird die Organbestimmung durch künstlerische Konvention und Abstraktion erschwert. Einzeldarstellungen von Organen wie dem Herzen sind leicht zu identifizieren. Das Herz zusammen mit den beiden Lungenflügeln als anatomisch zusammenhängendes Organpaket ist schwieriger zu erkennen. Lungen werden in den vorspanischen Bilderschriften häufig als zwei isolierte Lappen zu beiden Seiten des Herzens gemalt (Abb. 5). Der Darm wird als Strick oder Kordel gradlinig dargestellt (Abb. 28), nur in dem kolonialen C. Rios (Abb.29) ist ein Darmkonvolut zu sehen.

Herz, Lungen und Darm sind die inneren Organe, die die vorspanischen aztekischen Künstler als Themen des menschlichen Körpers verwendeten, wobei die Lungen lediglich ein Begleitaspekt der Herzdarstellung sind, ebenso wie die Gefäßabgänge des Herzens.

Abbildungen der menschlichen Leber sind aus den vorspanischen Kodizes meines Wissens nicht bekannt. In der darstellenden Kunst gibt es ebenfalls keine Darstellungen von Gebilden, die anatomisch etwa der menschlichen Leber entsprechen und als solche gedeutet werden könnten. Zwei menschengroße Keramikfiguren, Tzitzimitl-Figuren (Klein 2000) oder Darstellungen des Mictlantecuhtli (López Lujan et al 1996), wurden bei Grabungen im Templo Mayor von Tenochtitlan/Mexico City gefunden. Diesen Figuren hängen aus dem Brustkorb dreigelappte, symmetrische Gebilde

(Abb. 33). Diese dreilappigen, glockenförmigen, symmetrischen Gebilde werden von einigen Autoren als Leber gedeutet (vergleiche hierzu López Lujan et al 1996, 2005, 2007). Von der anatomischen Sachlage aus können derartige symmetrische dreilappige glockenförmige Gebilde nicht als Leber gedeutet werden. Die symmetrische Form selbst, die Lokalisation der dreilappigen Gebilde und die Konsistenz der Leber sprechen gegen eine derartige Organbestimmung. Differentialdiagnostisch sind nach der Form das Herzlungenpaket oder das Herz mit anhängendem eröffnetem Herzbeutel zu erwägen. Eine Tzitzimitlfigur zeigt ebenfalls dieses Gebilde als Halsschmuck im C. Magliabecchiano (S.76). Ausdrücklich dazu wird im begleitenden Text beschrieben: „sino solo entero en los huesos y lleno de coraçones y de manos al rededor del pescueço y de la cabeça" (S. 75v). Schon E. Seler (1960, II:562) und A. Nowotny (1959:108) identifizierten an den Kriegertrachten des C. Mendoza derartige dreigelappte Gebilde als Herzsymbole. Sie sind in ihrer Form völlig identisch mit dem Gebilde, das den Keramikfiguren aus dem Brustkorb hängt. Diese dreigelappte Figuration entspricht tatsächlich in ihrer Form dem isolierten Herzlungenpaket. Auf Grund der Anatomie in Bezug auf Form und Lage, auf Grund der Quellenlage und auf der Basis weiterer Vokabelanalysen, wie sie auch hier vorgelegt wurden, ist die Deutung als Leber nicht zu stützen (Berger 2004, 2006). In Sahagúns Werk gibt es die Abbildung einer Vogelleber (Abb. 30). Wie klar zu erkennen ist, handelt es sich hier um ein vierlappiges asymmetrisches Gebilde. Es bestehen einige Ähnlichkeiten mit den Bildern der Leber aus den Werken von A. Vesalius. Die asymmetrische Silhouette unterscheidet sich aber deutlich von dem symmetrisch aufgebauten Herzlungenbild mit nur drei Lappen.

Sahagúns Text hebt die für die aztekische Gedankenwelt wichtigen menschlichen Körperteile durch kurze erklärende Anmerkungen hervor. Der Leber sind nur wenige Worte und eine dürftige Beschreibung gewidmet. Daraus kann gefolgert werden, daß die Informanten zu diesem Organ sehr wenig wußten. Ihnen war offenbar eine Verbindung der Leber mit religiösen und kosmologischen Vorstellungen besonderer Art unbekannt. Sahagún konnte möglicherweise diesbezüglich nachgefragt haben, falls er mit den Leberschauen zu Weissagungen in der Alten Welt bei den Ägyptern, Griechen und Römern vertraut war oder die Sage des Prometheus kannte und er ähnliches Gedankengut bei den Azteken vermutete. Ein Kommentar zur Leber fehlt bei Sahagún, obwohl ein solcher zum Beispiel beim Herz oder Gehirn gegeben wird, um diese Organe hervorzuheben.

5.15. Der Stand der Humananatomie in Europa als Hintergrund des Sahagúnschen Berichts

Berichte über die menschliche Anatomie sind schon aus der antiken und mittelalterlichen Welt bekannt. Es gibt viele Einzelbeobachtungen, aber ein zusammenfassendes Kompendium ist nicht überliefert. Galens anatomische Kenntnisse beruhten vorwiegend auf Beobachtungen bei Tiersektionen. Sektionen am Menschen waren seit dem 2. Jahrhundert n. Chr. verboten. Dieses Verbot bestand über Jahrhunderte. Bis in die erste Hälfte des 16. Jahrhunderts beherrschte die Medizintheorie des Galenus die Medizinische Lehre. Das anatomische Wissen zum Körper des Menschen war daher beschränkt. Der Hohenstaufer Kaiser Friedrich II von Sizilien forderte schon 1231 eine praktische Ausbildung der Ärzte in der menschlichen Anatomie, um Operationen zweckmäßig und richtig ausführen zu können (Michler 1967:42) und ordnete die Durchführung regelmäßiger öffentlicher Sektionen zur Weiterbildung der Ärzte an

(Haeser 1971, Bd. 1:733). Sektionen an Leichen widersprachen jedoch der kirchlichen Lehre. Daher bestanden die antiken Vorstellungen zur Anatomie noch lange fort. Erst im 14. Jahrhundert wurden mit kirchlicher Erlaubnis an den Universitäten Europas wieder Sektionen an menschlichen Leichen durchgeführt. In Spanien befand sich an der Universität von Lerida ein Zentrum dieser Forschungen. In Lerida wurden schon zum Ende des 14. Jahrhunderts, mit der Genehmigung der weltlichen und kirchlichen Obrigkeiten, Autopsien durchgeführt und der Aufbau des menschlichen Körpers studiert (Palencia 199:123). Mit dem Werk „Anathomia" des Mondino de Liucci (ca. 1275 -1326) aus Bologna wird die menschliche Anatomie wieder in den Mittelpunkt der Forschung gesetzt (Haeser 1971, Bd.1:744). Im Laufe des 16. Jahrhunderts entstanden genaue Beschreibungen des menschlichen Körpers. Leonardo da Vincis Skizzen zur Anatomie sind Beispiele für das außerordentliche Interesse die Körperstrukturen und die Funktion des Körpers genau zu verstehen (Herrlinger 1967b:80 f.). Das Werk von Andreas Vesalius „De Humani corporis fabrica libri septem", erschienen 1543 in Basel, bestätigt die profunde Forschung der Zeit und die genaue Kenntnis der menschlichen Anatomie, die auch durch spanische Ärzte, wie F. Bravo, nach Mexiko getragen wurde. Im Laufe des 16. Jahrhunderts wird die Wichtigkeit der anatomischen Kenntnisse für eine gute erfolgreiche Heilkunde immer stärker wahrgenommen und auch von den kirchlichen Autoritäten als nützlich für die Ausbildung der Ärzte angesehen (Haeser 1971, Bd.2: 34).

Während Sahagúns Lebzeiten erweiterten sich in Europa die Kenntnisse der Naturwissenschaften in einem bisher nicht erlebten Umfang. Es war die Zeit der großen Umbrüche in der Medizin durch neue Erkenntnisse und Entdeckungen in der Anatomie des Menschen. Andreas Vesalius verwarf in seinem Buch Galens anatomische Überlieferungen. Er präzisierte die anatomische Nomenklatur, die für Galen völlig unwichtig war. Mit Vesalius brach eine neue Ära der Humananatomie mit einer Fülle von Entdeckungen an, deren Summe das heutige anatomische Wissen ausmachen. Eine Übersicht zum Stand der menschlichen Anatomie und der Entdeckungen, die zu Lebzeiten Sahagúns gemacht wurden, findet sich bei Albrecht von Haller (Zanetti und Wimmer-Aechlimann 1968). In ganz Europa diskutierten Gegner und Befürworter öffentlich das neue Wissen, besonders Vesalius Veröffentlichungen (Haeser 1971; Bd. 2: 33–35). In welchem Maße auch Sahagún davon beeinflußt wurde, bleibt offen. Sporadisch werden ihn sicher Berichte dieser Diskussionen und weitgehenden Umwälzungen in der wissenschaftlichen Welt Europas erreicht haben. Mit seinem Beitrag zur mexikanischen Anatomie könnte er möglicherweise sein Interesse an diesen wissenschaftlichen Umwälzungen bekundet haben.

5.16. Die indianischen Informanten

Sahagún schrieb die erste Liste anatomischer Begriffe zwischen 1558 und 1561 in Tepepulco auf, einem Ort in der Nähe von Tezcoco. Hier versammelte er zwölf *principales,* ältere Indianer der höheren Gesellschaftsschicht, die aus eigener Erfahrung die vorspanische Lebensweise und Denkweise kannten. Diese Informanten diskutierten über alle möglichen Dinge des Lebens der Azteken, darunter auch über die Anatomie des Menschen. Bei seinen Aufzeichnungen wurde Sahagún von vier Indianern, Absolventen des Colegio de Santa Cruz, unterstützt. Diese Helfer waren von den Mönchen erzogen, des Schreibens und Lesens kundig und der aztekischen, lateinischen und spanischen Sprache mächtig (Garibay 1981 vol. 1:14; 105f). In Santiago de Tlatelolco ergänzte und überarbeitete er später seine Notizen mit Hilfe einer wei-

teren Gruppe von gebildeten Indianern und Schülern des Colegios, die ebenfalls eine dreisprachige Ausbildung hatten. Bei der Arbeit in Tlatelolco unterstützten Sahagún indianische „old physicians of Tlatelolco much experienced in medical matter" (Guerra 1966:318), deren Namen auch erwähnt werden. Die bekundete fachliche Hilfe betrifft aber nicht den anatomischen Bericht, sondern nur die pharmakologischen Aufzeichnungen des Kapitels 28, Buch 10, an dessen Ende Sahagún die Namen dieser mexikanischen Ärzte aufzählt. Im Hinblick auf eine derartige unabhängige Überprüfung ist gewährleistet, daß die im Kapitel 28 aufgestellten Vokabeln, die von Sahagún ins Spanische übertragen wurden, richtig in ihrer Bedeutung sind und für die Übersetzung des 27. Kapitels übernommen werden können.

Ein Schema zur Aufschlüsselung der Informanten für den medizinischen Teil von Sahagúns Werk findet sich bei López Austin (1980, I: vor S. 46). Für den anatomischen Teil mit der Aufzählung der Körperteile des Menschen, gibt es in keinem der erhaltenen Manuskripte weitere Hinweise auf namentlich bekannte Personen, die Sahagún als Informanten dienten.

Die Gliederung und der innere Aufbau der anatomischen Liste aus Tepepulco (Primeros Memoriales, C. Matritense de la Real Academia de la Historia fol. 82v-83v) blieb über die Zeit unverändert und ist wohl in allen Bearbeitungen und Ergänzungen beibehalten worden. Auch in dem Manuskript, das als Codex Florentinus bezeichnet wird, findet sich im Kapitel 27 die gleiche Organisation und Aufteilung. Erst wird das Sichtbare des Körpers besprochen. Es ist in den Paragraphen 2-10 enthalten. Dann wird das Unsichtbare in den Paragraphen 11 und 12 beschrieben. Die Einführung, Paragraph 1, berichtet über verschiedene Gewebsarten, Paragraph 13 informiert über die Besonderheiten der allgemeinen Anatomie. Es sind allgemeine Feststellungen zu den Gelenken, den Gefäßen, und zum Hohlraumsystem, und ähnlich, wie in dem einführenden ersten Abschnitt, wird über die Gewebearten gesprochen.

Der letzte, vierzehnte Paragraph befaßt sich mit den menschlichen Ausscheidungen und *alahuac*, dem Schleim. Dieser Ausdruck mag parallel zu den „Säften" in der europäischen Medizin der damaligen Zeit stehen. Die wenigen Angaben dazu lassen vermuten, daß im Gedankengut der indianischen Bevölkerung die „Lehre von den Säften" nicht besonders vertieft war. Die Informanten hatten offenbar gedanklich weniger Zugang zu diesem Komplex der Medizin als zu den Gelenken und zur Körperhülle, wie die Summe der benutzten Vokabeln anzeigt.

Die mehrfache Wiederholung beschreibender Einzelheiten verschiedener anatomischer Begriffe, wie zum Beispiel die Benutzung unterschiedlicher Vokabeln für die Farbe rot und die Umschreibung einiger anatomischer Details mit verschiedenen Vokabeln gibt auch eine Besonderheit der aztekischen Sprache wieder. Letztendlich wird damit das anatomische Repertoire nicht erweitert.

Die anatomische Aufstellung zeigt ein wohl durchdachtes Konzept. Sahagún hatte offenbar schon zu Beginn seiner Materialsammlung eine bestimmte Idee und einen festen Plan, dem er über die Jahre folgte. Erkennbar ist aber auch, daß den indianischen Informanten eine Teilhabe an der Systematik des anatomischen Berichtes zuzuschreiben ist.

5.17. Die Wahrnehmung anatomischer Konzepte bei den Azteken und Sahagúns Fragestellung

Da bekannt ist, daß Sahagún ein Fragesystem für seine Materialsammlung entwickelt hatte, ist es schwierig Charakteristiken des vorbestehenden aztekischen Sy-

stems von den Einflüssen der Sahagúnschen Ordnung, das heißt von den europäischen Ordnungsprinzipien zu trennen. Die Form, wie die Anatomie dargestellt ist, findet Parallelen in der europäischen Wissenschaft. Die Ordnungssysteme der aztekischen und der europäischen Anatomie ähneln sich mit ihrer linearen hierarchischen Struktur. Selbst der gesamte Komplex einer anatomischen Systematik kann das Ergebnis einer Serie vorformulierter Fragen sein, für die nur eine Antwort adäquat war. Es gibt ein Ungleichgewicht in der Informationsdichte. Gelegentlich finden sich viele Details zum menschlichen Körper, die daran denken lassen, daß sich in diesen Abschnitten unabhängige Gedanken zur vorgegebenen anatomischen Ordnung widerspiegeln. Die sorgfältige Berichterstattung zum Haar mit einer Fülle von verschiedenen Einzelheiten gibt eine kulturelle Eigenheit der Azteken wieder. Sie beschäftigten sich sehr mit der äußeren Erscheinung, mit der Kleidung und der Haartracht. Die Haartracht gab Auskunft über die gesellschaftliche Position und den Erfolg im Leben. Indirekt wurde das äußere Erscheinungsbild mit psychologischen Verhaltensweisen in Verbindung gebracht. In der europäischen Anatomie wird der normale Haarwuchs registriert. Ihm wird aber wenig Bedeutung zugemessen. Lediglich in der Pathologie gewinnt das Behaarungsmuster bei bestimmten Erkrankungen eine diagnostische Bedeutung.

Einigen Regionen des Körpers wird mit einer genauen anatomischen Analyse mehr Beachtung geschenkt als anderen. So gibt es für die Analregion fünf verschiedene Vokabeln, die gewöhnlich mit Anus übersetzt werden. Aber die verschiedenen Aussagen und Begriffskombinationen lassen vermuten, daß unsere Übersetzung zu eng gegriffen ist und möglicherweise Anus, Enddarm und Analumgebung, in einer für uns nicht erfaßbaren Gliederung, beschrieben werden und vielleicht auch Funktionszustände mit in die Bezeichnung eingeschlossen sind.

Auch die Beschreibung des Halses und Nackens weisen auf eine abweichende Gliederung hin. Die Azteken hatten ein Sprechorgan ermittelt, daß in den hinteren Rachenraum projiziert war und die Uvula, die Rachenenge und den Kehlkopf umfaßte, aber wohl nicht die tieferliegenden Stimmbänder einschloß. Es ist fraglich, ob die Stimmbänder als anatomische Region überhaupt wahrgenommen wurden. Sie sind beim Lebenden nur über Hilfsmittel einsehbar.

August von Gall erwähnt den rituellen Kannibalismus der Azteken. Der anatomische Bericht über dicke Muskelschichten einiger Körperteile weist indirekt darauf hin, daß diese Teile bevorzugt für derartige Rituale benutzt wurden. Es gibt archäologische Hinweise darauf, daß das Fleisch der Extremitäten gegessen wurde, wie Messerschnitte und Zahneindrücke an den langen Knochen erkennen lassen (Mexicon vol. XXVIII, 2006:85). Mit diesem Hintergrund wird die dargestellte Aufteilung der Arm- und Beinabschnitte in dicke und dünne Abschnitte, das heißt in muskelreiche, fleischreiche und muskelarme Teile, sinnvoll und eine derartige anatomische Untergliederung verständlich. Die erhaltenen Bilderhandschriften unterstützen mit ihren Darstellungen diese Gedanken zum aztekischen anatomischen Gliederungssystem.

Die aztekischen Vorstellungen zum Knochensystem wurden ausführlich diskutiert. Die wiederholte Erwähnung des Knochenmarks mag darauf verweisen, daß bei dem rituellen Fleischverzehr auch das Knochenmark verzehrt wurde, welches, wie berichtet wird, aus dem Knochen als ölige Flüssigkeit herausgepreßt wird. Die überlieferten Bilder deuten ebenfalls auf den Verzehr hin, weitergehende Fakten dazu liegen in den untersuchten Quellen nicht vor.

Die Dokumentation der inneren Organe ist gegenüber der sichtbaren äußeren Anatomie weniger ausführlich und war für die Azteken eher unbedeutend. Die Inaugenscheinnahme und Beobachtung der Brustorgane und der Bauchorgane beschränkte sich auf die Eingriffe bei den Opferungen. Aus den Beobachtungen der Körperreaktionen bei den Opferungen war auch die lebenswichtige Funktion der Lunge für die Atmung und die Aktion des Herzens für das Leben erschlossen und wurde entsprechend in Sahagúns Bericht gewürdigt. Zur Topographie der Organe fehlen Aussagen, selbst die Zweiteilung des Körperinneren in eine Brust- und in eine Bauchhöhle durch das Zwerchfell wird ausgelassen. Die Aufstellung zur Anatomie bringt ebenso wie die untersuchten Bilderhandschriften keine überzeugenden Hinweise, daß die Leber und die Milz in den religiösen Vorstellungen, Ritualen und Opfern wesentlichen Anteil hatten oder ihre Funktion genauer bekannt war. In der Gedankenwelt der Azteken spielte das Studium dieser Organe und das Wissen um ihre Anatomie eine sehr untergeordnete Rolle. Die Milz ist ein sehr blutreiches Organ, trotzdem fand sie offenbar keinen Eingang in die Rituale. Sie wird bei Sahagún nicht erwähnt. Einige Forscher sehen in der Leber ein Organ von besonderer spiritueller Bedeutung, weil sie als Gegenpol des Herzens agiere, da sie nur durch das Zwerchfell getrennt unter dem Herzen liegt (Viesca et al 1999:155). Die Leber soll mit der Unterwelt Mictlan, dem Ort der Toten und dem Gott der Toten, Mictlantecuhtli verbunden sein (López Lujan und Mercato 1996). Weder Sahagúns Vokabular noch die vorspanischen Bilderhandschriften mit Bildern anatomischen Inhaltes bestätigen oder unterstützen derartige gedankliche Verbindungen, zumal das Zwerchfell nach Sahagúns Aufstellung gar nicht als trennende anatomische Struktur wahrgenommen wurde.

Im Kopf und im Gehirn wurden der Verstand und das Bewußtsein lokalisiert. Das Herz war der Sitz des Lebens und der Gefühle. Diese Unterscheidung wird von López Austin als ein Fremdfaktor und als Zeichen des europäischen Einflusses angesehen, da die Azteken das Herz als Ort des Bewußtseins sahen, wie er ausführt (1974:214). Daß das Leben von der Herztätigkeit abhängig ist, war ein auch für die Azteken unumstößliches Faktum, das bei jedem Herzopfer beobachtet werden konnte. Bei den Opferhandlungen wurden das Herz oder das Herzlungenpaket entfernt, was den sofortigen Todeseintritt bewirkte (vgl. Berger 2004:106-110, 2006:50-51). Das zentrale Nervensystem und damit die Wahrnehmungsfähigkeiten und die Bewußtseinslage der Opfer wurden bei den Opfervorbereitungen durch Alkohol und bewußtseinstrübende Mittel beeinflußt und blockiert (Berger 1997:17,25). Allein diese Opfervorbereitung läßt erkennen, daß im vorspanischen Mexiko zwischen beeinflußbaren Wahrnehmungsfähigkeiten im Gehirn, die den Verstand ausmachen, und lebensnotwendiger Funktion des Herzens, die durch diese Alkoholgaben nicht gestört wurde, durchaus differenziert wurde.

Sahagún berichtete nicht über die großen Blutgefäßstämme, obwohl in den Bildern der alten vorspanischen Quellen das Herz auch mit den abgehenden großen Blutgefäßen gezeigt wird. Die großen Gefäßstämme und die Hauptschlagader waren diesen Bildern zufolge bekannt, ebenso wie das subepikardiale Fettgewebe. Die Indianer machten nur kurze Angaben zum Herzen, seiner Form, Funktion und seiner Wichtigkeit für das Leben. Auf anatomische Einzelheiten des Herzens geht Sahagún nicht ein.

5.18. Das Klassifikationssystem in der Anatomie der Azteken

Ein Aspekt der Anatomie ist ihre Verbindung zum erkrankten Körper. Das Wissen vom Aufbau des Körpers ist in der Medizin wichtig, um Krankheiten gezielt zu therapieren und den Heilungsverlauf zu verfolgen. Daneben sind auch andere Aspekte der Natur und des Lebens bestimmend für die anatomischen Kenntnisse. Die anatomische Wissenschaft der Azteken betont die Form und die Architektur des menschlichen Körpers. Im Vergleich mit den Menschen der Umgebung kann die eigene Erscheinung kontrolliert werden. So werden auch der eigene Körper und seine Anatomie wahrgenommen. Sahagúns Bericht umfaßt daher nicht nur die anatomischen Begriffe sondern enthält auch Erklärungen zu Schönheitsvorstellungen, zur Funktion und zur Pathologie.

Wahrscheinlich entspricht die innere Organisation der Sahagúnschen Aufstellung einem aztekischen Konzept. Die Körperteile werden vom Kopf bis zum Fuß beschrieben. Der Kopf und Scheitel ist der höchste Punkt und die Fußsohle ist die tiefste Körperstelle in dieser Systematik. Neben dieser üblichen Anordnung gibt es die Nebenordnungen von hinten nach vorne, oder die Innen- und Außenbeschreibung. Dieses Muster der Beschreibung ist sehr sporadisch, vielleicht ist es keine Regel, sie wird aber in den Paragraphen zwei, sieben und zwölf deutlich. Da auch die mittelalterliche europäische Medizin auf einem ähnlichen anatomischen Konzept basierte, ist nach erfolgtem Kontakt der aztekischen und europäischen Kultur nicht sicher abzugrenzen, ob eine völlig eigenständige Systematik vorliegt. Die Planung und Konzeption ist sicherlich das Werk Sahagúns. Schließlich wurde die endgültige Gliederung von dem gesammelten Material bestimmt und so auch von den Informanten beeinflußt.

Der Bericht kann in verschiedene Abschnitte untergliedert werden. Der erste Teil beschreibt die Außenseite des Menschen mit seinen Einzelheiten und beginnt mit allgemeinen Aussagen zur Haut, zu den Haaren und zur Muskulatur. Er beschreibt die Details des Kopfes mit den Augen, der Nase, den Zähnen und dem Mund und umfaßt weiter alle sichtbaren Körperteile, auch solche, die durch Falten und Lippen verborgen sind, aber von außen zugänglich sind und so auch inspiziert werden können. Arme und Beine sind entsprechend eingeordnet.

Der zweite Teil ist die Liste der Knochen, die von Muskeln und von Haut bedeckt sind. Sie sind dem Auge entzogen, jedoch sind sie als Verhärtungen unter der Haut tastbar. Die Knochen sind für die aufrechte Haltung und den aufrechten Gang des Menschen wichtig. Aussagen zu besonderen Knochenformen, Knochenflächen und Gelenken fehlen im Wesentlichen. Sie fehlen auch bei der Einzelbeschreibung der Arme und Beine.

Der dritte Abschnitt betrifft die inneren Organe. Einleitend werden hier noch einmal die verschiedenen Gewebstypen wiederholt. Voran gestellt ist diesem Abschnitt eine Beschreibung des Schädelinhalts als wichtigstes inneres Organ. Der Inhalt des Schädels, das Gehirn, und seine Funktion als Sitz das Verstandes und der Wahrnehmungen war bekannt. Den Azteken war bewußt, daß das Gehirn die Zentralstelle der Sinneswahrnehmungen ist und, daß psychische Veränderungen im Gehirn ihren Ursprung haben. Um so mehr fällt auf, daß die Informanten Einzelheiten des Gehirnaufbaus wie zum Beispiel die Zweiteilung in rechte und linke Hirnhemisphäre, das Hohlraumsystem des Gehirns oder die gyriforme Oberflächenstruktur völlig vernachlässigten. Nur die Textur der Hirnsubstanz wird beschrieben. Das Gehirn, die Sinnesorgane und die Nerven wurden nicht als eine besondere systematische Einheit

abgegrenzt. Die Form und Funktion der Nerven als Verbindungssystem des Körpers war bekannt. Es scheint aber, daß der Schädel erst nach einer gewissen Zeit nach dem Tod untersucht wurde, das heißt zu einem Zeitpunkt an dem schon ein Gewebszerfall eingetreten war, wie aus der Beschreibung der Hirnsubstanz zu folgern ist. Wahrscheinlich wurde die Gehirnsubstanz nur im Zusammenhang mit der Schädeldurchbohrung für das Aufhängen am Schädelgerüst wahrgenommen. Die Technik der Trepanation des Schädels nach Traumata und wahrscheinlich auch als rituelle Handlung war bekannt, wie archäologische Funde gezeigt haben. In den frühen Quellen des alten Mexikos fehlen jedoch dazu Angaben.

Mit einer sehr einfachen Klassifikation entstand eine terminologische Ordnung. Sie entsprach einer linearen Struktur und Hierarchie eines Ordnungsprinzips, das einer modernen europäischen biologischen Systematik gleichgesetzt werden konnte (vgl. Hallpike 190:203 f.). Klassifikationssysteme können primär Gemeinsamkeiten haben, ohne daß die gemeinsamen Aspekte auch einen gemeinsamen Ursprung haben. Wie weit jedoch spanische Einflüsse auf die Taxonomie der indianischen Bevölkerung einwirkten, zeigen Untersuchungen zur Pflanzenklassifikation bei der Tzeltal sprechenden Bevölkerung in Chiapas, Mexiko. Lediglich bei den von den Spaniern eingeführten Pflanzen war eine gleichwertige Ordnung der Benennung nachzuweisen, während für die ortsständigen Pflanzen, eine andere Wertigkeit vorlag. Bei Pflanzen geringer kultureller Bedeutung wird ein Name für mehrere Pflanzen benutzt, während Pflanzen mit hoher kultureller Bedeutung sehr spezifiziert bezeichnet werden (Berlin 1966). Einflüsse ähnlicher Art in das aztekische Ordnungssystem der anatomischen Begriffe sind bei fehlenden Korrespondenzen in Betracht zu ziehen.

Eine einfache Klassifikation leitet sich zumeist von Bildern und Vorstellungen ab. Es gibt keine besondere Trennung von Dingen, aber sie werden gemäß ihrer Beziehungen und Wesensverwandtschaft entsprechend ihres praktischen Gebrauchs, ihrer Notwendigkeit und Eignung geordnet. Die anatomische Klassifikation hat ein von oben nach unten und von außen nach innen laufendes System und in diese einfache Ordnung sind ihre verschiedenen sichtbaren und funktionellen Angaben eingefügt.

Zur aztekischen Anatomie gibt es verschiedene Studien. Die Übersetzungen zeigen, daß die Kenntnis erstaunlich breit war. Deswegen wird die aztekische Kenntnis der Anatomie gelegentlich der europäischen anatomischen Wissenschaft an die Seite gestellt. Wahrscheinlich wurde die Klassifikation durch Sahagúns Fragenkatalog beeinflußt und basierte auch auf den Assoziationen der Indianer zu seinen Fragen. Die aztekische Anatomie ist auf eine einfache praktische Kenntnis begrenzt und ist mit einer anderen Sichtweise auf den menschlichen Körper angelegt, als sie die moderne europäische Wissenschaft des sechzehnten Jahrhunderts entwickelt hat.

Ob nun Sahagún einen kompletten Überblick zu den Vorstellungen, Mustern und dem Wissen der Azteken zur Anatomie erhielt und sie mit seiner Liste wiedergab, bleibt dahingestellt. Klar ist aber, daß sich diese Aufstellung von anderen Quellen und Studien zur Medizin und Anatomie der Azteken unterscheidet, die sich mit Zusammenhängen des Körpers und Glaubensvorstellungen befassen (vgl. hierzu López Austin 1980; Klein 2000; McKeever Furst 1995). Sahagún zeigt hier unabhängig von jeder Ideologie das Verständnis der Azteken vom menschlichen Körper auf. Die Aufschlüsselung des Berichtes läßt deutliche Unterschiede zum europäischen Verständnis dieser Materie erkennen. So macht die Ausführlichkeit der Beschreibung klar, daß der sichtbare Körper offenbar als besonders wichtig galt und daher auch besonders gut verstanden wurde. Dem tastbaren Teil mit den Knochen und Weichtei-

len wurde danach Aufmerksamkeit geschenkt, zuletzt erst wurden die inneren Organe beachtet. Jeweils wurde die von oben nach unten laufende Hierarchie im Bericht berücksichtigt. Einige Hinzufügungen können auf eine weitere allgemeine anatomische Systematik hinweisen, wie es in den Paragraphen 13 und 14 angedeutet wird.

Die Azteken verwendeten große Sorgfalt auf eine genaue und verständliche Beschreibung und Terminologie der Organe der oberen Körperhälfte. Sie beschrieben zahlreiche Einzelheiten des Rumpfes, die am gesunden Menschen sichtbar sind. Es sind Dinge von funktioneller und physiologischer Bedeutung. Erklärungen für diese Erscheinungen am Rumpf gaben die Indianer nicht, da den Informanten wahrscheinlich das Verständnis für die anatomischen Zusammenhänge fehlte.

Die Sprache verwendet aztekische Stilelemente ihrer Zeit. Die Formulierung der letzten Paragraphen läßt eigentlich der zahlreichen Synonyme wegen eine vertiefte Information zur Topographie der Gelenke oder des Hohlraumsystems erwarten. Im Wesentlichen aber werden an Hand der generellen anatomischen Begriffe grammatische Besonderheiten und Feinheiten der aztekischen Sprache aufgezeigt, die in einem systematischen Programm vorgestellt werden. Die letzten Eintragungen in der Liste über die menschlichen Ausscheidungen gehören zur Physiologie des gesunden und kranken Körpers. Das angewandte Ordnungsprinzip in diesem Abschnitt scheint auf der Festigkeit und Konsistenz der Abscheidungen und dem Ort der Abscheidung zu basieren. Eigenartigerweise wird in diesem Paragraphen von schleimigen Abscheidungen, dem Nasenschleim, Halsschleim und Speichel zweimal berichtet, vielleicht um so die folgenden Angaben zu *alahuac* etwas zu untermauern und abzugrenzen.

5.19. Sahagúns Leitbild für den Aufbau der Historia general

Von seinen Studien an der Universität von Salamanca kannte Sahagún sicherlich die Enzyklopädie des Caius Plinius Secundus des Älteren. Das Werk war, soweit bekannt ist, zeitweilig im Colegio Santa Cruz in Tlatelolco vorhanden, wie sich aus einem Verzeichnis der Bibliothek des Colegio vom 31. Juli 1572 folgern läßt. Im dieser Auflistung wird ein Buch des Cayo Plinio aufgeführt. Ob es sich um ein komplettes Exemplar der „Historia naturalis" oder nur um Teile desselben handelte, geht aus der Auflistung nicht hervor (Mathes 1982:32).

Das Werk des Plinius enthält im 7. Buch einen Bericht zur Anthropologie mit einigen Aufzeichnungen über Absonderlichkeiten des Menschen, über den Lebensablauf des Menschen von der Geburt bis zu seinem Tod, über die Völkerstämme und ihre Sitten und Gebräuche. In den Büchern 21 bis 28 wird über Heilmittel aus der Tier- und Pflanzenwelt berichtet. Buch 18 und 19 befassen sich mit der Medizin und der Geschichte der Heilkunde. Aussagen zum Ordnungsprinzip des menschlichen Körpers finden sich nicht. Der Dominikanermönch Albertus Magnus (1193 -1280), ein bedeutender Naturforscher, verfaßte zahlreiche Schriften, die Astronomie, Mineralogie, Meteorologie, Botanik, die Tierwelt und auch einzelne Themen zur menschlichen Anatomie und Physiologie zum Inhalt haben. Er schrieb, soweit bekannt ist, keinen vollständigen anatomischen Bericht über den menschlichen Körper. Die aufstrebende naturwissenschaftliche Forschung in Europa und ihre neuen Erkenntnisse könnten Sahagún den Anreiz zu dem Kapitel „Anatomie" gegeben haben oder eine andere Quelle könnte ihn dazu ermuntert haben, die anatomische Bestandaufnahme in sein Werk aufzunehmen.

Eine bekannte Enzyklopädie, die auf Plinius zurückgeht, war das Werk „De Proprietatibus Rerum" von Bartholemaeus Anglicus (um 1190 geboren, nach 1250 gestorben). Donald Robertson wies schon 1959 daraufhin, daß Sahagún wahrscheinlich diesem Autor richtungsweisend folgte (1994:170). Das 10. Buch des C. Florentinus und den anatomischen Bericht jedoch sparte Robertson bei seinen Untersuchungen aus. Bartholomaeus Anglicus, Angehöriger des Franziskanerordens, von dem wir wissen, daß er wahrscheinlich in Oxford ausgebildet wurde, 1229 in Paris lehrte und ab 1230 in Magdeburg lehrte, verfaßte um 1250 eine Enzyklopädie. Das in Latein geschriebenes Werk war so bedeutend, daß es noch im ausgehenden 15. Jahrhundert in mehrere Sprachen übersetzt wurde. 1601 erschien das vollständige Werk in lateinischer Sprache noch einmal in Frankfurt am Main. Ursprünglich hat das Werk keine Bilder. Die Übersetzungen enthalten gelegentlich Bilder. In der 1495 erschienenen englischen Ausgabe wurde dem fünften Buch ein Holzschnitt beigefügt. Er zeigt das Bild eines Toten auf dem Seziertisch, um den fünf Männer stehen.

Das Werk enthält im 5. Buch einen Abschnitt „de hominis corpore et singulis ejus partibus, de quibus sacra scriptura facit mentionem". Hier findet sich ein Bericht zur menschlichen Anatomie in übersichtlicher Gliederung nach Körperteilen und Organen. In seinen Aufzeichnungen spricht Bartholomaeus Anglicus ausführlich über die Humananatomie, bringt Vergleiche mit den Tieren und verbindet Physiologie, Psychologie und Physiognomie entsprechend der Galenischen Humoralmedizin. Es ist zu vermuten, daß sich Sahagún bei der Bearbeitung seiner anatomischen Notizen an das 5. Buch des Werkes „De Proprietatibus Rerum" anlehnte. Sahagún folgt mit nur leicht veränderter Reihenfolge der von Bartholomaeus Anglicus vorgegebenen anatomischen Gliederung. Er macht jedoch keine Ausführungen zur Humoralmedizin. Offenbar gab es in der vorspanischen Medizin der Azteken nichts, das der Säftelehre und den Gegensatzprinzipien der Galenischen Humorallehre der Alten Welt gleichzusetzen war. Das könnte vielleicht begründen, warum Sahagún die anatomischen Informationen nicht übersetzte. Sie erreichten nicht den allgemeinen anatomischen Kenntnisstand seiner Zeit, waren also seines Wissens unzureichend und so von geringem Interesse für seine Leser.

Sahagún faßte sein Wissen zur aztekischen Anatomie in eine straffe Gliederung und konzentriert die Angaben allein auf seine Informationen ohne die vergleichenden Diskussionen und erklärenden Zitate, wie sie in europäischen Quellen üblich waren. Einige auffällige Besonderheiten die Sahagún erwähnt, finden sich auch bei Bartholomaeus Anglicus. Die Rippen und der Brustkorb werden mit den Seiten des Rumpfes beschrieben (1964:174). Anglicus betont die Verletzlichkeit der Fußsohle und Ferse (1964:214). Es werden auch die Zunge und das Zungenbändchen mit dem Frosch in Verbindung gebracht (1964:154). Über den kleinen Finger schreibt Anglicus „quintus est auricularis, sic dictus, quia eo aures scalpimus *ut dicit Isidorum*" (1964:171). Anglicus beruft sich häufig auf die Enzyklopädie des Isidorus von Sevilla (um 630 n Chr.) und auf Aristoteles (384 – 322 v. Chr.).

Die aztekischen Kenntnisse zur menschlichen Anatomie wurden von Sahagún in einer besonders umfassenden, klaren Ordnung niedergeschrieben. In der medizinischen Literatur Europas der Zeit fehlte es an einem derartigen Ordnungsprinzip und einer systematischen anatomischen Nomenklatur. Tatsächlich wurde den anatomischen Termini eine völlige Bedeutungslosigkeit zugesprochen (Michler 1967:28). Erstmals versuchte wohl Vesalius in seinem Werk „mit der Synopse von griechi-

schen, lateinischen und arabischen Begriffen eine gewisse Klarheit in die Nomenklatur (zu) bringen" (Wittern-Sterzel, persönliche Mitteilung 2008).

Den Ansatzpunkt einer Systematik für seinen Bericht zur aztekischen Anatomie fand Sahagún in den Schriften des Bartholomaeus Anglicus, der seinen sehr ausführlichen Bericht über die menschliche Anatomie mit der Humoralmedizin und Humoralphysiologie verband, und einen Schwerpunkt auf anatomische Befunde bei Tieren setzte. Den aztekischen Vorstellungen wurde Sahagún gerecht, in dem er Vergleiche und Annäherungen zu gängigen europäischen Anatomiekonzepten in seinem Bericht ausklammerte.

5.20. Die Illustrationen zu Buch 10, Kapitel 27 des C. Florentinus

Sahagúns Werk ist mit zahlreichen Bildern versehen. Sie beinhalten religiöse, historische, gesellschaftliche, handwerkliche und naturwissenschaftliche Motive. Paso y Troncoso hat alle Bilder in 185 Tafeln als Lithographien publiziert (1905). Auf 154 Tafeln sind die 1 842 Bilder des C. Florentinus wiedergegeben (Dibble und Anderson 1982, part I:19). In diesen Bildern vermischen sich aztekische und spanische Kulturelemente. Der graduelle Einfluß und die zeitliche Abfolge der Vermischung lassen sich erkennen. Die spanischen und indianischen Einflüsse haben in dieser Verbindung beider Welten eine unterschiedliche Teilhabe (Gonzalbo 203:167f.). In Sahagúns erster Fassung seines Werkes, „den Primeros Memoriales", sind die Motive im klassischen vorspanischen Stil gemalt, wie die Kleidung, die Haartracht und die Attribute belegen (Baird 2003:118, 119).

Die Jahre später bearbeitete Fassung des C. Florentinus demonstriert die weitgehende Übernahme europäischer Kulturelemente der Architektur, der Technologie, der Kleidung und der darstellenden Kunst. Diese Bilder sind eigenständige, zusätzliche Elemente der Information. Weder in den Werken des Plinius noch des Albertus Magnus oder des Bartholomäus Anglicus finden sich ursprünglich Bilder. Spätere Ausgaben des Bartholomäus Anglicus enthalten Bilder. In einer holländischen Übersetzung, publiziert in Haarlem 1485, gibt es Holzschnitte, darunter auch die Abbildung eines Leichnams, dessen Bauchdecke eröffnet ist, um die Eingeweide darzustellen (Choulant 1963:3).

Zu den Vorlagen der Bilder im C. Florentinus konnte Baird nachweisen, daß die europäischen Architekurelemente auf Sebastian Serlio (1475 – 1554) und Leone Battista Alberti (1403 – 1475) zurückgehen. Auch das von Berhard Beydenbach verfaßte Werk „Peregrinationes Terram Sanctum", publiziert in Mainz 1486, hat zu bestimmten architektonischen Motiven beigetragen (2003:122, 128, 129). Handwerkliche Motive lassen sich, wie Peterson feststellen konnte, auf die lateinischen Ausgabe des Ständebuches „Panoplia Omnium Artum" zurückführen, die 1568 in Frankfurt erschien (2003:229).

Den Illustrationen des C. Florentinus im 27. Kapitel des 10. Buches ist bisher weniger Aufmerksamkeit zugekommen. Vorlagen für diese Bilder sind bisher nicht erschlossen worden.

Die frühen medizinischen Bildtraditionen der Alten Welt sind vorwiegend Ganzfiguren in Hockerstellung oder stehend und schematische Einzeldarstellungen innerer Organe (Herrlinger 1967: Abb. 4 – 10, Taf.II). Die anatomischen Abbildungen des 15. und 16. Jahrhunderts sind teilweise noch der Tradition des Mittelalters verbunden. In dieser Zeit vollzieht sich aber auch der Umbruch zur modernen wissenschaftlichen anatomischen Abbildung durch die Arbeiten Leonardo da Vincis und Andreas Vesa-

lius mit sorgfältigen Präparationsbildern und besonderen Maltechniken um die räumliche Anordnung des Skeletts, der Muskeln, Nerven und Gefäße zu zeigen.

Sahagúns Bild zu Paragraph 1 zeigt einige Körperteilstücke die von Haut bedeckt sind. Das gebeugte Knie, der Unterschenkel, der Fuß, der Ellenbogen mit Hautfalten, den Torso von hinten mit den Ansätzen der Arme, eine Haarperücke, eine Gesichtsmaske und eine Hand sind abgebildet. Auf der Haut des Rückens sind die im Text genannten Rinnen eingezeichnet.

Zu Paragraph 5 sind eine Zahnreihe und eine im indianischen Stil der Kolonialzeit gekleidete Person zu sehen, die offenbar mit der Zahnreinigung beschäftigt ist. Die Zahnreihe mit drei Zähnen ist dreidimensional gemalt, so daß die Kaufläche und die Seite der Zähne zu sehen sind. Der Zahnhalteapparat ist mit einem roten Saum angedeutet.

Paragraph 7 wird von einem Bild mit den Hals und den Schultern begleitet. An der Schnittfläche des Halses ist eine kleine Blutsäule sichtbar.

Zum Paragraphen 8 steht ein Bild der Achselhöhle mit den Achselhaaren. Die Außenfläche und Schulterhöhe ist von Haut bedeckt. Aus den Absetzungszonen körpernah und körperfern ragen Knochenenden heraus.

Das Bild auf Folio 83 zum Paragraph 9 zeigt den oberen Rumpfanteil von hinten betrachtet, entsprechend der begleitenden Beschreibung, die zunächst den oberen Torso beschreibt. Die Wirbelsäule und die Rippen sind fein schraffiert unter der Haut sichtbar. Die Schnittfläche am Hals ist glatt. Aus den Abtragungsstellen der Arme ragen Knochenenden. Das weitere Bild zu diesem Abschnitt steht neben dem Bericht zum Brustkorb und zeigt einen knienden Mann mit bloßem Oberkörper. Seine Brust ist durch die angedeutete Brustbehaarung betont.

Die Bilder sind in eine leicht hügelige, grüne Landschaft mit Grasbüscheln eingebettet (vgl. Abb. 1).

Die stilistischen Elemente Europas offenbaren sich in der Haartracht und der Kleidung der Menschen in den Bildern zu Paragraph 5 und 9 (Abb.1, Nr. 150,154). In vorspanischer Zeit war die Kleidung des Mannes ein Lendentuch und eine um die Schulter gebundene Decke. Nach der Eroberung wurden Indianer mit einem weißen langen Hemd und einer über das Knie reichende Hose bekleidet. Die Frisur der beiden Männer erinnert etwas an die der mittelalterlichen Tierkreiszeichenmänner oder Krankheitsmänner (vgl. Herrlinger 1967: Abb. 23, 24, 36). Gelocktes, helles Haar war in der vorspanischen Bildliteratur nicht bekannt. Im Bild zum ersten Paragraphen ist in der Art einer Perücke die indianische Haartracht dargestellt. Körperhaar, wie die Haare der Achsel, wurde in den vorspanischen Bildern nicht verzeichnet. Sehr selten werden Schamhaare und Augenbraue dargestellt.

Die Körperteile in der ersten Abbildung sind nicht in den Gelenken getrennt. Der Körper ist lediglich grob zerstückelt um die gewünschten Körperregionen zu isolieren. Diese Form der „Sektion" erinnert an die Zerstückelung der Menschenopfer, wie sie im Códice Azcatítlan zu sehen ist (1949:XIX, XX). Die Zerteilung erfolgte für den rituellen Verzehr (C. Magliabechiano S. 73). Das Gesicht zeigt eine ausdruckslose Totenmaske in allereinfachster Form.

Das Bild der Zähne ist in vorspanischer Tradition, aber dreidimensional, gemalt. Die weiteren großen Körperteile demonstrieren in der Darstellung deutlich den Mangel anatomischer Kenntnisse. Die sichtbaren Knochenenden am Rumpf (Abb. 1, Nr. 153) entsprechen dem Ende des Oberarmknochens, nicht seiner dem Rumpf zugehörigen Gelenkpfanne. Die Knochen der Wirbelsäule und der Rippen sind schema-

tisch eingezeichnet. Die Illustrationen lassen annehmen, daß die indianischen Maler vorspanischen Bildtraditionen folgten und die Bilder als eigenständigen Beitrag zum Kapitel der menschlichen Anatomie ohne eine europäische Vorlage, aber unter europäischer Einflußnahme, frei geschaffen haben.

6. Schlußfolgerung

Im 27. Kapitel des zehnten Buches des Codex Florentinus überliefert Bernardino de Sahagún Informationen zur aztekischen Anatomie, die er weder in die spanische noch in die lateinische Sprache übersetzte. Offenbar war es Sahagúns Ziel eine systematische Übersicht anatomischer Vokabeln zu geben und damit verbunden linguistische Besonderheiten der aztekischen Grammatik aufzuzeigen. Alle Gedanken und Wörter, die die Anatomie mit religiösen Ideen, Kosmologie und Astronomie verbanden, nahm er nicht in seinen Bericht auf. Er hat in anderen Kapiteln seines Werkes keinesfalls vermieden derartige Zusammenhänge mitzuteilen. So berichtet er anderswo über die Vorstellungen, daß die Götter Krankheiten bringen konnten. Er berichtete über die Vorstellung, daß Himmelserscheinungen wie Kometen bei Menschen Wurmbefall hervorriefen und während einer Mondfinsternis geborene Kinder Gesichtsmißbildungen haben konnten.

Daß die Tageszeichen mit dem Körper verbunden waren, wird aus einer Zeichnung des C. Rios ersichtlich. Bilder aus vorspanischen Kodizes von Göttern, deren Körperteile von Tageszeichen umgeben sind, bestätigen diese Verbindungen zwischen Körper, Kosmos und Zeit. Die Körperteile waren einem bestimmten Tageszeichen zugeordnet. Das Tageszeichen der Geburt beeinflußte den Lebensverlauf und die Gesundheit. Daraus ergaben sich prognostische Konstellationen. Sahagún verwarf in seiner anatomischen Aufstellung jegliche derartige Information.

Seine Dokumentation betraf das wissenschaftliche Anliegen die Vorstellungen und die Rolle herauszuarbeiten, die die Anatomie in der aztekischen Medizin spielte. Das fortschreitende Interesse an naturwissenschaftlichen Entdeckungen und damit Erkenntnissen des menschlichen Körperbaus durch genaue Beobachtung und der Bruch mit der Galenischen Medizin in Europa mag diese umfassende Sammlung anatomischer Begriffe ausgelöst haben. Deswegen beschränkte er seine Vokabelsammlung auf die Fakten der Anatomie, die den Azteken bekannt waren. Sahagún selbst hatte keine medizinische Ausbildung. Sahagúns eigenen Worten zufolge kann auch ausgeschlossen werden, daß ihm speziell ärztlich und medizinisch gebildete indianische Informanten beim Zusammentragen dieser anatomischen Aufstellung mitgeholfen haben. Anregung und Vorbild für seinen Bericht zur Anatomie war wahrscheinlich das 5. Buch des Werkes „De Proprietatibus Rerum" des Franziskaners Bartholomaeus Anglicus.

Die dem Sahagúnschen Werk beigefügten Illustrationen zeigen eine deutlich europäisierte Maltechnik. Inhaltlich basiert dieses Anschauungsmaterial auf der vorspanischen Sichtweise zur menschlichen Anatomie. Europäische Malvorlagen, wie sie für andere Themenkreise des Sahagúnschen Werkes nachgewiesen werden konnten, lassen sich bisher nicht belegen. Es ist es bemerkenswert, wie mit dieser nicht fachmännisch zusammengetragene Zusammenstellung eine derartige Kenntnisse und Fülle der Aussagen zur menschlichen Anatomie aus der Sicht der Azteken überliefert wird.

Abbildungen

Abb. 1. Die Körperteile (149), die Zähne und Zahnpflege (150), der Hals (151), die Achselhöhle (152), der Rumpf (153), die Brust (154), die Linsentrübung (156), therapeutische Methoden verschiedener Krankheiten (155, 157-167) nach Paso y Troncoso.

Abb. 2. Ein Priester mit Bart und Hautfalten am Körper. Der obere Teil der Ohrmuschel und der Tragus ist sichtbar. Durch das Ohrläppchen ist ein Ohrschmuck gesteckt.

Abb. 3. Die Göttin Tlazolteotl ist dargestellt mit aus der Augenhöhle hängendem Auge und sichtbaren Lidrändern, mit jugendlichen Brüsten, Hautfalten am Bauch und sichtbarem Nabel. An den Beinen ist der Innen- und Außenknöchel übereinander in seitlicher Perspektive zu sehen.

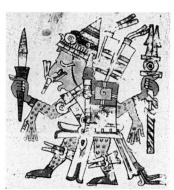

Abb. 4. Die Tracht der Gottheit Xipe Totec, „unser Herr der Geschundene", zeigt das blutbefleckte, gelbe Unterhautfettgewebe der abgezogenen und gewendeten Haut. Die Lidspalte der geschlossenen Augen ist dargestellt.

165

Abb. 16. Ein dekapitiertes Menschenopfer ist abgebildet mit Penis und äußerer Harnröhrenöffnung.

Abb.17. Der Fledermausgott hält ein dekapitiertes Menschenopfer und ein Herz mit abgehenden Gefäßen in seinen Händen.

Abb. 18. Der Gott Tezcatlipoca hält am Unterarm eine menschliche Hand vor seinen Mund. Der Armknochen ist sichtbar. Am amputierten Fuß ist der freiliegende Knochen zu sehen. Der fehlende Fuß ist durch einen Spiegel ersetzt.

Abb. 19. Die Göttin Tlazolteotl wird als unbekleidete Frau mit vollen Brüsten und Schambehaarung gezeigt.

Abb. 20. Die Göttin Tlazolteotl dargestellt mit Brüsten, Bauchfalten und Vulva wird von den Tageszeichen Blume und Regen begleitet.

Abb. 21. Eine Frau, unmittelbar nach der Geburt dargestellt, zeigt Schwangerschaftsbrüste und Bauchfalten. Das Kind ist durch die Nabelschnur mit der Nachgeburt verbunden. Zeichnung U. Berger.

Abb. 22. Laktierende Brust. Die Gottheit Xochiquetzal, die Göttin der Jugend und Schutzgottheit der jungen Mütter, gibt einem Menschen die Brust.

Abb. 23. Ein Menschenopfer mit geöffnetem Brustkorb nach einem Herzopfer ist abgebildet. Die Struktur des Ohres mit Ohrläppchen und Tragus, der Penis, die Glans Penis und Harnröhrenöffnung sind zu sehen.

Abb. 24. Macuilxochitl, die Gottheit des Vergnügens und Spiels wird unbekleidet mit Penis und Präputium dargestellt. Das Tageszeichen Eidechse ist zum männlichen Genitale gesetzt.

Abb. 25. Eröffnung der Brusthöhle eines Menschen zum Herzopfer. Das Opfer ist dargestellt mit Penis und Skrotum.

Abb. 26. Der Stein der Coyolxauhqui. Die Knochen der in den Gelenken abgesetzten Arme und Beine sind erkennbar und der Rumpf mit vollen Brüsten und prominenten Mamillen wie bei einer stillenden Frau. Zeichnung B. Riese.

Abb. 27 Mixtekisches Gefäß mit Mictlantecuhtli als Skelett dargestellt. Keramik. Monte Albán V. Nach I. Bernal. Zeichnung U. Berger.

Abb. 28. Xochipilli, die Gottheit der Ausschweifung, des Tanzes und der Blumen bestraft einen Menschen mit der Darmentfernung.

Abb. 29. Darminhalt und Exkrement wurden gedanklich mit der Sünde verbunden und zur Befreiung von Sünden Purgativa angewendet oder, wie hier gezeigt, als Bestrafung die Eingeweide, das Darmkonvolut mit Dünndarm, Dickdarm, Wurmfortsatz und Magen entfernt.

Abb.30. Eingeweide eines Vogels mit Leber (c.), Darm (b.) und Magen (a) nach Paso y Troncoso.

Abb. 31. Ein Menschenopfer mit eröffneter Brust zeigt in der eröffneten Körperhöhle am oberen Schnittbereich Organanteile, die gemäß der Lage und Form der Leber mit der Gallenblase entsprechen.

Abb. 32. Eingangsfront des Universität von Salamanca. Schmuckdetail mit drei Totenköpfen am Torbogen. Foto F. Berger.

Abb. 33. Keramikfigur eines *tzitzimitl*, eines Sternendämons, oder der Todesgottheit Mictlantecuhtli. Aus dem Brustkorb hängt das Herzlungenpaket. Nach dem Katalog „Azteken" 2003. Zeichnung U. Berger.

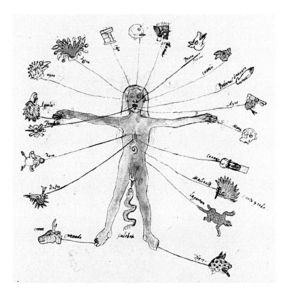

Abb. 34. Die aztekischen Tageszeichen verbunden mit den Körperteilen.

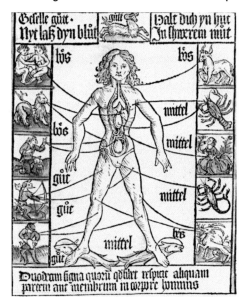

Abb. 35. Der Kalendermann oder Aderlaßmann ist umgeben von den Tierkreiszeichen, die mit den verschiedenen Körperteilen verbunden sind. Aderlaßtafeln ca. 1480. München, Kupferstichkabinett.

Alphabetisches Register der Vokabeln mit der Schreibweise nach Sahagún, Standardorthographie mit phonologischer Aufschlüsselung, Morphemanalyse, grammatischer Bestimmung der Vokabeln und Übersetzungsmöglichkeiten.

Die alphabetische Liste der Vokabeln in der nachstehenden Form wurde als Hilfsapparat und Arbeitsmaterial für die Übersetzung zusammengestellt, angelehnt an Leonhard Schultze Jena (1952). Frances Karttunens Schreibweise (1983: XXIX) für die phonologische Analyse der langen Vokale <->, des glottalen Stops <h> und die Standardorthographie wurden für die analytischen Einträge, die auf die fettgedruckten Lemmata folgen, im Wesentlichen übernommen. Die linguistischen Informationen dieser Liste beschränken sich auf die notwendige Analyse für das semantische Verständnis und sind Grundlage der Übersetzung.

Das jeweils erste Wort in dieser Aufstellung entspricht Sahagúns Orthographie in den Aufzeichnungen. Es wird durch Fettdruck hervorgehoben. Unterschiedliche Schreibweisen sind in runde Klammern dazu gesetzt. Sahagúns Zeichen über den Vokalen wurden beibehalten. Es sind Angaben zu Vokallängen und Ersatzzeichen für ein endständiges <n>. Sie sind aber wohl nicht systematisch von ihm eingefügt. In eckige Klammern gesetzte Buchstaben in Sahagúns Schreibung deuten auf eine individuelle Schreibweise oder auf einen Schreibfehler hin, der durch die Buchstaben in runden Klammern ersetzt oder ergänzt werden sollte.

Der zweite Eintrag enthält die phonologische Schreibung nach Karttunens „Analytischem Wörterbuch" von 1983 und anderen Autoren wie Schultze Jena, Andrews und Lockhart. Für das Affix der Verbalsubstantivierung (asv.) wird der phonologischen Analyse Lockharts gefolgt (2001:212; 2001a:193, Fußnote 3).

Die dritte Schreibung übernimmt die phonologische Analyse und schlüsselt die Wörter in Morpheme auf, dabei wird versucht, möglichst den Stamm eines Verbs herauszuarbeiten zur Verdeutlichung der denominalen Verbalderivation. Danach folgt eine grammatikalische Bestimmung. Übersetzungsmöglichkeiten und Interpretationsmöglichkeiten schließen sich an. Weiterhin werden Hinweise auf Quellen mit Erklärungen zu Wortkompositionen und Übersetzungen gegeben. Zuletzt werden lateinische anatomische Bezeichnungen genannt.

Im Aztekischen gibt es keine Adjektive als Wortart, da Nomen und Adjektive sich morphologisch nicht unterscheiden (Karttunen 1983:XXX). Molina benutzt zur Übersetzung vor den Adjektiven das Wort „cosa" um auf die adjektische Übersetzung hinzuweisen. Frühling und Peltonen (2008:41) schreiben dazu: „größtenteils Deverbalableitungen vermitteln den Sinn von etwas ‚adjektivischem', die mehr oder weniger mittels Adjektiven ins Deutsche übersetzt werden können" und sie ergänzen, daß es sich nach Andrews (1975: 253 -266) um patientive und agentive Nomina handelt (abgeleitet z.B. von der Perfektform im Passiv). Gemäß Molina ist z.B. *iztac* als „cosa blanca" zu übersetzen, „something white" nach Karttunen. Buschmann und von Humboldt, Siméon und Garibay benutzen bei diesen Vokabeln den Hinweis Adjektivum. Diese Form wurde in der grammatischen Bestimmung, die sich allgemein nur auf die wesentlichen Aussagen beschränkt, übernommen.

Die Vokabelliste resultierte aus dem Hauptanliegen dieser Arbeit, die anatomische Kenntnis der Azteken bewußt zu machen. Daher werden die Bedeutungen nur im Rahmen des gesetzten Zieles wiedergegeben. Ein Teil der Wörter ist in den Wörterbüchern nicht belegt, weswegen die morphologische Analyse wesentlich zur Entschlüsselung der nicht belegten Vokabeln beiträgt.

Reihenfolge der Aufschlüsselung der Auflistung:
Sahagúns Schreibung / phonemische Form / morphologische Analyse / grammatische Form / deutsche Übersetzung / Quelle / lateinischer Fachterminus.

A

âacaliuhqui; ahācaliuhqui; ah-ācal -iuh -qui; adj. v. frq.; ausgekehlt, gerieft. Molina: *acaloa* acanalar madero.
aacaltic; ahācaltic; ah –ācal –ti -c; adj .red.; gerieft, ausgekehlt, gefurcht.
aapaio; ahāpayoh; ah –āpa -(n)yoh; s. derivat. suff.; mit feuchten Rinnen, Molina: *apantli* acequia de agua.
acaliuhqui; ācaliuhqui; ācal –iuh -qui; adj. v.; gerieft.
acaliui; ācalihui, ācal –ihui; v. s.; es wird ausgekehlt, ausgehöhlt, es bilden sich Riefen, Aushöhlungen.
acaltic; ācaltic; ācal –ti -c; adj. v.; ausgekehlt, gerieft, mit Rinnen.
acatic; ācatic; āca –ti -c; adj. s.; rohrartig, wie ein Rohr, wie Rohr.
acatl; ācatl, āca -tl; s.; Rohr, Pfeilschaft.
acazoatic; ācazoatic; āca –(i)zoa –tic; adj.s.; wie ein Rohrblatt. Molina: *acatl* caña, *yzuatl* hoja.
acello; acēlloh; acēl -l(y)oh; s. deriv. suff.; mit Nissen. Molina: *acelli* liendre.
acelloa; acēlloā; acēl –oā; v. s.; es ist voller Nissen.
acillo; acīlloh; acīl -l(y)oh; s., deriv. suff.; mit Nissen.
âco; ahco; aco; adv. loc.; oben, über.
acuchoa; acuchoa; a –cuch -oa; v. n. er niest.
aculchimalli; ahcolchīmalli; ahcol –chīmal –li; s. com.; Schulterblatt; *scapula*.
aculli, (acolli); ahcolli; ahcol –li; s.; Schulter (Schulter mit Arm; Oberarm).
acuxo; acuxo; a –cux –o;. v. n. 3. pers. sing. prät.; er hat geniest. Buschmann und v. Humboldt: *acuchoa* niesen; Molina: *nacuchoa* esturnudar, pret. *nacucho*. Campbell: *coxoa* sneeze.
aiopatzcallo; āyohpātzcālo; āyoh –pātzca –[l]-lo; v. s. pass.; wässeriges wird ausgequetscht, ausgepresst.
alaoac; alāhuac; alāhua -c; adj. v.; glatt, schlüpferig, schleimig.
amatic; āmatic; āma –ti -c; adj. s.; papierartig.
amix; amīx; am-īx; pron. poss. 2. pers. pl., s.; euer Gesicht; *facies*.
amoiollo; amoyōllō; amo-yōl –l(y)ō; pron. poss. 2. pl., s.; euer Herz, *cor*.
anoço; ahnozo; ah-no –zo; adv. mod.; vielleicht, oder.
aoc; aoc; a-oc; adv. temp.; noch nicht, nicht mehr, nicht mehr (länger).
apitzalli; āpītzalli; ā -pītzal -li; s.; Durchfall.
atemi; ātēmi; ā-tēmi; v. n.; es ist voll Wasser, aufgedunsen. Molina: *atemi* ser ydropico.
atenio; atenyoh; aten -yoh; s. deriv. suff.; mit Läusen; Molina: *atemitl* piojo.
ateniooa; atenyohua; aten –yo –hua; v. s. n.; es ist verlaust. Es hat Läuse.
atenqui; ātēmqui; ā-tēm-qui; adj. v. a.; voller Wasser, überschwemmt.
atia; ātiya; ā –ti(y)a; v. s. n.; es wird rein, hell, klar, flüssig; es schmilzt; wird zu Wasser, erfreut sich sehr.
atic; ātic; ā –ti -c; adj. ; dünn, schmal, flüssig, abfließend, durchsichtig, transparent.
atoiatl; ātōyātl; ā- tōya -tl; s. com.; reißendes Wasser, fließendes Wasser, Fluß.
atoliui; ātōlihui; ātōl -ihui; v.; es erweicht, es wird sehr weich.

atoltic; ātōltic; ātōl –ti -c; adj.; sehr weich.
atomio; ahtomiyoh; ah- tomi –(y)oh; präf. neg., s., deriv. suff.; haarlos, kahlköpfig.
atotoco; ātotoco; ā- to –toc -o; v. n. frq. pass.; es wird vom Wasser getragen, mitgerissen.
atzoio, ahtzoyoh; ah- tzo -yoh; präf. neg., s., deriv. suff.; ohne Schmutz, sauber, (kahlköpfig?).
auh; auh; auh; conj.; und, aber, nun, als denn.
auic; ahhuīc; ah -huī -c; adv.; hin und her, von der einen Seite zur anderen, hier und dort.
auilquiça; āhuilquīza; āhuil -quīza; v. n.; es bescheidet sich, es verliert Ansehen, es erniedrigt, entwürdigt.
axixc[a](o)çavializtli; āxīxcozahuiliztli; āxīx –coza –huiliz –tli; s. com.; dunkel gefärbter Urin (Urin bei Gelbsucht). Molina: *axixcoçaviliztli* ictericia. *axixtli* meados o orines, *coçauia* pararse amarillo.
axixcocolli; āxīxcocōlli; āxīx –co –cōl -li ; s. com. red. pl.; Urinabflußstörung. Molina: *axixtli* orina, *cocolli* enojo.
axixtecomatl; āxīxtecomatl; ā -xīx- tecoma –tl; s. com.; Harnblase; *vesica urinaria*.
axixtli; āxīxtli; āxīx -tli; s.; Urin; *urina.*
axtic; axtic; ax –ti-c, adj. v.; aufbereitet. Molina: *ay* prät. *oax* hacer alguna cosa exterior. Schultze Jena 1952: *axitic* aufbereites (Mehl).

C (ç hinter y)
ca; ca; ca; conj.; schon, eben, aber, sondern, daß. Auch als Satzeinleitung.
ca; cah; cah; v. irreg.; es ist.
cacaiactic; cacayactic; ca –ca -yac –ti -c; adj.; dürftig, dünn, wenig, schütter, undicht.
cacalaca; cacalaca; ca –calaca; v. frq. n.; es macht Lärm, es ertönt, es rasselt, es klappert, es lärmt.
cacalachiui; cacalachihui; ca- calach –ihui; v. frq.; es entsteht Lärm, es wird geklappert, es wird gelärmt. Es wird wie eine Schelle aus Ton. Molina. *cacalachtli* caxcabel de barro.
cacalachtic; cacalachtic, ca –calach –ti -c; adj. v.; widerhallend, mit Resonanz, ertönend, klingend; dünn. Molina *cacalatza* hacer ruido; Schultze Jena 1952: *cacalachtli* Schelle aus gebranntem Ton. Karttunen: *cacalachtic* someone thin.
cacatzactic; cacātzactic; ca –cātzac –ti -c; adj. red.; schwarz. Molina: *catzactic* cosa suzia.
cacatzactli; cacatzāctli; ca -catzāc -tli; adj. und s. red.; schwarzhäutig, schwarzhäutiger Mensch.
cacatzoa; cahcatzca; cah –catz -ca; v. n.; er streckt sich, dehnt sich aus. Molina: *cacatzoa* desperezarse. Schultze Jena 1950: *cahcatzca* sie strecken sich allenthalben.
cacçolli; caczolli; cac –zol -li; s. com.; Schwielen; Molina: *cacçolli* callos de los pies.
caciltic; cacīltic;cacīl –ti –c; adj. v.; mit Nissen, nissig. Schultze Jena 1952: *caciltic* voller Nissen.
cactiuetzi; cactihuetzi; cac -ti- huetzi; v. lig. v. aux.; es klärt sich, es macht Pause, es leert sich, man unterbricht, beruhigt sich. (*cac* wahrscheinlich alte intransitive Form von *cahua, cac* wird nur in Konstruktionen mit einem Hilfsverb benutzt, *huetzi* fallen, schnell tun, Lockhart 2001:212).
caiactic; cayāztic; cayāz –ti -c; adj.; dürftig, dünn.

caiaoa; cayāhua; cayā -hua; v.; es ist dürftig, dünn, es täuscht. Molina: *quacayaua pelarsele la cabeça.*
caiaoac; cayāhuac; cayā -hua -c; adj. v.; schütter, dürftig, dünn, täuschend, irrig, lächerlich.
calani; calāni; calāni; v. n.; es tönt, es klingt, es macht Lärm.
calaqui; calaqui; cal -aqui; v. n.; er betritt, er kommt herein, er tritt ein, er dringt ein.
camachalacaliuhcantli; camachalacaliuhcāntli; cama -chal-acaliuh- cān –tli. s. com.; Unterkiefer, Kinn.
camachalli; camachalli; cama -chal –li; s.; Kinnbacken, Kiefer; *regio ossis mandibularis.*
camachaloacaliuhiantli; camachalhuacaliuhiāntli; cama -chal -huacaliuh –yān –tli, s. com.; Kiefer; Kiefergelenk?; *articulatio temporomandibularis?*
camae; camaeh; cama –eh; s. poss. suff.; Besitzer von einem Mund, einer mit Mund.
camaoa; camāhua; camā –hua; v. n.; es reift, es wird gelb.
camaoac; camāhuac; camā- hua –c; adj. v.; gelb, reif.
camatapalli; camatapalli; cama –tapal –li; s. com.; Gaumen, *palatum.*
camatetl; camatetl; cama –te –tl; s. com.; dicke Backe.
camatl; camatl; cama –tl; s.; Mund. *os, oris.*
camatzontli; camatzontli; cama –tzon –tli; s. com.; Backenbart; *pili faciales.*
camaxitecuilli; camaxitecuilli; cama –xi –te –cui -l –li; s. com.; Mundhöhle; Molina: *camatl* boca, *-xi-* rot gefärbt, *-te-* pron. indef. pers., *cuilia* oder *cuiltia* rev. von cui etwas von einem nehmen.
camiliuhqui; camiliuhqui; camil -iuh -qui; adj. v.; reif, reifend, braun. Schultze Jena 1952: *camiliui* die Farbe der Reife annehmen, dunkelbraun werden.
camillo; camilloh; camil –l(y)oh; s. v. deriv. suff; mit Farbe, gefärbt, verfärbt → camiltic.
camiltic; camiltic; camil –ti -c; adj. v.; braun, gefärbt, maulbeerfarben. Molina: *camileua* pintar las cerezas o la fruta, o pararse moreno; Schultze Jena 1952: *camiltic* maulbeerfarben, violett.
canaliui (camiliui); camilihui; camil –ihui; v. n.; es wird reif, bildet Farbe aus, es beginnt zu reifen.
canaoa; canāhua; canā -hua; v. a.; es wird dünn, es verfeinert sich, zerkleinert.
canaoac; canāhuac; canā -hua -c; adj. v.; zart, dünn, fein, leicht.
canaoaca; canāhuaca; canā- hua -ca; v. plusq.; es hatte sich verfeinert, ist zart geworden
canaoacantli; canāhuacāntli; canā -hua- cān –tli; s. com.; Schläfe, *regio temporalis.*
cantli; cantli; can –tli; s.; Wange. Molina: *cantli* carillos; *regio ossis zygomatici.*
caoaca [hicaoaca]; ihcahuaca; ihcahua-ca; v.; es ist aufgeregt; es ist Getöse, es brummt, rauscht, murmelt, brummelt. Lockhart 2001: *(i)hcahuaca* to make discordant sounds, to murmur.
caoani; cāhuani; cāhua –ni; v. hab.; der, der bringt, läßt, verläßt, er läßt es gewöhnlich, er hört gewöhnlich auf.
capitulo; Kapitel. Spanisches Lehnwort.
capitztic; → ca und pitzic.
caquizti; caquizti; caqui -z -ti; v. n.; es ertönt, es hat einen schönen Klang, es klingt.
catliltic; siehe ca und tliltic.
catzaoac; catzāhuac; catzā -hua -c; adj. v.; schmutzig, geschwärzt.

caxanqui; caxānqui; caxān-qui; adj. v.; offen, schlecht befestigt, locker angebunden, losgelöst.
caxiuhqui; caxiuhqui; caxiuh -qui; adj. v. a.; schüsselförmig, schalenförmig.
caxiuhtimani; caxiuhtimani; caxiuh –ti -mani; v.s. lig. v. aux.; es ist wie eine Schale, es ist nach innengewölbt, es ist abgemagert. Molina: escudilla *canauac caxitl.*
caxiui; caxihui; cax-ihui; v. s.; es verkleinert sich, verringert sich, es sinkt ein; es bildet eine Schüssel, Vertiefung.
caxtic; caxtic; cax –ti -c; adj. s.; schüsselförmig, vertieft, schalenförmig.
ce; cē; cē; numerale; eins.
cecec; cecec; ce –ce -c; adj. s. red.; kalt.
ceceia; cecēya; ce -cē -ya; v. s. n. frq.; es ist gemäßigt, es erkaltet, ist lau, es friert.
ceceio; ceceyoh; ce –ce –yoh; s. red. deriv. suff.; fettig, mit Fett.
ceceiooa; ceceyohua; ce –ce –yo –hua; v. s. frq.; es wird fettig, es macht fett.
ceceiotl; ceceyōtl; ce –ce –yō –tl; s. abstr. red.; Knochenmark, Fettmark. Tierfett, Röhrenknochen des Rinds. *medulla ossium.*
cecelia; celeliā; ce –cel –iā (auch: ceh –cē –liā); v. r. frq. es kühlt ab, es erholt sich, es ist frisch, es erquickt.
cecelic; cecelic; ce –cel -i –c; adj. v. red.; frisch, zart.
ceceltic; ceceltic; ce -cel –ti -c; adj. v. red. int.; stolz, frisch, kühl, zart, mürbe.
cecepalalâtic; cecepah[lalâ]tic; ce -ce –pah -[la –la] –ti -c; adj. red. int.; sehr kalt.
cecepatic; cecēpahtic; ce -cēpah –ti -c; adj. v. red.; sehr kalt, eisig.
cecepoctic; cecepoctic; ce –cepoc –ti -c; adj. v. red.; steif, erstarrt. Molina: *cecepoa* entomecerse algo parte del cuerpo.
cecepoctli; cecepoctli; ce –cepoc –tli; s. red. pl.; Fingergelenke, Knöchel der Finger. *caputi ossium metacarpaliarum.*
celia, (cellia); celiā; cel -iā; v. n.; es wächst, faßt Wurzeln, sproßt, erhält etwas, ist frisch, zart.
celic; celic; celi-c; adj. v.; frisch, grün, weich.
cemixtli; cemīxtli; cem- īx -tli; s.; alle, eine gleichartige Sache, Ebene. Molina: *cemixtia* ygualar cosas llanas. Siméon: *cemixtli uic* tous les yeux sont tournés, fíxes sur le même point, todos los ojos están vueltos. fijos en el mismo punto.
cempoalli onchicome; cempōhualli onchicōme; cem –pōhua -l –li on –chic -ōme; numerale; siebenundzwanzig.
centlapal; centlapal; cen –tlapal; adv. loc.; an der einen Seite; an der anderen Seite, an einer Hälfte.
cequi, (cequj); cequi, ce –qui; adv.; etwas, ein Teil, ein abgetrenntes Teilstück.
cequi; cequi; ce –qui; adj. etwas, teilweise, ein Teil vom Ganzen.
ceui; cēhui; cē -hui; v. n.; es beruhigt sich, wird still, es besänftigt sich, es verlöscht; Molina: *cevi* enfriarse.
chacaioltic; chacayoltic; chaca –yol –ti -c; adj. s.; mit Hornhaut, schwielig.
chachaquachiui; chachaquachihui; cha –cha –quach -ihui; v. frq.; es wird plump, es wird rauh, vergröbert.
chachaquachtic; chachaquachtic; cha –cha -quach –ti -c; adj. v. red.; plump, grob, rauh, grindig.
chamaoa; chamāhua; chamā -hua; v. n.; es wächst, es wird groß, vergrößert sich, es verfettet.
chamaoac; chamāhuac; chamā –hua -c; adj. v.; groß, kräftig, dicht, rauh.

châpani; chapāni; chapāni; v. n.; es wird naß, feucht; es fällt auf den Boden, platscht, klatscht.
chiacpâtic; chiyācpahtic; chiyā –c –pah – ti -c; adj. com.; ölig, fettig.
chiactic; chiyāctic; chiyā -c- ti -c, adj.; ölig.
chiaoa; chiyāhua; chiyā -hua; v. n.; es wird schmutzig, es färbt.
chiaoac; chiyāhuac; chiyā -hua -c; adj. v.; schmutzig, fettig, befleckt mit Fett, fettfleckig, mit Fett befleckt.
chiaoacaio; chiyāhuacayoh; chiyā -hua –ca -yoh; adj. s.; fettig, ölig, mit Fett. Molina: *chiauacayo* cosa grasiente.
chiaoacaiutl; chiyāhuacāyōtl; chiyā –hua -cā –yōtl; s.v. abstr.; Fett, Öl.
chiauizaio; chiyāhuizayoh; chiyā –huiz -a –yoh; s. deriv. suff.; mit wäßrigem, verdorbenem Blut. Molina: *chiauizatl* sanguaza.
chiaviçatl; chiyāhuizātl; chiyā –huiz -ā -tl; s. com.; wässrige Körperflüssigkeit, wässriges verdorbenes Blut, Serum.
chicaoa; chicāhua; chicā –hua; v. n.; er wird stark; er nimmt an Kräften zu, er kräftigt sich.
chicaoac; chicāhuac; chicā –hua -c; adj. v.; kräftig, fest, stark.
chicaoatiuh; chicāhuatīuh; chicā –hua -tīuh; v. purposiv.; er geht um stark zu werden; er wird stark, kräftig, er beginnt kräftig zu werden.
chichicatl; chichicatl; chichi –ca -tl; s. red. int.; Galle, Gallenblase (Gallenblase mit Gallesekret); *vesica fallea cum bilis.*
chichiliui, chichiliuj; chīchīlihui; chī –chīl -ihui; v. n.; es errötet, es wird rot. Karttunen: *chīchīlihui, chīichīlēhui* to become red.
chichilpâtic; chīchīlpahtic; chī –chīl –pah –ti -c; adj.; rot, sehr rot.
chichiltic; chīchīltic, chī –chīl –ti -c; adj. v.; rot.
chichioalli[c]; chīchīhualli; chīchī –hual -li; s. red.; Brust; chichihualli-c, s. red. loc.; an der Brust. *mamma.*
chichioalmecapalli; chīchīhualmecapalli; chīchī –hual –meca -pal –li; s. com.; große, hängende Brust; Molina: *mecapalli* cordel para llevar carga acuestas; *hyperplasia mammae.*
chichiquiliuhtoc; chichiquiliuhtoc; chi -chiquil –iuh –t(i) -oc; v. n. perf., lig., v. aux.; es hat sich verdickt, es liegt dick da. Molina: *chichiquiliui* mazorca de mayz por quejar; Siméon: *chichiquiliui* S'épaissir, engruesar.
chichiquiliui; chichiquilihui; chi -chiquil -ihui; v. n.; es verdickt (oder wird hart), es wird dicker (härter), es bildet Verdickungen (Verhärtungen) → chichiquiliuhtoc.
chichiquiltic; chichiquiltic; chi -chiquil –ti -c; adj. v. red. int.; verdickt, dick.
chichiquiltontli; chichiquiltōntli; chi -chiquil –tōn –tli; s. dimin.; ein kleiner Pfeil.
chichitl; chihchitl; chih -chi –tl; s. v. red.; Speichel, schleimiges Sekret, Auswurf (*saliva § 14), (bilis § 12).*
chichitlatopeoa; chihchitlatopehua; chihchi –tla –tope –hua, s., pron. indef., v. a.; es spuckt, es stößt Speichel aus.
chicome; chicōme; chicome; numerale; sieben.
chicopatziui; chicopātzihui; chico- pātz -ihui; v. com.; es wird weich, zerbeult (zum Teil, zu einer Seite). Molina: *chico* auiesamente, *patziui* abollarse alguna cosa; deshincharse el encordio.
chicopatztic; chicopātztic; chico- pātz –ti -c; adj. v.; zerbeult, eingedrückt, unregelmäßig.

chicouiac; chicohuēyac; chico –huēya –c; adj. v. a;. ungleichmäßig, uneben, ungleich verteilt. Molina: *chicoueyaquilia* poner o componer algo desigualmente.
chicuei; chicuēi; chicu -ēyi; numerale; acht.
chicunaui; chicunāhui; chicu –nāhui; numerale; neun.
chileoatic; chīlēhuatic; chīl –ēhua –ti –c; adj.s. rothäutig, mit roter Haut.
chioa; chīhua; chīhua; v. a.; es macht, erzeugt, schafft, geschieht.
chioaloni; chīhualōni; chīhua –lō –ni; v. pass. hab.; eine machbare Sache, schaffbar, erzeugbar, machbar, möglich, tunlich, geschafft, erzeugt; das, etwas gewöhnlich gemacht wird.
chipaoa; chipāhua; chipā –hua; v. n.; es wird rein, ist klar, gereinigt, es ist sauber, es hellt sich auf.
chipaoac; chipāhuac; chipā –hua –c; adj. v.; sauber, rein, weiß.
chipeliui; chipelihui; chipel –ihui; v. n.; es schuppt ab; es ist verwundet, verletzt; es fällt ab, es verschwindet, Schorf fällt ab. Molina: *chipeliui* descostrarse, Buschmann und v.Humboldt 2000: *chipeliui* entkrusten, Schorf entfernen.
chiquace; chiquace; chiqua –ce; numerale; sechs.
chiqui; chiqui; chiqui; v. a.; es reibt, kratzt.
chiquinalca; chiquinalca; chiqui –nal -ca; v. a., adv., post. instr.; es reibt zu einer Seite, es kratzt an den Seiten.
chiquiuhiotl; chiquiuhyōtl; chiquiuh –yō –tl; s. abstr.; Korb, Brustkorb. Molina: *chiquivitl* cesto; *thorax.*
chiquiztli, (chiqujztli); chiquiztli; chiqui - z –tli; s. v.; Reiben.
chitepaquj; chitēpāqui; chi -tē- pāqui; v. prät., pron. indef., v.; es erhofft jemanden zu erfreuen; Molina: *chia, chie* esperar alguno, *paqui* alegrarse.
chittolli, (chitlolli); chittōlli; chittō -l –li; s.; Drehung, Krümmung, Ring; Hymen. Molina: *tlachittoliztli* doblegadura de algo, *chitoni* saltar el astilla. *chittoloa* hazer aros, *chittoliui* entortarse, torcerse. (vgl. v. Gall 1997:180);
chôcholoa; chocholoā; cho -chol -oā; v. frq.; es springt, es hüpft, es läuft sehr schnell, flieht.
chonequizpâtic; chonequizpahtic; chonequiz –pah -ti –c; adj. s.; sehr zart
chonequiztli, chonequiztli, chonequiz –tli; s.; ein zärtlicher Mensch, eine zarte Person, zartes Wesen.
ciacatl; ciacatl; ciaca –tl; s.; Achselhöhle, *axilla.*
ciacatzontli; ciacatzontli; ciaca -tzon -tli; s. com.; Achselhaar, *pili axillae.*
cîcicuiliui; cicicuilihui; ci -cicuil –ihui; v. frq.; es wird dünn, schwach, mager, trocken, es magert ab. Molina: *tlacicicuiltia* adelgarse.
cicicuiltic; cicicuiltic; ci -cicuil –ti -c; adj. v. red.; int.; schwach, mager, trocken.
ciciotcaiutl, (ciciocaiutl); ciciotcayōtl; ciciot –ca -yōtl; s. abstr.; Brustfleisch, Gewebe. Molina: pechuga de avaue *iciciotca, yelciciotca, yeltepitz.* Siméon *iciotca* estomac, blanc de oisseaux, éstomago, molleja de las aves. Campbell: *ciciotca* bird's breast. Van Zantwijk (pers. Mitteilung 2008): "concerning the stomach or something that has an opening and can be filled". Es ist im heutigen Nahuatl ungebräuchlich.
ciciotic; ciciotic; ci –cio –ti -c; adj. red.; abgezehrt, mager, wie durchtrennt, schwach. Bei Molina haben Wortverbindungen mit *cici* den Sinn „schwach, schlank, mager". Siehe Buschmann und v. Humboldt: Bemerkung unter *cicicuil* (2000:100).
ciciotqui; ciciotqui; cici –ot –qui; adj. s. red.; mit Brustfleisch. Molina: *ciciotcaana* despechugar aues.

ci[i]aui; ciahui; ciahui v. n.; es ermattet, ermüdet, es wird müde. Molina: cansarse *ciahui;* Karttunen: *ciyahui* to get damp.
cioachichioalli; cihuāchīchīhualli; cihuā -chīchī -hual -li; s.; weibliche Brust, *mammae feminarum.*
cioapilchichioalli; cihuāpilchīchīhualli; cihuāpil- chīchī –hual –li; s.; weibliche Brust, die Brust der edlen Frau; *mamma feminae.*
cioapilli; cihuāpilli; cihuā –pil -li; s.; Frau edler Herkunft.
civatl, (cioatl); cihuātl; cihuā -tl; s.; Frau, Uterus, *femina, uterus.*
coatl; cōātl; cōā -tl; s.; Eingeweide, Darm, Schlange, *intestinum.*
coatlantli; cōātlantli; cōā -tlan -tli; s. com.; Eckzahn; *dens caninus.*
coçauhqui; cozauhqui; cozauh -qui; adj.; gelb.
coçauia; cozahuiya; coza -huiya; v. a.; es wird gelb.
cochi; cochi; cochi; v. n.; es schläft.
cochioa; cochīhua; cochī -hua; v. impers.; man schläft.
cococ; cocōc; cocō -c; s. v.; Schmerz, Krankheit; adj. schwach, leidend.
cocoçauia; cocozahuia; co –coza –huiya; v. a. frq.; es wird gelb, es verfärbt sich gelb.
cocochittolli; cōcohchittolli; cōcoh –chittol –li; s. com.; Kehlkopf. Molina: *cocotl* garguero, *chittoloa* hazer aros, drehen, krümmen. *larynx*
cocoia; cocoya; cocoy -a; v.; es ist krank, es ist schwach, sie ist schwanger.
cocoianj; cocoyani; cocoy -a -ni; v. a. hab.; der Kranke; die Schwangere; die, die schwanger ist,
cocoiaoac; cocoyahuac; co –coya –hua -c; adj. v.red.; sehr weit ausgedehnt.
côcoioctic; cocoyōctic; co –coyōc –ti -c; adj. v. red.; geöffnet, durchbohrt.
cocoionqui; cocoyōnqui; co –coyōn –qui; adj. v. n. red.; durchbohrt.
cocolizcui, (cocolizcuj); cocolizcui; coco –li -z -cui; v. com. red.; es erkrankt; es wird krank, es leidet.
cocolochtic; cōcōlochtic; cō -cōloch –ti -c; adj. v. frq.; gerollt, gefältelt, gekräuselt, kraus.
côcolôtic; cōcōlotic; cō–cōlo –ti -c; adj. v. red.; dünn, hager; trocken, zart. Molina: *cocolotic* cosa flaca y seca
cocoltia; cōcōltiā; cō –cōl –tiā; v. n. frq.; es ist wellig gedreht, gerollt.
cocoltic; cōcōltic; cō –cōl –ti -c; adj. v. red.; wellig, sehr gedreht, gelockt.
cocomoliui; cocomōlihui; co –comōl –ihui; v. n. frq.; es sinkt sehr ein; es bilden sich Vertiefungen, es ist voller Vertiefungen.
côcomotzaui; cocomotzahui; co -comotz -ahui; v. a. red.; es schmatzt, klappert, splittert, knistert, knackt; es macht Lärm, es macht Geräusche. Molina: *cocomotza* hazer estruendo con los pies. Karttunen: *cocomotza* for a baby to make a smacking noise nursing at the breast, to make a clamour.
cocotic; cocotic; co-co-tic, adj.; schmerzhaft, brennend, entzündet. Molina: *cocoa nino* estar enfermo, *cocoa nech* dolerme alguna parte del cuerpo.
cocotl, (cocôtli); cōcohtl; cō -coh -tl; s.; Schlund, (Röhre; Rohr). Molina: *cocotl* garguero.Clavijero: *cocotl* garganta. Harnröhre *urethra (§ 12),* Luftröhre *trachea (§ 7).*
cocototztic; cocototztic; co –co –totz –ti -c; adj. red.; sehr gedreht, sehr verkürzt.
cocotzontli; cōcohtzontli; cōcoh- tzon –tli; s.; Haare am Hals, an der Kehle. *pili colli.*
cocoxittontli; cōcohxittōntli; cōcoh –xit –tōn -tli; s. com. dimin.; Kehlkopf. Molina: *xittomoni* estallar, hacer ruido al reventarse. *larynx*
cocoxqui; cocoxqui; co -cox -qui; adj. v.; krank, schlaff, welk, schwach.

coiaoa; coyāhua; coyā –hua; v. a.; es vergrößert, es erweitert sich, wird weit (weit werden von einem Loch).
coiaoac; coyāhuac; coyā –hua -c; adj. v.; groß, ausgedehnt, weit.
coioctontli; coyōctōntli; coyōc –tōn –tli; s. dimin.; kleine Öffnung.
coioni; coyōni; coyōni; v. n.; es wird durchbohrt; es bekommt Löcher, es ist durchlöchert, ist durchgängig.
coionqui, (coyonqui, coionquj); coyōnqui; coyōn –qui; adj. v.; offen, durchbohrt.
coiontica; coyōntica; coyōn –ti -ca; v., lig., v. aux.; es ist durchbohrt, ausgehöhlt.
coionticac; coyōnticac; coyōn –ti –(i)hcac; v., lig., v. aux.; es ist durchbohrt, ausgehöhlt.
coliui; cōlihui; cōl -ihui; v. n.; es neigt sich, es fällt, es biegt sich, es rundet sich, es ist gekrümmt.
colochaui; colochaui; coloch -ahui; v.; es bilden sich Falten, Runzeln, es wird faltig, runzlig, es wird kraus, zerknittert; es kräuselt sich.
colochtic; colochtic; coloch –ti -c; adj.; gelockt, gewunden, wellig, mit Runzeln.
comjc; cōmic; cōmi -c; s. loc.; im Inneren eines Gefäßes.
comoliuhqui; comōliuhqui; comōl –iuh –qui; adj. v.; mit Vertiefungen, vertieft.
comoliui; comōlihui; comōl –ihui; v. n.; es vertieft sich, es höhlt sich aus, es ist uneben.
comoltic; comōltic; comōl –ti -c; adj. v.; ausgehöhlt, mit Schluchten, zerklüftet, vertieft.
comotzaui; comōtzahui; comōtza -hui; v.; es knistert, es splittert. Molina: *cocomotza* hacer estruendo con los pies; Karttunen: *comōni* to crackle, crash.
comotziui; comōtzihui; comōtz -ihui; v.; es bewegt sich hin und her; bebt, wird beweglich.
comotztic; comotztic; com -otz –ti -c; adj.; dick wie ein Topf.
conalihui; conaliui; c -on -al -ihui; präf. obj. 3. pers. sing., direct. part., v.; es erglänzt, es gleitet, wird glatt, wird schlüpferig. Molina: *alahua* resbalar.
conechichioalli; conēchīchīhualli; conē-chīchī-hual -li; s. com. red.; Kinderbrust; *mammae infantum.*
conexiqujpilli; conēxiquipilli; conē –xiquipil -li; s. com.; Gebärmutter; *uterus.*
conmati, (cômati); conmati; c -on -mati; präf. obj. 3. pers. sing., direct. part., v.; es fühlt, weiß, kennt, empfindet.
connacaztic; cōnnacaztic; cōn –nacaz -ti –c; adj. com.; wie ein Gefäßgriff.
contic; cōntic; cōn –ti -c; adj.; gefäßartig, gefäßförmig, wie ein Gefäß.
copactli; copāctli; copāc –tli; s.; Gaumen; *palatum.*
copichauhqui; copichauhqui; copichauh –qui; adj. v.; eingeritzt, vertieft, hohl, mit Rinnen, mit Furchen.
copichaui; copichahui; copich –a -hui; v. n.; es bekommt Ritzen, Rinnen, es wird vertieft, es wird mit Rinnen, Furchen versehen. Schultze Jena 1950: *copichaui* hohl werden.
cotaloa; cotaloa; cotal –oa; v. n.; es grunzt, es quiekt.
cototzaui; cototzahui; cototza –hui; v. n.; es ist gelähmt, es verkrüppelt, er verkürzt sich, es bilden sich Lähmungen
cototzoloni; cototzōlōni; cototzo –lo –ni; v. prät. pass. hab; beugbar, einfaltbar, verkürzbar.
cototztic; cototztic; cototz –ti -c; adj. v.; gebückt; gefaltet, gedreht, gedrückt, gekürzt. Molina: *cototzoa* ponerse de coclillas, encogerse, o encaramarse.

cotzeoatl; cōtzēhuatl; cōtz – ēhua –tl, s. com.; Wadenhaut.
cotznacatl; cōtznacatl; cōtz-naca -tl; s. com.; Wadenfleisch; *caro cruris.*
cotztetl; cōtztetl; cōtz -te –tl; s. com.; Wade, dicke Wade, feste Wade.
cotzti[li](a); cotzti(a); c –otzti(a); obj. part. 3. pers. sing., v.; er schwängert, er macht sie schwanger. Molina: *otztli* preñada, *otztia* empreñarse. Acad. Hist. Ms: *cotztia.* vergleiche Dibble und Anderson 1961:130, Fußnote 12.
cotztli; cōtztli; cōtz –tli; s.; Wade; *regio fibularis.*
cotztzontli; cōtztzontli; cōtz -tzon -tli; s. com.; Haare an der Wade. *pili regionis fibularis.*
cozpatic; cozpahtic; coz –pa –ti –c; adj.; sehr gelb.
cozpiltic; cozpīltic; coz –pil –ti –c; adj. com.; gelb, zartgelb; gelblich.
coztic; coztic; coz -ti -c; adj.; gelb.
cuechaoac; cuechāhuac; cuechā –hua -c; adj. v.; feucht, naß.
cuechiuhquj; cuēchiuhqui; cuēchiuh –qui; adj. v.; fein zerkleinert, fein gemahlen.
cuechpatic; cuēchpahtic; cuēch –pah –ti –c; adj.; sehr zerkleinert, fein gemahlen. Schultze Jena 1952: *cuech –pahtic* gründlich, durch und durch gemahlen (Mehl).
cuechtic; cuēchtic; cuēch –ti -c; adj.; zerkleinert, gemahlen.
cuecuetlaxiui; cuēcuetlaxihui; cuē -cuetlax -ihui; v. frq.; es wird kraftlos, es verliert die Kraft, ermüdet. Schultze Jena 1950: *cuecuetlaxoa* verzagen.
cuecuetlaxtic; cuēcuetlaxtic; cuē –cuetlax –ti -c; adj. v. red.; schwach, kraftlos.
cuecuetztic; cuēcuētztic; cuē –cuētz –ti -c; adj. frq; sehr beweglich, unruhig.
cueianenepilli; cueyanenepilli; cueya- nene -pil -li; s. com. red.; Zungenbändchen, Frenulum; *frenulum.*
cuelpachiuh; cuelpachiuh(qui); cuelpachiuh –(qui); adj. v.; gefaltet, mit Falten.
cuelpachiui; cuelpachihui; cuelpach -ihui; v. n.; es faltet sich, es bildet Falten.
cueponi; cuepōni; cuepōn -i; v. n.; es bricht auf, es wächst, es öffnet sich, es blüht, es macht Lärm.
cuexcochtetl; cuexcochtetl; cuex -coch –te –tl; s.; Genick; Nacken; Rücken, Rückseite. *cervix.*
cuexcochtli; cuechcochtli; cuex -coch -tli; s.; Hinterkopf; Nacken. *occiput.*
cuica; cuīca; cuīca; v. n.; es singt.
cuicuiltic; cuihcuiltic; cui -cuil –ti -c; adj.; verschiedenfarbig.
cuilchilli; cuilchilli; cuil -chil –li; s.; Anus; Darmende; Gesäß, Hintern. Molina: *cuilchilli* saluonor; *posterior (canalis analis).*
cuilchilquiça; cuilchilquīza; cuilchil –quīza; s., v.; der Darm kommt hervor; er hat Hämorrhoiden. Molina: *cuilchilquixtia* salirseme el siesso.
cuilchiltentli; cuilchiltēntli; cuilchil –tēn –tli; s. com.; Analrand, Anallippen; *zona haemorrhoidalis canalis analis.*
cuillotic; cuillōtic; cuillō–ti –c; adj.; zart, fein, hager, schmächtig, schlank.
cuitlacaxiuhiantli; cuitlacaxiuhyāntli; cuitla -caxiuh- yān -tli; s.; Taille, Gürtellinie. Buschmann und v. Humboldt: ea pars corporis, ubi homo cingitur, Molina: *tocuitlacaxiuhyan* la pretina; *regio coxae seu regio renalis partis corporis.* Schultze Jena 1950: das, wo der Behälter der Ausscheidungen ist, d.h. die Nieren, die Lenden.
cuitlacochiui; cuitlacochihui; cuitla-coch –ihui; v.; es bildet Fäulnis, es verfault, es fault, es trübt sich. Molina: *cuitlacochtli* mays o trigo añublado. Karttunen: *cuitlacochin* an ear of maize infected with a fungus that turns the kernels dark gray and deforms them, edile and considered a delicacy.

cuitlacochtic, (cuitlacuchtic); cuitlacochtic; cuitla-coch –ti –c; adj. v.; trüb, wie verdorbener Mais, faulig, brandig.
cuitlaio; cuitlayoh; cuitla-yoh; s. deriv. suff.; mit Schmutz, voller Schmutz, voll mit Schmutz, bedeckt mit Schmutz, Kot, kotig.
cuitlaioa; cuitlayoa; cuitla -yo -a; v.; es ist mit Schmutz gefüllt. Molina: *cuitlayoa* henchirse de mierda.
cuitlaoaqujztli (cujtlaoaquiztli); cuitlahuāquiztli; cuitla – huāqui –z –tli: s. com.; trockener Kot. *excrementum*.
cuitlaolotl (cujtlaolotl); cuitlaōlōtl; cuitla –ōlō –tl; s. com.; geformter Kot, Kot wie ein Maiskolben, Kotballen. (Molina: *olotl* espiga desgranada de la maçorca de mayz). *excrementum*.
cuitlapantli; cuitlapantli; cuitla-pan-tli; s.; Rücken; *dorsum*.
cuitlapoxcaujliztli; cuitlapoxcauiliztli; cuitla –pox –cahui –liz –tli; s. com.; schimmliger Kot.
cuitlatetepontli, (cujtlatetepontli); cuitlatetepontli; cuitla -te-tepon -tli; s. com. red.; Rückgrat. *columna vertebralis*.
cujtlatetemalli, (cuitlatitimalli); cujtlatetēmalli; cuitla –te -tēmal –li; s. com. red.; eitriger Kot, Kot mit viel Eiter.
cuitlatoliui; cuitlatōlihui; cuitla -tōl -ihui; v.; es wird dick, es verdickt.
cuitlatolpol; cuitlatōlpōl; cuitla-tōl-pōl; adj. dimin.; dick; ziemlich dick, hinten rund. Molina: *cuitlatolompol* cosa corpulenta.
cuitlatoltia; cuitlatōltia; cuitla-tōl -tia; v. caus.; es macht sehr dick.
cuitlaxculli, (cuitlaxcullj); cuitlaxcōlli; cuitla –(i)xcōl -li; s.; Darm, Eingeweide. Molina: *cuitlaxcolli* tripas, *ixcoloa* hacer algo sin consideración ni acuerdo, cortar algo por encima. *intestinum*.
cuitlaxocotl; cuitlaxocotl; cuitla –xoco –tl; adj.; eine Sache, die schwer wiegt, schwer drückt, schwer ist.
cuix; cuix; cuix; adv. interrog.; vielleicht.
cujitlateputzchichiqujlli; cujtlateputzchichiquilli; cuitla –teputz- chichiquil -li; s. com.; Rückgrat mit den Dornfortsätzen der Wirbel. Molina: *cuitlatl*, mierda; *teputztli* dorso, *chichiquilli* especies de flecha o harpón. *columna vertebralis cum spinae dorsi*.
cujtlâiac; cuitlahyac; cuitla-(i)hyac; adj.; nach Kot riechend.
cujtlapanaaiecotli; cujtlapanāāyecotli; cuitla -panā-a-yeco -tli; s. com. red.; Nieren. *renes*.
cujtlapanaatetl; cuitlapanāātetl; cuitla –pan -ā –ā –te -tl; s. com. red.; Nieren.
cujtlapoxcaujliztli; cuitlapoxcahuiliztli; cuitla –pox -cahui –liz -tli; s. com.; Kot mit grauem Überzug, mit Schleim.
cujtlatecomatl; cuitlatecomatl; cuitla –te -coma -tl; s. com.; Magen, (Dreckgefäß) *gaster*.
cujtlatexcaloaquiztli; cuitlatexcalhuāquiztli; cuitla-texcal-huāqui -z -tli; s. com.; getrockneter, harter Kot; die Härte und Trockenheit des Kots. Molina: *cuitlatexcalhuaqui* tener enfermedad de colica passio.
cujtlatl; cuitlatl; cuitla-tl; s.; Kot; Hinterteil.
cujx a njchichicaoa; cuix a nichīchīcahua; cuix ah ni –chīchīca -hua; adv. interrog., präf. neg., pron. pers. 1.pers. sing., v.; vielleicht habe ich keine Galle? → cuix.
cultic; cōltic; cōl –ti -c; adj.; gebogen, gedreht.

E

êcaceoaztic; ehcacēhuaztic; ehēca –cehuaz –ti -c; adj.; Wind abhaltend, mildernd. Molina: *ecacehuaztli* moscador, abanico.
ecuxo; → acuxo; acuchoa.
eêzio; eezyoh; e –ez -yoh; s. frq. deriv. suff.; bluthaltig, mit viel Blut, sehr blutig, voller Blut, mit Blut bedeckt. Molina: *eeço* cosa llena de sangre.
ehecatl, (êhecatl); ehēcatl; ehē –ca -tl; s.; Wind, Luft. *aer.*
ei; ēyi; ēyi; numerale; drei.
elacaliuhiantli; ēlācaliuhyāntli; ēl-ācaliuh-yān –tli; s. v. com.; Rinnen der Brust. *spatia intercostalia.*
elchiquiuitl; ēlchiquihuitl; ēl- chiquihui -tl; s. com.; Brustkorb. *thorax.*
elcomoliuhiantli; ēlcomōliuhyāntli; ēl-comōl -iuh-yān -tli; s. v.; Sternalgrube, Brustvertiefung. *angulus infrasternalis.*
elcomoliui; ēlcomōlihui; ēl –comōl -ihui; s., v.; die Brust bildet Vertiefungen, es bildet sich eine Brustvertiefung.
eleuiloni; ēlēhuīlōni; ēlē -huī –lō -ni; adj. v.; das, was gewünscht wird, wünschenswert, begehrt. Molina: *eleuia* dessear o cobdiciar algo. Schultze Jena 1950: *eleuia* heiß begehren. Karttunen: *ēlēhuīlōni* desirable person or thing.
elmetztli; ēlmētztli; ēl-mētz -tli; s. com.; Brust, unterer Brustansatz; (wörtlich: Brustmond). *pars inferior mammae?*
elnacatl; ēlnacatl; ēl- naca -tl; s. com.; Brustfleisch; *caro thoracis.*
elpantli; ēlpantli; ēl- pan -tli; s. com.; Brust.
eltapachtli; ēltapachtli; ēl- tapach -tli; s. com.; Leber; *hepar.*
eltepicicitl; ēltepicicitl; ēl –te –pici –ci –tli; s. com.; Brustbeinfortsatz; Xiphoid, Sternalfortsatz; (verkleinerter Brustknochen). Molina: *piciliui* hacerse menudo lo que era gruesso; *processus xiphoideus sterni.*
eltototl; ēltōtōtl; ēl-tō -tō -tl; s. com.; Brustbein, Sternum. Molina: *elli* higado, *tototl* paxaro. Molina: *elpapalotl* la paletilla; *tēlpapalouh* la patilla de la boca del estomago. *sternum.*
eltzotzolli; ēltzotzōlli; ēl –tzo -tzōl -li; s. com. red.; Brustenge, die Enge der Brust.
eoaio; ēhuayoh; ēhua –yoh; s. deriv. suff.; mit Haut (bedeckt).
eoaioxococ; ēhuayōxococ; ēhua -yō -xoco –c; adj. s. com.; mit einer Haut wie eine (saure, unreife) Frucht, mit Haut junger Haut, mit frischer Haut. Molina: *xocotl* fruta, *evayotl* pellejo.
eoatl; ēhuatl; ēhua –tl; s.; Haut, *derma.*
etic, (hetic); etic; e – ti –c; adj. v.; dick, groß, schwer.
ezaxixtli; ezāxīxtli; ez –āxīx -tli; s. com.; blutiger Urin.
ezcocotli; ezcōcohtl; ez-cōcoh -tl; s. com.; Blutgefäß, Blutröhre. *vas sanguinis.*
ezcuicuiltic, (ezcuicujltic); ezcuihcuiltic; ez-cui -cuil –ti –c; adj.; blutbefleckt, mit Blut durchmischt, Blut durchsetzt, blutfarben, (rot in verschiedenen Farben).
ezio; ezyoh; ez –yoh; s. deriv. suff.; mit Blut, etwas blutiges, mit Blut bedecktes, voller Blut.
eztemalli; eztēmalli; ez –tēmal -li; s. com.; blutiger Eiter.
eztenqui; eztenqui; ez – ten -qui; adj.; blutgefüllt, voll mit Blut.
eztlahelli, (eztahilli); eztlahelli; ez -tlahel -li; s. com.; blutiger Schmutz, Blutfluß. Molina: *tlahilli* suziedad, o camaras de sangre.
eztli; eztli; ez –tli; s.; Blut, *sanguis.*

H

hetic; → etic;
hicica; → icica;
hiiac; → ihyac -iyac;
hiticoionqui, (hîticoionquj); [h]ihticoyōnqui; ihti –coyōn -qui; adj.; innen ausgehöhlt.
hititzotzolli; [h]ihtitzotzōlli; ihti –tzo –tzōl -li; s. com.; die Falte, die Enge des Bauches.
hitlacaui; [h]ihtlacahui; [h] –ihtlaca -hui; v.; es verdirbt, es beschädigt, es erleidet Schaden, es macht schwanger.

I, J

iacacuitla; (iacacujtlatl); yacacuitlatl; yaca -cuitla -tl; s. com.; Nasenschleim. *mucus naris*.
iacacuitlayooa; yacacuitlayōhua; yaca –cuitla –yō –hua; s. com., (suff. v.); Nasenschleim entleert sich, die Nase läuft.
iacaomiti; yacaomiti; yaca –omi -ti; v. com.; es ist vorne zugespitzt, es ist an der Spitze dünn.
iacaomitic; yacaomitic; yaca –omi –ti-c; adj.; zugespitzt am Ende.
iacapitzaoac; yacapitzāhuac; yaca –pitzā -hua -c; adj.; zugespitzt, etwas zugespitztes.
iacaquauhiutl; yacaquauhyōtl; yaca –quauh –yō-tl; s. com. abstr.; Nasenrücken; die Nasenlänge, der knöcherne Teil der Nase. *dorsum naris*.
iacatl; yacatl; yaca -tl; s.; Nase. *nares*.
Iacatlileoac; yacatlīlēhuac; yaca –tlīl -ēhua -c; adj. com.; an der Spitze dunkel.
iacatolli; yacatolli; yaca –tol -li; s. com.; Nasenschleim. *mucus naris*.
ia(ca)tomolli; ya(ca)tomolli; ya(ca) –tomol -li; s. com.; die Nasenflügel, das Nasenloch; Schultze Jena 1952: *tomoliui* knospen. Molina: *yacatomoliuhcayotl* lo de alto de las ventanas de la nariz. *naris*.
iacatzontli; yacatzontli; yaca –tzon –tli; s. com.; Nasenhaar. *vibrissae naris*.
iacâtzulli: yacatzōlli; yaca – tzōlli; s. com.; die Nase, die Nasenenge. Karttunen: *yacatl* nose, *tzōlli* something narrow. *nares*.
iacauitzauhqui; yacahuitzauhqui; yaca –huitza -uh –qui; adj.; zugespitzt.
iacauitzaui; yacahuitzahui; yaca -huitza -hui; v. n.; es bildet eine Spitze, es wird spitz gemacht.
iacauitztic; yacahuitztic; yaca –huitz –ti -c; adj. com.; zugespitzt, spitz.
iaiactia; yayāctia; ya –yāc -tia; v. caus.; es dunkelt, es färbt sich dunkel, es verdunkelt sich.
iaiactic; yayāctic ; ya –yāc –ti –c; adj.; schwärzlich, dunkel, trübe, schwarzbraun.
iaiamaztic; yayamāztic; ya –yamāz –ti -c; adj. v. red. int.; sehr weich.
iaiaoaliuhqui; yayahualiuhqui; ya –yahual –iuh –qui; adj. red.; ganz kreisförmig, rund. Molina: *yayavaloa* cerrar a los enemigos.
iaiaoaltic; yayahualtic; ya –yahual – ti –c; adj. red.; kreisförmig, rund.
iaiauhqui; yayauhqui; ya –yauh -qui; adj. red.; dunkel, trübe, schwärzlich.
iaiauia; yayāhuia; ya –yā -huia; v. frq.; es wird dunkel, es wird trübe.
iaiauic; yayāhuic; ya –yā –hui -c; adj. red.; dunkel, schwarz.
iaiauitztic; yayahuitztic; ya –ya –huitz –ti –c; adj. red.; spitz, vorne zugespitzt.
iamania; yamāniya; yamāniya; v. a.; es wird lau, es beruhigt sich, es wird weich, es erweicht.

iamanqui, (iamâqui, iamanquj); yamānqui; yamān -qui; adj.; warm; weich, zart.
iamazpatic; yamāzpahtic; yamā –z -pah –ti -c; adj.; sehr weich.
iamaztic; yamāztic; ya -mā –z –ti -c; adj.; weich.
iaoaliuhqui; yahualiuhqui; yahual -iuh -qui; adj. v.; rund.
iaoaliuhtimani; yahualiuhtimani; yahual -iuh –ti -mani; v. lig. v. aux.; es ist rund.
iaoaliui; yahualihui; yahual -ihui; v. s.; es rundet sich, es rundet sich ab.
iaoalo; yahualoh; yahualoh; v. prät.; es hat sich abgerundet, es hat sich gewellt.
iaoaltic; yahualtic; ya –hual –ti -c; adj.; rund.
iaque; yaqueh; yaqueh; adj.; eine Sache, die eine Spitze hat, mit einer Spitze, spitz.
iauh → yauh.
ic; īc; īc; conj.; mit, in, durch, für, dadurch, wenn.
icac; ihcac; ihcac; v. n. (aux.); es steht aufrecht.
içacapilqua; īzacapilquā; ī –zacapil -quā; pron. poss. 3. pers. sing., s. com.; ihr Klitorisköpfchen. Molina: *çacapilli* la carnaza del medio de la natura de la muger, *quaitl* cabeza; Buschmann und v. Humboldt: *zacapilli* clitoris. *glans clitoris.*
icalaquia; īcalaquiyā; ī–cal –aqui -yān; pron. poss. 3. pers. sing., s. v.; sein Eingang.
ichichioal; īchīchīhual; ī -chīchī -hual; pron. poss. 3. pers. sing.; s.; ihre Brust. →chichioallic.
ichittol; īchittol; ī –chit –tol; pron. poss. 3. pers. sing., s.; ihr Kreis, ihr Jungfernhäutchen, ihr Hymen. Molina: *chitoliuhqui* cosa torcida o acostada. *hymen.*
ichpuchchichioalli; ichpōchīchīhualli; ichpōch –chīchīhual -li; s. com.; die Brust junger Mädchen. *mammae juveniles.*
icica, (hicica); ihcīca; ihcīca; er ist ohne Wind (ohne Luft, ohne Atem), er keucht, schnauft, hechelt; er ist gehemmt. Molina: *icica* yjadear →yciquiztli.
icicanj; ihcīcani; ihcīca -ni; v. a. hab.; keuchend, einer, der keucht, der ohne Atem ist; er keucht gewöhnlich.
icnoio; icnōyoh; icnō -yoh s. deriv. suff.; mit Mitleid, mit Milde, mitleidig, bescheiden.
icocoxcauh; īcocoxcāuh; ī–co -cox –cā -uh; pron. poss. 3. pers. sing., s. v. poss.; ihre Schwäche, ihre Schwachheit, ihre Vulva. *aegrotido.*
icxitl; icxitl; icxi –tl; s.; Fuß, Bein (einschließlich des Fußes). *pes.*
icxiueyaquia; icxihuēiyaquia; icxi –huēiya -quia; s., v.; das Bein streckt sich, wird sehr lang. Molina: v*eyaquiliztli* el acto de alargar o estender algo.
ie → ye
iecolo; yecolō; ye -co –lō; v. prät. pass.; es wurde Beischlaf vollzogen. Molina: *yecoa* hazer lo a el o a ella.
iectia; yectia; yec –tia; v. n.; es wird sauber gemacht, es wird gut, es wird sauber, es wird rein, es macht gut.
iehoatl; yehhuātl; yehhoā –tl; pron. 3. Pers. sing.; er, sie, es.
ihichio; īichyoh; i –īch –yoh; s. deriv. suff.; voller Fäden, mit Fäden bedeckt, fadenförmiges.
ihiio; ihīyoh; ihī -yoh; s. derivat. suff.; berühmt, geistvoll; mit Glanz; Atem, Geist.
ihiiotl, (ihiutl, iiutl, ihiyotl); yhīyōtl; ih -ī –yō –tl; s.; Atem, Hauch, Kraft, Wirkung. *spiritus oris.*
ihixe; īhixe; īh –ix -e-; pron. poss. 3. pers. sing., s. poss. suff.; Besitzer seines Gelenks, seiner Fläche, im Besitz von seiner Gelenkfläche, mit seinem Gelenk, (versehen mit Gelenkflächen, Gelenkknoten, Knochenverbindungen); → ixtli. *facies articulares.*
îiacatl; → iyacatl.

iiacatzon; īyacatzon; ī –yaca –tzon; pron. poss. 3. pers. sing., s. com.; seine Nasenhaare. *pili narium.*
îiaia, (yiaya); ihyāya; ihyāya; v. frq.; es riecht schlecht, es stinkt.
iittaloia; īittalōyā(n); ī -itta –lō –yā(n); pron. poss. 3. pers. sing.; v. pass. loc.; ihr Platz, wo sie gesehen, bewundert wird. Ihr Platz der Bewunderung.
ilhuicatl; ilhuicatl; ilhuica –tl; s.; Himmel.
imaxac; īmaxac; ī -maxac; pron. poss. 3. pers. sing., s.; sein Schritt. *inter pedes divaricatos.*
in, (yn); in; in; art.; der, die, das.
inacaio; īnacayō; ī –naca -yō; pron. poss. 3. pers. sing., s. poss. suff.; sein Fleisch, sein Leib. *caro.*
incioa; in cihuā; in cihuā; art., s. pl.; die Frauen.
ineixcauil; īneīxcahuil; ī –ne –īx –cahuil; pron. poss. 3. pers. sing., s.; seine Eigentümlichkeit, Eigenschaft, Fähigkeit, sein ausschließliches Eigentum.
inic, (ynic); inīc; in-īc; conj.; so daß, schließlich, auf solche Art, folgendermaßen; deswegen, dadurch; damit, auf daß, während, wodurch; pron.; mit diesem.
initentzon; in ītēntzon; in ī –tēn –tzon; art., pron. poss. 3. pers. sing., s. com.; sein Lippenhaar, sein Lippenbart, sein Bart.
iniuh; iniuh; in –iuh; conj. so wie, wie.
inixquich; īnīxquich; īn –īxquich; adj.; alles ganz.
inoc; inoc; in -oc; conj. während, inzwischen, indes.
intech; intech; in -tech; pron. poss. 3. pers. pl., präp.; von ihnen, verbunden mit ihnen.
intechpa; īntechpa; īn – tech –pa; pron. poss. 3. pers. pl., präp., direct. suff.; innerhalb, in ihnen, sie betreffend.
intla; intlā; in –tlā; conj.; wenn.
intocxi; in tocxi; in to –(i)cxi; art., pron. poss. 1. pers. pl., s.; unser Fuß, unser Bein. *pes.*
intoiac; in toyac; in to –yac; art., pron. poss. 1. pers. pl., s.; unsere Nase. *naris.*
intoquichti; in toquichti(n); in to –(o)quich –ti(n); art., pron. poss. 1. pers. pl., s. pl.; unsere Männer.
intotech; in totech; in to –tech; art., pron. poss. 1. pers. pl., poss. suff.; unser Zugehöriges, was an uns befestigt ist.
intotêxipal; in totēnxīpal; in to –tēn –xīpal; art., pron. poss. 1. pers. pl., s. com.; unsere Lippen. *labies.*
intotlac; in totlāc; in to –tlāc; art., pron. poss. 1. pers. pl., s.; unser Rumpf, der obere Teil des Rumpfes.
intoujujltecca(n); in tohuihuiltecca(n); in to –hui –huil –tec ca(n); art., pron. poss. 1. pers. pl., s. v. red.; unsere Körperverbindungen, unsere Gelenke. Molina: *uiuilteccantli* conyunturas del cuerpo.
ioā, (ioan); īhuān; ī -huān; conj. und, auch.
iôiolca, (ioiolca); yoyōlca; yo –yōl –ca; v. frq. suff.; es ist sehr lebendig, es lebt.
ioiolcatica; yoyōlcatica; yo –yol –ca –ti -ca; v., frq. suff., lig., v. aux.; es ist lebendig, es kommt erneut zum Leben.
iôiollo; yoyōlloh; yo –yōl -l(y)o; s. red. deriv. suff.; voll mit dem Mark einer trockenen Frucht.
iôio[n]mjquj, (yoyo[n]miqui); yoyomiqui; yoyo[n] -mi -qui; adj. mit brennendem Schmerz, wollüstig. Molina: *yomoni* bullir los gusanos, o piojos, pulga hormigas; o

tener gran encedimiento de la carne los moços o moças luxuriosas, *yoyomiquiliztli* comezon.
ioli, (yoli); yōli; yōli; v. n.; es lebt. adj.; eine Sache, die lebt.
ioliliztli, (yoliliztli); yōliliztli; yōli –liz –tli; s.; Leben, Atem. *vita*.
iollo; yōlloh; yōlloh; adj.; fähig, erfinderisch, klug, scharfsinnig.
iollomjmjquj; yōllohmīmiqui; yōlloh –mīmi -qui; v. com. freq.; er verliert den Verstand. Molina: *yollo micqui* rudo de entendimiento; Siméon: *yollomimiqui* s'abrutir, perdre son intelligence, embrutecerce; Buschmann und v. Humboldt: *yollomicqui* schwachköpfig.
iollotli; yōllohtli; yōlloh –tli; s.; Herz. *cor*.
iolqui; yōlqui; yōl –qui; s.; eine lebende Sache; das Lebewesen; lebendig, lebend.
iomotlantli; yōmohtlantli; yōmoh-tlan -tli; s.; Flanke, Seite, die Seite des menschlichen Körpers. *latus corporis humani*.
ipalanca; īpalāncā; ī –palān –cā; pron. poss. 3. pers. sing., s. asv.; seine Fäulnis, seine Zersetzung.
ipan; īpan; ī -pan; präp. loc.; auf, in; zur Zeit jemandes.
ipaquia; īpāquiyā(n); ī –pāqui –(y)ā(n); pron. poss. 3. pers. sing., s. v., loc.; der Ort ihrer Zufriedenheit, Freude, ihres Vergnügens.
iquaololauhca; īquāololauhcā; ī –quā –ololauh -cā; pron. poss. 3. pers. sing., s. v. asv.; die Krümmung seines Kopfes; die Rundung seines Kopfes, die Rundung an seinem Ende, die Rundung an seiner Spitze.
iquiçaia; īquīzāyā(n); ī –quīzā –yā(n) pron. poss. 3. pers. sing., s. v. loc.; sein Ort, wo es herauskommt, losgeht; sein Ausgang.
itec; ītec; īte -c; präp.; in ihm, innerhalb, inwendig.
itech ; ītech; ī -tech; pron. poss. 3. pers. sing., präp.; in ihm, in ihr;
itechca; ītech ca; ī –tech -ca; pron. poss. 3. pers. sing., präp.; v. irreg.; es ist in ihm, an ihm.
itechpa, (ytechpa); ī techpa; ī –tech –pa; poss. präf. 3. pers. sing., präp., direct. suff.; in ihm, innerhalb von ihm.
itechpoui; ītechpohui; ī –tech –pohu –i; poss.3. pers. sing., präp., v. n.; es betrifft ihn, betrifft etwas ihm zugehöriges, es gehört zu einem.
iten; ītēn; ī –tēn; pron. poss. 3. pers. sing., s., ihre Lippen. *labies*.
itenco; ītēnco; ī –tēn –co; pron. poss. 3. pers. sing., s., loc.; an seinen Lippen, auf den Lippen, mit den Lippen.
itentzon; ītēntzon; ī –tēn –tzon; pron. poss. 3. pers. sing., s. com.; sein Lippenhaar, sein Lippenbart, sein Bart.
itetl, (ititl); ihtetl; ihte -tl; s.; Bauch; *venter*.
îticoiôni; ihticoyōni; ihti –coyōni; s., v.; es ist innen ausgehöhlt, der Bauch ist ausgehöhlt.
îticoionquj; ihticoyōnqui; ihti –coyōn –qui; adj.; innen hohl.
itieoatl; ihtiēhuatl; ihti –ēhua -tl; s. com.; Bauchhaut; *derma ventralis*.
itipoçaoa; ihtipozāhua; ihti –pozā–hua; s., v.; der Bauch bläht auf, der Bauch schwillt an.
ititl; → itetl.
ititlapaniui; ihtitlapānihui; ihti –tlapān -ihui; s., v.; der Bauch bildet Risse, der Bauch reißt auf.
îtiuilani; ihtihuilāni; ihti –huilā -ni; s., v.; der Bauch schleift. Schömbs: *huilani* schleifen, schleppen.

itiuilaxtia; ihtihuiläxtiä; ihti –huilä -x -tiä; s., v. caus.; der Bauch hängt herunter. Brockway et al.: *uilaxtic* adj. holgado, guango.
itlacauj; (itlacaui); ihtlacahui, ihtlaca -hui; v. n.; sie wird schwanger; beschädigt, erleidet Schaden, bildet Schaden, schädigt, verdirbt. Buschmann und v. Humboldt: *itlacahui* beschädigt werden, verderben, schwanger werden, Leben bekommen.
itlahello; ītlaellō; ī –tlael –l(y)ō; pron. poss. 3. pers. sing. s.; sein Schmutz.
itlatil; ītlatil; ī –tlatil; pron. poss. 3. pers. sing., s.; ihr kleiner Berg; ihr kleiner Hügel. *mons pubis.*
itlecallo; ītlecallo; i –tle –cal –l(y)o; pron. poss. 3. pers. sing,. s. poss.; sein Rauchfang. *pars superior tractus respiratorii.*
itoca, (ytoca); ītoca; ī -toca; pron. poss. 3. pers. sing., s.; sein Name, sein Name ist, er heißt, er nennt sich.
itonalli ; ītōnalli; ītōnal -li; s.; Schweiß. *sudor.*
itzalan; ītzālan; ī -tzālan; pron. poss. 3. pers. sing., praep.; in seiner Mitte, zwischen, zwischen ihm.
itzaleoac; ītzalēhuac; ītzal –ēhua –c; adj.; blaß.
itzcaltic; ītzcaltic; ītz –cal –ti -c; adj.; kalt.
itzcapatic; ītzcapahtic; ītz –ca –pahti -c; adj.; sehr kalt.
itzminalo; itzmīnālō; itz -mīnā -lō; v. pass.; es wird zur Ader gelassen, eine Injektion gegeben; Buschmann und v. Humboldt: *itzmina* einem zur Ader lassen; *vena alicujus incisa sanguinem mittere.*
itztia; ītztiya; ītz -tiya; v.; es wird kalt, es erfrischt.
itztic; ītztic; ītz –ti –c; adj.; kalt, schneidend, scharf.
ixaxan; īxaxān; ī –xa -xān; pron. poss.3. pers. sing., s. red.; ihre (ungebrannten) Lehmziegel, ihr Lehmgeformtes.
ixcallocantli; īxcallocāntli; īx –cal –lo -cān -tli; s. com.; Augenhöhle. *orbita.*
ixco; īxco; īx -co; s. loc.; in dem Auge, im Auge.
ixcococ; īxcocōc; īx -cococ; adj.; sehr traurig blickend, leidend blickend, mit traurigem Gesichtsausdruck.
ixcuitlatl (yxcuitatl); īxcuitlatl; īx –cuitla -tl; s. com.; Augensekret. *humor coagulatus oculorum.*
ixe; īxeh; īx -eh; s. poss. suff.; mit gutem Blick, mit Kopf, mit Intellegenz, mit den Augen.
ixeoatl; īxēhuatl; īx –ēhua -tl; s. com.; Gesichtshaut; Mollina: *ixtli* la haz o cara, *euatl* cuero por curtir o mondadura y caxcara de fruta; Karttunen, Herrera: *ixehuatl* eyelid. *derma facialis. palpabra.*
ixicnoio; īxicnōyoh; īx -īcnō -yoh; s.com. deriv. suff.; mit freundlichem, mitleidigem Gesicht. Molina: *ixtli* Gesicht, *icnoyo* compasivo, piadoso.
ixiicnotzin; īx[i]icnōtzin; īx[i]–icnō -tzin; s. com. rev.; mitleidiges Gesicht.
ixipeui; īxīpēhui; ī (x) –xīpē -hui; s., v.; die Gesichtshaut wird abgetrennt, gehäutet, das Gesicht häutet sich.
ixitlacaui; īxihtlacahui; īx –ihtlaca -hui; s., v.; das Gesicht verändert sich, das Gesicht erleidet Schaden, nimmt Schaden, ist verletzt.
ixmalacachiuhquj; īxmalacachiuhqui; īx –malacach -iuh – qui; adj. v.; schwankend, taumelnd.
ixmauizio; īxmahuizyoh; īx –mahuiz -yoh; s.com. deriv. suff.; ein Gesicht mit Ansehen, Ehrenhaftigkeit, Achtung.

ixmauiziooa; īxmahuizyohua; īx –mahuiz -yo -hua; s., v. (suff. v.); das Gesicht hat Würde, macht Ehre.
ixnacaio; īxnacayoh; īx –naca -yoh; s. com. deriv. suff.; Die Innenseite des Augenlids, oberflächlich gelegenes Fleisch, mit flächenhaftem Fleisch. Siméon: *ixnacayotl* Partie intérieure des des paupières, parte inferior de los párpados.
ixnacatl; īxnacatl; īx -naca -tl; s. com.; Gesichtsfleisch. *caro facialis.*
ixoa; ixhua; ix -hua; v. n.; es wächst, es sproßt, es geht auf, es kommt hervor, es wacht auf.
ixpalani; īxpalāni; īx –palāni; s., v. n.; das Gesicht eitert, fault, ist verdorben.
ixquamolli, (ixqûamolli); īxquahmōlli; ix- quah –mōl -li; s. com.; Augenbrauen. *supercilium.*
ixquamollo; īxquāmōlloh; īx –quā –mōl –l (y)oh; s. com. deriv. suff.; mit Augenbrauen.
ixquatl; īxquātl; īx–quā –tl; s. com.; Stirn. *pars frontalis capitis.*
ixquatolli; īxquātolli; īx –quā –tol -li; s. com.; Augenlid. *palpabra.*
ixquaxolochtli; īxquāxolochtli; īx- quā- xoloch –tli; s. com.; Stirnfalten, Stirnrunzeln.
ixquempalli; īxquempalli; īx –quem –pal –li; s. com.; Augenlid, der innere Teil des Augelids. *palpebra oculi, pars interior eius.*
ixquich; īxquich; īxquich; adj.; alles.
ixquichiueli; īxquichīhueli; īxquich -ī –hueli; adj.; alles könnend; allmächtig, soviel könnend. Molina: *ixquich* todo. Siméon: *ueli* Possibile, avec possibilità, possibile, con posibilidad.
ixquimiliuhcaiotl; īxquimiliuhcayōtl; īx –quimiliuh –ca -yō -tl; s. com. abstr.; Augenlid. *palpebra.*
ixtelolôtli; īxtelolohtli; īx –teloloh -tli; s. com.; Auge; (Buschmann und v. Humboldt 2000:227). *oculus.*
ixtencuilchilli; īxtēncuilchilli; īx –tēn –cuilchil –li; s. com.; innerer Augenwinkel, der Tränenwinkel des Auges; Tränensack. *angelus oculi medialis, papilla lacrimalis cum punctum lacrimale.*
ixtentli; īxtēntli; īx –tēn -tli; s. com.; Augenlidrand. *labia palpebrarum.*
ixtilli, (yxtilli); īxtilli, īx –til -li; s. com.; Wange. Schultze Jena 1950: *ixtilli* geachtet, geschätzt, ehrbar. Molina: *tixtiliuhca* oder *tixteliuhca* mexilla de la cara, o lo alto de los carrillos o de los mexillas, *tlatilli* altoçano, o monton de tierra grande.→tixteliuhca.
ixtlatla; īxtlatla; īx –tlatla; s., v.; das Gesicht brennt.
ixtlauetzi; īxtlahuetzi; īx – tla -huetzi; s., pron. indef., v.; es fällt etwas ins Auge.
ixtleio; īxtleyoh; īx –tle -yoh; s. com. deriv. suff.; mit rotem Gesicht, kühn, tapfer, beseelt.
ixtli; īxtli; īx –tli; s.; Auge, Gesicht, Fläche oder „Knoten der Röhrenknochen" (Gelenkverbindung von Röhrenknochen). Molina: *ixtli* haz o cara, o el ñudo de la caña. *facies, oculus.*
ixtliliui, (ixtloliui); īxtlīlihui; īx –tlīl -ihui; s., v.; es macht das Gesicht schwarz, das Gesicht wird geschwärzt.
ixtzocujcujtlatl; īxtzocuicuitlatl; īx-tzo- cui –cuitla -tl; s. com. red.; starker Schweiß des Gesichts. *sudor facialis.*
ixtzocujtlatl; īxtzocuitlatl; īx -tzo –cuitla -tl; s. com.; Schweiß des Gesichts. *sudor facialis.*
ixtzontli; īxtzontli; īx –tzon -tli; s. com.; Gesichtshaare. *pili facialis.*
iyac, (hiiac, yiac); ihyāc; ihya -c; adj. v.; stinkend, schlecht riechend.

iyacatl, (īiatatl); ihyācatl; iyā -ca -tl; s.; schlechter Geruch. Molina: *iyac* oler mal.
iztac; iztāc; iztā –c; adj.; weiß.
iztacpatic; iztācpahtic; īztāc -pah -ti -c; adj. weiß, sehr weiß.
iztaia; iztāya, iztā -ya; v. es wird weiß, es wird geweißt, es ist geweißt.
iztaleoa; iztalēhua; izta –l -ēhua; v. n.; es erblaßt vor Kälte.
iztaleoac; iztālēhuac; iztā –l -ēhua -c; adj. v.; blaß, farblos.
iztapatic; iztāpahtic; iztā –pah –ti –c; adj. weiß.
izte; izte; izte; s. pl.; Nägel,→ iztitl, iztetl. *unguines.*
iztemacuilpiac; iztemācuīlpiac; izte –mācuīl –pia –c; s. pl., num., v. prät.; sie haben fünf Nägel.
iztetl, (iztitl); iztetl; izte –tl; s.; Nagel; *unguis.*
iztiquiça; iztiquīza; izti -quīza; s. v.; der Nagel wächst, kommt hervor, geht heraus.
iztlacmeia; iztlacmēya; iztlac– mēya; s., v.; der Speichel fließt.

J

jchiquiz, (ynjchicquiz); (in) īchiquiz; (in) ī -chiquiz; (art.), pron. poss. 3. pers. sing., s. v.; ihr Reiben.
jojollotli; yoyōllohtli; yo –yōl –l(y)oh –tli; s. red.; Herz.

M

maçoa; māzōhua; mā –zō -hua; s. v; er streckt die Hand aus, er streckt die Hand.
macochtli; mācochtli; mā –coch- tli; s. com.; das Umarmen; die Umarmung. Molina: *macochoa* abrazarse.
macpaliollotl; mācpalyōllohtl; mā–(i)cpal –yōlloh -tl; s. com.; die Mitte der Handfläche; *palma manus.*
macpalixtli; mācpalīxtli; mā – (i)cpal –īx -tli; s. com.; Handfläche. *facies palmae.*
macpalli; mācpalli; mā -(i)cpal -li; s. com.; Handfläche. *palma manus.*
macpalnacatl; mācpalnacatl; mā –(i)cpal –naca -tl; s. com.; Fleisch der Handfläche; *musculi manus.*
macpalteputztli; mācpaltepotztli; mā –(i)cpal –tepotz -tli; s. com.; Handrücken; *dorsum manus.*
macpaluiuilteccaiutl; mācpalhuihuīltēccayōtl; mā –(i)cpal -huihuīl –tēcca –yō -tl; s. com. abstr. red.; die Gelenke der Handfläche; die Beweglichkeit der Handfläche. *articuli manus.*
macuilli; mācuīlli; mā –cuī -l -li; numerale; fünf, (die fünf Finger der Hand).
maiaui; māyahui; mā –ya -hui; v. a.; es trennt, es weist zurück, wirft (etwas) weg.
maieoatl; māiēhuatl; mā –y –ēhua-tl; s. com.; Haut der Hand. *derma manus.*
maitl; māitl –māi -tl; s.; Hand oder Arm. *manus, brachium.*
malacachiuhqui; malacachiuhqui; malacach -iuh -qui; adj.; gerundet, rund. Schultze Jena 1950: *malacachiui* sich runden.
malacachtic; malacachtic; malacach –ti -c; adj.; rund.
malacatic; malacatic; mala- ca- ti -c; adj.; spindelig.
mamatlatia; mamātlatiā; ma -mātla -tiā; v. s. red. (-*tia* suff. v.); es versorgt sich mit einer Leiter; es macht sich zu einer Leiter, Treppe, Stufe. Siméon: *mamatlatl* Èchelle, escalera.
mamatlatic; mamātlactic; ma -mātla –ti -c; adj. red.; leiterförmig, wie eine Leiter.
mana; mana; mana; v. a.; es gibt nach, es steht auf dem Boden, es hemmt den Lauf, dehnt sich, legt sich nieder.

mapilcemixtli; mahpilcemīxtli; mahpil –cem -īx -tli; s. com.; die Fläche der vereinigten Finger; Beugeseite aller Finger, die ganze Fläche der Finger. *facies adductorum digitorum.*
mapilli; mahpilli; mah –pil -li; s. com.; Finger. *digitus.*
mapilnacatl; mahpilnacatl; mah –pil -naca -tl; s. com; Fleisch der Finger. *musculi digitorum.*
mapiltzatzapa; mahpiltzatzapa; mah –pil –tza -tzapa; s. dimin. red.; sehr kleiner Finger.
mapiltzontli; mahpiltzontli; mah –pil –tzon -tli; s. com.; Haar der Finger. *pili digitorum.*
mapilxocoiotl; mahpilxōcoyōtl; mah –pil –xōcoyō -tl; s. com. abstr.; kleiner Finger; Molina: *xocoyotl* hijo menor. *digitus quintus.*
maquechtlantli; māquechtlantli; mā -quech –tlan -tli; s. com.; Handgelenk. *articulatio manus.*
matlactli oce; mahtlactli oce; mahtlac -tli oce; numerale; elf.
matlactli omome; mahtlactli omome; mahtlac -tli omome; numerale; zwölf.
matlactli omey; mahtlactli omey; mahtlac -tli omey; numerale; dreizehn.
matlactli onnauj; mahtlactli onnahui; mahtlac -tli onnahui; numerale; vierzehn.
matlactli, mahtlactli; mahtlac -tli; numerale; zehn.
matzapa; mātzapa; mā –tzapa; s. dimin.; eine kleine Hand. *manus parva.*
matzocujcujtlatl; mātzocuicuitlatl; mā –tzo –cui –cuitla -tl; s. com. red.; starker Handschweiß.
matzocujtlatl; mātzocuitlatl; mā –tzo –cuitla -tl; s. com.; Schweiß der Hand.
mâtzoliui; mātzolihui; mā – tzol -ihui; v. n.; es zerstümmelt mit den Händen, es zerreißt, reißt aus, ab.
matzontli; mātzontli; mā – tzon -tli; s. com.; Haar der Hand. *pili manus.*
matzopaztli; mātzopāztli; mā – tzopāz -tli; s. com.; Unterarm.
matzotzopaztli; mātzotzopāztli; mā –tzo –tzopāz -tli; s. com. red.; der Unterarm.
maueiac; māhuēiyac; mā –huē(i) –yac; s. com.; Handlänge.
mauilmati; mahuilmati, m(o) –ahuil -mati; pron. r. 3. pers. sing., v.; er weiß sich überflüssig.
mauiuiac; māhuihuiac; mā –hui –hui –ac; adj. red.; mit sehr großer Hand.
mauiuitla; māhuihuitla; mā -hui –hui -tla; s. v. a. red.; die Hand reißt etwas aus; er faßt mit der Hand zu.
mauizio; mahuizoh; mahuiz -yoh; adj.; bewundert, würdig, ehrbar, geschätzt, rühmlich (Karttunen 1983:132).
mauiziooa; mahuizohua; mahuiz –yo-hua; v. a. (suff. v.); er empfängt Ehren, Bewunderung, wird berühmt.
mauiziotl; mahuizōtl; mahuiz –[y]ō –tl; s. abstr.; Ehrhaftigkeit, Ehrbarkeit, Bewunderungswürdigkeit, Ruhm.
mauizpialoni; mahuizpiyalōni; mahuiz –piya –lō -ni; adj.; beachtenswert, achtbar, etwas, das würdig der Beachtung ist, etwas wertvolles; das, was verdient beachtet zu werden.
mauizti; mahuizti; mahuiz -ti; v.; es ist geachtet, bewundert, geschätzt.
mauiztic; mahuiztic; mahuiz –ti -c; adj.; geschätzt, wunderbar; achtbar.
mauiztioani; mahuiztihuani; mahuiz –ti –hua -ni; s. v. hab.; einer, der schätzt, achtet, aufmerksam ist.

mauiztlaçotli; mahuiztlazohtli; mahuiz –tlazoh -tli; adj.; geachtet. geschätzt, wundervoll, wertvoll.
maxactli; maxactli; maxac -tli; s.; der Schritt zwischen den Beinen, die Teilung die Gabelung.
maxaliui; maxalihui; maxal -ihui; v. n.; es teilt sich, es gabelt sich, es bildet eine Gabelung.
maxaltic; maxaltic; maxal –ti -c; adj.; gekreuzt, gegabelt.
maxixa; māxīxa; m(o) –a -xixa; pron. r. 3. pers. sing., v.; er läßt Wasser. → axixtli.
mecatic; mecatic; meca –ti -c; adj.; seilförmig, fadenförmig. Schultze Jena 1950: *mecatl* Schnur, Strick, Seil; Geliebte, Buhle.
meia; mēya, mēya; v. n.; es fließt.
melaoa; melāhua; melā –hua; v. a.; es macht gerade, es streckt etwas gerade, es wird gerade hingelegt, es streckt sich, es erklärt.
melaoac; melāhuac; melā –hua -c; adj.; gerade, richtig, verläßlich, geradewegs.
melaoaloni; melāhualōni; melā –hua–lō -ni; adj.; streckbar, ausrichtbar, begradigt.
meltecujnja; mēltecuiniā; m(o) -el –tecuin –iā; pron. r. 3. pers. sing., v.s.; es fällt, stottert, es stammelt, stolpert, strauchelt. Molina: *tecuinia* tropeçar sin caer en tierra. Buschmann und v. Humboldt: *el* v.n. eifrig und sorgsam sein, *tecuinia* stolpern ohne zu fallen. Karttunen: *elli* liver. "In compounds this has a broader sens of „internal organs," and is also associated with emotions, especially strong or unpleasant ones". Vgl. auch v. Gall 1997:199.
meltzaqua; mēltzaqua; m(o) -el –tzaqua; pron. r. 3. pers. sing., v.; es ist verstopft, es ist verschlossen, es stottert, es bleibt stecken. Molina: *eltzaqua* atrauesarseme el bocado.
memecapaltic; memecapaltic; me –meca –pal –ti -c; adj. red.; wie geknotete Schnüre, seilartig.
memecatia; memecatiā; me –meca –tiā; v. s. frq.; es ist mit vielen geknoteten Schnüren versehen, es versorgt mit Schnüren, es macht sich zur Schnur.
memecatic; memecatic; me –meca –ti –c; adj. red.; sehr fadenförmig, seilartig, wie ein Seil mit Knoten, strickartig.
mêmeia; memēya; me –mēy -a; v. n. frq.; es fließt sehr.
memetlatl; memetlatl; me –metla -tl; s. red.; Mahlsteine, Reibschalen.
metlapiliui; metlapīlihui; metla –pīl -ihui; v.s. n.; es bildet einen Reibstein.
metlapiltic; metlapīltic; metla–pīl–ti-c; adj.; wie ein Reibstein.
metzehuatl; metzēhuatl; metz – ēhua -tl; s. com.; Haut des Beines.
metznacatl; metznacatl; metz –naca -tl; s. com.; Beinfleisch, Fleisch des Beines.
metztlatlalquimilpol; metztlatlalquimilpōl; metz –tlatlalquimil –pōl; s. com. diminutiv.; ein fest stehendes Bein; ein ziemlich mit Erde überdecktes (eingegrabenes) Bein, das Bein als eine ziemlich angehäufelte Pflanze. Molina: *tlalquimiloa* cubrir de tierra una cosa, enterrarla, acollarla.
mêtztli; metztli; metz -tli; s.; Bein, Oberschenkel.
metztzontli; metztzontli; metz –tzon -tli; s. com.; Haar des Beins (des Schenkels). *pili cruris*.
milmiltic; →mimiltic.
michiqui; mīchiqui; m(o)–īchiqui; pron. r. 3. pers. sing., v. a.; er kratzt sich; reibt sich.
micoanj, (mjcoanj); micoāni; mic –oā -ni; adj.; tödlich, sterblich; (v. impers. hab.); das, was den Tod bewirkt, es bewirkt immer den Tod.

mihiiotia, (mihiotia); mihīyōtiā; m(o) –ihīyō -tiā; pron. r. 3. pers. sing., v. s. r.; er atmet (laut) ein, es raubt den Atem, es glänzt, es glitzert, strahlt mit reicher Kleidung, es brennt.
miliuhcaiotl; miliuhcāyōtl; mil -iuh –cā -yōtl; s. abstr.; die Rundung eines Körpers, die Lenden; Molina: *miliuhcayotl* redondez de cosa rolliza, o lomos de animal. *regio lumbalis.*
mimati; mihmati; m(o) –ihmati, pron. r. 3. pers. sing., v. r.; es ist klug, verantwortlich, aufmerksam, er erholt sich von einer Krankheit.
mimiliuhqui; mimiliuhqui; mi–mil -iuh -qui; adj.; eine Sache, die rund wie eine Säule ist.
mimiliuhtimani; mimiliuhtimani; mi –miliuh-ti -mani; v. n. frq., lig., v. aux.; es ist rund wie eine Säule.
mimiliui, (mjmjlivj); mimilihui; mi –mil -ihui; v.; es rundet sich, es wird rund, es schwillt, wächst in der Schwangerschaft. Molina: *mimiloa* rodar por suelo o rebolcarse.
mimiltic, (mimjltic, mjmjltic, milmiltic); mimiltic; mi – mil –ti -c; adj.; rund, zylindrisch.
mimimiltic; mimimiltic; mi –mi –mil –ti -c; adj. red. int.; groß, rund, wie eine Säule.
miqujzîiaia; miquizihyāya; miquiz -ihyāya; s. v., v.; es riecht nach Tod.
mitoa; mihtoa; m(o) -iht-oa; pron. r. 3. pers. sing., v. r.; man sagt, er nennt sich.
mitzmjna; mitzmīna; m(o) –itzmīn -a; pron. r. 3. pers. sing., v. r.; es blutet; er wird zur Ader gelassen. Molina: sangrar *itzmina.*
mitzomia; mitzomia; m(o) –itzom -ia; pron. r. 3. pers. sing., v. r.; er schnaubt sich, er reinigt sich die Nase.
mîxili; mixili; m(o) –ixil -i; pron. r. 3. pers. sing., v. r.; er tritt sich einen Dorn in den Fuß ein.
mixtleiotia; mīxtleyōtia; m(o) – īx –tleyō -tia; pron. r. 3. pers. sing., s.; v.; das Gesicht errötet vor Zorn, das Gesicht verfärbt sich.
mjmjqui; mimiqui; mi -miqui; adj. red.; tot, ganz tot.
mjqujciiac; miquicihyāc; miquic –ihyā -c; adj; nach Tod riechend.
mjqujciialtic; miquicihyāltic; miquic –ihyā -l –ti -c; adj.; mit Todesgeruch, nach Tod riechend.
mo – ; reflexives Personalpronomen 3. pers. sing. und pl. des Subjekts.
mocamapiqui; mocamapīqui; mo –cama –pī -qui; pron. r. 3. pers., s., v.; der Mund schließt sich, die Lippen schließen sich.
moceceiotia; moceceyōtiā; mo– ce –ce –yō -tiā; pron. r. 3. pers,. v. s. frq.; es wird fett, es setzt Fett an.
mochaini; mochāyni; moch(i) – āy(i) -ni; adj., v. a. hab.; er, der alles kann, der alles könnende, der, der alles gut macht. Molina: *mochi* todo, *ay* hacer. Siméon: *mochi aini* qui s'entend en affaires, el que es hábil en negocios.
mochi (muchi); mochi; mochi; adj.; alles, ganz.
mochicaoa; mochicāhua; mo – chicā -hua; pron. r. 3. pers., v.a.; es stärkt, macht stark.
mochichi; mochīchī; mo –chīchī; pron. r. 3. pers., v. a.; es saugt.
mochichicaoa; mochichicāhua; mo –chi –chicā -hua; pron. r. 3. pers., v. frq.; es macht sehr stark.
mochimaltia; mochīmaltiā; mo –chīmal -tiā; pron. r. 3. pers., v. s. r.; er macht sich zum Schild, er schirmt ab, er nutzt etwas zum Schutz.

mochimaltiani; mochīmaltiāni; mo –chīmal –tiā -ni; pron. r. 3. pers., v. s. r. hab.; der, der sich zum Schild macht, der, der, abschirmt, der Verteidiger.
mochioa; mochīhua; mo – chīhua; pron. r. 3. pers., v. a.; es macht; es schafft, es erzeugt.
mocnomati; mocnōmati; mo – (i)cnō -mati; pron. r. 3. pers., v. r.; er ernidriegt sich, demütigt sich.
mocnomatini; mocnōmatini; mo –(i)cnō -mati -ni; pron. r. 3. pers., v. r. hab.; der, der sich (sebst) demütigt, er ist immer demütig, eine bescheidene Person.
mococoa; mococoā; mo –co -co -ā; pron. r. 3. pers., v. r. frq.; er ist krank, er ist verletzt, er ist in Todesgefahr.
mocontema; mocontēma; mo –c -on –tēma; pron. r. 3. pers., obj. part., präf. direct., v. a.; er setzt es hin, legt es hin, legt es nieder.
moçooa; mozōhua; mo -zō -hua; pron. r. 3. pers., v. a; es entfaltet sich, es breitet sich aus, ist auseinandergefaltet, er öffnet, entfaltet sich.
mocototzoani; mocototzoāni; mo –cototzo –ā -ni; pron. r. 3. pers., v. r. hab.; einer, der sich zusammenzieht, er kauert sich gewöhnlich nieder, der, der sich hinhockt.
mocpaltia; mocpaltiā; mo –(i)cpal -tiā; pron. r. 3. pers., v. s. (suff. v.); es stützt sich; er setzt sich oben an, er sitzt oben.
mocuechinia; mocuechiniā; mo –cuechin -iā; pron. r. 3. pers., v. r.; es bewegt sich, es rührt sich.
mocuechoa; mocuēchoā; mo –cuēch –oā; pron. r. 3. pers., v.; es knetet, es kaut.
mocuecuetzoani; mocuecuetzoāni; mo –cuecuetzoā –ni; pron. r. 3. pers., v., hab.; einer, der sich bewegt, der der sich ständig bewegt, er ist immer unruhig. Molina: *cuecuetzoa* rebullirse o estar desasossegado.
mocuepa; mocuepa; mo –cuepa; pron. r. 3. pers., v. r.; es kehrt zurück, es wendet, dreht sich.
moiecoa; moyecoā; mo – yec -oā; pron. r. 3. pers., v. a.; sie hat Beischlaf.
moiectia; moyēctiā; mo –yēc -tiā; pron. r. 3. pers., v. n.; es ist geklärt; es macht sich gut, es wird gut, gereinigt.
moîoioma; moyoyoma; mo –yo -yoma; pron. r. 3. pers., v. r. frq.; es brennt sehr, es fühlt starkes Verlangen.
moioma; moyoma; mo -yoma; pron. r. 3. pers., v. r.; es fühlt Verlangen. Molina: *yoma* amblar la mujer; *moyoni* bullir las hormigas gusanos. → yoyomoctli.
molicpiacatl; molicpiacatl; molicpi –(y)aca -tl; s. com.; Ellenbogenspitze. *olecranon.*
molicpitl; molicpitl; molicpi -tl; s.; Ellenbogen. *cubitum.*
molinia; mōlīniā; m(o) -ōlīn -iā; pron. r. 3. pers., v. r.; es bewegt sich, es rührt sich, es zittert.
moliniani; mōlīniāni; m(o) –ōlīn –iā -ni; pron. r. 3. pers., v. r. hab.; einer, der sich bewegt, der Bewegliche, eine Sache, die sich bewegt.
momauiziotia; momahuizzōtiā; mo –mahuiz –z(y)ō -tiā; pron. r. 3. pers., v.; es erreicht Achtbarkeit, gibt Ansehen.
momcaoa; mom(ā)cāhua; mo –m(ā) –cā -hua; pron. r. 3. pers., v.; es trennt sich, geht auseinander, läßt los.
monamiqui; monāmiqui; mo –nāmiqui; pron. r. 3. pers., v. r.; es stützt sich, ruht, liegt an; es paßt, es begegnet, es ist benachbart, es trifft sich.
monanamiqui; monanāmiqui; mo –nanāmiqui; pron. r. 3. pers., v. a. frq.; es hilft, es begünstigt, es trifft sich, findet zusammen. Molina: *nanamiqui* ayudarse, fauorecerse, encontrarse.

mooapaoa; mohuapāhua; mo – huapā –hua; pron. r. 3. pers., v. r und a. er nimmt an Stärke zu, wächst, es vergrößert sich, es stärkt sich, es wächst heran.
mopacxanoa; mopacxanoa; mo –pacxan -oa; pron. r. 3. pers., v. s; (-*oa* Verbalisierungssuffix); er behandelt mit Pacxantzinsalbe. Siméon: *Pacxantin* planta medicinal (Hernandez); planta medicinal llamada también *texextlacotl* o *tlacocalacan.*
mopapaltilia; mopapaltiliā; mo –pa –palti -liā; pron. r. 3. pers., v. frq.; es befeuchtet sich, macht naß, wird naß.
mopatzca; mopātzca; mo –pātz -ca; pron. r. 3. pers., v. a.; es drückt Saft aus.
mopatzcomoloa; mopātzcomōloā; mo –pātz –comōl -oā; pron. r. 3. pers., v. com.; er drückt sehr feste, er wringt, er preßt aus.
mopechteca; mopechtēca; mo –pech –tēca; pron. r. 3. pers., v. r.; es verneigt sich tief, er neigt (den Kopf) tief, er beugt sich.
mopetzcoa; mopetzcoā; mo –petz –c -oā; pron. r. 3. pers., v. r.; es gleitet, es entgleitet, es schlüpft weg.
mopiazquetza; mopiāzquetza; mo –piyāz -quetza; pron. r. 3. pers., s., v. r.; das Rohr steht, erhebt sich, hört auf.
mopiloa; mopiloā; mo –pil -oā; pron. r. 3. pers., v. a.; es hängt, es fällt, es träufelt.
mopiqui; mopīqui; mopīqui; v. a.; es verbindet sich miteinander, schließt sich zusammen, es wickelt ein.
mopiquini; mopīquini; mo –pīqui –ni; v. r. hab.; es verbindet sich miteinander, verschließt sich, es wickelt ein, es schließt sich (gewöhnlich).
mopitza; mopītza; mo -pītza; pron. r. 3. pers., v. r.; es wird rot, es entflammt vor Zorn, es errötet. Molina: *pitza* pararse bermejo o encenderse de enojo. Siméon: *pitza* devenir rouge, s'enflammer de colére, ponerse rojo, montar en cólera.
mopochqujotia; mopōchqui(y)otiā; mo –pōch –qui(y)o -tiā; pron. r. 3. pers., v. a.; das Rauchfarbene (Rauch) breitet sich aus, verzweigt sich, treibt Sprößlinge, es macht eine weiche Schwellung, es schwillt an, der Dampf breitet sich aus. →puchquiiutl, puchquio.
moqua; moquā; mo –quā; pron. r. 3. pers., v. a.; er ißt.
moquanamictia; moquanāmictiā; mo –qua –nāmic -tiā; pron. r. 3. pers., s., v. caus.; es, das Ende, verbindet sich, es verbindet die Enden, es verursacht eine Verbindung, es verursacht, daß sich etwas verbindet.
moquetza; moquetza; mo –quetza; pron. r. 3. pers., v. r.; es steht still, kommt zum Halt, es richtet sich auf, es steht auf, erhebt sich.
motematiloa; motematiloā; mo –te –matil -oā; pron. r. 3. pers., pron. indef. pers., v. a.; er salbt einen, er reibt einen ein, bestreicht jemanden mit Salbe. Molina: *matiloa* untar algo.
motenpiqui; motēnpīqui; mo –tēn -pīqui; pron. r. 3. pers., s., v. r.; die Lippen schließen sich.
motentzommomotzoa; motēntzommomotzoā; mo –tēn –tzom –mo –motz -oā; pron. r. 3. pers.; s. com., v. r. frq.; er kratzt sich den Bart ab.
motentzonpi; motēntzonpī; mo–tēn –tzon -pī; pron. r. 3. pers. s. com., v. a.; er reißt sich die Barthaare aus; entfernt sich den Bart.
motentzonuiuitia; motēntzonhuihuitiā; mo –tēn -tzon –hui –hui -tiā; pron. r. 3. pers., s. com., v. caus.; er zupft sich den Bart aus.
motentzonxima; motēntzonxīma; mo –tēn –tzon -xīma; pron. r. 3. pers., s. com., v.; er rasiert sich den Bart.
motepeoa; motepēhua; mo –tepē –hua; pron. r. 3. pers., v.a.; es fällt auf den Boden.

motequi; motequi; mo -tequi; pron. r. 3. pers.; v. a.; es schneidet (ab), es trennt sich, es ist geschnitten.
motiticana; motiticana; mo –titican -a; pron. r. 3. pers., v. frq.; es dehnt das Zerknitterte, es entfaltet sich, glättet das Gefaltete, es zieht sich auseinander. Molina: *titicana* estirar o estender lo encogido o arrugado.
motitioana; mot[i](e)t[i](e)huana; mo –te –tehua -na; pron. r. 3. pers., v. r. frq.;es ist ausgedehnt, es dehnt sich. Molina: *teteuana* desperezarse.
motlaça; motlāza; mo –tlāza; pron. r. 3. pers., v. r. und a.; es zieht, es reißt fort, es wirft sich nieder, es stürzt sich herab, es wirft sich hin, schleudert.
motlalia; motlālia; mo –tlāl -ia; pron. r. 3. pers., v. r.; er setzt sich, er legt sich.
motlapoa; motlapoā; mo –tlap -oā; pron. r. 3. pers., v. a.; es öffnet sich; sie öffnen sich, er ist Türhüter.
motlâtlamotla; motlatlamōtla; mo –tla –tla –mōtla; pron. r. 3. pers., v. frq.; es klopft beständig.
motlatzinia; motlatzīnia; mo –tlatzīni–(y)a; pron. r. 3. pers., v. n. prät.; es knallte; es gab ein platzendes Geräusch, es schmatzte.
motleiotia; motleyohtiā; mo –tleyoh -tiā; pron. r. 3. pers., v. r.; er erntet Ruhm; es verschönt, macht berühmt, es gibt Würde, es ist verehrenswürdig, mächtig.
motoma; motoma; mo -toma; pron. r. 3. pers., v. r.; es öffnet sich, es geht los, es löst sich.
motozcaiectia; motozcayēctiā; mo –tozca -yēc-tiā; pron. r. 3. pers., s., v. caus.; die Stimme klärt sich, er spuckt, (er räuspert sich).
motquitica; motquitica; mo –(i)tqui -ti -ca; adj. (pron. r. 3. pers. sing., v. a., lig., v. aux.); vollständig, ungeteilt, ausgefüllt; rein (es ist vollständig). Molina: *motquitica* cosa entera maciça o fina.
motzaia; motzaya(n), mo –tzaya(n); pron. r. 3. pers., v. perf.; es ist eingeknickt, zerbrochen.
motzaiana; motzayāna; mo –tzayāna; pron. r. 3. pers., v. a.; es spaltet sich.
motzaqua; motzaqua; mo –tzaqua; pron. r. 3. pers., v. r.; es schließt sich, schließt ein, es ist zu.
motzoliuhqui; motzōliuhqui; mo –tzōl -iuh -qui; adj. v.; ergreifend, einengend, zufassend, eng.
motzoliui; motzōlihui; mo -tzōl -ihui; v.; er erfasst, es ergreift mit Kraft, es befestigt, kratzt, es zwängt ein. Molina: *motzoloa* engarrafar o asir a otro.
motzoponia; motzōponiā; mo –tzōpo -niā; pron. r. 3. pers., v.; es durchbohrt, es sticht, durchsticht.
motzultic; motzōltic; mo –tzōl –ti -c; adj. v.; erfaßt; ergreifend, eingezwängt.
mouitic; mohuitic; mo –hui -ti –c; adj.; dunkelblau, blauschwarz (vgl. Buschmann und Humboldt 2000:267).
moxixa; moxīxa; mo –(ā)xī -xa; pron. r. 3. pers., v. r.; es entleert sich, es uriniert. →axixtli.
mozcalia; mozcaliā; mo –(i)zcal -iā; pron. r. 3. pers., v. r.; es wächst, es lebt wieder auf.
mozcaltia; mozcaltiā; mo –(i)zcal –tiā; pron. r. 3. pers., v. caus.; es wird zum Wachsen gebracht, es macht sich groß.

N

nacaio canaoac (nacaiocanaoac); nacayoh canāhuac; nacayoh –canāhua -c; s. deriv. suff., adj. v.; mager, mit wenig Fleisch, mit dünnem Fleisch.
nacaio totochauhqui; nacayoh totōchauhqui; naca –yoh to -tōchauh –qui; s. deriv. suff., adj.; mit wenig Fleisch, wenig fleischig. Campbell: *totoch* backwards.
nacaio totochaui; nacayoh totōchahui; naca –yoh to -tōch -ahui; s. deriv. suff., v. frq.; es bildet sich wenig Fleisch, es hat wenig Fleisch.
nacaio; nacayoh; naca -yoh; s. deriv. suff.; fleischig, mit Fleisch. Van Zantwijk (pers. Mitteilung 2008): „fat of the human body" in heutigem Nahuatl.
nacaiocanaoa; nacayohcanāhua; naca –yoh –canā –hua; s., v. a.; das Fleisch ist dünn, es hat wenig Fleisch.
nacaiooa; nacayohhua; naca –yoh -hua; v. s. (suff. v.); es ist fleischig.
nacaiotilaoa; nacayohtīlahua; naca –yoh –tīla -hua; s., v. a.; das Fleisch ist fest, dick.
nacaiototochtic; nacayohtotōchtic; naca –yoh –to –tōch –ti -c; adj. red. int.; mit wenig Fleisch.
nacaiutl; nacayōtl; naca -yōtl; s. abstr.; Fleisch, Fleischlichkeit; *caro*.
nacapachiui; nacapachihui; naca –pachi –hui; s., v. n.; es wird sehr fleischig; es bildet sich viel Fleisch, es füllt sich mit Fleisch.
nacaquimiliui; nacaquimilihui; naca –quimili -hui; s. v.; es wird von Fleisch bedeckt, umhüllt, es bildet sich eine Hülle aus Fleisch. Schultze Jena 1950: *quimilihui* eingewickelt sein.
nacatemi; nacatēmi; naca –tēmi; s., v. n.; es ist voller Fleisch.
nacatepol, (nacatepul); nacatepōl; naca –te –pōl; adj. dimin.; mit ziemlich festem Fleisch.
nacatetic; nacatetic; naca –te –ti -c; adj.; mit festem Fleisch.
nacatilaoac; nacatilāhuac; naca -tila -hua -c; s., v. prät.; Das Fleisch wurde dick, wurde fest, verdickte, das Fleisch ist dick geworden, fest geworden.
nacatl; nacatl; naca -tl; s.; Fleisch. *caro*.
nacatochtic; nacatōchtic; naca –tōch –ti -c; adj. s.; mit wenig Fleisch.
nacatontli; nacatōntli; naca–tōn -tli; adj. s. dimin.; etwas fleischig, mit etwas Fleisch.
nacatotochtic; nacatotōchtic; naca –to –tōch –ti -c; adj. red.int.; mit sehr wenig Fleisch.
naca[t]tlachialo; nacaztlachialō; nacaz –tlachia -lō; v. com. pass.; es wird zur Seite (zum Ohr) gesehen.
nacazcelica; nacazcelicā; nacaz –celicā; s. com.; Ohrläppchen. Molina: *nacacelicazotl* picobaxo de la oreja.
nacazcujtlatl; nacazcuitlatl; nacaz –cuitla -tl; s. com.; Cerumen; Ohrenschmalz. *cerumen*.
nacaze; nacazeh; nacaz –eh; s. poss.; einer mit Ohren, Besitzer von Ohren.
nacazqualo; nacazqualō; nacaz –qua -lō; s., v. pass.; das Ohr hat Schmerzen, ist schwerhörig, er leidet an den Ohren.
nacazquauhiotl; nacazquauhyōtl; nacaz –quauh -yōtl; s. com. abstr.; Ohrknorpel. *cartilago auris*.
nacaztepetlati; nacaztepetlati; nacaz –tepe –tla –ti; v. com. denom.; er ist schwerhörig.

nacaztevilacachiuhcaiotl; nacaztehuilacachiuhcāyōtl; nacaz –te –huila -cachiuh – cā -yōtl; s. com. abstr.; Ohrmuschel; Molina: *nacaztevilacachiuhcayotl* las vueltas o ruedas de las orejas, Windungen oder Kreise der Ohren.
nacaztli; nacaztli; nacaz -tli; s.; Ohr. *auris.*
nacaztzontli; nacaztzontli; nacaz –tzon -tli; s. com.; Haare des Ohrs. *pili auris.*
nalquizqui; nālquīzqui; nāl -quīz -qui; adj. v.; durchbohrt, durchlocht.
nalquizticac; nālquiztihcac; nālquiz -ti –ihcac; v., lig., v. aux.; es hat ein Loch, es ist durchbohrt, durchgängig.
naltic; nāltic; nāl –ti -c; adj.; durchsichtig, leuchtend.
nanacapol; nanacapōl; na –na –ca -pōl; adj. red. dimin.; ziemlich fleischig.
nanaltic; nanaltic; na –nal –ti -c; adj. red.; durchsichtig.
nanatzca; nanatzca; na – natz -ca; v. n. frq.; es knirscht, knistert, bricht; es knarrt, es kracht.
nanatzini; nanatzini; na –natz –i -ni; v. frq. hab.; es knirscht, knistert sehr, das was knirscht.
nanatziui; nanatzihui; na– natz -ihui; v. frq.; es wird dick, es vergrößert sich, es bildet eine Verdickung.
nanatztic; nanatztic; na – natz –ti -c; adj.v. frq.; dick. Molina: *nanatzoa* pararse gordo, engordarse.
naoati; nāhuati; nāhua -ti; v. n.; er redet laut.
naoatini; nāhuatini; nā –hua –ti -ni; v. hab.; der, der deutlich spricht.
natzini; natzini; natz -i -ni; v. hab.; es knistert, knackt, knirscht.
natztic; natztic; natz – ti -c; adj.; dick, fett, beleibt. Molina: *nanatzoa* pararse gordo, engordarse.
naui; nāhui; nāhui; numerale; vier.
ne –; indefinitives Reflexivpronomenpräfix.
neaxixalo; neaxīxalō; ne –axīxa -lō; pron. r. indef., v. pass.; es wird Wasser gelassen.
necac uicollotiloni; necachuīcōllohtīloni; ne -cac –huīcōlloh –tīlo -ni; pron. r. indef., s., v. s. pass. instr.; die Griffe, die zum der Sandalentragen gebraucht werden. Molina: *cactli* sandalias, *huicollotl* asa de jarro.
necactiloni; necactīlōni; ne –cac –tī –lō -ni; pron. r. indef., v. s. pass. instr.; alles, was zum Sandalentragen notwendig ist, gebraucht wird. Siméon: *cactiloni* n. d'instr.; Tout ce qui sert à chausser, à ferrer, todo aquello que sirve para calzar.
necaltilo; necaltilō; ne –calti -lō; pron. r. indef., v. r. pass.; es wird ein Haus gebaut.
neconi; necōni; necō –ni; adj.; nötig, wünschenswert, erwünscht, vorteilhaft.
neixcueionilo; neīxcueyonilo; ne –īx –cueyon -i -lo; pron. r. indef., v. prät. pass.; es wurde geblinzelt, (es wird geblinzelt). Molina: *ixcueyonia* pestañear.
neixpepeiotzalo; neīxpepeyotzalō; ne –īx –pe –peyotza –lō; pron. r. indef., s., v. frq. pass.; das Auge wird zum Scheinen gebracht, es wird einem sehr glänzend gemacht.
neixpepetzalo; neīxpehpetzalō; ne –īx –peh –petza -lō; pron. r. indef., s., v. frq. pass.; das Auge wird zum Leuchten gebracht, das Auge wird zum Glänzen gebracht.
neliui; nelihui; nel –ihui; v. n.; es regt sich auf, es schlägt, es mischt sich ein, es wird erregt, es wird etwas aufgerührt, es sträubt sich.
nemapatlalo; nemāpātlalō; ne –mā –pātla -ō; pron. r. indef., v. pass.; es wird verteidigt.
nemapatlaloni; nemāpātlaloni; ne – mā -pātla -lō -ni; pron. r. indef., v. pass. instr.; das womit verteidigt wird.

nemoani, (nemoanj); nemoāni; nem –oā -ni; v. impers. hab.; (man lebt, alle leben), der, der lebt, das, was lebt. Molina *nemi* vivir, morar.
nemociujlli; nemocihuilli; ne –mocihuil –li; adj. v.; drängend, eilig, unruhig, gestört, schmerzhaft, leidend. Molina: *mociuia* congoxarse, trafagar, *nemociuilitztli* congoxa, agonia, turbación. Siméon: *mociuia* se changrinar, se troubler, s'inquiéter, agoniser, inquitarse, apresurarse. Schultze Jena 1950: *nemociviloz* man wird sich sputen.
nemomotzolo; nemomotzolō; ne –mo –motzo -lō; pron. r. indef., v. pass. red.; es wird gerieben.
nenacazmamalioa; nenacazmamalihua; ne –nacaz –mamali-hua; pron. r. indef., s., v. impers.; man bohrt sich das Ohr.
nenacazmamamalioani; nenacazmamalihuani; ne –nacaz –ma –mamalihua -ni; pron. r. indef., s., v. red. hab.; einer, der oft das Ohr bohrt; Ohrbohrer. *digitus quintus.*
nenecuiltic; nenecuiltic; ne –necuil –ti -c; adj.; zitternd, wacklig, stolpernd.
nênemoa; nehnemoā; neh –nem -oā; v. frq. impers.; man geht umher. Molina: *nenemi* andar, caminar.
nenemoani; nehnemoāni; neh –nem –oā –ni; v. frq. impers. hab.; der, der geht, der Läufer.
nenepilli; nenepilli ne –ne –pil -li; s. red.; Zunge; *lingua.*
nenepiltexquimiliuhcaiotl; nenepiltexquimiliuhcāyōtl; ne- ne -pil –tex -quimiliuh –cā –yō -tl; s. com. abstr.; Zungenbelag. Molina: *quimiloa* emboluer, mantar, vestir a otro.
nenepiltextli; nenepiltextli; ne –ne -pil –tex -tli; s. com.; Zungenbelag.
nenequiztli; nenequiztli; ne – nequi -z -tli; adj. red.; sehr erwünscht, sehr erstrebenswert.
nenetl; nenetl; nene -tl; s.; Vulva, die weibliche Scham; Molina: la natura de la mujer. *vulva.*
nepaleuilo; nepalēhuilō; ne –palēhui -lō; pron. r. indef., v. r. prät. pass.; es wurde einem geholfen,es war nützlich.
nepiciantli; nepicyāntli; ne –pic -yān -tli; s.; Gelenk; gelenkige Verbindung. *articulum.*
nequi; nequi; nequi; v. a.; es wünscht, es will, es gestattet.
nequiztli; nequiztli; nequi -z -tli; adj. v.; erwünscht, erstrebt.
netataco; netatacō; ne –tatac -ō; pron. r. indef., v. r. pass.; es wird gekratzt. Molina: *rasgar* tataca.
netzacuililo; netzacuilīlō; ne –tzacui -lī -lō; pron. r. indef., v. r. prät. pass.; es wird verteidigt.
netzacuililoni; netzacuilīlōni; ne –tzacui -lī –lō -ni, pron. r. indef., v. r. prät. pass. instr.; das, womit geschützt wird, das, wodurch abgewehrt wird, verteidigt wird, die, mit der sich gewehrt wird.
netzomilli; netzomilli, ne –tzomil -li; s. com.; Nasenschleim.
nêtzomilo; netzomilō; ne –tzo –mi -lō; pron. part. r. indef, v. pass.; es wird geschnaubt.
nextamalcuitlatoa; nextamalcuitlatoa; nex –tamal –cuitla -toa; s., v.; es sondert Sekret von maisbreiartiger Beschaffenheit ab.
nextamalcujtlatic; nextamalcuitlatic; nex –tamal –cuitla –ti -c; adj.; wie Maisbrei gefärbte Absonderung oder Kot.
nextamaltic; nextamaltic; nex –tamal –ti -c; adj.; wie Maisbrei gefärbt.
nextic; nextic; nex –ti -c; adj.; aschgrau.
ni -; Pron. pers. 1. pers. sing. (Subjektpräfix).

nic –; ni –c; pron. pers. 1. pers. sing. und Objektpräfix 3. pers. sing.
nicalaoa; nicalāhua; ni –c -alā –hua; pron. pers. 1. sing., präf. obj. 3. pers. sing., v. ich salbe ihn. → alaoac.
nicapetla; nicapetla; ni –c –a -petla; pron. pers. 1. sing., präf. obj. 3. pers. sing.; ich glätte es mit Wasser.
niccuexcochcapania; niccuexcochcapāniā; ni –c –cuexcoch –capān -iā; pron. pers. 1. sing., präf. obj. 3. pers. sing., s., v. a.; ich mache Krach mit dem Nacken, ich beschädige den Hinterkopf, ich knacke, verwunde ihm den Hinterkopf.
niccuexcochtlatzinia; niccuexcochtlatzīniā; ni –c –cuexcoch –tlatzīn -iā; pron. pers. 1. sing., präf. obj. 3. pers. sing., s., v.; ich mache den Nacken krachen, knacken.
nichioa; nichīhua; ni –(c) –chīhua; pron. pers. 1. sing., v.a.; ich mache es.
nicmalina; nicmalīna; ni –c –malīna; pron. pers. 1. sing., präf. obj. 3. pers. sing., v. a.; ich drehe es auf, rolle es.
nicmapiluia; nicmāpilhuiā; ni –c –mā –pil –huiā; pron. pers. 1. sing., präf. obj. 3. pers. sing., v. a.; ich zeige es mit dem Finger. → mapilli.
nicmetzaquia; nicmetzaquia; ni –c –metz –aquia; pron. pers. 1. sing., präf. obj. 3. pers. sing., v. a.; ich stelle ihn auf die Beine, ich helfe auf die Beine.
nicmetzpuztequi; nicmetzpoztequi; ni –c –metz –te -poztequi; pron. pers. 1. sing., präf. obj. 3. pers. sing. s., v. a; ich breche das Bein.
nicmetzuitequi; nicmetzhuītequi; ni –c –metz –huītequi; pron. pers. 1. sing., präf. obj. 3. pers. sing., s., v. a.; ich schlage auf das Bein.
nicpa; nicpā; ni –c -pā; pron. pers. 1. sing., präf. obj. 3. pers. sing., v. a.; ich färbe es.
nicpuztequi; nicpoztequi, ni –c –poztequi; pron. pers. 1. sing., präf. obj. 3. pers. sing., v. a.; ich zerbreche ihn.
nicquacoionia; nicquācoyōniā; ni –c –quā -coyōn -iā. pers. 1. sing., präf. obj. 3. pers. sing., s., v. a.; ich durchlöchere ihm den Kopf.
nicquapitzinia; nicquāpitzīniā; ni –c –quā –pitzīn -iā; pron. pers. 1. sing., präf. obj. 3. pers. sing., s., v. a.; ich zerschlage, zerbreche ihm den Kopf (den Schädel).
nicquatelicça; nicquātelicza; ni –c –quā –telicza; pron. pers. 1. sing., präf. obj. 3. pers. sing., s., v. a.; ich gebe ihm einen Tritt von hinten auf den Kopf.
nicquatepinia; nicquātepīniā; ni –c –quā -tepīn -iā; pron. pers. 1. sing., präf. obj. 3. pers. sing., s., v. a.; ich stoße ihn an den Kopf. Ich gebe ihm eine Ohrfeige.
nicquatepitzinia; nicquātepītziniā; ni –c –quā –tepītzin -iā; pron. pers. 1. sing., präf. obj. 3. pers. sing., s., v.; ich stoße ihn am Kopf; ich prügele ihn auf den Kopf.
nicquatetexoa; nicquātetexoā; ni –c –quā –te –tex -oā; pron. pers. 1. sing., präf. obj. 3. pers. sing., s., v. a. frq.; ich beiße ihm den Kopf ab, zermalme ihm den Kopf. Molina: adentellar *tetexoa*.
nicquatlapana; nicquātlapāna; ni –c –quā –tlapāna; pron. pers. 1. sing., präf. obj. 3. pers. sing., s., v. a.; ich spalte ihm den Kopf.
nicquatlatzinia; nicquātlatzīniā; ni –c –quā –tlatzīn -iā; pron. pers. 1. sing., präf. obj. 3. pers. sing., s., v. a.; ich krache, knalle ihm gegen den Kopf, ich schlage ihn auf den Kopf.
nicquatzaiana; nicquātzayāna; ni –c –quā –tzayāna; pron. pers. 1. sing., präf. obj. 3. pers. sing., s., v. a.; ich reiße ihm den Kopf ab, ich nehme ihm den Kopf weg.
nicquitequi; nicqu(a)[i]tēqui, ni –c –qu(ā)[i] –tēqui; pron. pers. 1. sing., präf. obj. 3. pers. sing., s. v. a. prät.; ich wusch ihm den Kopf.
nicteca; nictēca; ni –c –tēca; pron. pers. 1. sing., präf. obj. 3. pers. sing., v. a;. ich lege ihm etwas auf.

nictentzôtzona; nictēntzontzona; ni-c –tēn –tzon –tzona; pron. pers. 1. sing., präf. obj. 3. pers. sing., s., v.; ich haue ihm auf die Lippe.
nictenuitequi; nictēnhuītequi; ni –c- tēn –huītequi; pron. pers. 1. sing., präf. obj. 3. pers. sing., s., v.; ich schlage ihm auf die Lippen.
nictequi; nictequi; ni –c –tequi; pron. pers. 1. sing., präf. obj. 3. pers. sing., v. a.; ich reiße es, ich schneide es.
nictêtzaqua; nictēntzaqua; ni –c –tēn –tzaqua; pron. pers. 1. sing., präf. obj. 3. pers. sing., s. v.; ich verschließe die Lippen.
nictlatzinia; nictlatzīniā; ni –c –tlatzīn –iā; pron. pers. 1. sing., präf. obj. 3. pers. sing., v. a.; ich mache es krachen.
nictzaiana; nictzayāna; ni –c –tzayān -a; pron. pers. 1. sing., präf. obj. 3. pers. sing., v. a.; ich reiße es ab.
nictziquaoazuia; nictziquāhuāzhuia; ni –c –tzi –quā -huāz -huia; pron. pers. 1. sing., präf. obj. 3. pers. sing. v. a.; ich kämme es.
nictzôhuazchioa; nictzonhuāzchīhua; ni –c –tzon –huāz –chī -hua; pron. pers. 1. sing., präf. obj. 3. pers. sing., v. a.; ich binde das Haar, ich flechte das Haar.
nictzoncalchioa; nictzoncalchīhua, ni –c –tzon –cal –chī -hua; pron. pers. 1. sing., präf. obj. 3. pers. sing., v. a.; ich frisiere das lange Haar.
nicuipana; nichuīpāna; ni –c –huīpāna; pron. pers. 1. sing., präf. obj. 3. pers. sing., v. a.; ich ordne es.
nicxeloazuia; nicxeloāzhuia; ni –c –xeloāz -huia; pron. pers. 1. sing., präf. obj. 3. pers. sing., v. a.; ich teile es.
nicxima; nicxīma; ni –c –xīma; pron. pers. 1. sing., präf. obj. 3. pers. sing., v. a.; ich rasiere es.
niman, njman; niman; adv. temp. und conj.; da, dann, darauf, sogleich, unverzüglich.
nimitzcaquiz; nimitzcaquiz; ni –mitz –caqui -z; ē pron. pers. 1. sing., pron. r. 2. sing., v. fut.; ich werde dich nicht hören.
nino -; 1. pers. sing. pron. pers. und 1. pers. sing.pron. r.
ninocotototzoa; ninocotototzoā; ni –no -cotototz -oā; pron. pers. und r. 1. sing., v. a.; ich beuge mich, ich strecke mich.
ninocuelpachoa; ninocuelpachoā; ni –no –cuel –pach -oā; pron. pers. und r. 1. sing., v. a./r.; ich bücke mich, ich beuge mich.
ninocxichiqui; ninocxichiqui; ni –no –(i)cxi –chiqui; pron. pers. und r. 1. sing., s., v. a.; ich kratze mir meine Füße ab.
ninomelaoa; ninomelāhua; ni –no –melā -hua; pron. pers. und r. 1. sing., v. a.; ich strecke mich, ich lege mich nieder.
ninopoztequi; ninopoztequi; ni–no –poz –tequi; pron. pers. und r. 1. sing., v. a.; ich zerbreche, ich biege mich, ich breche mich.
ninotlamiaoa; ninotlamiahua; ni –no –tlamia -hua; pron. pers. und r. 1. sing., v. a.; ich schwärze mir, ich mache schwarz (meine Zähne). Schultze Jena 1952: *tlamaiaua* von dunkelvioletter Farbe sein. Siméon: *tlamaia* se soustraire, se dérober; ocultarse.
ninotlampaca; ninotlampāca; ni –no –tlam –pāca; pron. pers. und r. 1. sing., s., v. a.; ich putze (wasche) mir die Zähne.
ninotlancuicui; ninotlancuihcui; ni -no –tlan –cuihcui; pron. pers. und r. 1. sing., s., v. r.; ich reinige mir die Zähne.
ninotlaniectia; ninotlanyēctia; ni –no –tlan –yēc -tiā; pron. pers. und r. 1. sing., s., v. a.; ich säubere mir die Zähne.

niquicpaltia; niquicpaltiā; ni –qui –(i)cpal –tiā; pron. pers. 1. sing,. präf. obj. 3. pers. sing., v. s. r.; ich setze mich auf ihn, ich stütze mich auf ihn, ich ruhe auf ihm.
nitlacça; nitlacza; ni –tla – (i)cza; pron. pers. 1. sing., pron. indef., v. a.; ich trete etwas, ich trete darauf, ich drücke etwas hinunter.
nitlancotoni; nitlancotōni; ni –tlan –cotōni; pron. pers. 1. sing., s., v. n.; ich schneide, feile die Zähne ab, wörtlich: ich breche die Zähne.
nitlancuitzoa; nitlancuitzoā; ni –tlan –cuitz -oā; pron. pers. 1. sing., s., v. a.; ich zeige, ich fletsche die Zähne. Molina: *tlanuitzoa* regañar y monstrar los dientes el perro.
nitlanquiquici; nitlanquiquici; ni –tlan –quiquici; pron. pers. 1. sing., v. com. a.; ich pfeife, ich zische.
nitlatenquixtia; nitlatēnquīxtiā; ni –tla –tēn –quīx –tiā; pron. pers. 1. sing., pron. indef., v. caus.; ich spreche etwas klar aus, ich erkläre etwas, ich setze mich auseinander.
nitlatetexoa; nitlatetexoā; ni –tla –te –tex –oā; pron. pers. 1. sing., pron. indef., v. frq.; ich zermalme es, ich zerkleinere es.
nitlatlancotona; nitlatlancotōna; ni –tla – tlan –cotōn –a; pron. pers. 1. sing., pron. indef., s., v.; ich beiße etwas, zerbreche es mit den Zähnen.
nixtlamati; nīxtlamati; n(i) –īx -tla -mati; pron. pers. 1. sing., v. a.; ich bin klug, ich handle klug, ich bin erfahren.
nixtlapoui; nīxtlapohui; n(i) –īx -tla – po -hui; pron. pers. 1. sing. s., v.; ich öffne die Augen, ich mache die Augen auf.
nixtomi; nīxtomi; n(i) –īx -tomi; pron. pers. 1. sing., s., v. n.; ich öffne die Augen.
njchichicaoa; nichichicahua; ni –chichica -hua; pron. pers. 1. sing., v s.; Ich habe eine Galle, besitze eine Galle. (-*oa* Verbalisierungssuffix).
njiolmjquj; niyōlmiqui; ni –yōl –miqui; pron. pers. 1. sing., s., v. n.; ich werde ohnmächtig; ich falle in Ohnmacht.
njiolpaquj; niyōlpāqui; ni –yōl –pāqui; pron. pers. 1. sing., s., v. n.; ich bin glücklich, ich bin erfreut.
njiolpoliuj; niyōlpoliui; ni –yōl –pol -ihui; pron. pers. 1. sing., v. n.; ich komme außer Fassung, ich werde unruhig.
nochezio; nōchezyō; nōch –ez -yō; adj.; rot gefärbt, mit Cochenille gefärbt.
noiollo; noyōllō; no –yōl -lō; pron. poss. 1. pers. sing., s.; mein Herz. *cor.*
noiuhqui; nōiuhqui; nō -iuh –qui, adv; ebenso, auf dieselbe Weise (Buschmann und v. Humboldt: *noiuh* ebenso;.Karttunen: *zan* combiniert mit *noiuh* in the same way; *iuhqui* like, in such a way).
noliuhqui; noliuhqui; nol –iuh -qui; adj.; gebogen, gekrümmt.
noliui; nolihui; nol -ihui; v. n.; es krümmt sich, es verbiegt; es biegt sich.
noltic; noltic; nol –ti -c; adj.; gebogen, gekrümmt.
nonoc; nonoc; n(i) –on -oc; pron. pers. 1. sing., direct. part.; v. n.; ich liege darauf; ich strecke mich, ich strecke mich aus, ich bin liegend.
nônoltic; nonoltic; no –nol –ti –c; adj. red. int.; sehr gebogen, gekrümmt.
notlacaquia; notlacaqui(y)ā(n); no –tla –caqui –(y)ā(n); pron. poss. 1. pers. sing., s. v.; mein Ort des Hörens, der, Ort, wo ich etwas höre; mein Gehör.
noujan, (nouia); nōhui(y)ān; nōhui –(y) ān; adv. loc.; überall, in allen Teilen, auch ebenfalls.
noxillâ; noxillān; no –xil -lān; pron. poss. 1. pers. sing., s.; mein Bauch. *venter.*

O

oacaliui; huacalihui; huacal –ihui; v.; es höhlt sich aus; bildet Riefen, Rinnen, Auskehlungen, Vertiefungen. Molina: *vacaltic cosa acanalada, uacalli angarillas para lleuar carga en las espaldas, vacalivi tullirse desta manera*. Buschmann und Humboldt: *huacaloa* etwas rinnenförmig auskehlen. Hier handelt es sich um die intransitive Form von huacaloa im Sinne von Rinnen bilden, es wird ausgehöhlt.
oacaltic; huacaltic; huacal –ti –c; adj. v.; ausgehöhlt, rinnenförmig ausgehöhlt, vertieft.
oacatlaniui; huacatlanihui; huaca –tlan -ihui; v.; es vertieft sich; es wird tief.
oacqui; huācqui; huāc –qui; adj.; trocken, abgezehrt, abgemagert.
oal; huāl; huāl; verbales direct. part. präf., in Richtung auf den Sprecher; adv. loc.; hierher.
oallatoquilia; huāllatoquiliā; huāl –(t)la –toqui -liā; v. com.; er folgt nach. Molina: *uallauh venir haciaca, toquilia suceder a otro encargo*.
oalneaxixalo; huālneāxixalō; huāl -ne –āxixa -lō; präf. direct., pron. r. indef., v. r. pass.; hierher wird uriniert.
oalpavetzi; huālpa(n)huetzi; huāl –pa(n) -huetzi; präf. direct., v. n.; es kommt hervor; schwitzt, er quillt hervor.
oalpotzaui; huālpo[t]zāhui; huāl –po[t]zā -hui; präf. direct., v. n.; es schwillt hier an (das Fleisch, der Körper). Molina: *poçaua* hincharse la carne o el cuerpo.
oaoaciui; huahuacihui; hua –hua -c –ihui; v. n. frq.; es bellt. Molina: *hualoa* ladrar, *huahualtza* ladrar a alguien.
oapacpâtic; huapacpahtic; huapac –pah -ti –c; adj. v.; sehr hart, verhärtet, sehr fest.
oapactic; huapactic; huapac –ti –c; adj. v.; hart, verhärtet, fest.
oapaltic; huapaltic; huapal –ti -c; adj.; brettförmig, balkenförmig, wie ein Brett, wie ein Balken, brettartig.
oapaoa; huapāhua; huapā -hua; v. a. und r.; er wird stark, er wächst (heran), bekommt Leben, es wird fest, es zieht sich zusammen, hat Krämpfe, er strengt sich an.
oapaoac; huapāhuac; huapā –hua –c; adj. v.; steif, rauh, roh, fest, kräftig.
oaqui; huāqui; huāqui; v. n.; es trocknet aus, es trocknet, welkt, wird welk. Siméon: *huaqui* se sécher au soleil, diminuir, s'évaporer, en parlant des liquides, secarse, disminuir, evaporarse.
oatzaoac; huātzahuac; huātza –hua -c; adj. v.; trocken, dünn, ausgetrocknet.
oc; oc; oc; adv., noch, dazu, ehe, bevor.
occenca; oc cencah; oc cencah; adv.; besonders, hauptsächlich.
ocuillo; ocuilloh; ocuil –l(y)oh; s. deriv. suff.; mit Würmern; wurmbefallen, voller Würmer.
ocuilqualo; ocuilquālō; ocuil –quā -lō; adj. v. com.; wurmzerfressen.
ocuilquaqua; ocuilquāquā; ocuil –quā -quā; adj. v.; von Würmern zerfressen.
ocu[i]tl; ocotl; oco -tl; s.; Fackel, Kiefer, Kienspan.
ocutic; ocutic; ocu –ti -c; adj.; wie eine Pinie.
ocutzoiotl; ocutzoyōtl; ocu -tzo –yō -tl; s. abstr.; Harz.
olini; ōlīni; ōlīni; v. n.; es bewegt sich.
ololaui; ololahui; olol -a -hui; v. n.; es rundet sich, es macht sich rund. Molina: *ololoa* hazer alguna cosa redonda como bola.→ ololiui.
ololiuhqui; ololiuhqui; olol –iuh -qui; adj.; rund.
ololiui; ololihui; olol –i -hui; v. n.; es rundet sich ab, es bildet eine Rundung.
ololtic; ololtic; olol –ti -c; adj.; rund wie ein Ball.

olquiça; olquīza; ol –quīza; v. a.; es kommt Gummi hervor.
oltia; oltia; ol –tia; v. a.; es wird wie Gummi.
oltic; oltic; ol –ti –c; adj.; unverwüstlich, wie Gummi.
ome; ōme, ŏme; numerale; zwei.
omicelic; omicelic; omi –celi -c; adj.; wie Knorpel, knorpelig. Molina: *omitl* hueso; *celic* cosa fresca y verde. *ceceyotl* médulla de huesos. Siméon: *omiceceyotl* Muelle d'os; médula de los huesos. → celic.
omicetl, (omjcetl); omicetl; omi –ce -tl; s.; Samen. Molina: *omitl* Knochen, *cecec* cosa fria. A. v. Gall männlicher Samen; Dibble und Anderson 1961: semen; López Austin 1980: semen. Vgl. auch v. Gall 1997:196. *semen.*
omicicicuiliacatl, (omjcicujliacatl); omicicuilyacatl; omi -cicuil –yaca –tl; s. com.; Rippenspitzen, Rippenenden. Molina: *tomicicuilyacac* las puntas o extremidades de las costillas.
omicicuilli, (omjcicujlli); omicicuilli; omi –cicuil –li; s. red. pl.; Rippe; *costa.*
omicicuiltecuicuiliui; omicicuiltecuicuilihui; omi -cicuil –te –cui –cuil –ihui; s., pro. indef. pers., v. frq.; er schnitzt einem die Rippen aus. Die Rippen stehen einem vor. Molina: *cuicui* entallar en madera.
omicicuiltecuicuiltic; omicicuiltecuicuiltic, omi -cicuil –te –cuicuil –ti -c; adj.; mit hervorstehenden Rippen, wie ausgeschnitzte Rippen.
omicozcatl; omicōzcatl; omi -cōzca -tl; s. com.; Schlüsselbein; Molina: *omitl* hueso, *cuzcatl* piedra preciosa labrada de forma redonda. *clavicula.*
omio; omi(y)oh; omi –(y)oh; s. deriv. suff.; mit Knochen; adj.; knöchern.
omiooa, (omiioa) omiohua; omi –(y)o(h) -hua; v. s. (suff. v.); es ist aus Knochen; es verknöchert, es macht sich zu Knochen, wird zu Knochen.
omitl; omitl; omi -tl; s.; Knochen; *os.*
omitlaloatl; omitlalhuatl; omi –tlalhua -tl; s. com.; Rückenmark (Knochennerv); Molina: *omitl* Knochen, *tlalhuatl* Nerv. *medulla spinalis.*
omome; omōme, omŏme; numerale; zwölf.
ompa; ōmpa; ŏmpa; adv. loc.; dort, von dort her, aus der Richtung.
on; ōn; ŏn; adv. loc.; dahin, da, dort, dann.
onca, uncan; oncān; on –cān; adv. loc.; dort, wo.
onchiquj; onchiqui; on –chiqui; direct. part., v. a.; sie reibt.
onoc; onoc; on -oc; v. irreg.; es ist da, es ist ausgestreckt, es liegt hingestreckt.
oquichchichioalli; oquichchīchīhualli; oquich –chīchī –hual -li; s. com.; männliche Brust. *mama virilis.*
otztli; ōtztli; ŏtz -tli; adj. v.; schwanger; s. die Schwangere.
oxiotl; oxiōtl; oxi –yō -tl; s. abstr.; Terpentinsalbe. Molina: *oxiutia* untar con este vnguento (oxitl); Siméon: *oxiotl* Essence de térébenthine; esencia de trementina.

P

pachtic; pachtic; pach –ti –c; adj.; geduckt, schmal gedrückt, platt, zusammengepreßt, eingepackt, eingesunken.
pachtilaoac; pachtilāhuac; pach –tilāhua –c; adj. dicht, fest zusammengedrückt, fest drückend, dicht. zusammengepreßt. Molina: *pachoa* apretar algo; *tilahuac* cosa gruessa.
pacoanj; pācoani; pāco –a -ni; v. impers. instr.; das, womit man sich erfreut, das, was zufrieden macht, , das womit man glücklich gemacht wird. Siméon: *paqui* se ré-

jouir, être content, éprouver, recevoir du plaisir; alegrarse, impers. *pacoa.* Karttunen: *pacoa* nonactive of *paqui.*
paçoliui; pahzolihui; pahzol -ihui; v. n.; es wird zerzaust, es belästigt.
pactli; pactli; pac -tli; s.; Freude. Molina: *paqui,* prät. *opac* alegrarse, estar contento.
palani, (palanj); paläni; paläni; v. n.; es fault, es bringt Fäulnis, modert.
palanqui, (palanquj); palänqui; palän -qui; adj. v. a.; faulend.
palantiuh; paläntiuh; palän –tiuh; v. purposiv.; es beginnt zu faulen, es fängt an zu faulen.
palti; palti; pal -ti; v. n.; es wird feucht, es ist feucht.
paltic; paltic; pal –ti -c; adj.; naß; feucht.
paltilo; paltilö; pal –ti -lö; 3. pers. sing., v. a. praes. pass.; es wird angefeucht, es wird feucht gemacht.
paltitica; paltitica; palti –ti -ca; v. a., lig., v. aux.; es wird angefeuchtet.
paltixtica; paltixtica; paltix –ti -ca; v. a. prät., lig., v. aux.; es wurde völlig angefeuchtet, es ist völlig feucht geworden.
pani; pani; pani; adv. loc.; oben, an der Oberfläche, an der Außenseite, auf der Oberfläche.
panuetzi; panhuetzi; pan –huetzi; v.n.; es kommt nach oben, erreicht die Höhe, es klettert hoch, erklimmt die Höhe, erhöht, es erreicht Ehre, es erreicht einen Gipfel, es übertrifft, es erhebt sich.
papatlaca; papatlaca; pa –patla -ca; v. a. red.; es zittert, klopft, flattert.
papatlachtic; pahpatlächtic; pah -patläch –ti -c; adj. red.; sehr breit, weit, groß, ausgedehnt.
papatziui; papätzihui; pa -pätz -ihui; v. n. red.; es wird sehr weich, es bekommt Beulen.
papatztic; papätztic; pa -pätz –ti -c; adj. v. red.; reif, weich, gequetscht.
papaxiui; papaxihui; pa –pax -ihui; v. n. red.; er bewahrt die Beine vor Schaden, vor Krankheit. Molina: *papachoa* traer las piernas al enfermo o cosa semejante.
paquj, (paqui); päqui; päqui; v. n.; es erfreut, es ist zufrieden.
paqujni; päquini; päqui -ni; adj. v.; erfreulich, zufrieden.
paqujztli; päquiztli; päquiz -tli; s.; Freude.
parrapho; spanisches Lehnwort; Paragraph.
pati, (peti); pahti; pah –ti; v. n.; es genest, wird gesund, erholt sich, wird besser, es ist wohl.
pati; päti; pät –i; v. n.; es schmilzt, löst sich auf.
patlachiuhqui; patlach -iuh -qui; adj. v.; weit, groß, ausgedehnt.
patlachiui; patlachihui; patlach –ihui; v. n.; es wird flach, weit, dehnt sich aus, vergrößert sich.
patlachtic; patlachtic; patlach –ti -c; adj. v.; weit, groß, breit.
patlachtilaoac; patlachtilähuac; patlach –tilä -hua -c; adj. v.; weit, massig, breit, lang und dicht.
patlactic; patläctic; patläc –ti -c; adj.; ausgedehnt.
patlanqui; patlänqui, patlän -qui; adj. v.; weit, ausgedehnt. Siméon: *patlani* voler, prendre son essor; volar, tomar vuelo.
patlaoa; patlähua; patlä –hua; v. a.; es erweitert, es verbreitert sich, es wird breit, es dehnt sich aus, streckt sich.
patlaoac; patlähuac; patlä –huac; adj. v.; breit.

patzactic; patzactic; patz -ac –ti -c; adj.; erfroren, von Mehltau befallen, brandig, schmutzig.
patzaoa; pātzahua; pātza -hua; v. a.; es zerstückelt, es nimmt ab, es zerdrückt, preßt aus, es vergeht, es schrumpft. Schultze Jena 1952: *patzaua* etwas auspressen.
patzaoac; pātzahuac; pātza -hua -c; adj. v.; vermindert, abgenommen, verkleinert, ausgepreßt.
patzconi; pātzconi; pātz –co -ni; adj. v.; auspressbar, ausdrückbar, das, was ausgepreßt, ausgedrückt wird.
patziui; pātzihui; pātz –ihui; v. n.; es ist weich, es bekommt Beulen, es wird eingebeult.
patztic; pātztic; pātz –ti -c; adj.; weich, entleert, vergangen, beulig ausgebeult, mit Beulen. Schultze Jena 1952: *patztic* schlank, abgeschwollen.
paçoltia; pahzoltia; pah –zol –tia; v. caus.; es macht zerzaust, verwirrt sich.
peiaoa; peyāhua; peyā -hua; v. n.; es ist übervoll, es ist ungleichmäßig, überhäuft, gewölbt. Molina: rebossar lo lleno *pexoni, peyaua*.
peiaoac; peyāhuac; peyā -hua –c; adj. v.; überfüllt, zugeneigt, gewölbt.
peiotic; peyotic; peyo –ti -c; adj.; umhüllend, eingewickelt. Molina: *peyutl* capulla de seda o gusano. Buschmann und Humboldt: *peyotl* Seidencocon. Schultze Jena 1952: *peyotic* seidig.
pepechillotl; pepechillōtl; pe –pechil –l(y)ō -tl; s. red.; Grund, Grundlage. Molina: *pepechia* hazer la cama a otro, *pepechtli* colchon o ropa sobre que nos echamos a dormir o albarda o cimiento, *pepechotl* fundamento, o cimiento de edificio.
pepechtic; pepechtic; pe -pech –ti -c; adj. red.; verdeckt; zugedeckt, bedeckt, zugemacht, verschlossen. Molina: *pepechoa* atapar o cerrar algun agujero de parad a piedra lodo.
pepeioca; pepeyoca; pe –peyo –ca; v. n.; es erglänzt, es strahlt zurück, es spiegelt das Licht wieder, es leuchtet.
pepeiocani; pepeyocani; pe –peyo –ca –ni; v. a. frq. hab.; das, was das Licht zerstreut, das, was sehr sauber und glänzend erscheint, was im Sonnenlicht glänzt, leuchtet; sie glänzt immer.
pepeliui; pepelihui; pe –pel -ihui; v. n. frq.; es bildet eine Pforte, einen Spalt, einen Durchgang, es wird gespaltet, öffnet sich. Molina: *petla* horadar algo, hacer portillo. Herrera: *peltic* spacious; Brockway et al: *peltic* abierto.
pepeltic; pepeltic; pe –pel –ti -c; adj. v. frq; gespalten, offen. → pepeliui.
pepetziui; pehpetzihui; peh –petz -ihui; v. frq.; es ist zum Glänzen gebracht, es erglänzt.
petziui; petzihui; petz –ihui; v. n.; es ist sehr glänzend, es erglänzt, es ist schimmernd glatt.
petztic; petztic; petz –ti -c; adj.; poliert, glatt, glänzend, dünn, fein, weiß.
piaciui; piacihui; piac –ihui; v.; es weht (im Wind), flattert. Siméon: *piaciuhtoc* êntre étendu par terre, ou dans son lit, courir, souffler; soplar, estar extendido en el suelo o en su cama, correr.
piaztic; piyāztic; piyāz –ti -c; adj.; schlank, lang und dünn.
piaztli; piyāztli; piyāz –tli; s.; Rohr, Gang, Kanal. Molina: *piaztli* calabaça larga y delagada, que sirue de auenencia (cantimplora). Schultze Jena 1952: *piaz –yo* lang und eng, schlank.
piciltic; picīltic; picīl –ti -c; adj.; klein und rund, dünn, fein, kleine Dinge, wie Steinchen, Körner.

piciltontli; picīltōntli; picīl –tōn –tli; adj. dimin.; sehr klein und rund.
picqui; pīcqui; pīc –qui; adj.; eingewickelt, aufeinander gedrückt, zusammen geschlossen. Molina: *picqui* cosa maciza, *piqui* emboluer tamales in hojas quando los hazen.
pilcac; pilcac; pilcac; v. n.; es hängt herunter; adj. hängend.
pilcatica; pilcatica(c); pilcatica(c); v. n; es ist am Hängen, es hängt.
pilini; pilīni; pilī –ni; v. n.; es wird schlaff, es wird welk. Molina: *piliui* arrugarse, marchitarse, o pegarse los cabellos unos con otros. Brockway et al: *pilinivi.* marchitarse.
pilinqui; pilīnqui; pilīn –qui; adj. v.; welk.
piloa; piloā; pil –oā; v. a.; er läßt etwas herabhängen; es hängt herab, sie läßt (sich) hängen.
pinectic; pīnectic; pīne -c –ti -c; adj. v.; blaß.
pineoa; pīnehua; pīne –hua; v. n.; es erblaßt, wird blaß. Schultze Jena 1950: *pineua* erbleichen, vor Kälte erstarren.
pineoac; pīnehuac; pīne -hua –c; adj. v.; bleich vor Kälte, blaß, starr, fest.
pipinqui; pipinqui; pi -pin –qui; adj. v.; fest, alt, stark, kräftig, zäh.
pitzactontli; pitzāctōntli; pitzāc -tōn -tli; adj. dimin.; etwas dünn.
pitzaloni; pītzalōni; pītza -lō -ni; v. pass. instr; blasbar, das, wodurch geblasen wird.
pitzaoa; pitzāhua; pītzā -hua; v.; es wird schmal, es wird dünn, es wird mager, es macht sich dünn.
pitzaoac; pitzāhuac; pitzā -hua -c; adj. v.; lang und dünn, klein, schmal, fein.
pitzato(n); pitzātō(n); pitzā -tōn; adj. dimin.; dünn.
pitzauhqu[a](i); pitzāuhqui; pitzāuh -qui; adj. v. dünn, von Zartheit, von Kleinheit, schmal.
pitzini; pitzīni; pitzīni; v. n.; es wird rissig; es spaltet sich; es wird geöffnet, es bricht auf, es zerquetscht.
pitzquiquiztic; pītzquiquiztic; pītz –quiquiz –ti -c; adj. frq.; blasend wie eine Trompete. Molina: *pitza* soplar, *quiquiçoa* tocar, o tañer trompeta (oder schmal durchgängig) Molina *pitzauac* delgado, *quiza* correr el arroyo, salir → quiza).
pitztic; pitztic; pitz –ti -c; adj.; dünn, sehr angepaßt, hart.
pixquic; pixquic; pix –qui -c; adj.; abgeschnitten; geerntet, wie geernteter Mais. Molina *pixca* coger el mayz, *pixquitl* cosecha, lo que se coge o siega de la heredad o sementera.
poçactic; pozāctic; pozā –c –ti –c; adj.; geschwollen.
poçaoa; pozāhua; pozā -hua; v.; es schwillt.
poçaoac, (poçavac); pozāhuac; pozā –hua -c; adj. v.; geschwollen.
pochectic; pōchectic; pōch -ec –ti -c; adj. v.; rauchfarben, rauchig, in Rauch aufgehend, Rauch geschwärzt.
pocheoa; pōchēhua; pōch -ē -hua; v.; es ist rauchig, es wird rauchig, dunkel, rauchfarben, es füllt sich mit Rauch.
pocheoac; pōchēhuac; pōch –ē -hua -c; adj. v.; rauchig, verdunkelt.
poiaoac; poyāhuac; poyāhua -c; adj.; braun, dunkelfarben.
popoioti[i]; popoyōti; po –po –yō -ti; v. n.; es trübt sich, es wird trübe. Schultze Jena 1950: *popoyoti* brandig werden. Buschmann und v. Humboldt: *popoyōti* von Mehltau befallen werden.→ popoiutl.
popoiutl; popoyōtl; po –po –yō -tl; s. abstr.; Trübung, Mehltaubefall, Fäulnis, Morschheit, Verdorbenheit.

popoztequi; pohpoztequi; poh -poz -tequi; v. a. frq.; es zerbricht, unterbricht, es biegt sich, es hackt klein.
potonj; potōni; potō -ni; v. n.; es riecht, es stinkt.
po[t]zauhtimani; pozāuhtimani; pozāuh –ti –mani; v., lig., v. aux.; es ist geschwollen. es macht aufgeblasen.
po[t]zaui; pozāhui; pozā – hui; v. n.; es bildet Schwellungen, es schwillt an.
pozactic; pozāctic; poza -c –ti -c; adj. v.; geschwollen, aufgedunsen, schwammig, aufgetrieben.
poztecqui, (puztecqui); poztecqui; poztec –qui; adj. v.; zerbrochen, gebrochen, unterbrochen.
poztequi, (puztequi); poztequi; pozte –qui; v. a.; es zerbricht.
puchquiiutl, (puchqujotl); pōchquiyōtl, pōch –qui -yō -tl; s. com.; weiche Verdickung, rauchige oder lockere Sprossung, Verzweigung, Ausbreitung. Molina: *pocyo cosa que tiene humo; poxactic cosa fofa, quiotl tallo de yerua o la verdura.* Herrera: *quiotl* maguey stalk. Sahagún Buch 10, Kap. 9, über Zinn, *amochitl: apopoçoqujllotl, apochqujotl,* entspricht *atl und mochitl,* Wasserdampf. Van Zantwijk: Lumpen, Fetzen, Lappen in heutigem Nahuatl (persönl. Mitteilung 2008). (*pochquiyotl* ist bei Molina nicht belegt).
puchquio (puchqujo); pōchqui(y)oh; pōch –qui –(y)oh; adj. s.; mit weicher Verdickung, rauchgrau verzweigt, mit schwammig lockerer Schwellung. (analog zu *xochio cosa florida,* belegt bei Molina). Molina hat *quiyoyo* yerua que tiene tallo o cosa siemejante). →puchquiiutl.
puchquiotlami, (pochqujotlamj); pōchqui(y)ohtlami; pōch –qui(y)oh –tlami; s.; v.; die weiche Verdickung verschwindet, rauchfarbene Ausdehnung (Sprossung) endet, endigt, verbraucht, verliert sich. Der Dampf löst sich auf. →puchquiiutl.
puxcauhqui; poxcauhqui; poxcauh -qui; adj. v.; schimmelig, rostig, schmutzig.

Qu

q.n.; quitoznequi; quihtoznequi; qui –ihto -z -nequi; pron. r. 3. pers. sing., v. a. fut., v. a.; das soll heißen, damit will man sagen, das heißt, es meint. Molina: *itoa* decir alguna cosa, *nequi* querer algo.
quaeoatl; quaēhuatl; quā -ēhua -tl; s. com.; Kopfhaut. *derma capitis.*
qualani; qualāni; qualāni; v. n.; er ärgert sich, er ist verärgert, macht zornig.
qualli; qualli; qualli; adj.; gut.
qualnezqui; qualnēzqui; qual–nēz -qui; adj. v.; schön, liebenswürdig, gütig, gut aussehend.
qualtia; qualtia; qual -tia; v. n.; es stellt wieder her, es wird gut, schön; gibt Schönheit, macht schön, es verbessert.
quamanqui; quāmanqui; quā –manqui; adj. v.; umgekehrt kegelförmig, oben breit, unten schmal.
quanacatl; quānacatl; quā –naca -tl; s. com.; Kopffleisch; *caro capitis.*
quanepantlatli; quānepantlahtli; quā –nepantlah -tli; s. loc.; Wirbel des Kopfes, Scheitel. *vertex.*
quanmaxac; qua[n](m)maxac, quam -maxac; s. com.; Astgabel, Gabelung. Molina: *quammaxac* horcajadura de arbol. → maxactli.
quappaiacatl; quappayacatl; quap –pa –yaca -tl; s. com.; oberer (tastbarer) Hüftknochenanteil, Spitze des Hüftknochens. *spina iliaca anterior superior.*
quappantli; quappantli; quap –pan -tli; s. com.; die Hüfte; *coxa.*

quappitzauhqui; quappitzauhqui; quap -pitz –auh -qui; adj. v.; mager, starr, steif, trocken, schlank.
quappitztic; quappitztic; quap –pitz –ti -c; adj. v.; mager, trocken, steif, starr, schlank.
quaqua; quahquā; quah -quā; v. a; es beißt, es nagt, zernagt, es kaut, knabbert, es ist angefressen.
quaqualaca; quaqualaca; qua -quala –ca; v. n. red.; es summt, es kracht, es siedet.
quaqualo; quahquālō; quah -quā -lō; v. a. red. pass.; es wird aufgegessen, es wird zerfressen.
quâquauhti; quahquauhti; quah-quauh –ti; v. n. es wird steif, es versteift sich, es verhärtet.
quaquauhtiliztli; quahquauhtiliztli; quah -quauh –ti -liz -tli; s. v.; Steifheit, Seitenschmerz.
quaquauhtini; quahquauhtini; quah –quauhti –ni; v. a. hab.; es versteift gewöhnlich; das, was versteift; etwas, das versteift; das, was steif wird.
quatetextli; quātetextli; quā –te –tex -tli; s. com. pl.; Gehirne, Gehirnsubstanz. *cerebra (plural).*→quatextli.
quateuilacachiuhcaiutl; quātehuilacachiuhcāyōtl; quā –tehuila –cachiuh –cā -yōtl; s. com. abstr.; die Rundheit des Kopfes, die Rundung des Kopfes.
quatextli; quātextli; qua –tex -tli; s. com.; Gehirn. *cerebrum.* →quatetextli.
quatlaxcon; qua(uh)tlaxcon; qua(uh) -tlax -con; s. com.; Beischlaf; Molina: *quauhtlaça echarse muchos con una muger o dar botin; quatlaça cabecear con presumpcion y vanidad, comitl olla.*
quatoliui; quātōlihui; quā –tōl -ihui; v. n.; der Kopf senkt sich, der Kopf neigt sich.
quatomaoac; quātomāhuac; quā –tomā -hua –c; s., v. a. prät.; das eine Ende hat sich dick gemacht, verdickte, ist verdickt.
quatoxaoa; quātoxāhua; quā –toxā -hua; s., v. a.; der Kopf vergießt, gießt aus, schüttet aus; er läßt den Kopf hängen. Molina: *toxaua derramar, o echar mayz, trigo etc. por ay, tierra arena, o cosa asi.*
quauhoaqui; quauhuāqui; quau(h) –huā –qui; v. n.; es magert ab, es ist entkräftet, wird dürr wie ein Stück Holz.
quauhtilac; quauhtilac; quauh –tila -c; adj.; dicht, dick.
qua[uh]tlaueliloc; quātlahuēlīlōc; quā–tla –huēlī –lō -c; adj., töricht, verrückt.
quauhtzotzocatl; quauhtzohtzocatl; quauh –tzoh –tzoca -tl; s. com. red.; Holzwarze, feste Warze, hohe Warze, flache Wölbung.
quauitztic; quāhuitztic; quā -huitz –ti -c; adj.; kegelförmig, pyramidenförmig, nach oben zugespitzt.
quaxicalli; quāxīcalli; quā –xīcal -li; s. com.; Schädel. *cranium.*
quaxipetztli; quāxīpetztli; quā –xī –petz –tli; s. com.; Kahlkopf, Glatze;. *caput calvum.*
quechnacati; quechnacati; quech –naca -ti; s., v. s. n.; der Hals wird fleischig. Seler: *quechnacati* mit Kropf behaftet.
quechnacatl; quechnacatl; quech –naca -tl; s. com.; Halsfleisch. *caro cervicis*
quechnacaui; quechnacahui; quech –naca -hui; s. v. n.; der Hals wird fleischig, hat Fleisch. Der Hals bildet Fleisch.
quechnanatziui; quechnanatzihui; quech –na -natzi -hui; s. v. n. red.; der Hals bildet Fett, der Hals wird fett, verfettet, verdickt.
quechomitl; quechomitl; quech –omi -tl; s. com.; Halswirbel; *vertebrae cervicalis.*

quechquauhiotl, (quechquauhiutl); quechquauhyōtl; quech -qauh –yō -tl; s. abstr.; Halsknochen; *vertebrae cervicalis.*
quechtepi; quechtepi(tōn); quech –tepi(tōn); s., adj. dimin.; dünner Hals, schmaler Nacken.
quechtepolli; quechtepolli; quech –tepol -li; s. com.; Nacken.
quechtetepontli; quechtetepontli; quech –te –te –pon -tli; s. com.; Nacken, Nackenknochen.
quechtli; quechtli; quech –tli; s.; Hals; Nacken, Genick.
quechtomaoa; quechtomāhua; quech –tomā -hua; s., v. a.; der Hals ist dick, fett.
quechtzapa; quechtzapa; quech -tzapa; s com.; zwergenförmiger Hals, kleiner Hals.
queltzaqua; quēltzaqua, qu(i) –ēl -tzaqua; pron. rel. 3. pers. sing., v.; es trennt, unterteilt, geht quer durch, liegt im Wege.
quequeiolli; quequeyōlli; que –queyōl -li; s. red.; Fußknöchel, (Fußgelenk, Knöchelgelenk). *malleoli ossis tibiae et ossis fibulae.*
quequeiolnacatl; quequeyōlnacatl; que -que –yōl –naca -tl; s. com. frq.; Fleisch des Fußgelenks. *caro malleolorum.*
quêquele; quehqueleh; queh –quel -eh; adj. red. int.; kitzelig.
quêquelli; quehquelli; quehquel -li; s. red.; das Kitzeln.
quêquelmiqui; quehquelmiqui; que -quel -miqui; s. red., v. n.; es stirbt vor Kitzel.
quequetzilli; quequetzilli; que –quetzil -li; s. red.; Fußspitze. Molina: quequetzilotiuh andar sobre las puntas de los pies.
quequetzolli; quequetzolli; que –quetzol -li; s. red.; Ferse. *calcaneus.*
quetolli; quetolli; quetol -li; s.; Zahnfleisch.
quexilli; quexīlli; quexīl -li; s.; Leiste. *regio inguinis.*
quexiltzontli; quexīltzontli; quexīl –tzon -tli; s. com.; Haar der Leiste. *pili regionis inguinis.*
quezcomoliuhiantli; quēzcomōliuhyāntli; quēz –comōliuh –yān -tli; s. com.; Hüftgelenk, Hüftgelenkspfanne. → queztli, →comolihui. *(-yan* suff. loc.).
quezeoatl; quēzēhuatl; quēz –ēhua -tl; s. com.; Haut der Hüfte. *derma regionis articuli coxae.*
quezquauhiotl; quēzquauhyōtl; quēz –quauhyō -tl; s. com. abstr.; Knochen des Hüft-gelenks; Oberschenkelknochen, Hüftgelenkskopf. *femur.*
queztepolli; quēztepolli; quēz –tepol -li; s. com.; Hüftgelenk; Hüftgelenkknochen, Hüftgelenkskopf. *caput femoris articuli coxae.*
queztli; quēztli; quēz -tli; s.; Leiste; Leistenbeuge; Hüfte. *regio articuli coxae.*
qui - ; Objektpräfix für Verben, 3. pers. sing.
quiça; quīza; quīza; v. n.; es sproßt, es fließt, es reift, es geht auf, es geht zu ende, es geht los, kommt heraus.
quichichi; quichīchī; qui –chī -chī; präf. obj. 3. pers. sing., v. n.; es saugt.
quichioa; quichīhua; qui -chīhua; präf. obj. 3. pers. sing., v. a.; es kann es tun, es macht etwas.
quicujtlapicicoa; quicuitlapicihcoa; qui -cuitla- pic -ihcoa; präf. obj. 3. pers. sing., v. n. com.; man macht sie dick, dickbäuchig, man macht sie fett. Mo: *cuitlapitz* obeso, gordo, ventrudo, *icoa* impers. von *icac.*
quilpaltia; quilpaltiā; quil –pal -tiā; v. s. a.; es wird grün.
quilpaltic; quilpaltic; quil –pal –ti -c; adj.; grün, grau; s.; Grünspan.
quimati, (qujmati); quimati; qui -mati; präf. obj. 3. pers. sing., v. a.; es fühlt, es weiß.

quimetztzaiana; quimetztzayāna; qui –metz -tzayāna; präf. obj. 3. pers. sing., s., v. a.; er zerreißt ihm das Bein; er reißt das Bein auf.
quinextia; quinēxtiā; qui –nēx -tiā; präf. obj. 3. pers. sing,. v. caus.; es zeigt, entdeckt; offenbart es.
quinezcaiotia; quinēzcāyōtiā; qui–nēz –cā -yō -tiā; präf. obj. 3. pers. sing., v. a.; es bedeutet, es zeigt an, es bildet ab, es meint. Molina: *neci* parecer a otros.
quioallaça; quihuāllāza; qui –huāl –(t)lāza; präf. obj. 3. pers. sing., direct. präf., v. a.; es scheidet ab.
quioaltopeoa; quihuāltopēhua; qui –huāl –topēhu-a; präf. obj. 3. pers. sing., direct. präf., v.; es sondert etwas ab, es stößt ab, es fließt ihm hier ab.
quipachoa; quipachoā; qui –pacho -ā; präf. obj. 3. pers. sing., v. a.; es bedeckt ihn, es bringt nahe heran, nähert sich ihm, es drückt ihn zusammen.
quiquiçauhqui; quiquīzauhqui; qui –quīzauh –qui; adj. v. red.; herausfließend, herauskommend, durchgängig →quiquiztic.
quiquiçauhtica; quiquīzauhtica; qui –quīzauh –ti –ca; v.n. red., v. lig. v. aux.; es fließt heraus, kommt heraus, ist durchgängig. →quiquiztic.
quiquintic; quiquintic; qui -quin –ti -c; adj. v. red.; schnarchend, grunzend. Molina: *qiquinaca* gemir con dolor, zumbar el auejon, gruñir el puerco o hablar entre dientes.
quiquiztic; quiquīztic; qui -quīz –ti -c; adj. v. red.; durchgängig. Molina: *quiza* concluirse, acabarse alguna obra, o correr el arroyo, escampar, salir fuera de casa.
quiquiztontli; quiquīztōntli; qui -quīz –tōn -tli; s. dimin.; kleiner Abfluß, Ausgang.
quiteneoa; quitēnēhua; qui –tēn -ēhua; präf. obj. 3. pers. sing., v. a.; es nennt sich, es drückt aus, es zeigt an, es verspricht; man sagt.
quitlacanextia; quitlācanēxtia; qui – tlāca –nēx -tia; obj. präf. 3. pers. sing., s., v. caus.; es macht den Menschen glänzen, schön, offenbar, vertraut.
quitlilania; quitlīlaniā; qui – tlīlan -iā; präf. obj. 3. pers. sing., v. a.; es zeichnet mit schwarzer Linie, skizziert mit schwarzer Farbe, malt schwarz.
quitlilpoiaoa; quitlīlpoyāhua; qui –tlīl –poyā -hua; präf. obj. 3. pers. sing., adj., v. a.; es verdunkelt ihn, es färbt ihm schwarz.
quitocaticac; quitocatihcac; qui –toca –t(i) -ihcac; präf. obj. 3. pers. sing., v. a., lig., v. aux.; es begleitet, es läuft mit einem.
qujtoma; quitoma; qui -toma; präf. obj. 3. pers. sing., v. a.; es öffnet.
quitoznequi; quihtōznequi; qu –i(h)to –z –nequi; präf. obj. 3. pers. sing., v.a. fut., v. a.; man will sagen, es bedeutet, das heißt.
quitta; quitta; qu -itta; präf. obj. 3. pers. sing., v. a.; es sieht, es beobachtet ihn.
quixchicha; quīxchīcha; qu -īx -chīcha; präf. obj. 3. pers. sing.,s., v. a.; er spuckt ihm ins Gesicht, bespuckt ihm das Gesicht.
quixcomaca; quīxcomaca; qu -īx –co -maca; präf. obj. 3. pers. sing., s.,loc., v. a.; er sagt die Fehler ins Gesicht.
quixeloa; quixēloā; qui -xēloā; präf. obj. 3. pers. sing., v. a.; es teilt sie, trennt sie.
quixtepinia; quīxtepīniā; qu -īx –tepīniā; präf. obj. 3. pers. sing., v. a.; er schlägt ihm mit der Faust ins Gesicht, er boxt ihn ins Gesicht.
quixtilicça; quīxtelicza; qu -īx -telicza; präf. obj. 3. pers. sing., s., v. a.; er stößt ihn mit dem Fuß ins Gesicht. Molina: *teliçça* tirar coz.
quixtlatzinia; quīxtlatzīniā; qu -īxtlatzīn -iā; präf. obj. 3. pers. sing., v. s. a.; er gibt ihm eine Ohrfeige.
quixuitequi; quīxhuītequi; qu -īx –huītequi; präf. obj. 3. pers. sing., s., v. a.; er schlägt ihm ins Gesicht.

quizqui; quīzqui; quīz -qui; adj. v.; entweichend, herausnehmend; hervorspringend, zu Ende.
qujceltilia; quiceltiliā; qui –celti -liā; präf. obj. 3. pers. sing., v. appl.; es macht ihn frisch, es erfrischt ihn.
qujcemjtquj; quicemitqui; qui -cem -itqui; präf. obj. 3. pers. sing., adv. mod., v. a.; es regiert völlig; es trägt ganz allein, es bestimmt.
qujcocoa; quicocoā; qui –cocoā; präf. obj. 3. ,pers. sing., v. a.; es macht sie krank, es tut ihr weh, es verletzt sie, es macht ihr Schmerzen, es schmerzt sie.
qujçoqujtilia; quizoquitiliā; qui –zoqui -ti -liā; präf. obj. 3. pers. sing., v. appl.; es durchtränkt ihn, wird naß- schmutzig, es macht ihn naß, besprizt ihn mit schmutzigem Wasser. Molina: *çoquitilia* mojar o salpicar a otro con agua lodo.
qujiolitia; quiyōlitiā; qui –yōli –tiā; präf. obj. 3. pers. sing., v. caus.; es bekommt Leben, es belebt ihn, es gibt ihm Leben.
qujnanatzoa; quinanatzoā; qui –nanatz -oā; präf. obj. 3. pers. sing., v. a.; es macht sie dick.
qujpaltilia; quipaltiliā; qui –pal -ti –liā; präf. obj. 3. pers. sing., v. appl.; es feuchtet an, es macht ihn naß, es befeuchtet ihn.
qujqualtilia; quiquāltiliā; qui –quāl -ti -liā; präf. obj. 3. pers. sing., v. appl.; es kräftigt ihn, est tut gut.
qujquiztic; quiquīztic; qui -quīz –ti -c; adj.; offen, durchgängig, wie ein Muschelhorn.
qujtoa; quihtoā; qu –i(h)toā; präf. obj. 3. pers. sing., v. a.; er sagt.

S
suchio; xōchiyoh; xōchi –yoh; adj.; blumig, mit Blumen, fettig, mit Fett, Molina: *xochio* cosa florida, *xochiotl* grassa, grassura. Siméon: *amo xochio* magra, que no es grasa, hablando de carne.
suchiooa; xōchi(y)ohuā; xōchi(y)o -huā; v. n. s. (suff. v.); es verfettet, es wird fett, fettig. Molina: *xochiotl* grassa, grussura, enxundia.
sucu[i](e)chaui; tzocuechāhui; tzo –cuecha –hui; v.; Das zähflüssige Sekret wird feucht, nass. Karttunen: *cuechāhui* feucht werden, nass werden, durchnässen, Molina: *tzotl* sudor espeso del cuerpo.

T
taâcaio; taācayō; t(o) –a –āca –yō; pron. poss. 1. pers. pl., s. red.; unsere Rohre, Harnröhren. Molina: *acayotl* cosa del caño de la orina o de la verga del animal o misma vergo;→ acatic. *urethra.*
taâcaioca; taācayocā(n); t(o) –a– āca –yō –cā(n); pron. poss. 1. pers. pl., s .red. loc.; die Stellen unserer Wasserrohre, Harnröhren.
taâcaioque; taācayōqueh, t(i) –a –āca –yō –queh; pron. pers. 1. pl., v. n. s. prät.; wir haben Wasserröhren, Harnröhren.
taâcaliuhca; taācaliuhcā; t(o) –a –ācaliuh –cā; pron. poss. 1. pers. pl., s. red. asv.; unsere Rinnen, unsere Furchen, Auskehlungen.→ acaliui.
taâcaliuhia; taācaliuhyā(n); t(o) –a –ācal –iuh –yā(n); pron. poss. 1. pers. pl., v. s. red. loc.; Orte unserer Rinnen.
taâcaliuhque; taācaliuhqueh; t(i) –a –ācaliuh –queh; subj. präf. 1. pers. pl., v. n. prät.; wir haben Rinnen.
tacaio; tācayō; t(o) –āca –yō; pron. poss. 1. pers. pl., s.; unsere Röhre, unsere Harnröhre. *urethra.*

tacaiôca; tācayōcā(n); t(o) –āca –yō –cā(n); pron. poss. 1. pers. pl., s. poss. loc.; Ort, wo unsere Harnröhre ist.
tacaliuhca; tācaliuhcā; t(o) –ācal –iuh –cā; pron. poss. 1. pers. pl., s. asv.; unsere Rinne.→ acaliui.
tacaliuhia; tācaliuhyā(n); t(o) –ācal –iuh –yā (n); pron. poss. 1. pers. pl., v. s. loc.; Ort unserer Rinne.
tacapitzauhqui; tacapitzāuhqui; taca –pitzāuh –qui; adj. v.; schmalfüßig, mit dünnem Fuß, mit schmaler Sandale (hier vielleicht im Sinne von Fußspur, Fußabdruck). Herrera: *tacatli* sandal,. Siméon: *tacatli* Plante, souche de basilic ou pied de tout autre arbuste, pie de cualquier arbusto. Schultze Jena 1950: *tacatl* Strunk oder Fuß.
tacapitzaui; tacapitzāhui; taca- pitzā –hui; s., v. n.; der Fuß verschmälert sich, ist eingeengt, bildet eine Enge.
tacapitzaui; t(l)ācapitzāhui; t(l)āca –pitzā –hui; s., v. n.; der Oberkörper wird dünn.
tacapitztic; t(l)ācapitztic; t(l)āca –pitz –ti –c; adj. v.; mit dünnem Rumpf.
tâculchimal; tahcolchīmal; t(o) –ahcol –chīmal; pron. poss. 1. pers. pl., s. com.; unser Schulterblatt. *scapula.*
taculpa; tahcolpa; t(o) –ahcol –pa; pron. poss. 1. pers. pl., s., loc.; an unserer Schulter.
tâculquauhio; tahcolquauhyō; t(o) – ahcol –quauh –yō; pron. poss. 1. pers. pl., s.; unser Schulterknochen, unser knöchernes Schulterblatt. *os scapulae.*
tâculuiuitzauhca; tahcolhuihuitzauhcā; t(o) –ahcol –hui –huitz –a –uh –cā; pron. poss. 1. pers. pl., s. v. red. asv.; Schulterblatthöhe mit Schulterblattgräte. *acromion cum spina scapulae.*
taio; tāyō; t(o) –āyō; pron. poss. 1. pers. pl., s. poss.; unser Wäßriges, unser Wasser.
talapiaztic; talapiaztic; tala- piaz –ti –c; adj.; groß und lang. Molina: *tepiltala* muger de natura grande y muy abierta. Siméon: *tepiltala* Femme á large vulve, mujer de vulva ancha.
talapol; talapōl; ta –la –pōl; adj. dimin.; ziemlich groß, weit. → talapiaztic.
tapaioltic; tapayoltic; tapayol –ti –c; adj. v.; rund.
tâtalapol; tatalapōl; ta –ta –la –pol; adj. red., dimin.; gewaltig, sehr groß. → talapiaztic.
tatalatic; tatalactic; ta –ta –la –ti –c; adj. red.; gewaltig, groß, weit. → talapiaztic.
tatapaioltic; tatapayoltic; ta –tapayol –ti –c; adj. v. red.; rund, kugelrund.
tatlia; tatlia; tatlia; s.; Bart, Schnurbart.
taxixteco; tāxīxteco(n); t(o) –āxīx –teco(n); pron. poss. 1. pers. pl., s. com.; unsere Harnblase. *vesica urinaria.*
tē-; indefinitives Objektpräfix für Personen.
têcauh; tēcauh; t(o)–eheca –uh; pron. poss. 1. pers. pl., s. poss.; unser Wind, unsere Luft, unsere Lungen. *pulmones.*
tecciztic; tēcciztic; tēc –cizti –c; adj. s.; wie ein Muschelhorn gekrümmt, wie eine Schnecke.
teceliltia; tēceliltiā; tē –celil –tiā; pron. indef. pers., v. a. caus.; es läßt einen wachsen, es erfrischt einen, es macht einen zart.
tecentzacuia; tēcentzacuia; tē –cen –tzacui –a; pron. indef. pers., adv., v. a.; er ist der Letzte von allen, von allen hängt er zuletzt an, als letzter hängt er an.
techicaoa; tēchicāhua; tē –chicā –hua; pron. indef. pers., v. n.; es macht einen stark, es gibt einem Kräfte; gibt einem große Festigkeit.

techîchicaoa; tēchichicāhua; tē–chi –chicā –hua; pron. indef. pers., v. n. frq.; es macht einen sehr stark, fest.
teci; teci; teci; v. a.; es zerkleinert, es zermahlt.
teconaltic; teconaltic; teconal –ti –c; adj. s.; wie Kohle. Molina: *teconalli* carbon.
teçonauhqui; tezonauhqui; tezonauh –qui; adj. v. a.; rauh, stark geschoren, abgeschabt. Buschmann und v. Humboldt: *tezonoa* die Haare des Kopfes stark scheren und schaben (vom Barbier).
teçonaui; tezonahui; tezon –ahui; v. n.; es rauht sich auf, es wird aufgerauht, es bildet sich Rauhigkeit.
tecontic; tecontic; tecon –ti –c; adj. s.; wie ein Gefäß.
teçontic; tezontic; tezon –ti –c; adj.; hart; rauh, fest.
tecpiltic; tēcpiltic; tēc –ti –c; adj.; höflich, edel, wohlerzogen.
tecuicuiltic; tēcuihcuiltic; tē–cuihcuil –ti –c; adj.; in verschiedenen Farben, gefleckt.
tecuicuioa; tēcuicuīhua; tē– cui –cuī –hua; pron. indef. pers., v. n. red. pass.; es wird Beischlaf ausgeübt, es wird begattet. Buschmann und v. Humboldt: *cui* v. a., *cuihua* v. pass., coire.
tecuitla[i]ui; tēcuitlahui; tē –cuitla –hui; v. n. s; es bildet eine schleimige Substanz, wird schleimig, schlammig. Siméon: *tecuitlatl* Sustance visqueuse, sustancia viscosa
tecuitlatic; tēcuitlatic; tē–cuitla –ti –c; adj.; schlammig, schwammig, schleimig, schmutzig.
tecujnj; tecuīni; tecuīn –i; v. n.; es ist aufgeregt, es schlägt, es entzündet sich.
teetili; tēetili; tē –etili; pron. indef. pers., v. a. prät.; es machte jemanden gewichtig, hat Schwere gegeben.
tehitic; tēihtic; tē –ihti –c; pron. indef. pers., s., suff. loc.; in jemandes Innerem.
teiacana; tēyacāna; tē –yac – āna; pron. indef. pers., v. a.; er führt jemanden an, er ist Führer.
teiolitia; teyōlītiā; te –yōlī –tiā; pron. indef. pers., v. caus.; es gibt das Leben, es beginnt zu leben.
teezio; tēeziō; tē – ez – yō; pron. poss. indef., s. poss.; jemandes Blut.
teiolitlaco; tēyōlitlaco; tē –yōli- tlaco; pron. indef. pers., v. a. prät.; es hat jemandem Betrübnis, Schmerz verursacht, hat beleidigt.
teitquj; tēitqui; tē –itqui; pron. indef. pers., v. a.; es trägt jemanden.
teitzmolinaltia; tēitzmolīnaltiā; tē –itz – molīnal –tiā; pron. indef. pers., v. caus.; es macht einen aufblühen, es macht einen wachsen.
teiximati; tēīximati; tē –īx –i –mati; pron. indef. pers., v. a.; es (er)kennt jemanden.
teixmauhti; tēīxmauhti; tē –īx –mauh –ti; pro. Indef. v. a.; es gibt einem Ansehen, Größe, Achtung; adj. v. wertvoll, angesehen; s. v. eine angesehene, große Person.
teixtlamatcanextia; tēīxtlamatcanextiā; tē– īx –tlamat –ca –nex –tiā; pron. indef. pers., v. n., lig., v. caus.; es ist klug gehandelt, es gibt Weisheit, es offenbart weise zu sein, es zeigt einem an Erfahrung zu haben.
telchiquiuh; tēlchiquiuh; t(o) –ēl –chiquiuh; pron. poss. 1. pers. pl., s.; unsere Brust. *thorax.*
telciciotca; tēlciciotca; t(o) –ēl –cici –ot –ca; pron. poss. 1. pers. pl., s. com.; unser Brustgewebe, Brustfleisch.
telmetztilaoaca; tēlmētztilāhuacā; t(o)– ēl –mētz –tilā –hua –cā; pron. poss. 1. pers. pl., s. com. asv.; die Festigkeit unserer Brust, unseres Brustmondes.
telnacaio; tēlnacayō; t(o) –ēl – naca –yō; s.; pron. poss. 1. pers. pl., s. poss.; unser Brustfleisch.

telpan; tēlpan; t(o) –ēl –pan; pron. poss. 1. pers. pl., s.; unsere Brust.
teltepicici; tēltepicici; t(o) –ēl –tepi –ci –ci; pron. poss. 1. pers. pl., s.; unser Sternalfortsatz; Molina: *eltepitztli* la paletilla, *tepicilli* ripio, piedrezuelas pequeñas; *teltepitz* patilla de la boca del estomago. *os xiphoidis*.
teltic; teltic; tel –ti –c; adj.; hügelig.
teltotouh; tēltōtouh; t(o)– ēl –totouh; pron. poss. 1. pers. pl., s. com.; unser Brustbein; Molina: *elpapalotl* la patilla.
teltzotzol; tēltzōtzōl; t(o) – ēl –tzōl –tzōl; pron. poss. 1. pers. pl.,s. com. red.; die Falte unserer Brust, die Enge unserer Brust.
temacochoa; temācochoā; tē –mā –coch –oā; pron. indef. pers., v. a. und r.; er umarmt einen, er macht eine Umarmung.
temacochuia; tēmācochhuiā; tē –mā –coch –huiā; pron. indef. pers., v. a.; er umarmt jemanden, er nimmt jemanden in die Arme.
temalacaiui; temalacaihui; te –malaca –ihui; v. n. s. com.; es wird wie eine Mahlstein, es bildet einen Mühlstein, eine Steinspindel.
temalacatic; temalacatic, te –malaca –ti –c; adj.; rund, rund wie ein Mühlstein, wie eine Steinspindel.
temalalaoac; tēmalāhuac; tēmal-(al)āhua –c; s. com.; schleimige Materie, schleimiger Stoff, eitriger Schleim.→temalli, →alaoac.
temalaxixtli; tēmalāxīxtli; tēmal –āxīx –tli; s. com.; eitriger Urin. .→temalli, axixtli.
temalcujtlatl; tēmalcuitlatl; tēmal- cuitla –tl; s. com.; eitriger Kot. →temalli, cuitlatl.
temalli; tēmalli; tēmal –li; s.; Eiter, Gegenstand, Stoff; Molina: *temalli* materia, podre. *pus.*
temallo; tēmalloh; tēmal –l(y)oh; s. deriv. suff.; mit Eiter, stofflich, gegenständlich. Siméon: *temallo* cosa que tiene pus.
tematocani; tēmātocani; tē –mā –toca –ni; pron. indef. pers., v. a. hab.; der, der einen berührt, er faßt einen immer an.
temauhti; tēmauhti; tē –mauh –ti; pron. indef. pers., v. caus. prät.; es hat einem erschreckt, zum Fürchten gebracht; Lockhart: *mauhtia, prät. mauhti* to frighten caus. of *mahui*. Siméon: *temauhti*, adj. v. Effrayant, épouchvantable, cosa que espanta y pone temor a otros; erschreckend, schrecklich.
temauiziotia; tēmahuizyōtiā; tē –ma –huiz –yō –tiā; pron. indef. pers., v. caus.; es gibt Würde.
temetzuilo; tēmetzhuilō; tē –metz –hui –lō; pron. indef. pers., v. a. und r. prät. pass.; die Beine werden einem gekreuzt, man kreuzt die Beine.
temetzuia; tēmetzhuia; tē –metz –huia; pron. indef. pers., v.a. und r. s.; er schlägt die Beine einem übereinander.
temimiltic; temimiltic; te –mi –mil –ti –c; adj., wie eine runde Säule.
temj, temi; tēmi; tēmi; v. n.; es ist voll; es ist satt, es ist gefüllt.
temjtilo; tēmitilō; tēmi–ti –lō; v. n. pass.; es ist gefüllt.
temo; temō; temō; v. n; es geht hinunter, es steigt herab; wird geboren.
temolicpitopeoa; tēmolicpitopēhua; tē –molicpi –topē –hua; pron. indef. pers., s., v. a.; er stößt jemanden mit dem Ellenbogen.
temolicpiuia; tēmolicpihuia; tē –molicpi –huia; pron. indef. pers., v. appl.; er schubst einen mit den Ellenbogen.
tenanatzoa; tēnanatzoā; tē –na –natz –oā; pron. indef. pers., v. a. und r. red.; es vergrößert einen, macht einen dick, fett.

tenanatzoaoa; tēnanatzoāhua; tē –na –natz –oā –hua; pron. indef. pers., v. a. und r. red.; es läßt einen beleibt, stark, fett werden, es macht einen fett.
tenaoatequi; tēnāhuatequi; tē – nāhua –tequi; pron. indef. pers., v. a. com.; er umarmt jemanden.
tenchalli; tēnchalli; tēn –chal –li; s.; Kinn, Kinndreieck. *mentum.*
tencujcujtlatl; tēncuicuitlatl; tēn –cui –cuitla –tl; s. com. red.; starker Lippenschmutz, Lippenschorf.
tencujtlatl; tēncuitlatl, tēn –cuitla –tl; s. com.; Lippenschmutz, Lippenschorf.
tene; tēneh; tēneh; adj.; scharf, spitz.
tenemitia; tēnemītiā, tē –nemī –tiā; pron. indef. pers., v. caus.; es unterhält, unterstützt, nährt einen, es erhält einen am Leben.
tenextequiça; tēnextequīza; tēnexte –quīza; s., v. n.; Kalkstein erscheint, Kalk bricht hervor.
tenitztic; tēnitztic; tēn –itz –ti –c; adj. v.; geschliffen, spitz, scharfrandig, mit scharfem Rand.
tennacatl; tēnnacatl; tēn – naca –tl; s. com.; Lippenfleisch. *caro regio oris.*
Tentli; tēntli; tēn –tli; s.; Lippen.
tentzone; tēntzoneh; tēn –tzon –eh; s. com. poss.; Besitzer eines Lippenbarts, einer mit Lippenbart.
tentzontli; tēntzontli; tēn –tzon –tli; s. com.; Bart, Lippenhaare, Lippenbart. *pili regionis oris.*
teoaio; tēhuayō; t(o) –ēhua –yō; pron. poss. 1. pers. pl., s. poss.; unsere Haut; (äußere Hautdecke). *derma.*
teoapaoa; tēhuapāhua; tē–huapā –hua; pron. indef. pers., v. a.; es stärkt einen, es kräftigt einen, es ermutigt einen.
teololiui; tēololihui; tē–olol –ihui; pron. indef. pers., v. a; er bildet eine Rundung, es wird rund, es rundet einen ab.
teololtic; tēololtic; tē –olol –ti –c; adj.; rund, rund wie eine Kugel.
tepaleuia; tēpalēhuiā; tē –palē –huiā; pron. indef. pers., v. a.; es hilft jemandem, es dient, nützt, begünstigt einen.
tepetlati; tepetlati; te –petla –ti; v.n. s.; es wird plump, rauh, es rauht auf.
tepilcamaxitecuilli; tepilcamaxitecuilli; tepil –cama –xi –te –cuil –li; s. com.; Vagina, Scheide mit Scheidenvorhof (und Klitoris?); Molina: *tepilcamatl* la apertura de la natura de la muger, (*-xi-* rot von *xitomatl), cuilia* tomar algo a otro, rev. Von *cui* tener parte el hombre con la muger. *vagina.*
tepileztli; tepileztli; tepil –ez –tli; s. com.; Blut aus dem weiblichen Genitale; Menstruationsblut. *sanguis menstrualis.*
tepilli; tepilli; tepil –li; s.; Vulva, Molina: *tepilli* natura de hembra.
tepilocotzoiotl; tepilocotzoyōtl; tepil –oco –tzo –yō –tl; s. com. abstr.; Vulvasekret; harzartiges Sekret der Vulva.
tepilocotzotl; tepilocotzotl; tepil –oco –tzo –tl; s.; Scheidenausfluß, harziges Sekret der Vulva.
tepiloxiotl; tepilohxiotl; tepil –ohxi –(y)o –tl; s. com.; (terpentinartiges) Sekret der Vulva; Molina: *oxitl* unguento hecho de trementina. Karttunen: *ohxiliā* to put salve on something, to annoint something, someone.
tepiloxitl; tepilohxitl; tepil –ohxi –tl; s. com.; terpentinartiges Sekret der Vulva.

tepilquaxicalli; tepilquāxīcalli; tepil –quā –xīcal –li; s. com.; weibliche Beckenknochen, weibliches Becken; Molina: *tepilquaxicalli* el vaso interior le da natura de la mujer. *ossa cinguli membri inferior.*
tepiltemalatl; tepiltēmalātl; tepil –tēmal –ātl; s. com.; wässrig-eitrige Vulvaabsonderung.
tepiltemalli; tepiltēmalli; tepil –tēmal –li; s. com.; Eiter der Vulva.
tepiltenqualactli; tepiltēnqualactli; tepil –tēn –qualac –tli; s. com.; Ausfluß an den Schamlippen, Feuchte der Vulva. *fluor vaginalis.*
tepiltentli; tepiltēntli, tepil –tēn –tli; s. com.; Labien; (kleine?) Schamlippen.
tepiltetexcuitlatl; tepiltetexcujtlatl; tepil –te- tex –cuitla –tl; s. com. red.; smegmaartige Vulvaabsonderung, Vulvaschmutz.
tepiltetextli; tepiltetextli; tepil –te –tex –tli; s. com. red.; smegmaartige Vulvaabsonderung.
tepiltexipalli; tepiltēxīpalli; tepil –tēxīpal –li; s. com.; die (großen) Labien; Molina: *tepiltexipalli* los bezos de la natura de la mujer. *labia.*
tepiltzocujtlatl; tepiltzocuitlatl; tepil –tzo –cuitla –tl; s. com.; Vulvaschmutz.
tepiltzonqualactli; tepiltzonqualactli; tepil –tzon –qualac –tli; s. com.; die Schlüpfrigkeit, der Ausfluß an den Schamhaaren. *fluor vaginalis.*
tepiltzotzomatli; tepiltzohtzomahtli; tepil –tzoh –tzomah –tli; s. com.; Nachgeburt?, abgestoßene Menstruationsschleimhaut. Molina: *tepilli* natura de hembra, *tzotzomatli* trapo, handrajo.
tepitic; tepitic; tepi –ti –c; adj.; klein. Karttunen: *tepitzin* something small.
tepito, (tepiton); tepitōn; te –pi –tōn; adj.; sehr klein, sehr wenig, etwas kleines.
tepitzaui; tepītzahui; tepītza –hui; v. n.; es verhärtet; es wird hart.
tepitztic; tepītztic; te –pītz –ti –c; adj.; hart, verhärtet.
tepoçonj; tēpozōni; tē –pozōn –i; pron. indef. pers., v. a.; es macht einen schäumen, aufbrausen, es macht einen ärgerlich.
tepolli; tepolli; tepol –li; s.; männliches Glied, Penis. *penis.*
tepoltemalatl[atl]; tepoltēmalātl; tepol –tēmal –ā –tl; s. com.; eitrig-wässerige Absonderung des Penis.
tepolquatetextli; tepolquātetextli; tepol –quā –te –tex –tli; s. com. red.; Smegma.
tepolquatextli; tepolquātextli; tepol –quā –tex –tli; s. com.; Smegma; → quatextli. *smegma.*
teputzoiui; teputzohihui; teputzoh –ihui; v. n.; es buckelt sich, es macht einen Buckel; wird bucklig.
teputzomio; teputzomiyoh; teputz –omi –(y)oh; s. com. deriv. suff.; mit Knochen am Rücken, voller Knochen am Rücken.
teputztli; tepotztli; tepotz –tli; s.; Rücken. *dorsum.*
teputzûtic; tepotzohtic; tepotzoh –ti –c; adj.; buckelig, verwachsen.
tepuztic; tepoztic; te –poz –ti –c; adj.; hart, aus Metall.
tequalanalti; tēqualānalti; tē –qualān –al –ti; pron. indef. pers., v. caus. prät.; es hat einen erzürnt, wütend gemacht.
tequalania; tēqualāniā; tē –qualān –iā; pron. indef. pers., v. a.; es erbittert einen, es macht einen ärgerlich.
tequaltilia; tēqualtiliā; tē –qualti –liā; pron. indef. pers., v. appl.; es verbessert, verschönt einen.
tequaqua; tequaqua; te –quaqua; adj.; hart, rauh, ätzend. Schultze Jena 1952: *tequaqua* beißend, rauh.

tequipanoloni; tequipanōlōni; tequi –panō –lō –ni; adj. v.; machbar, möglich, ausführbar.
tetâtaluiltia; tētatalhuiltia; tē –ta –tal –huil –tia; pron. indef., v. caus. red.; es macht jemanden sehr groß. → talapol, tâtalapol.
teteçauhqui; tetezauhqui; te –tezauh –qui; adj. v. red.; weiß. Molina: *tiçauia* barnizar.
tetecoltic; tetecoltic; te –tecol –ti –c; adj. red.; wie Kohle.
tetecuica; tetecuica; te –tecuica; v. n. red.; es lärmt; es knistert, es braust, es töst.
tetecuintic; tētecuintic; tē –tecuin –ti –c; adj. v.; schartig, lückenhaft, abgeschnitten, ohne Spitze. Siméon: *tetecuintic* Émoussé, écorné, ébréché, émoussé, mellado, despuntado, desportillado, truncado, cortado.
tetecuitzaui; tetecuitzahui; te –tecuitza –hui; v. n. red.; es knistert, es knackt.
tetecuitztic, (têtecuitztic); tetecuitztic; te –tecuitz –ti –c; adj. v. frq.; knisternd, knakkend, stampfend, flackernd.
tetenextic; tetenextic; te –te –nex– ti –c; adj. red.; kalkig.
tetenqui; tetēnqui; te – tēn –qui; adj. red.; sehr voll.
têtepitztic; tetepītztic; te –tepītz –ti –c; adj. red.; sehr fest, sehr stark, sehr hart. Molina: *tepitztic* cosa dura.
tetepontic; tetepontic; te –tepon –ti –c; adj. red.; stoppelig, vorstehend.
tetetzaoa; tētetzāhua; tē –tetzā –hua; pron. indef. pers., v. n.; es festigt jemanden, es verdickt einen.
teteuilo; tetehuilō; te –tehui –lō; v. a. prät. pass. red.; es wurde gestoßen, geschlagen, geklopft. Molina: *tehuia* dar golpes con piedra.
t[e](i)t[e](i)zahui; titizahui; ti –tiza –hui; v. n. red.; es wird sehr weiß. Molina: *tiçatl* cierto barniz o tierra blanca.
t[e](i)t[e](i)ztic; titiztic; ti –tiz –ti –c; adj. red.; weiß.
tetlaçotla; tētlazohtla; tē –tlazohtla; pron. indef. pers., v. a.; es liebt einen.
tetlaçotlaliztli; tētlazohtlaliztli; tē –tlazohtla –liz –tli; s.; Liebe zum Nächsten.
tetlaelti; tētlahyeltih; tē –tlahyel –tih; adj. v.; ekelerregend, ekelig; pron. Indef. pers., v. a. prät.; es hat einen angeekelt, es rief in einem Ekel hervor.
tetlaittitiani; tētlaittītiāni; tē –tla –ittī –tiā –ni; pron. indef. pers., pron. indef., v. a. hab.; der, der einem etwas zeigt; der Zeigende, der, der einen etwas Sehen macht. *digitus indicis.*
tetlaittitilo; tētlaittitīlō; tē –tla –itti –tī –lō; pron. indef. pers., v. appl. prät. pass.; es wurde einem etwas mit dem Finger gezeigt.
tetlalnamjctia; tētlalnāmictiā; tē –tla –(i)lnāmic –tiā; pron. indef. pers., pron. indef., v. caus.; es macht einem Gedanken, es macht einen erinnern, es bringt einen dazu sich an etwas zu erinnern.
tetlamachitia; tētlamachītiā; tē –tla –machī –tiā; pron. indef. pers., pron. indef., v. caus.; es zeigt einem was; es gibt einem etwas zu erkennen.
tetlanextilia; tētlanēxtiliā; tē –tla –nēxti –liā; pron. indef. pers., pron. indef., v. a. appl.; es zeigt einem etwas; es öffnet einem die Augen, es erscheint, es macht einem etwas erkennbar.
tetlatla[l]huja; tētlatlāhuiā; tē –tla –tlā–huiā; pron. indef. pers., v. a.; es färbt einen rot; Molina: *tlatlauia* pararse bermejo el rostro. Karttunen: *tlālhuiā* to get covered with dirt.

tetlatziujti; tētlatzihuiti(ca); tē –tlatz –ihui –ti –(ca); pron. indef. pers., v. a. lig. (v. aux.); es zieht sich zurück, verschmäht einen, macht einen träge, faul, schwach, kraftlos. Molina: *tlatziui* tener pereza o ser perezoso.
tetlauilia; tētlāhuiliā; tē –tlāhui –liā; pron. indef. pers., v. appl.; es erleuchtet jemanden.
tetleiotia; tētleyohtiā; tē –tle –yoh –tiā; pron. indef. pers., v. a. s.; es macht würdig, es gibt Würde.
tetoma; tētoma; tē –toma; pron. indef. pers., v. a.; es öffnet, es löst, gibt Sicherheit, es macht einen frei.
tetonameiotia; tētōnamēyotia; tē –tōna –mēyo –tiā; pron. indef. pers., v. a. s.; es macht glänzend, leuchtend, strahlend, es verschönt jemanden, es macht jemanden schön.
tetopeoalo; tētopēhualō; tē –topēhua –lō; pron. indef. pers., v. a. pass.; es wird gestoßen, angerempelt.
tetzacpatic; tetzācpahtic; te –tzā –c –pah –ti –c; adj.; stark eingedickt, sehr dicht zusammengelaufen. Schultze Jena 1952: *tezacpahtic* stark eingedickt.
tetzacuia; tētzacuia; tē–tzacui –a; pron. indef. pers., v. appl.; er ist der Letzte, er steht am Ende.
tetzaichuilia; tētzacuiliā; tē –tzacui –liā; pron. indef. pers., v. n.; es schützt einen, es bewahrt jemanden vor etwas. Molina: *tetzacuilli* corral, cercado; *tzacuilia* ampararse con alguna cosa.
tetzacuticac; tētzacuticac; tē –tzacu(i) –ti –(ih)cac; pron. indef. pers., v. a., lig., v. aux.; er ist der Letzte. Molina *tzacuia* ser el postrero. *digitus quintus pedis.*
tetzaoa; tetzāhua; te –tzā –hua; v. n.; es verdickt sich, es wird dick, es gerinnt. Als v.a. dick machen, fest machen.
tetzaoac; tetzāhuac; te –tzā –hua –c; adj.; dick, fest, fest geronnen, fest geworden.
tetzauilia; tētzāhuiliā; tētzā –hui –liā; v. appl.; er gerät in Bestürzung; erschreckt sich, gerät in Unruhe.
tetzcaliui; tetzcalihui; tetzcal –ihui; v. n. s.; es wird glatt, sauber, poliert, es glättet sich.
tetzcaltic; tetzcaltic; tetzcal –ti –c; adj.; glatt, sauber, poliert.
tetzonujtec; tētzonhuītec; tē –tzon –huītec; pron. indef. pers., s.; v. a. prät.; er hat einem am Kopf verwundet, verletzt. Molina: *huitequi* herir, castigar a otro.
teueylia, (teueilia); tēhuēiliā; tē –huēi –liā; pron. indef. pers., v. appl.; es vergrößert einen, verlängert, macht stolz.
teuhtli; teuhtli; teuh –tli; s.; Staub.
teuica; tēhuīca; tē –huīca; pron. indef. pers., v. a.; er begleitet, führt, leitet einen, er geht mit jemandem.
teuilacachiui; teuilacachihui; tehuilacach –i –hui; v. n.; es wird rund eine Spindel; es rundet sich ab.
teuilacachtic; tehuilacachtic; tehuilacach-ti –c; adj. v.; rund; mit Rundungen.
teuilotic; (teuitotic); tehuīlōtic; tehuīlō –ti –c; adj. s.; durchsichtig, wie Kristall, klar.
texapotla; tēxapotla; tē –xapotla; pron. indef. pers., v. a.; er entjungfert eine, er verführt ein Mädchen.
texicnacaio; tēxīcnacayō; tē –xīc –naca-yō; pron. pers. poss. indef., s. com. poss.; jemandes Nabelfleisch.
texicuitoltilia; tēxīcuītōltiliā; tē –xīc –(h)uītōl –ti –liā; pron. indef. pers., s., v. appl.; es wölbt jemanden den Nabel vor, es macht einem den Nabel zu einer Wölbung.

texio; texyoh; tex –yoh; s. deriv. suff.; mit Mehl, voll mit Mehl, mehlig.
texipalli; tēxīpalli; tē –xīpal –li; s. com.; Lippen. *labia oris.*
texolotic; texōlōtic; te –xōlō –ti –c; adj.; wie ein Stein zum Zerstoßen, wie ein Mörser.
têxotic, texotic; texotic; te –xo –ti –c; adj.; blau.
textemj; textemi; tex –temi; s., v. n.; er füllt mit Mehl, er macht es mit Mehl voll.
textilaoac; textilāhuac; tex –tilā –hua –c; adj. v.; voller Mehl, dick bedeckt mit Mehl.
tezcatl; tēzcatl; tēzca –tl; s.; Spiegel.
tezio; tezyō; t(o) –ez –yō; s.; pron. poss. 1. pers. pl., s. poss.; unser Blut. *sanguis.*
thocotca; tocotca t(o)- (c)oco –t –ca; pron. poss. 1. pers., s.; unsere Schlundröhre, Luftröhre (v.Gall: 1997:193: *thocotca* entspricht *tococouh*); oder pron. poss. 1. pers. pl., s., loc. Ort unserer (Luft)röhre; Molina: *cocotl* garguero.
thoocotca; t[h]oocotca; t(o) –(c)o(c)oco –t –ca pron. poss. 1. pers., s. red.; unsere Luftröhre. Schlundröhre.
ti-; pron. pers. 1. pers. pl. oder 2. pers. sing. (Subjektpräfix).
tiçâçaliuhque; tizahzāliuhqueh, ti –zah –zāliuh –queh; pron. pers. 1. pl., v n. prät. pl.; wir sind zusammengefügt, befestigt, hängen aneinander, sind verbunden, wir haben (Knochen)nähte, (Knochen)gelenke (bekommen).
ticate; ticateh; ti –ca –teh; pron.pers. 1. pl. v. irr.; wir sind.
ticecelique; ticehcēliqueh; ti –ceh –cēli –queh; pron. pers. 1. pl., v. a. und r. prät. pl.; wir sind abgekühlt, erkaltet; Hier im Zusammenhang des Textes: „wir haben Knorpel". Buschmann und v. Humboldt: *cecelicayotl* der Knorpel zwischen Fleisch und Knochen; *cecelia* etwas abkühlen, erkalten lassen, sich erholen.
ticectic; ticectic; ti –cec –ti –c; adj.; weiß, blaß. Siméon: *ticectic* o *ticeuac* Blanc, déteint, pâle, qui a changé de couleur, blanco, desteñido, pálido.
ticeoa; ticehua; tice –hu –a; v. n.; es wird weiß, kalkweiß; es erblaßt. → ticectic.
ticeoac; tecehuac; tice –hua –c; adj.; weiß, kalkweiß.
ticocoionque; ticocoyōnqueh; ti–cocoyōn –queh; pron. pers. 1. pl,. v. n. red. prät. pl.; wir sind durchlöchert, haben Löcher bekommen. → coioni.
ticocoioque; ticocoyoqueh; ti – cocoyo – queh, pron. pers. 1. pl,. p. n. s. prät. pl.; wir haben Röhren bekommen, Adern bekommen.; Siméon: *cocoyotl* Veine, source, vena, fuente.
ticuecueioque; ticuecueyo(n)queh; ti –cue –cueyo(n) –queh; pron. pers. 1. pl., v. n. red. prät. pl.; wir haben uns hin und her gedreht, wir haben uns gejuckt, wir haben geglänzt, wir haben geleuchtet.
ticuelpachiuhque; ticuelpachiuhqueh; ti –cuel –pach –iuh –queh; pron. pers. 1. pers. pl., v. a. prät. pl.; wir haben uns gebeugt, gefaltet.
tiujujltecque, (tiûjujltecque); tihuihuiltecqueh; ti –hui –huil –tec –queh; pron. pers.1. pers. pl., v. n. red. prät. pl.; wir sind gelenkig, wir haben Gelenke, wir sind verbunden.
tiixio; tīīxyō; t(o) –i –īx –yō; pron. poss. 1. pers. pl., s. red.; unsere Gesichter, unsere Oberflächen, unser Glattes, unsere Gelenke, unsere Knoten der Röhrenknochen. Carochi (2001:209): *ixyotl, ixotl* prudence, jugdement. Siméon: *ixxotl* Couverture, cubierta. → ixtli.
tiix(i)oca(n); tīīxyōcā(n); t(o) –i –īx –yō –cā(n); pron. poss. 1. pers. pl., s., loc.; Orte unserer glatten Stellen, unserer Gelenkflächen, unserer Gelenke, die Orte der Knoten unserer Röhrenknochen; → ixtli.
tiixoque; tīīxyoqueh; ti –īx –(y)ō –queh; pron. pers. 1. pl., v. n. prät. pl.; wir sind glatt, wir haben Flächen, Gelenke. → ixtli

tilacpâtic; tilācpahtic; tilā –c –pahti –c; adj.; sehr dick, grob. Schultze Jena 1952: *tilacpahtic* breitflächig, dick, dicht, derb, widerstandsfähig, vollgestopft.
tilacpol; tilācpōl; tilā –c –pol; adj. dimin.; ziemlich fest, ziemlich dick. Schultze Jena 1952: *tilacpol* breit ausgedehnt.
tilactic; tilāctic; tilā –c –ti –c; adj.; fest, dick. Schultze Jena 1952: *tilactic* breitflächig, dick, dicht, derb, widerstandsfähig, vollgestopft.
tilaoa; tilāhua; tilā –hua; v. n.; es ist dicht gemacht, es wird fest, dicht, es ist dick.
tilaoac; tilāhuac; tilā –hua –c; adj. v.; grob, dicht, dick, derb, fest, groß.
tilaoacaioecapac; tilāhuacayoh (hu)ecapac; tila –hua –ca –yoh (hu)eca –pa –c; s. deriv. suff., adj. instr.; mit Dichte (und) mit Höhe (Weite).
tilaoacaiutl; tilāhuacāyōtl; tilāhua –cā–yō –tl; s. abstr.; Dicke, Dichte, Festigkeit.
tilaoatimani; tilāhuatimani; tilāhua –ti –mani; v. n., lig., v. aux.; es ist dick; es ist dicht.
tilinqui; tīlīnqui; tīlīn –qui; adj.; steif, gekrümmt, straff, fest.
tiliuhqui; tiliuhqui; til –iuh –qui; adj.; hervorspringend. Buschmann und v. Humboldt: *telli* oder *tilli* kleine Anhöhe. Gall: *tiliui* sind hügelig; Dibble und Anderson: *tiliui* it forms an eminence; López Austin: *tiliui* se hace prominentes.
tiliui; tilihui; tili –hui; v. n.; es wölbt sich vor; es bildet Vorwölbungen. →tiliuhqui.
tiltic; tiltic, til –ti –c; adj.; hügelig, mit Vorwölbung. → tiliuhqui.
timalli; tīmalli ; tī –mal –li; s.; Eiter; *pus;*→temalli.
tipiazioque; tipiazyōqueh; ti –piaz –yō –queh; pron. pers. 1. pl., v. s. n. prät. pl.; wir haben ein Rohr bekommen, wir sind mit einem Rohr versehen. → piaztli.
tipipiazioque; tipipiazyōqueh; ti–pi –piaz –yō –queh; pron. pers. 1. pl., v. s. n. red. prät. pl.; wir sind mit Röhren versehen, haben Rohre bekommen. → piaztli.
tipopoztecque, (tipopuztecque); tipopoztecqueh; ti –po –poztec –queh; pron. pers. 1. pl., v. a. red. prät.; wir haben uns gebrochen, wir sind zerbrochen.
tiquiiaoa; tiquiyahuah ti –qui –ya –huah; pron. pers. 1. pl., präf. obj. 3. pers. sing., v. a.; wir schreiten, machen Schritte. Molina: *tlayaua* hazer ciertos ademanes el que baile. Vgl. v. Gall: 1997:185.
tiqujqujztique; tiquiquīztiqueh; ti – qui – quīz –ti –queh; pron. pers. 1. pl., v. n. prät. pl.; wir lassen (etwas) heraus, wir sind mit Durchlässen versehen, wir haben durchgelassen, herausgelassen.
titi; tihti; t(o) –ihti; pron. poss. 1. pl. s.; unser Bauch, Leib. *abdomen.*
titic; tihtic; t(o) –ihti –c; pron. poss. 1. pl. s. loc.; unser Inneres; in unserem Bauch; *cavum abdominis et thoracis.*
tîtilinj, (titilini); titīlīni; ti –tīlī –ni, v. n. red.; es drängt, erweitert, drückt.
titimati; tihtimatih; ti –(ih)ti –matih; pron. pers. 1. pl., s., v. a.; wir wissen im Inneren.
titipa; tihtipa; t –ihti –pan; pron.poss. 1. pers. pl., s., loc.; an unserem Bauch, in Richtung unseres Bauches.
tititilaoaque; tititilāhuaqueh; ti – ti –tilāhuaich –queh; pron. pers.1. pers. pl., v. a. red. prät. pl.; wir haben uns vergrößert, wir wurden dicht, fest, dick, wir haben uns zusammengedrückt.
titilaoacaiutl; titilāhuacāyōtl; ti –tilāhua –cā–yō –tl; s. red. abstr.; Dichte, Dicke.
titilinqui; titīlīnqui; ti –tīlīn –qui; adj. red. int.; gedrängt, sehr straff, steif, unbiegsam, gekrümmt.
tititzotzol; tihtitzotzōl; t(o) –ihti –tzotzōl; pron. poss. 1. pers. pl., s. com. red.; die Enge unseres Bauches.

titixili; titixilih; ti –t(o) –ixilih; pron. pers und r. 1. pers. pl., v. a. und r.; wir stechen uns in den Fuß.
titlacça; titlaczah; ti –tlaczah; pron. pers. 1. pl., v. a.; wir rennen, wir bewegen uns schnell, wir treten auf (mit dem Fuß). Karttunen: *tlacza* to move fast, to run.
titlacçaticate; titlaczaticateh; ti –tlacza –ti –cateh; pron. pers. 1. pl., v. a., lig., v.aux.; wir treten, wir pressen, drücken.
titlaquechpanoā; titlaquechpanoāh; ti –tla –quech –pan –oāh; pron. pers. 1 pers. pl., pron. indef., v. a. com.; wir tragen etwas auf den Schultern (auf dem Rücken).
titlatelicça; titlateliczah; ti –tla –teliczah; pron. pers. 1. pl., pron. indef., v. a.; wir treten etwas, wir geben einen Fußtritt.
titlatoa; titla(ih)toāh; ti –tla –(ih)toāh; pron. pers. 1. pl., pron. pers. 1. pl., pron. indef., v. a.; wir sprechen etwas
tito -; tito -; ti –to -; 1. pers. pl. pron. pers. und pron. r. 1. pers. pl. (Subjektpräfix und Reflexivpräfix 1. pers. pl.)
titocototzoa; titocototzoāh; ti –to –cototz –oāh; pron. pers. und r. 1. pers. pl., v. r.; wir setzen uns nieder; wir hocken uns nieder, wir falten uns, wir schrumpfen, wir verkürzen uns.
titocpaltia; titocpaltiāh; ti –to –(i)c –pal –tiāh; pron. pers. und pron. r. 1. pers. pl., v. s. a. und r.; wir befeuchten ihn uns.
titocuechinja; titocuechiniāh; ti –to –cuechin –iāh; pron. pers. und r. 1. pers. pl., v. r.; wir bewegen uns, wir beeilen uns, wir treiben uns an.
titocuelpachiuhque titocuelpachiuhqueh; ti –to –cuel –pachiuh –queh; pron. pers. und r. 1. pers. pl., v. a. prät., wir haben uns gebückt, gefaltet.
titocuelpachoa; titocuelpachoāh; ti –to –cuel – pach –oāh; pron. pers. und r. 1. pers. pl., v. a.; wir falten uns, bücken uns, falten uns zusammen.
titoholinja; titōlīniāh; ti –t(o) –oh –ōlīn –iāh; pron. pers. und r. 1. pers. pl., v. r. red.; wir bewegen uns, wir zittern.→ titolinja.
titolinja; titolīniāh; tit(o) –olīn –iāh; pron. pers. 1. pl. und r. 1. pers. pl., v. r. und a.; wir zittern wir bewegen uns. Molina:*olinia, nin* menearse, mouerse; *tolinia, nino,* ser pobre; *tolinia, nite* afligar o maltratar a otro.
titonal; titōnal; t(o)-ītōnal; pro. poss. 1. pers. pl., s.; unser Schweiß. *Sudor.*
titonalquiça; titonālquīza; t(o) –(i)tonāl –quīza; pron. poss. pers.1. pers. pl., s., v. n.; unser Schweiß hält nicht an, unser Schweiß fließt, kommt hervor, geht hindurch, wir schwitzen.
titopaleuja; titopalēhuiāh; ti –to –palēuh –iāh; pron. pers. und r. 1. pers. pl., v. r. und a.; wir begünstigen uns, wir helfen uns, wir haben Vorteil.
titopiquj; titopīquih; ti –to –piquih; pron. pers. und r. 1. pers. pl., v. r. und a.; wir sind vereint, schließen uns zusammen, wir verbinden uns (gelenkig), fügen uns zusammen.
titoquacuecuechoa; titoquācuecuechoāh; ti –to –quā –cue –cuech –oāh; pron. pers. und r. 1. pers. pl., s., v. a. red.; wir werfen den Kopf hoch; wir schütteln ablehnend den Kopf.
titoquailpia; titoquāilpiāh; ti –to –quā –ilp –iāh; pron. pers. und r. 1. pers. pl., v. r. und a. com.; wir binden uns den Scheitel (das Scheitelhaar).
titoquaquacuecuechoa; titoquaquācuecuechoāh; ti –to –qua –quā –cue –cuech – oāh; pron. pers. und r. 1. pers. pl., s., v. a. red.; wir schütteln sehr mißbilligend die Köpfe.

titoquateçonoa; titoquātezonoāh; ti –to –quā –te –zon –oāh; pron. pers. und r. 1. pers. pl., v. a. com.; wir schneiden uns das Haar.
titoquatlaça; titoquātlāzah; ti –to –quā –tlāzah; pron. pers. und r. 1. pers. pl., s., v a. und r.; wir bewegen stolz den Kopf, wir nicken.
titotzonteconuiuixoa; titotzonteconhuihuixoāh; ti –to –tzon –tecon –hui –huix –oāh; pron. pers. und r. 1. pers. pl., s. com., v. a. red.; Wir schütteln unseren Kopf.
titoxima; titoxīmah; ti –to –xīmah; pron. r. 1. pers. pl., v. a.; wir rasieren uns.
titzoliuhque; titzōliuhqueh; ti –tzol –iuh –queh; pron. pers. 1. pers. pl., v. n. prät.; wir haben uns verengt, wir sind schmal geworden.
tix; tīx; t(o) –īx; pron. poss. 1. pers. pl., s.; unser Gesicht. *facies.*→ ixtli.
tixcallocan; tīxcallōcān; t(o) –īx –cal –l(y)ō –cān; pron. poss. 1. pers. pl., s., (loc.); unsere Augenhöhle. *orbita.*
tixco; tīxco; t(o) –īx –co; pron. poss. 1. pers. pl., s.; loc.; in unserem Auge, vor unserem Angesicht; in unserem Gesicht.
tixcomol; tīxcomōl; t(o) –īx –comōl; pron. poss. 1. pers. pl., s. com.; unsere Augenhöhle; Molina: *comoloa* hazer hoyos, y barrancos. *orbita.*
tixio; tīxyō; t(o) –īx –yō; pron. poss. 1. pers. pl., s. deriv. suff.; unser Auge, Gesicht, Gelenk; unsere Fläche, Oberfläche, Glätte, Knoten der Röhrenknochen. → ixtli.
tixioca(n); tīxyōcā(n); t(o) –īx –yō –cā(n); pron. poss. 1. pers. pl., s., loc.; Ort unserer glatten Stellen, unserer Gelenke, Gelenkflächen, Ort des Knotens unseres Röhrenknochens. → ixtli. *facies articulares.*
tixmotzoliuhca; tīxmotzoliuhcā; t(o) –īx – motzol –iuh –cā; pron. poss. 1. pers. pl., s. v. com. asv.; Unser Griff ins Gesicht, unser Kratzen im Gesicht.
tixocueloa; tixocuēloāh; ti –xo –cuēl –oāh; pron. pers. 1. pers. pl., s., v. a.; wir verbiegen (verstauchen) den Fuß.
tixolochauhque; tixolochauhqueh; ti –xolochauh –queh; pron. pers. 1. pers. pl., v. n. prät. pl.; wir haben Falten bekommen.
tixomio; tīxomi(y)ō; t(o) –īx –omi –(y)ō; pron. poss. 1. pers. pl., s. com poss.; unser Gesichtsknochen. *cranium faciale.*
tixotzaiani; tixotzayāni; ti –xo –tzayāni; pron. pers. 1. pers. pl., s., v. n.; wir reißen uns den Fuß auf.
tixpampa; tīxpampa; t(o) –īx –pam –pa; pron. poss. 1. pers. pl., s., loc.; betreffend unser Gesicht, vor unserem Gesicht.
tixqua; tīxquā; t(o) –īx –quā; pron. poss. 1. pers. pl., s. com.; unsere Stirn. *regio frontale.*
tixquaxical; tīxquāxīcal; t(o) –īx –quā –xīcal; pron. poss. 1. pers. pl., s. com.; Stirnbeinknochen. *os frontale.*
tixquaxolochauhca; tīxquāxōlochauhcā; (to) – īx –quā –xoloch –auh –cā; pron. poss. 1. pers. pl., s. v. com. asv.; unsere Stirnfalten, Stirnrunzeln. Molina: *xolochaui* arrugarse de vejez prät. *onixolochauh.*
tixtecocoio(c); tīxtecocoyō(c); t(o) –īx –teco –coyō(c); pron. poss. 1. pers. pl., s. com.; unsere tiefe Augenhöhle; Molina: *ixtecocoyoctli* la cuenca del ojo muy hundida. *orbita.*
tixtecocomol; tīxtecocomōl; t(o) –īx –te –co –comōl; pron. poss. 1. pers. pl., s. com.; unsere Augenhöhle. *orbita.*
tixteliuhca; tīxteliuhcā; t(o) –īx –teliuh –cā; pron. poss. 1. pers. pl., s. v. com. asv.; unsere Wange. *regio maxillae.* → ixtilli.

tixtelolo; tīxteloloh; t(o) –īx –teloloh; pron. poss. 1. pers. pl., s. com.; unser Augapfel; Auge. *bulbus oculi.*
tixteouh; tīxteouh; t(o) –īx –teo –uh; pron. poss. 1. pers. pl., s. com. poss.; unsere Pupille. *pupilla.*
tixtil; tīxtil; t(o) –īx –til; pron. poss. 1. pers. pl., s.; Wange; Molina: *tixtiliuhca* mexilla de la cara. *maxilla;* →ixtilli.
tixtlan; tīxtlān; t(o) –īx –tlān; pron. poss. 1a. pers. pl., s., loc.; vor uns, unter unseren Augen, vor unserem Gesicht.
tixtotouh; tīxtōtouh; t(o) –īx –tōto –uh; pron. poss. 1. pers. pl., s. com. poss.; unsere Augenlinse; Molina: *ixtotoliciuhqui* el que tener cataratas en los ojos. *lens oculi.*
tla- ; pron. indef. für Sachen (indefinitives Objektpräfix für Sachen).
tlaay; tlaāy; tla –āyi; pron. indef., v. a.; es tut etwas, es macht etwas.
tlacachioalo; tlācachīhualō; tlāca –chīhua –lō; v. pass.; ein Mensch wird erschaffen, erzeugt, geboren.
tlacachioaloni; tlācachīhualōni; tlāca –chīhua –lō –ni; v. a. pass. hab.; das, womit der Mensch erschafft wird.
tlacaco; tlacacō; tla – cac –ō; pron. indef., v. a. impers.; man hört; es wird gehört, es wurde gehört.→ notlacaqui(a).
tlacacoia; tlacacōyā(n); tla –cac –ō –yā(n); pron. indef.,v. a. impers., loc.; die Stelle, wo etwas gehört wird; Molina: *caqui* oir.→ notlacaqui(a). *auris externa, media et interna.*
tlacacujtlatl; tlācacuitlatl; tlāca –cuitla –tl; s. com.; menschlicher Kot. *excrementum.*
tlacaiotl, (tlacaiutl); tlācayōtl; tlāca – yō –tl; s. abstr.; Mitgefühl, Mitleid, Erbarmen, Edelmut, Menschlichkeit.
tlacampaxoa; tlacampaxoā; tla –campax –oā; pron. indef., v. a.; es kaut, beißt etwas.
tlacaoapaoa; tlācahuapāhua; tlāca –huapā –hua; s., v. a.; es zieht den Menschen groß, es kräftigt den Menschen.
tlacaqui; tlacaqui; tla –caqui; pron. indef., v. a.; er hört etwas, er hört zu.
tlacaxinachtli; tlācaxināchtli; tlāca –xināch –tli; s. com.; Sperma des Menschen. *sperma.*
tlacaxiuh; tlacaxiuh, tla –cax –iuh; pron. indef., v. n. s. prät.; es wurde schüsselförmig, hat sich topfförmig gemacht, es hat eine Schüssel gebildet.
tlacaztalli; tlācaztalli; tlāca –(i)zta –l –li; s.; Albino, weißhäutiger Mensch.
tlacelialtia; tlāceliāltiā; tlā –celiāl – tiā; pron. indef., v. caus.; es wächst, es keimt, es veranlaßt, macht etwas wachsen, keimen.
tlaceliloia; tlacelilōyā (n); tla –celi –lō –yā(n); pron. indef., v. a. pass., loc.; der Ort, an dem etwas empfangen wurde.
tlaceliltia; tlaceliltiā; tla –celil –tiā; pron. indef., v. caus.; es es macht etwas sprossen, keimen.
tlacemilpia; tlacemilpiā; tla –cem –ilpi –ā; pron. indef., adv. mod., v. a.; er bindet alles, er umgürtelt, umschließt alles.
tlacennapaloa; tlacennāpaloā; tla –cen –nāpaloā; pron. indef., adv. mod., v. a.; er trägt alles in den Armen; er schützt alles; hält alles.
tlachialo; tlachiyalō; tla –chiya –lō; v. a. pass.; es wird gesehen.
tlachialoni; tlachiyalōni; tla –chiya –lō –ni; adj. (v. pass. instr.); sichtbar.
tlachiaoa; tlachiāhua; tla –chiyā –hua; pron. indef., v. a.; es macht Fettflecke, fettige Flecke.

tlachicahua; tlachicāhua; tla –chicā –hua; pron. indef., v. a.; er ergreift etwas mit Kraft.
tlachichiloa; tlachīchīloā; tla –chī–chīl –oā; pro. indef., v. a. red.; es macht rot, wird rot, verfärbt sich rot.
tlalchitlachialo; tlālchitlachiyalō; tlāl –chi – tla –chiya –lō; v. a. com. pass.; es wird auf den Boden gesehen. Es wird nach unten gesehen.
tlâciqujltia; tlaciquiltiā; tla –ciquil –tiā; pro. indef., v. caus.; es macht etwas dünn. Karttunen: *cicuilli* waist; Molina: *cicuilli* cuerpezuelo, jubon, *cicicuiltia* adelgar.
tlâciuiztli; tlacihuiztli; tlac –ihuiz –tli; s.; Muttermal.
tlaçoio; tlazohyoh; tlazoh –yoh; s. deriv. suff.; mit Wert, von großer Kostbarkeit, mit Liebe, voller Liebe.
tlaçotla; tlazohtla; tlazohtla; v. a.; es liebt.
tlaçotli; tlazohtli; tlazoh –tli; adj. v.; geschätzt, wertvoll, kostbar, teuer.
tlaçouhia; tlazōuhyā(n); tla –zōuh–yā(n); pron. indef., v. a. prät., loc.; die Stelle, wo er/sie geöffnet war; wo sie/er sich geöffnet hat, ausgedehnt hat, ausgestreckt hat. Ausgebreitet hat.
tlactli; tlāctli, tlāc –tli; s.; Rumpf. *truncus corpori humani.*
tlactzocujtlatl; tlāctzocuitlatl; tlāc –tzo –cuitla –tl; s. com.; Körperschweiß.
tlacuechaoa; tlacuechāhua; tla –cue –chā –hua; pron. indef., v. a.; es ist feucht, es befeuchtet etwas, es feuchtet etwas an.
tlacuechoa; tlacuēchoā; tla –cuē –choā; pron. indef., v. a.; es kaut etwas, es zerkleinert etwas.
tlacuecholoni; tlacuēchōlōni; tla –cuēchō –lō –ni; pron. indef., v a. prät. instr.; das; womit etwas zerkleinert wurde.
tlacui; tlacui; tla –cui; pron. indef. v.; er nimmt etwas.
tlacuioa; tlacuīhua; tla –cuī –hua; pron. indef., v. a. pass.; es wird etwas genommen, es wird begattet.
tlacuioani; tlacuīhuani; tla –cuī –hua –ni; v. a. hab.; der, der begattet, etwas nimmt; der, der Unzucht treibt. Molina: *cui* tomar algo, tener parte el hombre con la muger, Siméon: *tlacuiuani* adj., luxurieux, qui porte à la luxure, lujurioso, que incita a la lujuria.
tlaeltzaqua; tlaēltzaqua; tla –ēl –tzaqua; pron. indef., v. a. und r. com.; es durchkreuzt etwas, es steht etwas im Wege.
tlaetilia; tlaetilia; tla –eti –liā; pron. indef., v. appl.; es ist schwer, drückend, es erschwert, es drückt etwas.
tlahelli; → tlahilli.
tlahilli, (tlahelli;) tlaēlli; tla –ēl –li; s.; Schmutz, Ausfluß, Blutfluß.
tlahuetzi; tlahuetzi; tla –huetzi; pron. indef., v. a.; es fällt etwas.
tlaiacana; tlayacāna; tla –yac(a) –āna; pron. indef., v. a. es führt etwas, es leitet etwas, es ist das erste.
tlaiamania; tlayamāniā; tla –yamāni –ā; v. a.; es ist glatt, sanft, weich, schön.
tlaiamanjlia; tlayamāniliā; tla –yamāni –liā; v. appl.; es macht weich, es glättet, es erweicht etwas.
tlaiamanilli; tlayamānilli; tla –yamāni –l –li; adj. v.; weich, sanft, ruhig.
tlaihiioana; tlaihīyoāna; tla–ihīyo –āna; pron. indef., v. a.; es atmet etwas ein.
tlaiolitlacoa; tlayōlihtlacoā; tla –yōl –ihtlac –oā; pron. indef., v. a. com.; es beleidigt etwas, es verletzt etwas, es macht Betrübnis, es macht Kummer.

tlaiooatimani; tlayohuatimani; tla –yohua –ti –mani; pron. indef., v. n., lig., v.aux.; es ist dunkel, es liegt dunkel da.
tlaiximati; tlaīximati; tla –īx –imati; pron. indef., v. a. und r. com.; es erkennt etwas, es ist klug.
tlaixmauhtia; tlaīxmauhtiā; tla –īx –mauh –tiā; pron. indef., v. caus.; es gibt einem Ansehen, einen guten Ruf.
tlalchi; tlālchi; tlāl –chi; s., suff. loc.; unten, auf dem Boden, in der Erde.
tlalhuapitzaoac; tlalhuapitzāhuac; tlalhua –pitzāhua –c; s. com.; dünner Nerv.
tlalichauhqui; tlālichauhqui; tlālich –auh –qui; adj.; hart.
tlalichaui; tlalichahui; tlalich –ahui; v. n.; es wird hart, es verhärtet, es bildet eine Verhärtung.
tlalichtic; tlalichtic; tlalich –ti –c; adj.; hart.
tlalictli; tlalictli; tlalic –tli; adj. hart.
tlallotl; tlāllōtl; tlāl –l(y)ō –tl; s. Erde, Körper. *corpus.*
tlalnamiconj; tlalnāmiconi; tla – (i)lnāmic –o –ni, pron. indef., v. a. pass. Instr.; das, womit an etwas erinnert wird, das Erinnerungsbuch.
tlalnamiqui; tlalnāmiqui; tla –(i)lnāmiqui; pron. indef., v. a.; es erinnert, es denkt nach, es denkt etwas.
tlalnamiquini; tlalnāmiquini; tla – (i)lnāmiqui –ni; pron. indef., v. a. hab.; der, der etwas beschließt, der sich an etwas erinnert, der überlegt.
tlaloaio; tlalhuayoh; tlalhua –yoh; s deriv. suff.; mit Nerven.
tlaloapitzactli; tlalhuapitzāctli; tlalhua –pitzā –c –tli; s. com.; dünner Nerv, Nervenfaser; *nervus.*
tlaloapitzaoac; tlalhuapitzāhuac; tlalhua –pitzā –hua –c; s. com. ein zarter Nerv, feiner Nerv.
tlaloatic; tlalhuatic; tlalhua –ti –c; adj.; mit Nerven.
tlaloatl; tlalhuatl, tlalhua –tl; s.; Nerv. *nervus.*
tlalpitza; tlalpītza; tla –(i)lpītza; pron. indef., v. a.; es flötet, es bläst. Molina: *ilpitza* soplar.
tlalquimiltic; tlālquimiltic; tlāl –quimil –ti –c; adj.; angehäufelt, aufgegraben, wie eine angehäufelte Pflanze, mit Erde bedeckt. Molina: *tlalquimiloa* cubrir algo con tierra o aporcar cardos.
tlamacazqui; tlahmacazqui; tlah- maca –z –qui; s.; Priester.
tlamachonj; tlamachōni; tla –machō –ni; pron indef., v. a. pass. instr.; das, wodurch etwas gewußt wird, das, wodurch an etwas erinnert wird. Karttunen: *macho* nonact. *mati.*
tlama[l]cochoa, (tlamacochoa); tlamacochoā; tla –ma –coch –oā; pron. indef., v. a.; er umarmt etwas.
tlamapilhuiani; tlamahpilhuiāni; tla –mah –pilhuiā –ni; pron. indef., v. a. hab.; der, der etwas mit dem Finger zeigt, mit dem Finger auf etwas deutet.
tlamapilhuiloni; tlamahpilhuilōni; tla –mah –pil –hui –lō –ni; pron. indef., v. a. pass. Instr.; das, womit etwas gezeigt wird, Zeigefinger. Molina: *mapilhuia* monstrar a otro con el dedo. *digitus indicis.*
tlamapiluilo; tlamahpilhuilō; tla –mah –pil –hui –lō; pron. indef., v. a. pass.; es wird etwas (mit dem Finger) gezeigt.
tlamatema; tlamātēma; tla- mā –tēma; pron. indef., s., v. a.; Die Hand legt sich auf etwas. Die Hand legt etwas hin, ordnet etwas.

tlamati; tlamati; tla –mati; pron. indef., v. a.; er weiß etwas, er macht Pläne, er erkundigt sich.
tlamatini; tlamatini; tla –mati –ni; pron. indef., v. a. hab.; der Wissende, der Gelehrte; einer der etwas weiß.
tlamatoca; tlamātoca; tla- mā- toca; pron. indef., s., v. a.; er berührt etwas mit der Hand, die Hand berührt etwas.
tlam[a](o)tomaoa; tlamotomahua; tla –mo –toma –hua; pron. indef., v. a.; sie verdickt, wächst. Molina: *motomaoa* engordar, crecer alguna cosa.
tlamauiztilia; tlamahuiztiliā; tla –mahuiz –ti –liā; pron. indef., v. appl.; es achtet.
tlamauiztiliani; tlamahuiztiliāni; tla –mahuiz –ti –liā –ni; pron. indef., v. appl. hab.; einer, der etwas bewundert, beachtet, schätzt, ehrt.
tlamaxaliuhia; tlamaxaliuhyā(n); tla –maxa –liuh –yā(n); pron. indef., v. prät., loc.; der Ort, wo etwas geteilt ist; wo die Teilung, die Kreuzung ist, der Schritt.
tlamiaoa[l]lo; tlami(y)ahualō; tla –mi(y)a –hua –lō; pron. indef., v. a. pass.; es wird dunkel gefärbt. Siméon: *tlamia* se soustraire se dérober, sustraerse, ocultarse. Schultze Jena 1952: *miaoa* von dunkelvioletter Farbe sein wie die Staubfäden der Maisblüte.
tlamiiaoa[l]loa; tlamiyahualoa, tla –miya –hua –l –oa; pron. indef., v. a.; es verfärbt dunkel; es ist dunkel gefärbt.
tlamotzoloa; tlamotzoloā; tla –motzol –oā; pron. indef., v. a.; er fängt, er greift etwas, er kratzt.
tlananatzoa; tlananatzoā; tla –na – natz –oā; pron. indef., v. r. red.; es macht fett, dick, es verfettet.
tlanaoatequi; tlanahuatequi; tla –nahua –tequi; pron. indef., v. a.; es umarmt etwas, umschlingt etwas.
tlanapaloa; tlanāpaloā; tla –nāpal –oā; pron. indef., v. a.; er trägt etwas in den Armen.
tlancochtli; tlancochtli; tlan –coch –tli; s.; Backenzahn. *dens molaris.*
tlācuitlaio, (tlancuitlajo); tlancuitlayoh; tlan –cuitla –yoh; s. com.; deriv. suff.; mit Zahnbelag.
tlancujcujtlatl; tlancuicuitlatl; tlan –cui –cuitla –tl; s. com. red. pl.; (reichlich) Zahnbelag. Molina: *tlancuicui* escaruar o mondar los dientes.
tlancujtlatl; tlancuitlatl; tlan –cuitla –tl; s. com.; Zahnbelag.
tlanêco; tlaneco; tla –nec –o; v. a. pass.; es wird gerochen, gewittert.
tlanecui; tlanecui; tla –necui; v. a.; es stinkt, es riecht.
tlanepantla; tla(l)nepantlah; tla(l) –ne –pan –tlah; pron indef., loc.; inmitten, in der Mitte von etwas, zwischen.
tlanequiliztli; tlanequiliztli; tla –nequi –liz –tli; s. v.; Willen, Wunsch, Wohlwollen, Begier, Verlangen.
tlanextli; tlanēxtli; tlanēx –tli; s.; Klarheit, Durchsicht, Helligkeit, Glanz.
tlani; tlani; tlani; adv. loc.; unten, unterhalb.
tlanitzcocol; tlanītzcōcōl; tlanītz –cō –cōl; s. com.; die Krümmung der Wade.
tlanitzcôcoliui; tlanītzcōcōlihui; tlanītz –cō –cōl –ihui; s., v. n. frq.; Die Wade bildet eine Krümmung, die Wade krümmt sich.
tlanitzpatlach; tlanītzpatlach; tlanītz –patlach; s., adj.; dicker Unterschenkel.
tlanitzpatlachiui; tlanītzpatlachihui; tlanītz –patlach –ihui; s., v. n.; der Unterschenkel verbreitert sich.

tlanitzpitzaoa; tlanītzpitzāhua; tlanītz –pitzā –hua; s., v. n.; der Unterschenkel ist dünn.
tlanitzquauhiotl; tlanītzquauhyōtl, tlanītz –quauh –yōtl; s. com. abstr.; Unterschenkelknochen. *Tibia cum fibula.*
tlanitztepiton; tlanītztepitōn; tlanītz –tepitōn; s., adj.; kleiner Unterschenkel.
tlanitztli; tlanītztli; tlanītz –tli; s.; Schienbein; Unterschenkel. *tibia.*
tlanitztomaoa; tlanītztomāhua; tlanītz –tomā –hua; s., v. n.; der Unterschenkel wird dick.
tlanitztzapa; tlanītztzapa; tlanītz –tzapa; s., dimin.; kleiner Unterschenkel.
tlanitzuiac; tlanītzhuiac; tlanītz –huia –c; s., adj.; langer Unterschenkel.
tlanixquatl; tlanīxquatl; tlan –īx –qua –tl; s. com.; der Schneidezahn, die Vorderreihe der Zähne; Molina: *tlanixquatl* la delantera de los dientes.
tlanoquja; tlanōquiā; tla –nōquiā; pron. indef., v. a.; es verliert etwas, gießt aus.
tlanquaeoatl; tlanquāēhuatl; tlan –quā –ēhua –tl; s. com.; Kniehaut. *derma genus.*
tlanquaitl; tlanquāitl; tlan –quā –itl; s. com.; Knie; *genu.*
tlanquanacatl; tlanquānacatl; tlan –quā –naca –tl; s. com.; Kniefleisch. *caro genus.*
tlanquaxicalli; tlanquāxīcalli; tlan –quā –xīcal –li; s. com.; Kniegelenk, Knieknochen.
tlanquiquici; tlanquiquici; tlan –quiquici; v. n. com. red.; er pfeift, er zischt.
tlanquiquixoani; tlanquiquixoāni; tlan –qui –quix –oā –ni; v. n. com. imp. hab. red.; der, der pfeift, der Pfeifer.
tlanquiquixoni; tlanquiquixoni; tlan –qui –quix –o –ni; v. n. com. imp. pass. hab.; das, womit gezischt, gepfiffen wird.
tlantli; tlantli, tlan –tli; s.; Zahn. *dens.*
tlaoapaoa; tlahuapāhua; tla–huapā –hua; pron. indef., v. a.; es stärkt, es wächst heran; es zieht etwas zusammen, kräftigt.
tlapachoa; tlapachoā; tla – pach –oā; pron. indef., v. a.; es bedeckt, es faltet etwas, es wickelt etwas ein, es duckt sich.
tlapaiana; tlapayāna; tla –payān –a; pron. indef., v. a.; es zerkleinert, zerbröselt, zerbricht etwas in kleine Stücke. →tlapapaiaxoloni.
tlapaianaloni; tlapayānalōni; tla –payāna –lō –ni; pron. indef., v. a. pass. hab.; das, womit etwas verkleinert wird, das, womit etwas in kleine Stücke gebrochen wird, zerstückelt wird. →tlapapaiaxoloni.
tlapalcamiltic; tlapalcamiltic; tlapal –camil –ti –c; adj.; braun gefärbt.
tlapalli; tlapalli; tlapal –li; s.; Farbe.
tlapallo; tlapall(y)oh; tlapal –l(y)oh; adj.; gefärbt.
tlapaloa; tlapaloa, tla – pal –oā; pron. indef., v. a.; er kostet etwas, schmeckt etwas, leckt etwas.
tlapaloatzalloa; tlapalhuatzalloā; tlapal –huatzal –l –oā; v. a. com.; es ist mit trockener Farbe behandelt.
tlapaloloni; tlapaloloni; tla –palō –lō –ni; pron. indef., v. a. prät. pass. hab.; das, womit wird etwas gekostet, erprobt, geprüft.
tlapalpoiaoallo; tlapalpoyāhualo; tlapal –poyāhua –lo; v. a. pass.; es wird dunkel gefärbt, mit Farbe dunkel gemacht, schattiert.
tlapāni; tlapāni; tlapāni; v. n.; es zerbricht etwas.
tlapanqui; tlapānqui; tlapān –qui; adj.; gebrochen, zerbrochen, geteilt.
tlapapaiaxoloni; tlapapayāxoloni; tla –pa –payā –xoloni; pron. indef., v. a. com. red.; es zerkleinert etwas sehr fein, es zerbröckelt etwas. Molina: *payana* desmenuzar, *xoloni* empeorarse.→ tlapayānalōni.

tlapatlaoa; tlapatlāhua; tla –patlā –hua; pron. indef., v. a.; es dehnt sich aus, es dehnt etwas aus, es verbreitert etwas, bläht sich auf. Siméon: *tlapatlaoa* il agrandit ou qui agrandit une chose, él agranda, el que agranda una cosa. →patlaoa.
tlapatlaoaia; tlapatlāhuayā(n); tla –patlā –hua –yā(n); pron. indef., v. a., loc.; Ort, wo es sich weitet, wo es sich erweitert.
tlapeiaoaca; tlapeyāhuaca; tla –peyāhua –ca; pron. indef., v. n. plusq.; es war etwas übergelaufen, es ist übervoll geworden mit etwas, es ist ungleich.
tlapetztoloa; tlapetztoloā; tla – petz –tol-oā; pron. indef., v. a.; es gleitet glatt (die Kehle) hinunter, es schluckt glatt, ungehindert.
tlapitza; tlapītza; tla –pītza; pron. indef. v. a.; es bläst.
tlapitzaoa, (tlalpitzaoa); tlapitzāhua, tla –pitzā –hua; pron. indef., v. n.; es ist schmal und lang, dünn, verdünnt.
tlapitzaoac; tlapitzāhuac; tla –pitzāhua –c; adj. v.; eng, dünn, schmal.
tlapitzaoaia; tlapitzāhuayā(n); tla –pitzāhua –yā(n); pron. indef., v. loc.; die Stelle, wo es lang und schmal, dünn ist.
tlapoui; tlapohui; tlapohui; v. n.; es öffnet sich, es geht auf.
tlaqua; tlaquā; tla- quā; pron. indef., v. a; es ißt etwas.
tlaqualli; tlaquālli; tla –quāl –li; s. v.; Essen, Speise.
tlaqualancanextia; tlaqualāncānēxtiā; tla –qualān –cā –nēx –tiā; pron. indef., v. n. prät., lig., v. a. caus.; es zeigt Unbehagen, Ärger, Mißfallen.
tlaqualnextia; tlaqualnēxtiā; tla –qual –nēx –tiā; pron. indef., v. caus.; es läßt etwas zum Vorteil erscheinen, es zeigt das Gute, es verschönt etwas.
tlaqualnextiani; tlaqualnēxtiāni; tla –qual –nēx –tiā –ni; pron. indef., v. a. hab.; das, was verschönt, das, was Schönheit gibt, es verschönt gewöhnlich.
tlaqualoia; tlaquālōyā(n); tla –quālō –yā(n); pron. indef., v. a. pass., loc.; dort, wo man ißt, Ort des Essens.
tlaquaoa; tlaquāhua; tlaquā –hua; v. n.; es verhärtet, es wird fest, es versteinert.
tlaquaoac; tlaquāhuac; tlaquā –hua –c; adj.; steif, hart, fest, stark.
tlaquatl; tlaquātl; tlaquā –tl; adj.; hart. Molina: *tlaquaua* endurecerse, hacerse duro. Molina: *tlaquaua* endurecerse, empedirse. Dibble und Anderson: *tlaquatl* hardness. V. Gall: *tlaquatl* gelenkig.
tlaquechpanoa; tlaquechpanoā; tla –quech –pan –oā; pron. indef., v. a.; er trägt etwas im Nacken, auf den Schultern, auf dem Rücken.
tlaquentia; tlaquēntiā; tla –quēn –tiā; pron. indef., v. caus.; es bedeckt, es bekleidet.
tlaquetzoma; tlaquehtzoma; tla –quehzom –a; pron. indef., v. a.; es beißt etwas.
tlaquetzomalōni; tlaquehtzomaloni; tla –quehzoma –lō –ni; pron. indef., v. a. pass. hab.; das, womit gebissen wird.
tlateci; tlateci; tla –teci; pron. indef., v. a.; es zermalmt.
tlatecoa; tlatēcoa; tla –tēcoa; pron. indef.; v. a.; er stellt etwas hin, setzt etwas auf den Boden. (vgl. Karttunen 1983:216; Buschmann und v. Humboldt 2000:394).
tlatelicça; tlatelicza; tla –telicza; pron. indef., v. a.; er gibt einen Fußtritt, tritt mit dem Fuß.
tlateneoa; tlatēnēhua; tla –tēnēhu –a; pron. indef., v. a.; es zeigt; man sagt, es heißt, man sagt so etwas.
tlatenquixtiani; tlatēnquīxtiāni; tla –tēn –quīxtiā –ni; pron. indef., v. caus. com. hab.; der, der etwas erklärt, etwas ankündigt. (*quixtia* v. caus. von *quiza*.)
tlatenquixtiloni; tlatēnquīxtilōni; tla –tēn –quīti –lō –ni; pron. indef., v. com. caus. pass. hab.; das, womit etwas erklärt, gezeigt, wodurch etwas angekündigt wird.

tlatepitonauhia; tlatepitōnauhyā(n); tla –tepitōna –uh –yā(n); pron. indef., v. adj. loc.; wo etwas klein, verkürzt, schmal wird. Molina: *tepitonoa* achicarse, tornarse pequeño.
tlateputztic; tlatepotztic; tla –tepotz –ti –c; adj.; rückseitig, am Rücken. Molina: *tlateputzotl* parte trasera de alguna cosa.
tlatequipachoa; tlatequipachoā; tla –tequi –pach –oā; pron. indef., v. a. com.; es betrübt, es ruft Widerwillen hervor.
tlatequipanoa; tlatequipanoā; tla –tequi –pan –oā; pron. indef., v. a. com.; er arbeitet etwas, er handelt.
tlatetequi; tlatetequi; tla –te –tequi; pron. indef., v. frq.; es zerkleinert, schneidet, kaut.
tlateteuhtzitzquia; tlateteuhtzītzquiā; tla –teteuh –tzītz –quiā; pron. indef., v. a. red.; es faßt fest zu; es greift kräftig zu.
tlatetexoa; tlatetexoā; tla –te –tex –oā; pron. indef., v. a. red.; es mahlt (zermahlt) etwas sehr fein, es knabbert, kaut, beißt.
tlatetexoloni; tlatetexolōni; tla –te –texo –lō –ni; pron. indef., v. a. pass. red. hab.; das, womit etwas sehr zermalmt, zerbissen, gekaut wird.
tlatetzaoa; tlatetzāhua, tla –tetzā –hua; pron. indef., v. a.; es verdickt etwas, es verfestigt sich, es gerinnt.
tlatexoni; tlatexōni; tla –texō –ni; pron. indef., v. pass. hab.; das womit etwas zermalmt, zermahlen wird, ein Reibstein.
tlatilaoa; tlatilāhua; tla –tilā –hua; pron. indef., v. a.; es verdickt; vergrößert etwas, es verdichtet etwas, es wird dick, dicht. Molina: *tilaoa* hazer grueso algo, o espessar y tupir bien la manta o el seto.
tlatilli; tlatilli; tla –til –li; s.; Anhöhe, kleine Erhebung, kleiner Berg, Vorwölbung, Haufen.
tlatiltic; tlatiltic, tla –til –ti –c; adj.; hügelig, mit leichter Vorwölbung.
tlatlacanextia; tlatlācanēxtiā; tla –tlāca –nēx –tiā; pron. indef., v. com. caus.; es offenbart Persönlichkeit, Mut, Güte, es macht etwas strahlend, gibt Persönlichkeit.
tlatlaci; tlatlaci; tla –tlaci; v. n.; es hustet.
tlatlaciztli; tlatlaciztli; tla –tla –ciz –tli; s. v. frq.; Husten.
tlatlacpâtic; tlatlacpahtic; tla –tlac –pah –ti –c; adj.; rot, flammendrot.
tlat[l]ataca; tlatataca; tla –tataca; pron. indef., v. a. red.; er gräbt; er kratzt etwas.
tlatlactic; tlatlactic; tla –tlac –ti –c; adj.; rot.
tlatlactli; tlatlactli; tla –tlac –tli; adj. rot. Molina: *tlatlactic* cosa hermeja, *tlauia* pararse bermejo.
tlatlaêltia; tlatlaēltiā; tla –tla –ēl –tiā; v. caus.; es erregt Übelkeit, es ekelt sehr an.
tlatlancotona; tlatlancotōna; tla –tlan –cotōna; pron. Indef., v. a. com.; es zerbeißt etwas, zerbricht etwas.
tlatlapachiui; tlatlapachihui; tla –tla –pach- ihui; v. n. red.; es fällt zusammen; es bedeckt etwas, deckt etwas zu, es bildet sich eine Abdeckung. Molina: *tlapachiuhcayotl,* cobertura de algo o velo y toca de muger.
tlatlapachoa; tlatlapachoā; tla –tla –pach –oā; pron. indef., v. a. und r.; es deckt, es bedeckt, es drückt zusammen. Siméon: *tlatlapachoani* s. v. frq., Celui qui couvre, cache une chose, el que tapa, esconde una cosa.
tlatlāpicilhuia; tlatlanpicīlhuiā; tla –tlan –picīl –huiā; pron. indef., s., v. a.; die Zähne zerkleinern etwas.

tlatlatlactilia; tlatlatlactiliā; tla –tla –tlacti –liā; pron.indef., v. appl.; es macht etwas völlig rot, es verfärbt etwas ganz rot.
tlatlatziniloni; tlatlatzīnilōni; tla –tlatzīni –lō –ni; v. n. red. hab.; das, womit sehr geklatscht wird, Instrument zum Klappern.
tlatlatztic; tlatlatztic; tla –tlatz –ti –c; adj. red.; sehr träge; faul, schlaff, vernachlässigt, bar, bloß.
tlatlauhqui, (tlatlauhquj); tlatlauhqui; tla –tlauh –qui; adj. red.; braun, rot.
tlatlauia; tlatlahuiā; tla –tla –hui –ā; v. n. (red.?, präf.?) es wird rot, errötet. (Vgl. Karttunen1983:269,270)
tlatlauic; tlatlahuic; tla –tla –hui –c; adj. v. red.; rot.
tlatlauillo; tlatlauillo; tla –tlahuil–l(y)oh; adj. s. red.; sehr gänzend.
tlatoa (tlaton); tlahtoā; tla –(ih)t-oā; v. a.; es spricht, redet.
tlatolhoaztli; tlatōlhuaztli; tla –(ih)tō(a) –l –huaz –tli; s.; Schlund. *Oesophagus (pharynx et oesophagus).*
tlatolli; tlahtōlli; tla –(ih)tō(a)-l –li; s.; Rede, Wort.
tlatoloa; tlatoloā; tla –tol –oā; pron. indef., v. a.; es schluckt etwas.
tlatoloani; tlatoloāni; tla –tol –oā –ni; pron. indef., v. a. hab.; der, der etwas schluckt.
tlaton; → tlatoa
tlatonameiotia; tlatōnamēyotiā; tla –tōna –mēyo –tiā; pron. indef., v. caus.; es verschönert etwas sehr, es läßt etwas schön aussehen, es macht etwas strahlend aussehen.
tlatopeoa; tlatopēhua; tla –topē –hua; pron. indef. v. a.; er stößt, er gibt Stöße, er schlingt etwas.
tlatopeoani; tlatopēhuani; tla –topē –hua –ni; pron. indef., v. a. hab.; einer, der etwas verschlingt; der Stöße gibt.
tlatotoloni; tlatotoloni; tla –to –tolo –ni; pron. indef., v. a.red. prät. hab.; das, womit man etwas schluckt, womit etwas geschluckt wurde.
tlatotonjlia, (tlatotonilia); tlatotōniliā; tla –to –tōni –liā; pron. indef., v. appl.; es erhitzt etwas, es wärmt, es macht warm.
tlatquj; tlatqui, tla –(i)tqui; pron. indef., v. a.; es trägt etwas.
tlattic, tlatic; tla(ih)ttic; tla –(ih)t(i) –ti –c; adv.; im Innern, innerhalb einer Sache.
tlatzaqua; tla –tzaqua; pron. indef., v. a.; es verschließt etwas, es schließt etwas ein. Molina: *tzaqua* cerrar.
tlatziniloni; tlatzīnilōni; tlatzīni –lō –ni; v. n. pass. hab.; etwas, womit geschlagen wird, das, womit geklatscht wird, gelärmt wird. Karttunen: *tlatzini* to make an explosive sound, to thunder, to sizzle. Campbell: *tlatzini* to burst, making a noise, like an egg being cooked.
tlatzitzquia; tlatzītzquiā; tla- tzītz –quiā; pron. indef., v. a.; er befestigt etwas, er erfaßt etwas, er hält etwas in der Hand.
tlatzitzquiani; tlatzītzquiāni; tla –tzītz –quiā –ni; pron. indef. v. a. hab.; der, der etwas befestigt, etwas faßt; der, der etwas in der Hand hält, er hält gewöhnlich etwas fest.
tlatziui; tlatzihui; tlatzi –hui; v. n.; es ist träge, faul, vernachlässigt, zerstört, bar, bloß, entblößt, barhäuptig. Molina: *tlatziui* tener pereza, ser perezoso.
tlatzmolinaltia; tlatzmolīnaltiā; tla –(i)tz –molīnal –tiā; pron. indef., v. caus.; es macht etwas wieder ergrünen, es macht etwas wachsen, aufleben.
tlatzoliuhia; tlatzōliuhyā(n); tla –tzōliuh –yā(n); pron. indef., v. n. prät., loc.; Ort, wo es eng ist, wo etwas verengt, Ort der Enge.

tlatzoliui; tlatzōlihui; tla –tzōl –ihui; pron. indef., v. n.; es verengt, verkürzt; verschmälert sich, es wird eng.
tlatzoniooa; tlatzonyohua; tla –tzon –yo –hua; pron. indef., v. n. s. imp.; man wird mit Haar bedeckt, ist behaart, man ist voller Haare. Campbell: *tzonyoua* for the barber to get covered with hair when he shaves. Molina: *tlatzonyotl* redrojo de fruta que queda enlas ramas altas del arbol.
tlatzoponia; tlatzopōniā; tla –tzopōn –iā; pron. indef, v. a.; es sticht etwas; es durchsticht etwas.
tlatztia; tlatztiā; tlatz –tiā; v. caus.; es erschlafft, ist untätig, zeigt Schlaffheit, Trägheit, zeigt Vernachlässigung.
tlatztic; tlatztic; tlatz –ti –c; adj.; träge, faul, schlaff, vernachlässigt, bar, bloß, untätig, kahlköpfig.
tlaueiaquia; tlahuēyaquiā; tla –huēya –quiā; pron. indef., v. a.; es ist lang, es ist verlängert.
tlaueliloti; tlahuēlīlōti; tla –(ah) –huēlī –lō –ti; v. adj. n.; es ist schlecht, es wendet sich zum Schlechten, es wird böse, ärgerlich, zornig.
tlauelmati; tlahuēlmati; tla –(ah) –huēl –mati; pron. indef., v.a.; es empfindet etwas gut, es schmeckt etwas, es fühlt sich gut.
tlaueuenextia; tlahuēhuenēxtiā; tla –huē –hue –nēx –tiā; pron. indef., v. caus. red.; es zeigt Alter, es offenbart das hohe Alter.
tlauia; tlāhuiā; tlā –hui –ā; v. n.; es erleuchtet, leuchtet; v. a.; es ist rot, es errötet.
tlauicollotilo; tlahuīcōllohtilō; tla –huīcōlloh-ti –lō; v. s. n. pass.; es wird zum Griff gemacht (die Riemen werden gebunden, befestigt).
tlauilli; tlāhuīlli; tlāhuīl –li; s.; Licht, Helligkeit.
tlauitoliui; tlahuītōlihui; tla –huītōl –ihui; v. s. n.; es krümmt sich, es biegt sich.
tlauitoltic; tlahuītōltic; tla –huītōl –ti –c; adj.; gebogen, gespannt, gekrümmt.
tlaveilia; tlahuēiliā; tla –huēi –liā; pron. indef., v. appl.; es vergrößert, es verlängert etwas, kommt dazu, er vermehrt etwas.
tlaxapotla; tlaxapotla; tla –xapotla; pron. indef., v. a.; es durchdringt; es entjungfert, durchbohrt etwas.
tlaxaxaoatza; tlaxaxahuatza; tla –xa –xahua –tza; pron. indef., v. a. red.; es rauscht, schlägt reichlich Wasser ab, es vergießt reichlich Wasser; es entleert häufig etwas; es entleert reichlich, es vergießt reichlich etwas. Buschmann und von Humboldt: *xaxauatza* rauschen (von Wasser, dem Harn, wenn das Pferd stallt u.ä.).
tlaxixipetziui; tlaxixīpetzihui; tla –xi –xīpetz –ihui; pron. Indef., v. adj. n.; er wird kahlköpfig, glänzend, er macht sich sehr glatt, glättet sich, er erglänzt. Campbell: *quaxixipetziui* to become bald.
tlaztlaleoaltic; tla(i)ztalēhualtic; tla –(i)ztal –ēhual –ti –c; adj; rosa(häutig), mit rosiger Haut.
tlecalco; tlecalco; tle –cal –co; s. com. loc.; am Rauchfang, Kamin.
tlecalli; tlecalli; tle –cal –li; s. com.; Rauchfang, Kamin. (Hier im Sinne eines luftführenden Hohlraums mit Verbindung nach außen).
tlecallo; tlecall(y)oh; tle –cal –l(y)oh; s. com. deriv. suff.; mit einem Rauchfang, Kamin.
tlecallotl; tlecallōtl; tle –cal –l(y)ō –tl; s. abstr.; Rauchfang.
tleco; tlehcō; tlehcō; v. n.; es steigt herauf.
tleio; tleyoh; tleyoh; adj. s.; mit Ruhm, mit Ehre, berühmt, gefeiert.
tlepitza; tlepītza; tle –pītza; s, v. a.; sie blasen das Feuer an, entfachen das Feuer.

tlêtlecalotl; tletlecall(y)ōtl; tle –tle –cal – l(y)ō –tl; red. s. com. abstr.; Rauchfang, Kamin.
tletleiotia; tletleyohtiā; tle –tle –yoh –tiā; v. a. und r. red.; es macht sehr berühmt, macht würdig. Molina: *tleyotia* afamar, dignificar.
tlilectic; tlīlectic; tlīl –ec –ti –c; adj.; schwarz, schwarzbaun.
tlileoa; tlīlehua; tlīl –e –hua; v. a. und n.; es ist schwarz.
tliliui; tlīlihui; tlīl –ihui; v. n.; es wird schwarz, es schwärzt sich, es macht sich schwarz.
tlilpoiaoac; tlīlpoyāhuac; tlīl –poyā –hua –c; adj.; dunkel verfärbt.
tliltic; tlīltic; tlīl –ti –c; adj.; schwarz, dunkelbraun.
to –; pron. poss. 1. pers. pl., wird häufig benutzt um Körperteile als dem Menschen zugehörig zu bezeichnen.
tocacçol; tocaczol; to –cac –zol; pron. poss. 1. pers. pl., s.; unsere Schwielen, unsere Hornhaut; Molina: *cacçolli* callos de los pies. *callus.*
toçaçaliuhca; tozāzāliuhcā; to –zā –zāliuh –cā; pron. poss. 1. pers. pl., s. v. red. asv.; unsere Gelenke, unsere Zusammenfügungen. *articuli.*
toçaçaliuhyan; tozāzāliuhyān; to- zā –zāliuh –yān; pron. poss. 1. pers. pl., s. v. red., (loc.); unsere Gelenke; Ort unserer Gelenke. Molina: *çaliuhyantli* conyunturas de los miembros del cuerpo; *çaliui* zusammenfügen, kleben. *articuli.*
toçaliuhca; tozāliuhcā; to –zāliuh –cā; pron. poss. 1. pers. pl., s. v. asv.; unser Gelenk, unser Verbundenes, Zusammengefügtes. *articulus.*
toçaliuhia; tozāliuhyān; to –zāliuh –yān; pron. poss. 1. pers., pl. s. v. (loc.); unser Gelenk, wo unser Verbundenes ist; der Ort, wo unser Gelenk ist; *articulus.*
tocama; tocama; to- cama; pron. poss. 1. pers. pl., s.; unser Mund. *regio oris sive os.*
tocamac; tocamac; to –cama –c; pron. poss. 1. pers. pl. ,s., loc. In unserem Mund, an unserem Mund.
tocamachal; tocamachal; to- cama –chal; pron. poss. 1. pers. pl., s.; unser Unterkiefer; *mandibula.*
tocamachalacaliuhca; tocamachalācaliuhcā; to- camachal –ācal –iuh –cā; pron. poss. 1. pers. pl., s. com. asv.; unser Kiefer mit Riefen (Einkerbungen). *pars alveolaris mandibulae.* → acaliui.
tocamachaloacal; tocamachalhuacal, to- camachal –hua –cal; pron. poss. 1. pers. pl., s. com.; unser Kiefer. Molina: *huacalli* angarillas para llevar carga en las espaldas, *huacaloa* acanalar algo.
tocamachaloacaliuhia; tocamachalhuacaliuhyā(n); to –camachal –huacal –iuh – yā(n); pron. poss. 1. pers. pl., s. com., loc.; der Platz, wo unser Unterkiefer Vertiefungen bildet. →oacaliui.
tocamateuh; tocamateuh; to- cama –teuh; pron. poss. 1. pers. pl,. s. poss.; unsere Wange; *bucca.* → camatetl.
tocamaxitecuil; tocamaxitecuil; to- cama –xi –te –cuil; pron. poss. 1. pers. pl., s. v.; unsere Mundhöhle, Anteile des Sprechapparates.→ camaxitecuilli.
tocan; tocan; to- can; pron. poss. 1. pers. pl., s.; unsere Wange. *bucca.*
tocanaoacan; tocanāhuacan; to- canā –hua –can; pron. poss. 1. pers. pl., s.; unsere Schläfe; Molina: *canauacantli* ich, parte dela cabeça;. *tempora.*
toceceio, (toceceo); tocēceyō; to –ce –ce –yō; pron. poss. 1. pers. pl., s.; unser Fett, unser Fettmark.
toceceli(ca); tocehlicā; to –ceh –celi –(cā); pron. poss. 1. pers. pl., s.; unser Knorpel.

tocecelica; tocehcēlicā; to- ceh –cēli –cā; pron. poss. 1. pers. pl., s. red. asv.; unser Knorpel; Molina: *cecelicayo* cosa ternillosa, *cecelicayotl* ternilla. *cartilago.*
tocelica; tocelicā; to –celi –cā; pron. poss. 1. pers. pl., s. asv.; unsere Frische, unser Knorpel. Molina: *celicayotl* ternura de cosa reziente, fresca y verde.
tocentecuio; tocentēcuyō; to- cen –tēcu –yō; pron. poss. 1. pers. pl., adv. mod., s. poss.; unser völliger (uneingeschränkter) Herrscher.
tochiaoaca; tochiāhuacā, to- chiyā –hua –cā; pron. poss. 1. pers. pl., s. v. asv.; unser Fett, unser Öliges, unser Öl. →chiaoacaiutl.
tochîchi; tochīchī; to- chīchī; pron. poss. 1. pers. pl., s.; unser Speichel; Galleflüßigkeit. *saliva.*
tochichicauh; tochīchīcauh; to –chīchīca –uh; pron. poss. 1. pers. pl., s. poss.; unsere Gallenblase.
tochiciuhqui; tōchiciuhqui; tōchi –ciuh –qui; adj.; mit Hasenscharte; Siméon: *tochiciui* Devenir lapin, volverse conejo.
tochiciuiztli; tōchicihuiztli; tōchi –cihuiz –tli; s. v.; Hasenmal, Hasenscharte.
tochiquiuhio; tochiquiuhyō; to- chiqui –uh –yō; pron. poss. 1. pers. pl., s. poss.; unser Brustkorb; Molina: *chiquiuitl* cesto o canasta. *thorax.*
tochiquiz; tochiquiz; to- chiqui –z; pron. poss. 1. pers. pl., s. v. a.; unser Reiben; Molina: *chiqui* raspar, rallar algo.
tociciotca; tociciotcā; to –ciciot –cā; pron. poss. 1. pers. pl., s. v. asv.; unser Gewebe; unser (Brust)gewebe→ ciciotcaiutl.
tocincul; tocincul; to –cin –cul; pron. poss. 1. pers. pl., s. v.; die von uns bezahlte Gunst der Frau, unsere erkaufte Gunst der Frau. Molina: *tzincovia* putañear el varon pagando a la dama, (vgl. v. Gall: 1997:177).
to[o]coatlan, tocōhuātlan; to- cōhuā –tlan; pron. poss. 1. pers. pl., s. com.; unser Eckzahn. *Dens caninus.*
toco[o]atlan; tocōātlan; to –cōā –tlan, pron. poss. 1. pers. pl., s: com.; unser Eckzahn.
tocochia; tocochia, to- cochi –a; pron. poss. 1. pers. pl., s. v.; unsere Wimpern.
tocôcocoio; tococōcohyō; to-co –cōcoh –yō; pron. poss. 1. pers. pl., s. red.; unsere Wasseradern, unsere Röhren.
tocôcocoioca; tococōcohyōcā(n); to- co –cōcoh –yō –cā(n); pron. poss. 1. pers. pl., s. red., loc.; unsere Orte mit Röhren.
tococôio; tocōcohyō; to- cōcoh –yō; pron. poss. 1. pers. pl., s. unser Rohr, unsere Harnröhre. *urethra.*
tococoioca; tocōcohyōcā(n); to- -cōcoh –yō –cā(n); pron. poss. 1. pers. pl., s., loc.; Ort unseres Rohres, unseres Rachens, unseres Schlunds, unseres Oesophus.
tococoioia; tococoyo(n)yā(n); to- co –coyo(n)–yā(n); pron. poss. 1. pers. pl., s. v. red., loc.; unsere Flanken, Weichen. Molina: *yyares tococoionyan. lumbus.*
tocôcoliuhca, (tocôcoliuhcà); tocōcōliuhcā; to- cō –cōli –uh– cā; pron. poss. 1. pers. pl., s. v. red. asv.; unsere Biegungen, unsere Krümmungen.
tococopuztecca; tocōcopuzteccā; to- coco- puztec –cā; pron. poss. 1. pers. pl., s. v. com.; Kehlkopf; Molina: *tococopuzteccan* la nuez de la garganta. *larynx.*
tococototzauhca; tococototzauhcā; to- co –cototzauh –cā; pron. poss. 1. pers. pl., s. v. asv. Red.; unser Lahmsein, unsere Steife, unsere Lahmheit, unser Gelenk. Molina: *cocototzaui,* prät. *onicocototzauh* tullirse.

tococototzauhia; tococototzauhyā(n); to–co –cototzauh –yā (n); pron. poss. 1. pers. pl., s. v., loc.; Orte, wo unsere Knochen sich bewegen, unsere Gelenke. Molina: chueca donde juegan los huesos *tococotozauhyan*.
tococouh; tocōcouh; to- cōcouh; pron. poss. 1. pers. pl., s. poss.; unsere Kehle, Gurgel, unser Anfangsteil der Luftröhre; Molina: *tococouh* el garguero.
tocoliuhca; tocōliuhcā; to- cōli –uh- cā; pron. poss. 1. pers. pl., s. v. asv.; unsere Biegung, unsere Krümmung, unser Neigen, Bücken, Verbeugen.
toçoquio; tozoqui(y)ō; to- zoqui –(y)ō; pron. poss. 1. pers. pl., s. poss.; unser Bodensatz, Schmutz, Lehm.
tocototzauhca; tocototzauhcā; to- cototzauh –cā; pron. poss. 1. pers. pl., s. v. asv.; unser Verkürzen, unser Hinhocken, auf die Ferse setzen, unsere Steife, unser Lahmsein; Molina: tullirse *cocototzavi*.
tocototzauhia; tocototzauhyā(n); to- cototzauh –yā(n); pron. poss. 1. pers. pl., s. v., loc.; unser Gelenk; Ort, wo wir lahm sind.
tocotzco; tocōtzco; to –cōtz- co; pron. poss. 1. pers. pl. s. loc.; an unserer Wade; Kniekehle; Molina: *tocotzco* corva de la pierna o de la pantorilla. *poples.*
tocotznoliuhca; tocōtznoliuhcā; to –cōtz– noliuh –cā; pron. poss. 1. pers. pl., s. v. com. asv.; unsere Wadenkrümmung.
tocotznônoliuhca; tocōtznonoliuhcā; to- cōtz –no –noliuh –cā; pron. poss. 1. pers. pl. S. v. com. red. asv.; die Krümmung unserer Waden. Molina: *cotztli* pantorilla; *noliui* torcerse, curvarse.
tocotzteiacac, (tocotzteïacac); tocōtzteyacac; to- cōtz –te –yaca –c; pron. poss. 1. pers. pl., s. com. loc.; auf der Spitze (Vorderseite) unserer Wade, unsere Schienbeinkante.
tocotzteuh; tocōtzteuh; to- cōtz –teuh; pron. poss. 1. pers. pl., s. poss.; unsere Wade. *crus.*
tocotztzotzol; tocōtztzotzōl; to- cōtz –tzo –tzōl; pron. poss. 1. pers. pl., s. com. red.; die Schmalheit unserer Wade.
tocpac; to(i)cpac; to- (i)cpa –c; adj. poss. Loc.; über uns.
tocuechcochtla; tocuechcochtla(n); to- cuech –coch –tla(n); pron. poss. 1. pers. pl., s. com. loc.; am Hinterhaupt; in der Grube des Hinterkopfes, unten am Hinterkopf. *occiput.*
tocûecuecueio; tocuecuecueyō; to- cue –cuecue –yō; pron. poss. 1. pers. pl., s. red.; unser Glänzen. Molina: *acueyotl* ola, unda de agua, *cuecueyoca, cueyoni* relumbrar, reluzir, bullir, *cuecueioctli* brillante, carçillos de las orejas. Buschmann und v. Humboldt: *cuecueyotia* aufwühlen. *cueyotl?* "Glanz"?
tocûecuecueioca; tocuecuecueyōcā(n); to- cue –cuecue –yō –cā(n); pron. poss. 1. pers. pl., s. v. red., loc.; Ort unseres Glänzens,→ tocûecuecueio.
tocûecueio; tocuecueyō; to –cuecue –yō; pron. poss. 1. pers. pl., s.; unser Glänzen. ,→ tocûecuecueio.
tocuecueîoca; tocuecueyōcā(n); to- cuecue –yō –cā(n); pron. poss. 1. pers. pl., s. red. loc.; Ort unseres Glänzens. .→ tocûecuecueio.
tocueianenepil; tocueyanenepil; to- cueya –nene – pil; pron. poss. 1. pers. pl., s. com.; unser Zungenband; Frenulum. *frenulum linguae.*
tocuexcoch; tocuexcoch; to- cuex –coch; pron. poss. 1. pers. pl., s. com.; Nacken, Hinterhaupt. *occiput.*
tocuexcochteuh; tocuexcochteuh; to- cuex –coch –teuh; pron. poss. 1. pers. pl., s. poss.; Hinterhaupt, Nacken. →cuexcochtetl.

tocuezco(n); tocuezco(n); to- cuez –co(n); pron. poss. 1. pers. pl., s.; Scheitelhöhe. Molina: *cuezcomatl* troxa o alholi de pan, *tocuezcon* coronilla, lo alto de la cabeça. *vertex.*
tocuitlacaxiuhia; tocuitlacaxiuhyā(n); to- cuitla –caxi –uh –yā(n); pron. poss. 1. pers. pl., s. v. com. loc.; unsere Gürtellinie, Taille, Molina: *tocuitlacaxiuhyan* la pretina; Siméon: *cuitlacaxiuhyantli* Reins, riñones. *regio lumbaris.*
tocuitlapa; tocuitlapa(n); to- cuitla -pa(n); pron. poss. 1. pers. pl., s.; unser Rücken. *dorsum.*
tocuitlapanacaliuhca; tocuitlapanācaliuhcā; to –cuitla –pan- ācali –uh –cā; pron. poss. 1. pers. pl., s.v. com. asv.; unsere Rinnen am Rücken, Vertiefungen am Rükken. *sulcus dorsalis.*
tocuitlapaneoaio; tocuitlapanēhuayō; to- cuitla –pan –ēhua –yō; pron. poss. 1. pers. pl., s. poss.; unsere Rückenhaut. *derma dorsalis.*
tocuitlapanpa; tocuitlapanpa; to- cuitla –pan –pa; pron. poss. 1. pers. pl., s. loc.; in Richtung unseres Rückens, rückwärts.
tocuitlaxaiac; tocuitlaxāyac; to- cuitla –xāyac; pron. poss. 1. pers. pl., s. com.; unsere Hüften. *coxae.*
tocujtlatetepon; tocuitlatetepon; to –cuitla –te –tepon; pron. poss. 1. pers. pl., s. com.; Rückgrat; Molina: *tetepontli* tronco del arbol. *columna vertebrae.*
tocujtlaxilotca; tocuitlaxilotca; to- cuitla –xilo –t –ca; pron. poss. 1. pers. pl., s. v. com. asv.; unsere Lenden; Molina: *cuitlaxiloyotl* lomos de aminal; *xiloti* prät. *oxilotic* empezar, aformarse, hablando de la mazorca de maíz. *regio lumbaris.*
tocxi; tocxi; to –(i)cxi; pron. poss. 1. pers. pl., s.; unser Fuß, (im weiteren Sinne auch Bein). *pes.*
tocxic; tocxic; to- (i)cxi –c; pron. poss. 1. pers. pl., s., loc.; an/auf unserem Fuß.
tocxiquequeiol; tocxiquequeyol; to- (i)cxi –que –que –yol; pron. poss. 1. pers. pl., s. com.; unser Fußknöchel. *malleolus.*
tocxititlan; tocxititlan; to-(i)cxi –ti –tlan; pron. poss. 1. pers. pl., s., lig., loc.; nahe an unserem Bein, Fuß.
tocxitlan; tocxitlan; to- (i)cxi –tlan; pron. poss. 1. pers. pl., s., loc.; unten an unserem Bein, Fuß.
toiac; toyac; to- yac; pron. poss. 1. pers. pl., s.; unsere Nase. *naris.*
toiacac; toyacac; to –yaca –c; pron. poss. 1. pers. pl., s., loc.; in unserer Nase; auf unserer Nase.
toiacaacaliuhca; toyacaācaliuhcā; to –yaca –ācaliuh –cā; pron. poss. 1. pers. pl. s. v. com. asv.; die rinnenartige Vertiefung unserer Nase (im Inneren), die Höhlung der Nase. *cavum nasi cum conchas nasales.*
toiacaacaliuhia; toyacaācaliuhyā(n); to –yaca –ācaliuh –yā(n); pron. poss. 1. pers. pl, s. v. com., loc.; wo unsere Nasen gerieft, ausgehöhlt ist.
toiacacomoliuhca; toyacacomōliuhcā; to- yaca –cōmoliuh –cā; pron. poss. 1. pers. pl. s. v. asv.; die Vertiefung unserer Nase, unsere Nasenhöhle, unsere Höhlung der Nase (im Inneren). *vestibulum nasi et conchae.*
toiacacpa; toiacacpa; to –yaca –c –pa; pron. poss. 1.pers. pl., s., direct. suff.; in Richtung unserer Nase.
toiacapitzaoaca; toyacapitzāhuacā; to- yaca –pitzā –hua- cā; pron. poss. 1. pers. pl., s. v. com. asv.; unsere Nasenspitze.
toiacatomol; toyacatomol; to- yaca- tomol; pron. poss. 1. pers. pl., s. com.; unsere Nasenlöcher. *nares.*

toiacatzul, (toiacâtzul); toyacatzōl; to –yaca –tzōl; pron. poss. 1. pers. pl., s. com.; unsere Nase. (Nasenenge).
toiacelica; toya(ca)celicā; to- ya(ca) –celicā; pron. poss. 1. pers. pl., s. com. poss.; Nasenscheidewand; Nasenseptum; der knorpelige Nasenanteil; Karttunen: *celicayotl* Frische; → tocecelica. *septum nasi.*
toioiolcauh; toyoyolcāuh; to- yo –yol –cā-uh; pron. poss. 1. pers. pl., s. v. frq. poss.; unser sehr Lebendiges.
toiolca; toyōlcā; to- yōl –cā; pron. poss. 1. pers. pl., s. v. asv.; unser Leben, Unterhalt, Nahrung.
toiollo; toyōll(y)ō; to- yōl –l(y)ō; pron. poss. 1. pers. pl., s.; unser Herz.
toiomotla; toyōmohtla(n); to- yōmoh –tla(n); pron. poss. 1. pers. pl., s.; unsere Seite. *latum.*
toloniui; tolonihui; tolon –ihui; v. n.; es wird rund, macht sich rund, es ist abgerundet, bildet eine Rundung. Molina: *tolontic* cosa redonda como bola.
tolon[lon]tic; tolon[lon]tic; to –lon –[lon] –ti –c; adj. red.; rund, kugelrund.
tolontic; tolontic; tolon –ti –c; adj. v.; kugelrund, rund.
toma; tomā; to –mā; pron. poss. 1. pers. pl., s.; unsere Hand.
tomac; tomāc, to –mā –c; pron. poss. 1. pers. pl., s., loc.; an/auf unserer Hand.
tomacpalacaliuhca; tomācpalācaliuhcā; to –mā –(i)cpal –ācaliuh –cā; pron. poss. 1. pers. pl., s. v. com. asv.; die Rinnen unserer Handfläche.
tomacpalix; tomācpalīx; to- mā –(i)cpal –īx; pron. poss. 1. pers. pl., s. com.; unsere Handfläche. *palma manus.*
tomacpaltilaoaca; tomācpaltilāhuacā; to- mā –(i)cpal –tilā –hua –cā; pron. poss. 1. pers. pl. s. com. asv.; die Dicke oder Festigkeit unserer Handfläche. *crassitudo regionis metacarpalis.*
tomacpalxoxotca; tomācpalxoxotca; to- mā –(i)cpal –xoxo –t –ca; pron. poss. 1. pers. pl. s. com.; Handlinien; die Linien (Schnittlinien) unserer Handfläche; Siméon: *xoxotla* Inciser, saigner quelqu'un, hacer incisiones, aserrar, cortar una cosa; Buschmann und v. Humboldt: *xoxotla* einem feine Einschnitte in die Haut machen. *liniae palmae manus.*
tomaiauja; tomāyahui(y)ā(n); to –māya –hui –(y)ā(n); pron. poss. 1. pers. pl., s. v., loc.; unser Ort des Zurückweisens, Zurückstoßens, Niederwerfens, der Abwehr. Molina: *mayaui* arrojar algo por ay.
tomaoa; tomāhua; tomā –hua; v. a.; es vergrößert sich, es wird dick, es verfettet.
tomaoac; tomāhuac; tomā –hua –c; adj. v.; dick, fett, kräftig.
tomapilcemix; tomāpilcemīx; to- mā –pil –cem –īx; pron. poss. 1. pers. pl., s. com., adv. mod., s.; die Fläche aller Finger (der Hand).
tomapilomio; tomāpilomi(y)ō; to- mā –pil –omi –(y)ō; pron. poss. 1. pers. pl., s. com. poss.; unsere Fingerknochen. *ossa digitorum manus.*
tomapiltzala; tomāpiltzāla(n); to –mā –pil –tzāla(n); pron. poss. 1. pers. pl., s., loc.; der Raum zwischen unsren Fingern, zwischen den Fingern, Fingerzwischenraum. *regio interdigitalis.*
tomaquechtlan; tomāquechtlan; to –mā –quech –tlan; pron. poss. 1. pers. pl., s. com.; unser Handgelenk. → maquechtlantli.
tomaquechtlanpa; tomāquechtlanpa; to –mā –quech –tlan –pa; pron. poss. 1. pers. pl, s. com., loc.; nahe an unserem Handgelenk; in Richtung unseres Handgelenks. *regio articuli manus.*

tomaquequeiol; tomāquequeyol; to- mā–queque –yol; pron. poss. 1. pers. pl., s. com.; unser Handgelenksknöchel, der Knöchel an unserem Handgelenk; Molina: *quequeyolli* tovillo del pie, *maitl* mano.
tomatlan, tomatlà; tomātlan; to- mā –tlan; pron. poss. 1. pers. pl. s., loc.; nahe an unsrer Hand.
tomatzala; tomātzāla(n); to- mā –tzāla(n); pron. poss. 1. pers. pl., s., loc.; zwischen unser Hand, der Raum oder die Öffnung zwischen Daumen und Zeigefinger. Interdigitalspalt zwischen Daumen und Zeigefinger.
tomatzotzopazpitzaoaia; tomātzotzopazpitzāhuayā(n); to –mā –tzotzopaz –pitzā – hua –yā(n); pron. poss. 1. pers. pl., s. v. com. red., loc.; der Ort, wo der dünne (der dem Handgelenk nahe) Teil unseres Unterarms ist. → matzopaztli.
tomatzotzopaztomaoaca; tomātzotzopaztomāhuacā; to- mā –tzotzopaz –tomā –hua –cā; pron. poss. 1. pers. pl., s. v. com. red. asv.; der dicke (der dem Ellenbogen nahe) Teil unseres Unterarms.
tomaxac; tomaxac; to- maxac; pron. poss. 1. pers. pl., s.; unser Schritt; der Raum zwischen unseren Oberschenkeln; Molina: *maxac* entre mis piernas o en la horcajadura. *inter pedes divaricati.*
tometz; tometz; to- metz; pron. poss. 1. pers. pl., s.; unser Bein, Schenkel, Oberschenkel.
tometzpa; tometzpa; to- metz –pa; pron. poss. 1. pers. pl., s., loc.; an unserem Bein.
tometzpitzaoaia, tometzpitzāhuayā(n); to –metz –pitza –hua –yā(n); pron. poss. 1. pers. pl., s. v. com. loc.; wo unser Bein dünn wird. *regio supra genum.*
tometzquauhio; tometzquauhyō; to- metz –quauh –yō; pron. poss. 1. pers. pl., s. com. poss.; unser Beinknochen. *ossa cruris et femuris.*
tometztomaoaia; tometztomāhuayā(n); to –metz –tomāhua- yā(n); pron. poss. 1. pers. pl., s. v. com. loc.; wo unser Bein dick ist.
tomicozqui; tomicozqui; t(o)- omi- coz –qui; pron. poss. 1. pers. pl., s.; unser Schlüsselbein; Molina: *tomicuzqui* las asillas de la olla de la garganta; Siméon: *omicutzcatl* Clavicule, clavícula. *clavicula.*
tomitic; tohmitic; to –ohmi –ti –c; adj.; flaumig, wollig.
tomitl, (tomjtl); tohmitl, to –ohmi –tl; s.; Haarflaum.
tomimiaoaio, (tomjmjiaoaio); tomimiyāhuayō; to- mimi –yāhua –yō; pron. poss. 1. pers. pl., s. poss.; unsere Lungen (unsere Bienenwabe); Molina: panal de auejas *mimiauatl. pulmones.*
tomimiliuhca, (tomjmjliuhca); tomimiliuhcā; to –mimil –iuh –cā; pron. poss. 1. pers. pl., s. v. asv.; unsere Lenden, unsere Rundung.
tomio, (tomojio); tomiō; to- omi –yō; pron. poss. 1. pers. pl., s. poss.; unser Knochen. *os humani.*
tomolicpi; tomolicpi; to- molic –pi; pron. poss. 1. pers. pl., s.; unser Ellenbogen. *cubitus.*
tomolicpiac; tomolicpiac; to- molic –pi –ac; pron. poss. 1. pers. pl., s. com.; Ellenbogenspitze. *olecranon.*
tomoliui; tomolihui; to –mol –ihui; v.; es wird vorgewölbt, bildet eine Vorwölbung, sproßt. Siméon: *tomoliuhyantli* Bourgeon, yema, brote.
tomoltic; tomoltic; tomol –ti –c; adj.; knospend, vorgewölbt.
tomômotzoliuhca; tomomotzoliuhcā; to –mo –motzoliuh –cā; pron. poss. 1. pers. pl., s. red. asv.; unsere Griffe, unser Kratzen. → tomomotzoliuhcayōcā(n).

tomômotzoliuhcaioca; tomomotzoliuhcāyōcā(n); to –mo –motzoliuh –cāyō –cā(n); pron. poss. 1. pers. pl., s. v. red. asv, poss., loc.; unsere Stellen des Zupackens, unsere Orte des Greifens, Orte unseres Kratzens. Campbell: *momotziui* to scratch, to tear, to splinter. Molina: *motzoloa* engarrafar o asir a otro.
tomoni; tomōni; tomōni; v. a.; es ist vorgebeult. Es macht Beulen.
tomotzoliuhca; tomotzoliuhcā; to –motzo –liuh –cā; pron. poss. 1. pers. pl., s. v. asv.; unser Greifen, unser Griff, Kratzen. →tomomotzoliuhca, tomomotzoliuhcayoca.
tonacaio; tonacayō; to- naca –yō; pron. poss. 1. pers. pl. s. poss.; unser Fleisch; *caro humana.*
tonacazcelica; tonacazcelicā; to- nacaz –celi –cā; pron. poss. 1. pers. pl., s. asv.; unser Ohrläppchen; Molina: *tonacacelica* el pico baxo de la oreja. *lobulus auriculae.*
tonacazchipinca; tonacazchipīncā; to- nacaz –chipīn –cā; pron. poss. 1. pers. pl., s. v. asv.; der Tropfen unseres Ohres, unser Ohrtropfen. *tragus.*
tonacazco; tonacazco; to- nacaz –co; pron. poss. 1. pers. pl., s., loc.; in unserem Ohr.
tonacazcopichauhca; tonacazcopīchauhcā; to- nacaz- copīchauh –cā; pron. poss. 1. pers. pl., s. v. asv.; die Rinnen (Ritzen) unseres Ohres (die Innenseite unseres Ohres). Molina: *copichaui* acucharrarse, acanalarse.
tonacazpatlaoaca; tonacazpatlāhuacā; to- nacaz –patlāhua –cā; pron. poss. 1. pers. pl., s. v. com. asv.; die Breite unseres Ohres, unsere Ohrmuschel (der obere breite Anteil des Außenohres).
tonacazquauhio; tonacazquauhyō; to- nacaz –quauh –yō; pron. poss. 1. pers. pl., s. com. poss.; unser Ohrknorpel. *cartilago auriculae.*
tonacaztlan; tonacaztlan; to- nacaz –tlan; pron. poss. 1. pers. pl., s., loc.; an unserem Ohr.
tonacaztzacca; tonacaztzacca; to- nacaz- tzac –ca; pron. poss. 1. pers. pl., s. v. com.; der Verschluß unseres Ohres, das Ende unseres Ohres, der Deckel des Ohres. *tragus.*
tonameio; tōnamēyō; tōna –mē –yō; adj.; klar, leuchtend, strahlend.
tonaoac; tonāhuac; to- nāhua –c; adv.; bei uns, in unserer Nähe, mit uns.
tonecûecuelpachoaia; tonecuecuelpachoāyā(n); to- ne –cue –cuelpach –oā–yā(n); pron. poss. 1. pers. pl., pron. r. ind., s. v. red., loc.; Ort, wo wir uns häufig beugen, biegen; falten. *regio inclinationis corpore.*
tonecuelpachoaia; tonecuelpachoāyā(n); to- ne –cuelpachoā–yā(n); pron. poss. 1. pers. pl., pron. r. indef., s. v., loc.; die Stelle, wo wir uns beugen, falten, biegen. *regio inclinationis corpore.*
toneihiiotiaia; toneihīyōtiāyā(n); to –ne –ihīyō –tiā –yā(n); pron. poss. 1. pers. pl., pron. r. indef., s. v., loc.; der Ort, wo wir atmen. *tractus respirationis.*
tonematia; tonemat(i)yā(n); to- ne –mat(i) –yā(n); pron. poss. 1. pers. pl., pron. r. indef., v., loc.; der Ort unseres Wissens, unser Gefühl. → tonênêmatia.
tonenca; tonencā; to- nen- cā; pron. poss. 1. pers. pl., s. asv.; unser Leben, unser Lebensunterhalt, das unser Leben Erhaltende; unsere Lebensmittel, unser Lebensquell. Molina: *nencayotl* mantenimiento humano.
tonênêmatia; tonenemat(i)yā(n); to –ne –ne – mat(i) –yā(n); pron. poss. 1. pers. pl., pron. indef. r. red., s. v., loc.; Ort unserer Gefühle; Orte unseres Wissens.
tonenepilqua; tonenepilquā; to- nene –pil- quā; pron. poss. 1. pers. pl. s. com.; unser Zungenende, Zungenspitze. *apex linguae.*

tonênepicia; tonenepicyā(n); to- ne –nepic-yā(n); pron. poss. 1. pers. pl., s. red.; (loc.); unsere Körpergelenke; Molina: *nepicyan* las junturas. *articulationes.*
tonenepiliacauitzauhca; tonenepilyacahuitzauhcā; to- nene –pil –yaca–huitzauh – cā; pron. poss. 1. pers. pl., s. v. com. asv.; unsere Zungenspitze, der äußerste Punkt unsrer Zunge; Molina: *yacauitzauhcayotl* agudeza de punta. *apex linguae.*
tonenepilitzintla; tonenepilitzīntla(n); to- nene –pil –i- tzīn –tla(n); pron. poss. 1. pers. pl., s. dimin. loc.; unser Zungengrund, hinten an unserer Zunge, Zungenwurzel. *regio posterior linguae.*
tonenepilpatlaoaca; tonenepilpatlāhuacā; to- nene –pil- patlāhua –cā; pron. poss. 1. pers. pl., s. v. com. asv.; unser Zungenrücken; unsere breite Zunge; unser breiter Zungenteil. *dorsum linguae.*
tonenepiltilaoa(ca); tonenepiltilāhua(cā); to- nene –pil- tilā –hua(cā); pron. poss. 1. pers. pl., s. v. com. (asv).; unser dicker Abschnitt der Zunge, unser Zungenkörper. *corpus linguae.*
tonepaleujaia; tonepalēhuiāyā(n); to- nē- pale –huiā –yā(n); pron. poss. 1. pers. pl., pron. r. indef., s. v. appl. loc.; der Ort unseres Stützens, Helfens, der Ort, wo es günstig, vorteilhaft ist.
tonepicia; tonepicyā(n); to- nepic-yā(n); pron. poss. 1. pers. pl., s. v.; unser Beingelenk; Kniekehle. Molina: *tonepicyan* corua de la pierna. Campbell: *tonepicyan* joint leg. *articulatio genus.*
tonepuztequia; tonepoztequi(y)ā(n); to –ne –poz –tequi –(y)ā(n); pron. poss. 1. pers. pl., pron. indef. r., v. loc.; wo wir uns brechen (beugen).
tonetlaliaia; tonetlaliayā(n); to- ne- tlalia- yā(n); pron. poss. 1. pers. pl., pron. r. indef., v., loc.; wo wir sitzen, uns hinsetzen.
tonetlaquechiaia; tonetlaquechiāyā(n); to- ne- tlaquech –iā –yā(n); pron. poss. 1. pers. pl., pron. r. indef., v., loc.; der Ort, wo wir uns aufstützen, unsere Stütze, unsere Krücke. Karttunen: *-netlaquechiāya* staff, crutch, support.
tonoia; tonoyā(n); t(o) –ono –yā(n); pron. poss. 1. pers. pl., s. v. loc.; der Ort, wo wir liegen. Molina: *nonoyan* en mi lugar o estrado o donde yo estoy echado. (vgl. Buschmann und v. Humboldt 2000:322).
toôlpica; toolpicā; to –o –(i)lpi –cā; pron. poss. 1. pers. pl., s. v. asv.; unsere Verbindungen, unsere Knoten. Molina: *ilpia onitlalpi* atar alguna cosa; *ilpia oniteilpi* atar a alguno.
topaneoaio; topanēhuayō; to- pan –ēhua –yō; pron. poss. 1. pers. pl., loc.; s. poss.; unsere äußere Haut, die Haut auf uns. *derma.*
topepechillo; topehpechill(y)ō; to- peh –pechi –l –l(y)ō; pron. poss. 1. pers. pl., s. v. poss.; unsere Grundlage; das, womit wir uns bereichert haben, unser Lebensunterhalt. Molina: *pepechotl, pepechyotl* fundamento; *pepechia* perf. *pepechi* hazer la cama a otro. *pepechtli* albarda o cimiento colchon o rapa sobre que nos echamos a dormir.
topepechiuhca; topehpechiuhcā; to- pe –pech –iuh- cā; pron. poss. 1.pl., s. v. asv.; unsere Grundlage, unsere Bereicherung.
topiazio; topiāzyō; to- piyāz –yō; pron. poss. 1. pers. pl., s. poss.; unser Rohr; Molina: *piaziua* envasar con embudo; *piaztli* calabaza larga y delgada que sirve de camtimplora.
topiazioca; topiāzyōcā(n); to- piyāz –yō- cā(n); pron. poss. 1. pers. pl., s., loc.; Ort, wo unser Rohr ist.

topipiazio; topipiāzyō; to- pi –piyāz –yō; pron. poss. 1. pers. pl., s. red. poss.; unsere Rohre.
topîpiazioca; topipiāzyōcā(n); to –pi- piyāz –yō –cā(n); pron. poss. 1. pers. pl., s. red. poss., loc.; Orte, wo unsere Rohre sind.
topitzaoaia; topitzāhuayā(n); to- pitzāhua- yā(n); pron. poss. 1. pers. pl., s. v. loc.; unsere Gürtellinie, unsere Taille; wo wir dünn sind. Buschmann und v. Humboldt: *pitzahuayan* Enge von zwei Ländern oder Meeren.
topochco; tōpōchco; to- (ō)pōch –co; pron. poss. 1. pers. pl., s., loc.; zu unserer Linken. Molina: *opochmaitl* mano yzquierda.
topochqujo, (topuchquio); topochqui(y)ō; to- poch –qui –(y)ō; pron. poss. 1. pers. pl., s. com.; unsere weiche Verdickung, weiche Schwellung, rauchfarbene Verzweigung, unser rauchfarbener Stengel, Trieb, Keim, Reiser, Schößling, Sprossung.
topoliuhqui; tohpoliuhqui; tohpoliuh –qui; adj. v. gestuft.
topoliui, tôpoliui; tohpolihui; tohpol –ihui; v.; v. es ist gestuft, bildet Stufen, es wird gestuft.
topoltic; tohpoltic; tohpol –ti –c; adj. gestuft. Karttunen: *tohpolli* terrace.
topopoztecca, (topôpoztecca); topopozteccā; to- po –poztec- cā; pron. poss. 1. pers. pl., s. v. red. asv.; unsere Brüche (im Sinne von gelenkiger Bewegung). Molina: *poztequi* quebrar palo.
topoztecca; topozteccā; to- poztec- cā; pron. poss. 1. pers. pl., s. v. asv.; unser Bruch, (unser Gelenk).
toqua; toquā; to –quā; pron. poss. 1. pers. pl., s.; unser Kopf; Scheitel, Wirbel.
toquanepantla; toquānepantlah; to –quā –nepantlah; pron. poss. 1. pers. pl., s., loc.; unāāsere Scheitelhöhe, in der Mitte unseres Kopfes, unser Scheitel. *centrum capitis, vertex.*
toquappa; toquappa; to- quap –pa; pron. poss. 1. pers. pl., s.; unsere Hüfte. *coxa.* Molina: *quappantli* puente de madera, quadril.
toquappaiac; toquappayac; to- quap- pa –yac; pron. poss. 1. pers. pl., s.; die Spitze unserer Hüfte, unseres Hüftknochens. *spina iliaca anterior superior.*
toquatlan; toquātlan; to- quā- tlan; pron. poss. 1. Pers. pl,. s. loc.; an unserem Kopf.
toquauhpa; toquauhpa; to- quauh –pa; pron. poss. 1. pers. pl., s.; loc.; an unserem Knochen, (Hüftgelenk).
toquech; toquech; to- quech; pron. poss. 1. pers. pl., s.; unser Hals (Nacken). *cervix.*
toquechcoliuhca, (toquechcoliuhcà); toquechcōliuhca; to-quech- coliuh-ca; s. v. com. asv.; die Biegung unseres Halses; die Krümmung unseres Nackens. *lordosis cervicis.*
toquecheoaio; toquechēhuayō; to- quech –ēhua –yō; pron. poss. 1. pers. pl., s. com. poss.; die Haut unseres Nackens (Halses). *derma cervicis.*
toquechquauhio; toquechquauhyō; to –quech –quauh –yō; pron. poss. 1. pers. pl., s. com. poss.; unser Halsknochen. Molina: *toquechquauhyo* asillas de la olla de la garganta, Siméon : *toquechquauhyo* clavicule. Schlüsselbein.
[to]quechquauhiutl; [to]quechquauhyōtl; [to] –quech –quauh –yōtl; [pron. poss. 1. pers. pl.,] s. com. abstr.; die Halsknochen. *vertebrae cervicales.*
toquechquechtzotzol; toquechquechtzotzōl; to –quech –quech –tzo –tzōl; pron. poss. 1. pers. pl., pescueço, *tzoliui* estrecharse algo.
toquechtla; toquechtla(n); to- quech –tla(n); pron. poss. 1. pers. pl., s., loc.; an unserem Nacken; an unserer Nackenregion, bei unserem Nacken. *regio cervicis.*

toquechtzotzol; toquechtzotzōl; to- quech- tzo –tzōl; pron. poss. 1. pers. pl., s. com. red.; die Enge (Schmalheit) unseres Nackens, Halses.
toquequetzolix; toquequetzolix; to –que –quetzol- ix; pron. poss. 1. pers. pl., s. com. red.; die Fläche unserer Ferse; Molina: *quequetzolli* calcañar. *Facies calcaris.*
toquequeiol; toquequeyol; to- que –que-yol; pron. poss. 1. pers. pl., s.; unser Knöchel; Molina: *quequeyolli* tovillo del pie. *malleolus, ossa malleolorum pedis sive manu.*
toquexil; toquexīl; to- quexīl; pron. poss. 1. pers. pl., s.; unsere Leiste. *regio inguinalis.*
toquez; toquez; to- quez; pron. poss. 1. pers. pl., s.; unsere Hüfte. *regio inguinalis.*
toqueznacaio; toqueznacayō; to- quez- naca –yō; pron. poss. 1. pers. pl., s. com. poss.; das Fleisch unserer Hüfte. *caro coxae.*
toqueçololiuhca; toquezololiuhcā; to- quez –ololiuh –cā; pron. poss. 1. pers. pl., s. v. com. asv.; unser Hüftgelenk; Molina: *ololoa* ayuntar algo, hazer alguna cosa redonda como bola o cosa semejante spherica, *quexilli* ingre. *articulum coxae.*
toquezquauhio; toquezquauhyō; to –quez –quauh –yō; pron. poss. 1. pers. pl., s. com. poss.; unser Oberschenkelknochen, unser Knochen der Hüfte, Hüftgelenkskopf.
toqueztepoliac; toqueztepolyac; to- quez –tepol- yac; pron. poss. 1. pers. pl., s. com.; das Ende des Hüftknochens, Hüftgelenkskopf, Femurkopf. *caput et trochantor mayor femoris.*
toqujqujçauhca, (toqujqujcauhca); toquiquīzauhcā; to –qui –quīzauh –cā; pron. poss. 1. pers. pl., s. v. red., poss.; unsere Auslässe; Durchlässe, unsere Schweißporen.;→ quiquiztic. *ostia corperis.*
toqujchio; toquichyō; t(o) –oquich –yō; pron. poss. 1. pers. pl., s. poss.; unser Samen; Molina: *oquichyotl* esperma. *sperma.*
toqujqujztica; toquiquīztica; to- quiquīz –ti- ca; pron. poss. 1. pers. pl., s. v. red., lig., instr.; das, womit wir etwas herauslassen, losgehen lassen. *ostia corperis.*
totacapitzauhia; tot(l)ācapitzāuhyā(n); to- t(l)āca- pitzāuh- yā(n); pron. poss. 1. pers. pl., v. red. prät., loc.; die Stelle, wo unser Körper dünn ist, wo wir dünn sind, der Ort unserer Schmalheit, unserer Taille, unserer Enge.
tote; totē(n); to –tē(n); pron. poss. 1. pers. pl., s.; unsere Lippen. *labia.*
Tote; tohte; to –(i)hte; pron. poss. 1. pers. pl., s.; unser Bauch.
totēmetlapil; totēnmetlapīl; to –tēn –metla- pīl; pron. poss. 1. pers. pl., s. com.; der Reibstein unserer Lippen, unserer Lippen länglicher Stein, der länglich-runde Stein unserer Lippen.
totenchal; totēnchal; to- tēn- chal; pron. poss. 1. pers. pl., s.; unser Kinn; Molina: *tenchalli* barva, no los pelos. *mentum.*
totentzotzol; totēntzotzōl; to- tēn –tzo –tzōl; pron. poss. 1. pers. pl, s. com.; die Falten, die Schmalheit unserer Lippen.→tzotzoliui.
totenuiiaca; totēnhu(ē)iyacā; to- tēn –hu(ē)iya –cā; pron. poss. 1. pers. pl., s. v. com. asv.; die Breite, Verlängerung, Länge unserer Lippen.
toteputz; totepotz; to- tepotz; pron. poss. 1. pers. pl., s.; unser Rücken. *dorsum.*
toteputzcoliuhca, (toteputzcoliuhcâ); totepotzcōliuhcā; to- tepotz- cōl –iuh –cā; pron. poss. 1. pers. pl., s. com. v. asv.; unsere Rückenkrümmung; Molina: *coliui,* prät. *coliuh* torcerse. *curvatura dorsi.*

totexipaliamanca; totēxīpalyamānca; to –tē(n) –xīlpal –yamān –ca; pron. poss. 1. pers. pl., s. com.; die Sanftheit unserer Lippen, unsere sanften Lippen. Clavijero: *yamancayotl* frescura, suavidad.
totezcauh; totēzcauh; to- tēzca –uh; pron. poss. 1. pers. pl., s. poss; unser Spiegel.
totilaoa(ca); totilāhua(cā); to –tilā hua(cā); pron. poss. 1. pers. pl., s. v. (asv.); unser Festes, unsere Festigkeit.→tilaoacaiutl.
totilaoaca; totilāhuacā; to- tilāhua- cā; pron. poss. 1. pers. pl., s. v. asv.; unsere Dichte, Dicke, unser Zusammendrängen, Zusammenpressen; unsere Festigkeit. → tilaoacaiutl.
totitilaoaca; totitilāhuacā; to –ti- tilāhua- cā; pron. poss. 1. pers.pl., s. red. asv.; unsere Dichte, Dicke, unser Zusammendrängen.
totlac; totlāc; to –tlāc; pron. poss. 1. pers.pl., s.; unser Rumpf; der obere Teil unseres Rumpfes. Molina: *totlac* cuerpo del hombre desde la cinta ariba. *pars superior trunci.*
totlacaquia; totlacaqui(y)ā(n); to –tla –caqui –(y)ā(n); pron. poss. 1. pers. pl., pron. indef., s. v., loc.; der Ort, wo wir etwas hören, unser Hörsinn. *organum acusticum.*
totlacçaia; totlaczayā(n); to –tlacza- yā(n); pron. poss. 1. pers. pl., s. loc; die Fußsohle, der Ort, wo wir etwas treten, stoßen; drücken. Molina: *tlacça* correr; *totlaczaya,* planta del pie. *planta pedis.*
totlânecuia; totlanecuiā(n); to –tla –(ih)necu(i) –yā(n); pron. poss. 1. pers. pl., pron. indef., s. v., loc.; unser Geruchssinn; der Ort unseres Riechens, wo wir etwas riechen. Molina: *inecui* riechen. *organum olfactum.*
totlanitzpatlach; totlanītzpatlach; to- tlanītz –patlach; pron. poss. 1. pers. pl., s. com.; die Dicke, die Breite unseres Unterschenkels. Molina *patlachtic* cosa ancha. *diameter cruris.*
totlanjtzpachiuhca; totlanītzpachiuhcā; to- tlanītz –pach –iuh –cā; pron. poss. 1. pers. pl., s. v. com., asv.; die Fülle, Dicke, Breite unseres Unterschenkels.
totlanjtzpatlachiuhca; totlanītzpatlachiuhcā; to- tlanītz- patlach –iuh- ca; pron. poss. 1. pers. pl., s. v. com. asv.; der Umfang, die Ausdehnung, Breite, Dicke unseres Unterschenkels.
totlanitzpitzaoaca; totlanītzpitzāhuacā; to –tlanītz- pitzāhua –cā; pron. poss. 1. pers. pl., s. v. com. asv.; der dünne Teil unseres Unterschenkels. *pars inferior cruris.*
totlanixqua; totlanīxquā; to –tlan –īx –quā; pron. poss. 1. pers. pl., s. com.; unsere Vorderseite der Zähne, Schneidezähne. Molina: *tlanixquatl* delantera de los dientes. *incisivi.*
totlanquaiacac; totlanquāyacac; to- tlanquā- yaca- c; pron. poss. 1. pers. pl., s. com., loc.; an der Vorderfläche unseres Knies, unser Kniescheibe. *patella.*
totlanquanacaio; totlanquānacayō; to- tlanquā- naca –yō; pron. poss. 1. pers. pl., s. com. poss.; das Fleisch unseres Knies. *caro genus.*
totlanquaticpac; totlanquāticpac; to- tlanquā- t(i)- icpac; pron. poss. 1. pers. pl., s. lig., loc.; über unser Kniescheibe. *regio suprapatellaris.*
totlapallo; totlapall(y)ō; to- tlapal –l(y)ō; pron. poss. 1. pers. pl., s. poss.; unser Rotes, unser Gefärbtes, unser Blut.
totlaquaia; totlaquāyā(n); to –tla –quā –yā(n); pron. poss. 1. pers. pl., pron. indef., v. loc.; Ort, wo wir essen.
totlatecôaca; totlatecoacā; to –tla –tecoa –cā; pron. poss. 1. pers. pl., pron. indef., s. v. asv.; unsere Stütze; unser vorsätzliches, absichtliches Handeln. Siméon: *tecoa ic nino,* decir o hacer algo a propósito. Buschmann und v. Humboldt: *tecoa* v. r. etwas

absichtlich, vorsätzlich thun. Karttunen: *tecoa,* v. t.; to entrust someone with something safekeeping. Schultze Jena 1950: *tecoa, tecoua* geflissentlich, mit Fleiß tun.
totlatelicçaia; totlateliczayā(n); to –tla –telicza –yā(n); pron. poss. 1. pers. pl., pron. indef., s. v., loc.; Ort, wo wir auftreten (mit dem Fuß) der Ort wo wir Fußtritte geben, wo wir etwas treten. Molina: *telicça* dar patadas.
totlatlacçaia; totlatlaczayā(n); to –tla –tlacza –yā(n); pron. poss. 1. pers. pl., v. red., loc.; unsere Fußsohlen, der Ort unseres Laufens.
totlatlaliaia; totlatlāliāyā; to –tla –tlāliā –yā(n); pron. poss. 1. pers. pl. s. red. loc.; unser Magen. Molina: *totlatlaliaya* estomago, *tlalia* poner algo en una parte.
totlatlalil; totlatlālil; to- tla –tlālil; pron. poss. 1. pers. pl., s. v.; unser Magen; *gaster.*
totlatlalilteco; totlatlālilteco, to- tla –tlālil –te –co; pron. poss. 1. pers. pl., s. com. red., unser Magengefäß.
totlatoaia; totla(i)htoāyā(n); to- tla(i)htoā- yā(n); pron. poss. 1. pers. pl., s. v., loc.; Ort, wo wir sprechen.
totlatolhoaz; totlahtōlhuaz; to- tlatōl –huaz; pron. poss. 1. pers. pl., s. v.; unser Schlund. *pharynx.*
totlauelcuja; totlahuēlcui(y)ā(n); to –tlahuēlcui –(y)ā(n); pron. poss. 1. pers. pl., s. v., loc.; Ort unseres Zorns.
totlauelmatia; totlahuēlmati(y)ā(n); to –tlahuēl –mati –yā(n); pron. poss. 1. pers. pl., s. v., loc.; Ort unseres Geschmacks, unser Geschmackssinn. Molina: *tlauelmati* saberme bien algun manjar.
totlecallo; totlecallō; to – tle –cal –l(y)ō; pron. poss. 1. pers. pl., s. com. poss.; unser Kamin, Schornstein, Rauchfang. *Luftführendes Hohlraumsystem des Körpers mit Verbindungen nach außen.*
totlecalloca, (totlêcalloca); totlecallōcā(n); to- tle- cal –l(y)ō- cā(n); pron. poss. 1. pers. pl., s. com., loc.; der Ort unseres Kamins.
[to]tlecalotl; [to]tlêcal(l)ōtl; [to]- tle –cal –(l)(y)ō –tl; [pron. poss. 1. pers. pl.,] s. abstr.; der Rauchfang; Molina: *tlecalli* chimenea. *Luftführendes Hohlraumsystem des Körpers.*
totlêtlecallo; totletlecall(y)ō; to- tle- tle- cal –l(y)ō; pron. poss. 1. pers. pl., s. red. poss.; unsere Rauchfänge.
totlêtlecalloca; totletlecallōcā(n); to- tle- tle –cal –l(y)ō- cā(n); pron. poss. 1. pers. pl., s. red., loc.; die Stellen unserer Rauchfänge.
totliliuhca; totlīliuhcā; to- tlīliuh- cā; pron. poss. 1. pers. pl., s. v. asv.; unser Schwarzes (vom Auge), Pupille. *pupilla.*
totloc; totloc; to –tloc; adv. Loc.; in unserer Nähe, nahe bei uns.
totoca; tohtoca; toh –toca; v. red.; es fließt, es vermehrt sich.
totochauhqui; totochauhqui; to –tochauh –qui; adj. red.; dürftig, wenig, fein. Campbell: *totoch* backwards. Vgl. dazu v. Gall: 1997:139,140. Dibble und Anderson: *totochauhqui* sparse. López Austin: *totochauhqui* sutil.
totochaui; totochahui; to –toch –a –hui; v. red.; es wird dürftig, es ist kümmerlich, fein. → totochauhqui.
totochtic; to –toch –ti –c; adj. red.; spärlich, dünn, dürftig, wenig, fein.
tôtomaoac; totomāhuac; to –tomāhua –c; adj. v. red.; sehr dick, fett.
totonia; totōniā; to –tōn –iā; v. n.; es erwärmt sich, es wird warm.
totonqui, (totoquj); totōnqui; to –tōn –qui; adj. v.; warm, heiß.
totontlapetztia; totōntlapetztia; to –ton –tla –petz –tia; v. caus. red.; es glänzt warm, glüht heiß, es ist erhitzt, wärmt mit hellem Glanz.

totopochaui, (topopochaui?); totopochahui; to –to –poch –ahui; v. red; es vertrocknet, brät, röstet. Molina: *totopochtic* bien tostado, bien cocido, muy asado.
tototl; tōtōtl; tōtō –tl; s.; Vogel.
tototomjo; tototohmi(y)ō; to –to- tohmi –(y) ō; pron. poss. 1. pers. pl., s. red., poss.; unser reichlicher Flaum.
totozcac; totozcac; to- tozca- c; pron. poss. 1. pers. pl., s., loc.; in der Kehle, unser Gaumen; Molina: *totozcac* palador, en el gaznate.*palatum, pars laryngea pharyngis.*
totozcatequacuil; totozcatequācuil; to –tozca- tequā –cuil; pron. poss. 1. pers. pl., s. com.; unser Gaumenzäpfchen. Molina: *tozcatequacuilli* la campanilla de la garganta. *uvula.*
totozqui; totozqui; to- tozqui; pron. poss. 1. pers. pl., s.; unsere Stimme, unser Gesang, unsere Kehle.
totzinatlauhio; totzīnātlauhyō; to –tzīn –ātlauh –yō; pron. poss. 1. pers. pl., s. com. poss.; unsere Analspalte. Molina: *tzintli* el ojo del saluonor, *atlauhyo* lugar barrancoso. *plica analis.*
totzinomio; totzīnomi(y)ō; to- tzīn –omi –(y)ō; pron. poss. 1. pers. pl., s. com. poss.; unser Gesäßknochen. *os ischiadicum.*
totzinquauhcax; totzīnquauhcax; to- tzīn- quauh –cax; pron. poss. 1. pers. pl., s. com.; die Knochen unseres Beckenringes. Molina: *tzintli* ano, *quauitl* arbol, palo, *caxitl* escudilla. *ossa pelvis.*
totzintamaleoaio totzīntamalēhuayō; to- tzīn- tamal- ēhua –yō; pron. poss. 1. pers. pl., s. com. poss.; unsere Gesäßhaut. *derma podicis.*
totzintepitz; totzīntepītz; to –tzīn- tepītz; pron. poss. 1. pers. pl., s. com.; Sitzbein(knochen). Molina: *tzintli* ano, *tepitztic* cosa dura. *tuber ischiadicum ossis ischii.*
totzintopol; totzīntopōl; to- tzīn –to –pōl; pron. poss. 1. pers. pl., s. dimin.; unser ziemlich großes Gesäß.
totzmolinca; totzmolīncā; to –(i)tz –molīn –cā; pron. poss. 1. pers. pl., s. v. asv.; unsere Knospe, unser Keim.
totzoio; totzoyō; to –tzo –yō; pron. poss. 1. pers. pl., s. poss.; unser Schweiß. Molina: *tzotl* Schweiß des Körpers, *tzoyotl* el saluonor, *tzoyotia* ensuziar camisa o cosa asi con el sudor espeso del cuerpo hinchendo la de mugre. Siméon: *notzoyo* mis inmundicias. Herrera: *tzoyotl* perspiration, anus; *tzotl* sweat, filt.
totzoliuhca, (totzoliuhcá); totzōliuhcā; to- tzol –iuh –cā; pron. poss. 1. pers. pl., s. v. asv.; unsere Enge. Einziehung.
totzon; totzon; to- tzon; pron. poss. 1. pers. pl,. s.; unser Haar. *capillus.*
totzonio; totzonyō; to- tzon –yo; pron. poss. 1. pers. pl., s. poss.; unser Haar, unsere Behaarung. *capilli corporis.*
totzonteco, (totzontecon); totzonteco(n); to- tzon –teco(n); pron. poss. 1. pers. pl., s. com.; unser Kopf. *caput.*
totzotzolicá; totzotzōli(uh)cā; to –tzotzōl –i(uh)-cā; pron. poss. 1. pers. pl., s. v. red., asv.; unser Zusammenziehen, unsere Enge, Schmalheit. Molina: *tzolihui* estrecharse algo.
totzôtzoliuhca; totzotzōliuhcā; to- tzotzōl –iuh –cā; pron. poss. 1. pers. pl., s. v. red. asv.; unsere Enge.
totzôtzonio; totzotzonyō; to- tzō –tzon –yō; pron. poss. 1. pers. pl., s. red. poss.; unsere Behaarung (am Körper). *capilli corporis.*
toueimapil; tohuēimāpil; to- huēi- mā- pil; pron. poss. 1. pers. pl., s.; unser Daumen. *pollex digitus.*

touiltecca, (toujltecca); tohuiltecca; to- huil –tec –ca; pron. poss. 1. pers. pl., s.; unser Gelenk, unsere Verbindung. Molina: *viviltecantli* conyunturas del cuerpo.
toujujtecca, (toûiuiltecca, touiuilteca); tohuihuiltecca(n); to –hui –huil –tec –ca(n); pron. poss. 1. pers. pl., s. red. Unsere Verbindungen, unsere Gelenke.→viviltecantli.
toxipin; toxipin; to- xipin; pron. poss. 1. pers. pl., s.; unser Präputium. *präputium*.
toxipinquacoionca; toxipinquācoyōncā; to- xipin-quā-coyōn –cā; pron. poss. 1. pers. pl., s. v. com. asv.; die Öffnung an der Spitze unseres Penis (am Peniskopf). *ostium urethrae externum penis*.
[to]xipinquacoioncaiutl; xipinquācoyōncāyōtl; xipin –quā –coyon –cā –yō –tl; s. com. abstr.; Öffnung an der Spitze des Penis. *ostium urethrae externum masculinum*.
toxochio, (tusuchio); toxōchi(y)ō; to- xōchi –(y)ō; pron. poss. 1. pers. pl., s.; unser (Körper)fett. *adeps hominis*.
toxocpal; toxocpal; to- xo- (i)cpal; pron. poss. 1. pers. pl., s. com.; unsere Fußsohle. *planta pedis*.
toxocpaleoaio; toxocpalēhuayō; to- xo- (i)cpal- ēhua –yō; pron. poss. 1. pers. pl., s. com. poss.; unsere Fußsohlenhaut. *derma plantaris pedis*.
toxocpalpitzaoaca; toxocpalpitzāhuacā; to- xo- (i)cpal- pitzāhua –cā; pron. poss. 1. pers. pl., s. v. com. asv.; das Schmale unserer Fußsohle; die schmale Stelle der Fußsohle.
toxocpalteputz; toxocpaltepotz; to –xo- (i)cpal- tepotz; pron. poss. 1. pers. pl., s. com.; unser Fußrücken. *dorsum pedis*.
toxocueloa; toxocuēloā; to- xo- cuēl-oā; pron. poss. 1. pers. pl., s., v.; unser Fuß hinkt; ist verrenkt. Molina: *cueloa* doblegar vara.
toxolochauhca; toxolochauhcā; to- xolo –chauh- cā; pron. poss. 1. pers. pl., s. v. asv.; unsere Runzel.
toxonecuiloa; toxonecuiloā; to- xo- necuil –oā; pron. poss. 1. pers. pl., s., v. a.; unser Fuß lahmt, hinkt.
toxopilomjo; toxopilomi(y)ō; to- xo- pil- omi –(y)ō; pron. poss. 1. pers. pl., s. com. poss.; unser Zehenknochen. *phalanges digitorum pedis*.
toxopitzaoaca; toxopitzāhuacā; to- xo- pitzāhua- cā; pron. poss. 1. pers. pl., s. v. com. asv.; Die Schmalheit unseres Fußes, (Beines).
toxoquechtla(n); toxoquechtla(n); to- xo- quech- tla(n); pron. poss. 1. pers. pl., s. com.; unser Knöchel; Molina: *toxoquechtlan* el cuello del pie. *regio malleoli pedis sive dorsum pedis*.
toxoxolochauhca; xoxolochauhcā; to- xo –xoloch –auh- cā; pron. poss. 1. pers. pl., s. v. red. asv.; unsere Runzeln.
tozcaiacacujtlatl; tozcayacacuitlatl; tozca –yaca- cuitla –tl; s. com.; Auswurf, Sputum, Schleim. *mucus pharyngis*.
tozquitl; tozquitl; tozqui –tl; s.; Kehle, Rachen, Schlund, Stimme; Molina: *tozquitl* garganta, la boz del que canta.
toztacauh; tōztācāuh; to –(i)ztācā –uh; pron. poss. 1. pers. pl., s. poss.; das Weiße (unseres Augapfels), unsere Sklera. *sclera*.
tzaiani, (tzaianj); tzayāni; tzayān –i; v. n.; es zerreißt; es spaltet sich, es öffnet sich.
tzaianqui; tzayānqui; tzayān –qui; adj. v.; gespalten, zerrissen, geschnitten, geöffnet.
tzaiantica; tzayāntica; tzayān –ti –ca; v., lig., v.aux.; es ist gespalten.
tzalan; tzālan; tzālan; präp.; zwischen, inmitten.
tzalanqui; tzālanqui; tzalan-qui; adj.; inmitten, in der Mitte.
tzapa; tzapa; tzapa; s.; Zwerg.

tzapatic; tzapatic; tzapa –ti –c; adj. s.; zwergenhaft, sehr klein.
tzapato; tzapatō(n), tzapa –tō(n); adj. s. dinim.; klein, sehr klein, winzig.
tzatzaiani; tzatzāyani; tza –tzayāni; v. n. red.; es zerbricht, es zerreißt (an vielen Stellen).
tzinatlauhtlitl; tzīnātlauhtlitl; tzīn –ātlauh –tli –tl; s. com.; Gesäßfalte; Molina: *atlauhyo* lugar barrancoso. *plica analis.*
tzincamactli; tzīncamactli; tzīn –cama –c –tli; s. com.; Anus, Analring; Molina: *tzintli* anus; *camatl* boca, labios. *anus.*
tzinchocholli; tzīnchocholli; tzīn –chochol –li; s. v.; Steiß; Steißbein. *os coccygis.*
tzincujcujtlatl; tzīncuicuitlatl; tzīn –cui –cuitla –tl; s. com. red. ; viel Schmutz am Gesäß.
tzincujtlatl; tzīncuitlatl; tzīn –cuitla –tl; s. com.; Schmutz am Gesäß.
tzinmotzoliuhcaiotl; tzīnmotzoliuhcāyōtl; tzīn –motzoliuh –cā –yōtl; s. v. com. abstr.; der Griff an das Gesäß, das Kratzen am Gesäß, die Greifbarkeit (Tastbarkeit, Faßbarkeit) des Gesäßes.
tzinpitzaoac; tzīnpitzāhuac, tzīn- pitzā –hua –c; adj. com; mit dünner Wurzel.
tzinquauhcaxitl; tzīnquauhcaxitl; tzin –quauh –caxi –tl; s. com.; Knochen des Beckenringes. *pelvis.*
tzintamalli; tzīntamalli; tzīn- tamal –li; s.; Gesäß. *posterior.*
tzintamatzontli; tzīntamatzontli; tzīn –tama –tzon –tli; s. com.; Haare am After, Haare am Gesäß. *pili anales.*
tzintepitztli; tzīntepitztli; tzīn- tepitz- tli; s. com.; Sitzbein, Sitzbeinhöcker; Molina: *tzintli* el ojo del saluonor. *tepitztic* cosa dura. *tuber ischiadicum ossis ischii.*
tzintli; tzīntli; tzīn –tli; s.; Gesäß, Anus. *posterior.*
tzintôpol[i]; tzīntopōl; tzīn- to- pōl; s. dimin.; ein ziemlich großes Gesäß.
tzintzincuitlatl; tzintzīncuitlatl; tzin –tzīn-cuitla –tl; s. com. red.; Schmutz am Gesäß.
tzintzontli; tzīntzontli; tzin- tzon –tli; s. com.; Haar am After; Afterhaar. *capilli perianales.*
tzintzôqualactli; tzīntzonqualactli; tzin- tzon- qualac –tli; s. com.; der Schleim an den Afterhaaren.
tziquaoaztic; tziquahuāztic; tziquahuāz –ti –c; adj.; kammartig, wie ein Kamm gemacht.
tziquatic; tziquatic; tziqua –ti –c; adj.; kammartig, wie ein Kamm.
tzitzquia; tzītzquiā; tzītzqui –iā; v. a. es ergreift, es erfaßt, es hält etwas (in der Hand).
tzocuitlatic; tzocuitlatic; tzo- cuitla –ti –c; adj. s.; schwitzig, schweißig.
tzocujtlatl; tzocuitlatl; tzo- cuitla – tl; s. com.; Schweiß; schweißige Absonderung.
tzoiotentli; tzoyōtēntli; tzo –yō –tēn –tli; s. com.; Analrand. *sphincter ani.*
tzoiotl; tzoyōtl; tzo –yō –tl; s.; Anus. *anus.* (Auch als generalisierte Form von *tzotl* Schweiß, Schmutz gebraucht).
tzoliui; tzōlihui; tzōli –hui; v. n.; es wird eng, es ist eingeengt, es verengert sich, schrumpft, bildet eine Enge. Molina: *tzoliui* encogerse, retirarse contraerse.
tzoltic; tzōltic; tzōl –ti –c; adj. v.; eng, schmal.
tzompiliui; tzompīlihui; tzompīl –ihui; v. n.; er ist erkältet, erkältet sich, er hat eine Erkältung, hat einen Schnupfen.
tzoncaiactic; tzoncayāctic, tzon- cayā –c –ti –c; adj. v.; mit wenig Haar, spärlichem Haar, dünnem Haar. Molina: *tzontli* cabello, pelo, *cacayactic* cosa rala, como manta

o arboleda. Schultze Jena 1952: *cayac* oder *ca ayac* niemand ist, *cacayaca* es zerbricht.
tzoncaiaoac; tzoncayāhuac; tzon- cayā –hua –c; adj. com.; mit schütterem, dünnem Haar. Karttunen: *tzoncayahua* to muss, to groom. Molina: *cacayactic* cosa rala, →tzoncaiactic.
tzonio, (tzôio); tzonyoh; tzon –yoh; s. deriv. suff.; haarig, mit Haaren.
tzoniooa, (tzōiooa); tzonyohua, tzonyoa; tzon –yo –hua; v. s., (suff. v.); es hat Haar, das Haar wächst, es ist behaart.
tzonixoa; tzonixoa; tzon- ix –oa; s., v. imp. Das Haar wächst, das Haar kommt hervor. (von *iza* v. n. erwachen).
tzonqualactli; tzonqualactli; tzon –qualac –tli; s. com.; Schleim an den Haaren.
tzonquiça; tzonquīza; tzon –quī–za; s., v. n.; Das Haar kommt hervor. Es beendet, schließt ab.
tzonquizcaiutl; tzonquīzcāyōtl; tzon- quīz –cā-yōtl; s. abstr.; die letzten Dinge, das Ende einer Sache.
tzontecomatl; tzontecomatl; tzon- te –coma –tl; s.; Kopf. *caput.*
tzontica; tzontica; tzon –ti –ca; s., lig., instr.; mit Haar (mit Haar versehen).
tzontli; tzontli; tzon –tli; s.; Haar, Kopf, Spitze.
tzotl; tzotl; tzo –tl; s.; Schweiß;. *sudor.*
tzotzocatic; tzotzocatic; tzo –tzoca –ti –c; adj.; karg, warzig, mit Warzen, warzenartig. Molina: *tzotzocatl* berruga, o persona lazerada, apretada y escasa.
tzotzoliuhcaiut, (tzôtzoliuhcaiutl); tzotzōliuhcāyōtl; tzo –tzōl –iuh –cā –yōtl; s.v. abstr.; Schmalheit, Enge.
tzotzoliui, (tzotzoliuj); tzotzōlihui; tzo –tzōl -ihui ; v. n. red.; es engt ein; zieht sich zusammen, es wird schmal, eng, gedrängt. Molina: *tzolihui* estrecharse algo. Karttunen: *tzotzōloā* to crumple, wrinkle something.
tzotzollo; tzotzōll(y)oh; tzo –tzōl –l(y)o; s. v. deriv. suff.; mit Enge, mit Schmalheit, mit Einengung.
tzotzollotl, (tzôtzollotl); tzotzōllotl; tzo –tzōl –l(y)ō –tl; s. v. abstr.; Enge; Schmalheit, Verengerung, Einengung. Van Zantwijk: bundles of muscles, skin crease, fold of skin, plica, in heutigem Nahuatl (pers. Mitteilung 2008).
tzotzoltia; tzotzōltiā; tzo –tzōl –tiā; v. frq. caus.; es engt ein, es verengt sich.
tzotzoltic, (tzôtzoltic); tzotzōltic; tzo – tzōl –ti –c; adj. red.; sehr eng, schmal, gedrängt, zusammengedrückt. Karttunen: *tzotzōltic* something thick, crumpled, wrinkled. Molina: *tzoltic* cosa estrecha o angusta.
tzôtzoniotica; tzotzonyohtica; tzo –tzon –yoh –ti –ca; s. red., lig., instr.; mit viel Haar, mit Haaren versehen. Molina: *tzonyotica* acreedor, o el que deue algo a otro.

U
uecapa; huehcapa; huehca –pa; adv.; groß, ausgedehnt, fern aus der Ferne.
uecapâ; huehcapan; huehca –pan; adj.; hoch, groß, ausgedehnt.
uecapaniuhtoc; huehcapaniuhtoc; huehca –pan –iuh –t(i) –oc; v. perf., lig., v. aux.; es liegt nach oben gestreckt, es ist hoch gestreckt, es vergrößert sich.
uecapaniui; huehcapanihui; huehca –pan –ihui; v. n.; es dehnt sich aus, erhebt sich, vergrößert sich.
uecatla, (uecatlan); huehcatla(n); hueca –tla(n); adj.; tief.
uecatlaniui, (vecatlaniui); huehcatlanihui; huehcatlan –ihui; v. n.; es vertieft sich.
uei, vei; huēi; huēi; adj.; groß.

ueia; huēiya; huēiya; v. n.; es wird lang, es wächst.
ueiac (uiac, viac); huē(i)yac; huēi –ya –c; adj. v.; lang.
ueiaquia; huēi(y)aquia; huēi –(y)a –qu –ia; v. n.; es vergrößert sich, es wird groß, ist lang, es wächst.
ueiia; huēiya; huēi –ya; v. n.; es wächst, es verlängert sich, es wird groß.
ueipol; huēipōl; huēi –pōl; adj. dimin.; ziemlich groß.
uelicac; huel ihcac; huel ihcac; adj., v. n.; es steht gut da, erhebt sich gut.
uel; huel; huel; adv.; gut, sehr recht. Intensivierungspartikel.
uetzi; huetzi; huetzi; v. n.; es fällt. Als v. aux.: es tut etwas schnell, es fällt herab.
ueueiac; huehuēyac; hue(i) –huē(i)-ya –c; adj. red. int.; sehr lang.
uiac; huiac → ueiac.
uiquia; huēiyaquia; hu(ē)i –ya –qu –ia; v. n.; es wächst.→ueiaquia.
uiioctic; huiyōctic; huiyōc –ti –c; adj.; zitternd, bebend.
uiioni; huiyōni; huiyōni; v. n.; es zittert, bebt, bewegt sich.
uilanqui; huilānqui; huilān –qui; adj. v.; schleppend, schleifend, hinkend.
uilaxtic; huilāxtic; huilāx –ti –c; adj.; schleppend, schleifend, weit, bequem.
uitlatztic; huitlatztic; hui –tlatz –ti –c; adj.; sehr lang.
uitzauhqui; huitzauhqui; huitzauh –qui; adj; spitz.
uitzauhtica; huitzauhtica; huitzauh –ti –ca; v. n. prät., lig., v. aux.; es ist spitz.
uitzauhticac; huitzauhti(h)cac; huitzauh –ti –(ih)cac; v. n. prät., lig., v. aux.; es ist spitz.
uitzaui; huitzahui; huitz –ahui; v. n.; es spitzt sich zu; es wird spitz, es bildet eine Spitze.
uitzoquiui, huitzōquihui; huitzōqui –hui; v. n.; es bildet einen Grabstock, es wird wie ein Grabstock.
uitzpil; huitzpil; huitz –pil; adj. dimin.; etwas spitz.
uitztic; huitztic; huitz –ti –c; adj.; spitz, scharf.
uitzontli; huitztōntli; huitz –tōn –tli; s. dimin.; kleine Spitze.
uiuica; huīhuīca; huī–huī –ca; v. a. red.; es folgt, es begleitet, geht in Begleitung. Molina: *vivica* seguir muchas a algunos vezes yendo los acompañando. Karttunen: *huīhuīca* to stagger, to go along with other people repeatedly.
uiuiiac; hueihuēiyac; huei –huēi –ya –c; adj. red.; sehr lang.→ ueiac.
uiuiioca; huihuiyōca; hui –huiyō-ca; v. n. red.; es zittert, es wackelt, es bebt.
uiuiioni; huihuiyōni; hui –huiyōni; v. n. hab.; es zittert, es wackelt, es bewegt sich sehr.
uiuitztic; huihuitztic; hui –huitz –ti –c; adj. frq.; sehr spitz.
uixaliuhqui; huixaliuhqui; hui –xal –iuh –qui; adj. v.; wackelig.
uixaliui; huixalihui; hui –xal –ihui; v. n.; es wird wackelig, beweglich. Molina: *huihuixoa* sacudir; temblar.
uixaltic; huixaltic; hui –xal –ti –c; adj. v.; wackelig, beweglich.
uiztic, (viztic); hui(t)ztic; hui(t)z –ti –c; adj.; spitz.
ûmaxac; omaxac; o- maxa-c; s. com. suff. loc.; am Kreuzweg; an der Wegkreuzung. → maxactli.
uncan; siehe oncān.
unde dicitur (lat.) adv. caus., v. präs. pass.; daher wird gesagt.

V

vecatlaniui; huehcatlanihui; huehca –tlan –ihui; v. n.; es wird tief, es vertieft sich.
veia; hueia; huei –a; v. n. es macht sich groß, es wächst. →ueia.
veiac; → ueiac.
veimapilli; huēimāpilli; huēi –mā –pil –li; s. com.; Daumen. *pollex digitus.*
veixopilli; huēixopilli; huēi –xo –pil –li; s. com.; großer Zeh. *hallux.*
vel; → uel.
viac → ueiiac, hueiyac.
viaquia, (viaquja); huiaquia; huia –qu -ia; v. n.; es wird lang, es verlängert sich. Siméon: *ueyac* adj. v., long, allongé, largo, alargado.
vitzauhqui; huitzauhqui; huitzauh –qui; adj. v. spitz.
vitzoquiui; huitzōquihui; huitzōqui –hui; v. n.; es bildet einen Grabstock.
vitztic; vitztic; vitz –t –ic; adj. spitz. → uiztic.

X

xaiacatl, (xacacatl); xāyacatl; xāyaca –tl; s.; Gesicht. *facies.*
xal[l]oa; xāloa; xāl –oa; v. n.; es füllt sich mit Sand, es ist mit Sand bedeckt. (suff. v. *-oa*).
xaltemj; xāltēmi; xāl –tēmi; v. a.; es ist voll Sand.
xantlaxcalteuhca; xāntlaxcalteuhca; xān –tlaxcal –teuh –ca; s. com., post., instr.; mit Ziegeln, die wie Brot geformt (sind), mit Ziegeln, die in der Art von Tortillas geformt (sind).
xaoallo; xahuallo; xa –hual –l(y)oh; s. v. deriv. suff.; mit Farbe, mit Schmuck. Siméon: *xaualli* parure, ajustement d'après la mode antique, adorno, atavío que sigue la moda antigua, *xaua* se parer suivant la mode antique se colorer, prende de la couleur, en parlant des fruits, colorar, tomar color, hablando de frutos.
xaxantli; xaxāntli; xa –xān –tli; adj. red. int.; aus Lehm geformtes, lehmgeformt. Molina: *xamitl* adobe.
xaxaoaca; xaxahuāca; xa –xa –huā –ca; v.n. frq.; es fällt Tropfen für Tropfen. Es ergießt sich reichlich.
xeliui; xelihui; xel –ihui; v. n. und r.; es spaltet sich, es trennt, es wird getrennt.
xicatlacomolli; xīcātlacomōlli; xīc –ā –tlacomōl –li; s. com.; tief eingezogener Nabel, Nabel wie ein Brunnen, Nabelgrube.
xiccueiotl; xīccueyōtl; xīc– cue –yōtl; s.; Bauchfalte.
xicnacatl; xīcnacatl; xīc –naca –tl; s. com.; Fleisch in der Umgebung des Nabels. *caro umbilici.*
xicteuilacachiuhiantli; xīctehuilcachiuhyāntli; xīc –tehuila –cachiuh –yān –tli; s. com.; der Umriß, die Außenlinie, des Nabels, die Rundung des Nabels.
xictli; xīctli; xīc –tli; s.; Nabel. *umbilicus.*
xictzontli; xīctzontli; xīc –tzon –tli; s.; Haar um den Nabel, Bauchhaar.
xicuitoliui; xīcuītōlihui; xīc –uītōl –ihui; s.,v. n.; der Nabel wölbt sich vor, macht sich vorgewölbt.
xicuitolpol; xīcuitōlpōl; xīc –uitōl –pōl; s. dimin.; vorgewölbter Nabel. *umbilicus distentus.*
xillantli; xillāntli; xil –lān –tli; s.; Bauch. *venter.*
xilotzontic; xīlōtzontic; xīlō –tzon –ti –c; adj.; wie die Maisähre.
xinachtli; xināchtli; xināch –tli; s.; Samen. *semen.*
xipeoa; xīpēhua; xīp –ēhua; v. a.; es nimmt oben weg; es häutet sich, schält ab.

xipetziuhqui; xīpetziuhqui; xīpetz −iuh −qui; adj. v.; glatt, geglättet.
xipetziui; xīpetzihui; xīpetz −ihui; v. n.; es wird geglättet, es wird glatt-gänzend, es wird kahl, glatzköpfig. Molina: calvo *quaxipetztic; petziui,* pararse muy luzio lo bruñido.
xipetztic; xīpetztic; xīpetz −ti −c; adj. v.; glatt, glänzend −glatt, kahl.
xipineoatl; xipinēhuatl; xipin −ēhua −tl; s. com.; die Haut der Vorhaut. *derma praeputii.*
xipinquaiamancaiotl; xipinquāyamāncāyōtl; xipin −quā −yamān −cā −yō −tl; s. com. abstr.; der weiche Teil des Peniskopfes; die Weichheit des Peniskopfes. *glans penis.*
xipinquaxoneoatl; xipinquāxonēhuatl; xipin −quā −xon −ēhua −tl; s. com.; Schuppen, Schorf der Vorhaut.
xipinquechtemalacatl; xipinquechtemalacatl; xipin −quech −temalaca −tl; s. com.; Hals des Peniskopfes. *collum glandis.*
xipintli; xipintli; xipin −tli; s.; Vorhaut; Präputium. *praeputium.*
xipintzontecomatl; xipintzontecomatl, xipin −tzon −tecoma −tl; s. com.; Glans penis und Präputium; Molina: *xipintzontecomatl* prepucio o resmilla. *praeputium cum glande penis.*
xitoltic; xītoltic; xīich −tol −ti −c; adj.; mit gewölbtem Nabel.
xitomatic; xītomatic; xī −toma −ti −c; adj.; wie eine Tomate.
xixipuchtic; xixipochtic; xi −xipoch −ti −c; adj. red. int.; bedeckt mit Beulen, ausgebeult, geschwollen, vorgewölbt.
xixipuchaui; xixipochahui; xi −xipoch −a −hui; v. n. red.; es ist sehr beulig, bedeckt mit Beulen, es ist verbeult, wölbt sich vor.
xixipuchauhqui; xixipochauhqui; xi −xipoch −auh −qui; adj. red.; beulig, gebeult, eingedrückt, beulig vorgewölbt, geschwollen.
xochio; xōchiyō; xōchi −yō; adj. s., blühend oder abgeleitet von *xochiotl,* s. abstr.: fettig, mit Fett; Molina: *xochio* cosa florida; *xochiotl* grassa, grossura, o enxundia. Siméon: *amo xochio* magra, que no es grasa hablando de carne.
xochiotl; xōchi(y)ōtl; xōchi −(y)ōtl; s. abstr.; Fett, Schmalz. Molina: *xochiotl* grassa, grossura, enxundia.
xochitic; xōchitic; xōchi −ti −c. adj. blumig, (fettig).
xocotetic; xocotetic; xoco −te −ti −c; adj.; rund, hart wie eine reifende Frucht, rund geformt. Molina: *xocotetl* fruta muy verde y por sazonar.
xocotic; xocotic; xoco −ti −c; adj.; wie eine runde Frucht.
xocpaleoatl; xocpalēhuatl; xo −(i)cpal −ēhua −tl; s. com.; die Haut der Fußsohle. *derma plantae pedis.*
xocpalixtli; xocpalīxtli; xo −(i)cpal −īx −tli; s. com.; Fußsohle. *planta pedis.*
xocpalli; xocpalli; xo −(i)cpal −li; s. com.; Fußsohle.
xocpalnacatl; xocpalnacatl, xo −(i)cpal −naca −tl; s. com.; das Fußsohlenfleisch. *caro plantae pedis.*
xocpalteputztli; xocpaltepotztli; xo −(i)cpal −tepotz −tli; s. com.; Fußrücken. *dorsum pedis.*
xocpaltzontli; xocpaltzontli; xo −(i)cpal −tzon −tli; s. com.; Haar des Fußes. *pili pedis.*
xoleoa; xolēhua; xolēhua; v. r.; es schuppt sich, schält ab.
xolo; xōlō; xōlō; s.; Diener, Sklave.
xolochaui; xolochahui; xoloch −ahui; v. n.; es wird faltig, es macht sich faltig, es wird vor Alter runzelig.

xolochtic; xolochtic; xoloch –ti –c; adj.; faltig.
xomecatic; xomecatic; xo –meca –ti –c; s., adj.; seilartiger Fuß.
xomemeca; xomemeca; xo –me –meca; s.,adj. red.; seilartiger Fuß.
xonênecuil; xonehnecuil; xo –neh –necuil; adj.; lahm, fußlahm, hinkend (bedingt durch Fußverletzung). Siméon: *nenecuiloa* vaciller, broncher, chanceler, aller d'un côté et d'autre. Vacilar, tropezar, tambalearse, ir de un lado a otro.
xopiliui; xopilihui; xo –pil –ihui; v. n.; es ist wie ein Zeh, es wird zehenförmig, bildet sich zum Zeh.
xopilli; xopilli; xo –pil –li; s.; Zeh. *digitus pedis.*
xopilnacatl; xopilnacatl; xo –pil –naca –tl; s. com.; Fleisch der Zehen. *caro digiti pedis.*
xopiltic; xopiltic; xo –pil –ti –c; adj.; wie ein Zeh, ähnlich einem Zeh.
xopiltzatzapal; xopiltzatzapa(t)l; xo –pil –tzatza –pa(t)l; s. dimin. red.; ein sehr kleiner Zeh. Molina: *tzapatl* enano.
xopiltzontli; xopiltzontzli; xo –pil –tzon –tli; s. com.; das Haar auf den Zehen. *pili digiti pedis.*
xopilxococoiotl; xopilxococoyōtl; xo-pil –xococo –yō –tl; s. com.; der letzte Zeh; kleine Zeh. *digitus quintus pedis.*
xopipitzac; xopipitzāc; xo –pi –pitzā –c; adj. red. int.; mit sehr dünnem Bein, mit zartem Fuß.
xopitzac; xopitzāc; xo –pitzā –c; adj.; dünnbeinig; mit schwachem Bein, mit schwachen Füßen.
xopitzaoa; xopitzāhua; xo –pitzā –hua; s. v. n. und a.; das Bein ist mager, dünn. (Der Fuß ist schwach).
xoquechtlantli; xoquechtlantli; xo – quech –tlan –tli; s. com.; Fußknöchel. *articulatio talocrucialis cum malleolibus.*
xoquenmachnênemini, xoquēnmachnehnemini; xo –quēnmach –nehnemi –ni; s., adv., v. a. hab. Ein Fuß, so möglich, läuft ständig viel; einer, der ständig auf den Füßen ist; der Reisende (Lockhart pers. Mitteilung 2009).
xoquiui; xoquihui; xoqui –hui; v. n.; es bildet sich zu einem Behälter aus frischem Material, es wird zu einem Topf; es bilden sich Einziehungen. Molina: *xoctli* olla.→ xoxoquiui.
xoqujac; xoquiac; xo –qu –i(h)(y)a –c; adj.; übelriechend.
xoqujalpâtic; xoquiyālpahtic; xo –qu –i(h)yā -l –pah –ti –c; adj.; sehr stinkend.
xoqujiatic; xoquiyātic; xo –qu –i(h)yā–ti –c; adj.; stinkend, übelriechend.
xoteuconaui; xoteu(h)conahui; xo –teu(h) –cona –hui; s. v. n.; der Fuß bildet Feuchtigkeit. Sahagún: *xoteuconahuiztli* humores de los pies (Gall 1997: 268, 274, Dibble und Anderson 1961: 158,160).
xotl; xotl; xo –tl; s.; Bein, Schenkel, Fuß, (*xo* - → Buschmann und v. Humboldt 2000; Karttunen 1983).
xotomaoa; xotomāhua; xo –tomā –hua; s. v. a.; das Bein, der Fuß wird dick.
xotomaoac; xotomāhuac; xo –tomā –hua –c; s., adj. v.; dickbeinig, mit dickem Bein, dickem Fuß.
xoueiac; xohuēi(y)ac; xo –huēi(y)a –c; adj.; langbeinig.
xouiaquia; xohuiaquia; xo –huia –qu –ia; s., v. n.; das Bein ist sehr lang.
xouitlatziui; xohuitlazihui; xo –huitlatz –ihui; s., v.; das Bein wird lang. Molina: *vitlatztic* muy larga, o luenga.

xouiuitlatziui; xohuihuitlatzihui; xo –hui –hui –tlatz –ihui; s., v. n. red.; Das Bein wird sehr lang.
xoxochtic; xoxochtic; xo –xoch –ti –c; adj. red.; sehr jung, klein, zierlich.
xoxoctic, (xoxocti); xoxoctic; xo –xoc –ti –c; adj.; grün, blaugrün.
xoxolochaui; xōxolochahui; xō-xoloch –ahui; v. n. red.; es ist sehr faltig vor Alter.
xoxolochtic; xōxolochtic; xō –xoloch –ti –c; adj. s. red.; sehr faltig.
xoxoquenmachnenemi; xoxoquēnmachnehnemi; xo –xo –quēnmach –nehnemi; s. red., adv.; v. a.; die Füße, wie ist es möglich, laufen viel; die Füße, tatsächlich, laufen ständig. Was die Füße viel laufen!
xoxoquiuhqui; xoxoquiuhqui; xo –xoqui –uh –qui; adj. v. red.; wie ein (Korb) aus frischem Material →xoxoquiui.
xoxoquiui; xoxoquihui; xo –xoqui –hui; v. n. red.; er wird wie ein (Korb) aus frischem Material. Er bildet einen Korb aus frischem Material. Schultze Jena 1952: *xoxoctic* grün, roh, (Korb) aus frischem nicht präpariertem Material gemacht. Synonym: *xoxoquini, xoxouic.*
xoxouhqui; xoxōuhqui; xo –xō –uh –qui; adj. v.; wie (ein Korb) aus frischem Material, grün, unreif, roh, krankhaft grün. →xoxoquiui.
xoxouia; xoxōhui(y)a; xo –xō –hui(y)a; v. n.; es wird grün, es sieht grün aus, es verfärbt sich, wird farblos.
xuxutla; xoxōtla; xo –xō –tla; s.; Purpur.

Y
yatlauhiacac; yātlauhyacac; ī-atlauh –yaca –c; pron. poss. 3. sing., s. com.; Scheideneingang, der Anfang ihrer Schlucht. *introitus vaginae.*
yauh, iauh; yauh; v. irreg.; es geht, es läuft.
yc;. → ic
ycioaio, (icivayo); īcihuāyō; ī –cihuā –yō; pron. poss. 3. pers. sing., s. deriv. suff.; ihre Gebärmutter, ihr Uterus, ihre weiblichen Geschlechtsorgane. Molina: *tocivayo simiente de mujer. Uterus.*
yciquiztli; ihcīquiztli; ihcīqui –z –tli; s. v.; Das Keuchen, Röcheln. → icica.
ye, ie; ye; ye;adv.; schon.
yectli; yēctli; yēc –tli; adj.; gut, gerecht, fein, vollkommem.
yiac; → iyac.
yiaia; ihyāya; ihyāya; v. n.; es stinkt, es fängt an zu stinken.
yiaxtiuh; ihyāxtiuh; ich –yāx –tiuh; v. prät. purposiv.; es riecht, es begann zu riechen, es fing an zu riechen. Siméon: *iya* prät. *oiyax* puer, sentir mauvais, avoir mauvais odeur, apestar, oler mal.
[y]maxtli; [ī]māxtli; [ī] –māx –tli; [pron. poss. 3. pers. sing.], s.; seine Schambinde (Schamhaar?). *pilum pubicum?*
ymjmjiaoaio; īmimiyāhuayō; ī–mi –miyāhua –yō; pron. poss. 3.pers. sing., s. red. poss.; seine Lunge. Molina *miahuatl, mimiauatl* cierto panal de miel redondo o el aueja que lo haze. Buschmann und v. Humboldt: *miahuatl* Honigscheibe, wie die Biene sie macht. Karttunen: *mimiyāhuatzin* a type of brightly colored bird.
yn → in.
ynic; inīc; in –īc; adv., conj.; damit, wodurch, indem, so daß, auf daß. → inic
ynjchiqujz; īn ihchiquiz; īn ihchi –quiz; demonst. pron., poss. pron. 3. pers. sg., s. v.; ihr Reiben, das Reiben. Molina:*chiqui* raspar rallar algo, *ichiqui* raspar.
yoan; īhuān; ī –huān; conj.; also; und auch.

yoiollotli; yoyōllohtli; yo –yōl –l(y)oh –tli; s. red.; das Herz.
yollotlaueliloc; yōllohtlahuēlīlōc; yōl –l(y)oh –tlahuēlī –lō –c; adj.; närrisch, verrückt, unsinnig.
yomonj, (iomoni); yomoni; yomo-ni; v. n.; es fühlt fleischliches Verlangen; es erregt, sticht, brennt, kribbelt.
yôyollo; yoyōllo; yo –yol –l(y)oh; adj. v. red.; belebt, wiederbelebt, mit Leben.
yoyomoctli, (ioiomoctli); yoyomoctli; yo –yomoc –tli; s. red. pl.; Nieren; Sexualempfindungen. Molina: *yoyomoctli* riñones. Buschmann und v. Humboldt: *yomoni* sehr brennen und entzündet sein von dem Fleisch ausschweifender Jünglinge und Mädchen, wohllüstig sein. Van Zantwijk (pers. Mitteilung): Nieren in heutigen Nahuatl. Molina: yoma amblar la muger, (amblar i.e. mover lúbricamente el cuerpo oder hazer movimiento el cuerpo al tiempo de la cópula carnal).
ytlacatiuh; itlacatiuh; ihtlaca –tiuh; v. präs. purpos.; er beginnt zu beschädigen, er geht zu zerstören, zu verderben. Molina: *itlacaui* corromperse. → itlacaui.
yxcuitlatl; īxcuitlatl; īx –cuitla –tl; s. com.; Augensekret. *humor coagulatus oculorum.*→ixcuitlatl.

Ç

çaçaliuhqui; zāzāliuhqui; zā –zāl–iuh –qui; adj. v.; verbunden, fest angehängt.
çaçaoaca; zāzahuaca; zā –za –hua –ca; v. n.; es summt, es brummt, es bläst, es ist heiser.
çaçaoani; zāzahuani; zā –zahua –ni; v. n. red.; er brummt, er ist heiser. Karttunen: *zahuani* to be hoarse.
çacapilli; zācapilli; zā –ca –pil –li; s.; Scheidenregion, Clitoris. Molina: *çacapilli* la carnaza del medio de la natura de la muger. *clitoris.*
ççacapilquatl; zācapilquātl; zāca –pil –quā –tli, s. com.; Kitzlerköpfchen, Eichel der Clitoris. *glans clitoris.*
çaçauini; zāzahuini; zā –za –hui –ni; v. n.; er ist heiser. →çaçaoani.
çaliuhqui; zāliuhqui; zāl –iuh –qui; adj. v.; verbunden.
çan; zan; zan; adv. nur, bloß; conj. aber, jedoch, *zan noiuhqui* so wie.
çoneoa; zōnēhua; zōn –ēhua; v. a.; es bricht auf, wühlt auf, es kommt hervor, wächst, plustert auf, bläst sich auf.
çoquiotl; zoquiōtl; zoqui –yō –tl; s. abstr.; Schmutz, Rest, Bodensatz.
çoquitic; zoquitic; zoqui –ti –c; adj. v.; sehr weich, sehr reif, naß.
çouhqui; zouhqui; zouh –qui; adj. v.; offen, offenliegend. Siméon: *çoa* pret. *oçouh* déplier, ouvrir, percer, étrendre une chose, desplegar, abrir, horadar, extender una cosa, öffnen, entfalten, ausdehnen, ausbreiten.
çovi; zōhui; zōhui; v.n.; es wird ausgedehnt, ausgebreitet, entfaltet; es dehnt sich aus. Molina: *çouilia* desplegar o tender la ropa a otro. Karttunen: *zōhua* to strech or spread out to extend, open something.

Abkürzungen

[] Sahaguns Schreibung
() ergänzte oder ersetzte Buchstaben

a.	activum (transitivum)	präf.	praefixum
abstr.	abstractum	prät.	praeteritum
adj.	adjectivum	pron.	pronomen
adv. loc.	adverbum locale	purposiv.	purposivum
adv. mod.	adverbum modale	r.	reflexivum
adv. temp.	adverbum temporale	red.	duplicatio
aff.	affixum	rev.	reverentiale
appl.	applicativum	s.	substantivum, substantivale
art.	articulum		
asv.	affixum substantivum verbale	sing.	singularis
		suff.	suffixum
caus.	causativum	v.	verbum, verbale
com.	compositum	v. aux.	verbum auxiliaris
conj.	conjunctio		
demonst.	demonstrativum		
deriv.	derivatio, derivationis		
dimin.	diminutivum		
direct.	directionale		
frq.	frequentivum		
hab.	habituativum		
imp.	impersonale		
indef.	indefinitivum		
instr.	instrumentalis		
int.	intensivum		
irr.	irregulär		
lig.	ligatura		
loc.	locativum		
mod.	modale		
n.	neutrum, (intransitivum)		
neg.	negativum		
obj.	objectivum		
part.	particulum		
pass.	passivum		
perf.	perfectum		
pers.	persona, personale		
pl.	pluralis		
plusq.	plusquamperfectum		
poss.	possessivum		
post.	postpositio		

Literatur

Aeschylos siehe Herington.
Alonso, Marcos Matías. 1989. La antropometría indígena en las medidas de longitud (en documentos de la cuidad de México del siglo xvi). In *Primer coloquio sobre documentos pictograficos* UNAM (Universidad Nacional Autónoma de México). México.
Anderson, Arthur, J.O. 1960. Sahagún's Nahuatl texts as indigenist Documents In *Estudios de Cultura Nahuatl*. vol. 2, 1960:31-42.
Anglicus (Angelicus), Bartholomaeus. 1964. *De Proprietatibus Rerum*. Frankfurt a. M. (Nachdruck der Ausgabe von 1601).
Aristophanes, siehe Coulon.
Baird, Ellen. 2003. Sahagún and the Representation of History. In *Sahagún at 500: Essays on the Quincentenary of the Birth of Fr. Bernardino de Sahagún*. ed. John Frederick Schwaller. Academy of American Franciscan History. Berkeley, California.
Barthel, Thomas S. 1965. Das Herzopfer im alten Mexiko. In *Das Herz*. Biberach an der Riß.
Berger, Uta. 1997. *Teooctli* oder *Itzpactli*, der göttliche Wein. Alkoholkonsum im sozialen und religiösen Leben der Azteken. In *Religionsethnologische Beiträge zur Amerikanistik*. Hrsg. Eveline Dürr, Stefan Seitz. Ethnologische Studien Band 31. 1997:11-28. Münster.
Berger, Uta. 2004. Mictlantecuhtli the deity of death, and associated human organs. In *Mexicon* vol. XXVI:106-109.
Berger, Uta. 2006. Mictlantecuhtli the deity of death, and associated human organs, final comment. In *Mexicon* vol. XXVIII:50-51.
Berlin, Brent; Breedlove, Dennis E. und Peter H. Raven. 1966. Folk taxonomies and biological classification. In *American Association for the Advancement of Science*. Band 154:273-275
Bernal, Ignacio. 1970. *The Mexican National Museum of Anthropology*. Translated by Carolyn B. Czitrom. London.
Bibel. *Die Bibel, die ganze Heilige Schrift des Alten und Neuen Testaments* nach der deutschen Übersetzung D. Martin Luthers mit den Kupferstichen von Matthaeus Merian. 1996. Köln.
Bravo, Francisco, 1570. *Opera medicinalia*. Mexico. facsimile reprint 1970. London.
Buschmann, Eduard und Wilhelm von Humboldt. 2000. *Wörterbuch der mexicanischen Sprache*. Hrsg. Manfred Ringmacher. Paderborn.
Campbell, Joe R. 1985. *A morphological Dictionary of classical Nahuatl*. Madison.
Campbell, Joe R. Unpublished manuscript of vocabularies to C. Florentine and Molinas dictionaries. (personal communication 2010).
Campo, Rafael Martin del. 1956. La anatomía entre los mexica. In *Revista de la Sociedad Mexicana de Historia Natural*. vol. 17, 1956: 145 -167.
Carochi, Horacio. 2001. *Grammar of the Mexican Language with an Explanation of its Adverbs (1645)*. Translated and edited with commentary by James Lockhart. UCLA. Latin American Publications. Stanford. California.
Castillo, Fernández del. 1964. La medicina de Tlaltelolco y Fray Bernardino de Sahagún. *Gaceta Médica de México*. Tomo XCIV, No.3, 1964: 217-229.
Choulant, Ludwig. 1963. *Graphische Incunabeln für Naturgeschichte und Medicin*. Hildesheim. (Nachdruck der Ausgabe Leipzig 1858).

Clavigero, Franz Xaver. 1789. *Geschichte von Mexiko aus spanischen und mexikanischen Geschichtsschreibern, Handschriften und Gemälden der Indianer.* Aus dem Italienischen des Abts D. Franz Xaver Clavigero durch den Ritter Carl Cullen ins Englisch und aus diesem ins Teutsche übersetzt. Leipzig.
Clavigero, Franz Xaver. 1974. *Reglas de la Lengua Mexicana con un vocabulario.* Edición, introducción, paleografía y notas de Arthur J. O. Anderson. Universidad Nacional Autónoma de México. México. D. F.
Cline, Howard F. 1973. Sahagún's Materials and Studies. In *Handbook of Middle American Indians (HMAI).* Austin. vol. 13, part 2. 1973:218-239.
Codex Borgia. 1976. Biblioteca Apostolica Vaticana (Cod. Borg. Messicano 1) Facsimile. Kommentar Karl Anton Nowotny. Akademische Druck- und Verlagsanstalt, Graz.
Codex Fejérváry-Mayer. 1971. 12014 M City of Liverpool Museums. Facsimile. Introduction C. A. Burland. Akademische Druck- und Verlagsanstalt, Graz.
Codex Laud. 1966. (Ms. Laud Misc. 678) Bodleian Library Oxford. Facsimile. Introduction C. A. Burland. Akademische Druck- und Verlagsanstalt, Graz.
Codex Magliabechiano. 1970. Codex Magliabechiano Cl. XIII. 3 (B.R. 232) Biblioteca Nazionale Centrale di Firenze. Facsimile. Einleitung, Summary und Resumen Ferdinand Anders. Akademische Druck- und Verlagsanstalt, Graz.
Codex Mendoza. Diapositivserie des Manuskripts. Bodleian Library, Oxford.
Codex Mendoza. The. 1992. Ed. by Frances F. Berdan and Patricia Rieff Anawalt. 4. Vols. Vol. 4 Facsimile Reproduction. Berkeley. Los Angeles, Oxford.
Codex Nuttall, The. A picture Manuscript from Ancient Mexico. The Peabody Museum Facsimile edited by Zelia Nuttall. 1975. Ed. Arthur G. Miller. New York.
Codex Rios. 1979. Codex Vaticanus 3738 (Cod. Vat. A, Cod. Rios). Biblioteca Apostolica Vaticana. Facsimile. Farbreproduktion des Codex in verkleinertem Format. Akademische Druck- und Verlagsanstalt, Graz.
Codex Vaticanus B 3773. 1972. (Codex Vaticanus 3773 Codex Vaticanus B) Biblioteca Apostolica Vaticana. Facsimile. Einleitung, Summary and Resumen Ferdinand Anders. Akademische Druck- und Verlagsanstalt, Graz.
Codíce Azcatitlan, El. 1949. ed. Robert H. Barlow. Journal de la Sociètè des Amèricanistes. n.s. 38:101-35. Reproduktion des Manuskripts als seperates Album. Paris.
Comas, Juan. 1954. Influencía indígena en la medicina hippocrática en la Nueva España del siglo XVI. In *América indígena* 14 (4), 1954:327 – 361.
Cortés, Hernan. 1988. *Cartas de relacíon.* Mario Hernández. Madrid.
Coulon, Victor. 1967. *Aristophane.* Tome III, Les Oisbeaux – Lysistrata. Texte établi par Victor Coulon et traduit par Hilaire van Daele. Band 3. Paris.
Dávalos Hurtado, E. y A. Romano. 1956. Las deformaciones corporales entre los Mexicas. In: *Revista mexicana de estudios antropológicos*, Sociedad Mexicana de Antropología, México, vol. 14; 1956:79-101.
Diamandopoulos, Athanasios and Pavlos Houdas. 2002. The Role of the Kidney as a Religious, Cultural and Sexual Symbol. In *American Journal of Nephrology* 22, 2002:107- 111.
Díaz del Castello, Bernal. 1982. *Historia verdadera de la Conquista de la Nueva España.* Ed. Carmelo Saenz de Santa Maria. Madrid.
Dibble, Charles E. 1959. Nahuatl names for body parts In *Estudios de cultura Nahuatl*, vol. 1, 1959:27-30.

Dibble, Charles E. and Arthur J. Anderson. Siehe Sahagún, Fray Bernardino de.
D'Olwer, Luis Nicolau and Howard F. Cline. 1973. Sahagún and his Work. In *Handbook of Middle American Indians (HMAI)*. Austin. vol. 13, part 2. 1973:186-207.
Durán, Fray Diego. 1984. *Historia de las Indias de Nueva España e isles de la tierra firme*. 2 Bände. Mexiko.
Farill, Juan. 1952. Orthopaedics in Mexico. In *The journal of bone and joint surgery*. American vol. A 1952 34-A (3):506-512.
Fastlicht, Samuel. 1948. Tooth multilations in pre-Columbian Mexico. In *The Journal of American Dental Association*. 148, vol.36, 1948:315 – 324.
Fernandez de Castillo, F. 1964. La medicina de Tlaltelolco y Fray Bernardino de Sahagún. In *Gaceta médica de México*. vol. 94, 1964:217 – 229.
Fischer-Homberger, Esther. 1977. *Geschichte der Medizin*. Berlin.
Flores, Francisco A. 1886 – 1888. *Historia de la medicina en México, desde la época de los indios hasta la presente*, México, Secretaría de Formento, 3 vols.
Foster, George M. 1987. On the origin of Humoral Medicine in Latin America. In *Medical anthropology quarterly*. 1987:355-393.
Frühling, Melanie und Petri Peltonen. 2008. *Grundprinzipien der Morphosyntax im klassischen Nahuatl*. Bonn.
Gall, August von. 1936. Medizinische Bücher der alten Azteken in der vorspanischen Zeit. In *Forschungen und Fortschritte*. Band 12, Nr. 17, S. 222-224.
Gall, August von. 1997. *Medizinische Bücher (tici-amatl) der alten Azteken aus der ersten Zeit der Konquista*. Hrsg. Christian Rätsch. Berlin.
Garibay, K. Angel Maria. 1981. siehe Sahagún.
Garibay, K. Angel Maria. 1989. *Llave del Nahuatl*. Mexico.
Gonzalbo, Pablo Escalante. 2003. The Painters of Sahagúns Manuscripts: Mediators Between Two Worlds. In *Sahagún at 500: Essays on the Quincentenary of the Birth of Fr. Bernardino de Sahagún*. ed. John Frederick Schwaller. Academy of American Franciscan History. Berkeley, California.
Guerra, Francisco. 1966. Aztec Medicine. In *Medical History*. Band 10, 1966:315–338.
Guerra, Francisco. 1992. *Historia de la Medicina. La medicina prekolombina*. ICI, Instituto de cooperacion iberoamericana (Spanien).
Haeser, Heinrich. 1971. *Lehrbuch der Geschichte der Medizin und der epidemischen Krankheiten*. 3 Bände. Hildesheim. (Erstauflage 1875 Jena).
Haller, Albrecht von. 1968. *Eine Geschichte der Anatomie und Physiologie von Abrecht von Haller*. Carlo Zanetti und Ursula Wimmer-Aechlimann. Berner Beiträge zur Geschichte der Medizin und der Naturwissenschaften. Neue Folge, Band 1.
Halpike, Christopher Robert. 1990. *Die Grundlage des primitiven Denkens*. München.
Herington. C. J. 1972. *The older Scholia on the Prometheus Bound*. ed. C. J. Herington. Leiden.
Herrera, Fermin. 2004. *Nahuatl-English, English-Nahautl (Aztec)*. Hippocrene Concise Dictionary. New York.
Herrlinger, Robert. 1967a. *Geschichte der medizinischen Abbildung*. 1 Antike bis 1600. München.
Herrlinger, Robert. 1967b. Die didaktische Originalität in Leonardos anatomischen Zeichnungen. In *Frühe Anatomie* herausgegeben von Robert Herrlinger. Stuttgart.
Hickerson, Nancy Parrot. 1980. *Linguistic Anthropology*. New York.

Houston, Stephen, David Stuart, Karl Taube. 2006. *The Memories of Bones, Body, Being and Experience among the Classic Mayas.* University of Texas Press. Austin.
Kapferer, Richard und Georg Stick. 1939-1940. *Die Werke des Hippokrates.* Die hippokratische Schriftensammlung in neuer deutscher Übersetzung. 3 Bände Stuttgart.
Karttunen, Frances 1983. *An Analytical Dictionary of Nahuatl.* Austin.
Katalog 2003. Katalog *Azteken*, Ausstellung 17. Mai bis 10. August 2003. Martin Gropius Bau, Berlin. Köln.
Klein, Cecelia F. 1990/1991. Snares and snails: Mesoamerican symbols of sin and punishment In *RES Anthrology and aesthetics.* 19/20, 1990/91:81- 103.
Klein, Cecelia F. 2000. The devil and the skirt, an iconographic inquiry into the prehispanic nature of the tzitzimime. In *Estudios de Cultura Nahuatl.* 31, 2000:17-63.
König und Winkler, siehe Plinius.
Launey, Michel. 1995. Introduction a la langue et a la litterature Azteques. Tome.1: grammaire. Paris.
Leon, Nicolas. 1910. *La obstetricia in Mexico.* Mexico.
León–Portilla, Miguel. 1999. *Sahagun in México.* Mexico.
Linné, S. 1940. Dental decoration in aboriginal America. In *Ethnos.* Bd. 5, 1940:2-28.
Lockhart, James. 1992. *The Nahuas after the Conquest.* Stanford.
Lockhart, James. 2001. *Nahuatl as written.* Studies Series No 6. UCLA. Latin American Publications. Stanford. California.
Lockhart, James. 2001 a. Siehe Carochi.
López Austin, Alfredo. 1972. Textos acerca de las partes del cuerpo humano y medicinas en los Primeros Memoriales de Sahagún. In *Estudios de cultura Nahuatl.* vol. 10, 1972:129-154.
López Austin, Alfredo. 1974a. The Research Method of Fray Bernardino de Sahagún: The Questionnaires. In *Sixteenth Century Mexico.* ed. Munroe S. Edmonson. Albuquerque. pp 111-149.
López Austin, Alfredo. 1974b. Sahagún's Work and the Medicine of the Ancient Nahuas: Possibilities for Study. In *Sixteenth Century Mexico.* ed. Munroe S. Edmonson. Albuquerque. pp 205-224.
López Austin, Alfredo. 1980. *Cuerpo humano y ideología, les concepciones de los antiguos nahuas.* 2 vols. UNAM (Universidad Nacional Autónoma de México), México.
López Austin, Alfredo. 1988. *The Human body and Ideology: Concepts of the Ancient Nahua.* trans. T. and B. Ortiz de Montellano. 2 vols. Salt Lake City.
Lopéz Luján, Leonardo y Vida Mercato. 1996. Dos esculturas de Mictlantecuhtli encontradas en el recinto sagrado de México-Tenochtitlan. In *Estudios de Cultura Nahuatl,* vol. 26, 1996:41-68.
López Luján, Leonardo. 2005. Sobre la casa de las àguilas de Tenochtitlan y sus imágenes del Dios de la Muerte. In *Mexico.* vol. XXVII:28-30.
Manzanilla, Manuel A. 1979. Medicina/chirurgía mexicana prehispanica. In *Gazeta Medica de Çaracas.* 1979:335-343. Çaracas Venezuela.
Mathes, Miguel. 1982. *Santa Cruz de Tlatelolco: La primera biblioteca académica de las Américas.* Archivo Histórico Diplomático Mexicano. México.
Maximus Confessor. 1982. *Maximi Confessoris quaestiones et dubia.* ed. José H. Declerck. Brepols – Turnhout.
McKeever Furst, Jill L. 1995. *The natural history of the soul in ancient Mexico.* U.S.A.

Mendieta, Fray Gerónimo. 1980. *Historia eclesiástica indiana*. Mexiko.
Mexicon. 2006. Fresh evidence that Aztecs had Spaniards for dinner. (Reuters/El Pais/La Jornada) In *Mexicon*, vol. XXVIII:85.
Michler, Markwart. 1967. Guy de Chauliac als Anatom. In *Frühe Anatomie von Mondino bis Malpighi*. Herausgeber Robert Herrlinger und Fridolf Kudlein. Stuttgart.
Miller, Mary and Karl Taube. 1993. *The gods and symbols of ancient Mexico and the Maya. An illustrated dictionary of Mesoamerican religion*. London.
Molina, Fray Alonso de. 1977. *Vocabulario en Lengua Castellana y Mexicana y Mexicana y Castillana*. México.
Nicholson, H.B. 1973. Sahagún's „Primeros memoriales" Tepepulco, 1559-1561. In *Handbook of Middle American Indians (HMAI)*. Austin. vol. 13, part 2. 1973:207-218.
Nielsen Jesper and Toke Sellner Reunert. 2009. Dante's heritage: questioning the multi-layered model oft the Mesoamerican universe. In *Antiquity*. Vol. 83:399-413.
Nowotny, Karl Anton. 1959. Die Hieroglyphen des C. Mendoza: Der Bau einer mittelamerikanischen Wortschrift. In: *Mitteilungen aus dem Museum für Völkerkunde in Hamburg*. Band XXV. 1959:96-113. Hamburg.
Nowotny, Karl Anton. 1961. *Tlacuilolli. Die mexikanischen Bilderhandschriften Stil und Inhalt*. Monumenta Americana III. Berlin.
Ocaranza, Fernando. 1995. *Historia de la Medicina en México*. México.
Palencia, Juan Somolinos. 1990. La medicina galeno-hipocrática y el Renacimiento español. In *Medicina novohispana Siglo XVI*. Coordinadores: Ponzalo Aguirre Beltran y Roberte Moreno de los Arcos. Historia general de la medicina en Mexico. Tomo II, 1995:121-126.
Paso y Troncoso, Francisco del. siehe Bernardino de Sahagún.
Pasztory, Esther. 1976. *The Murals of Tepantitla, Teotihuacan*. New York und London.
Peñafiel, Antonio. 1885. *Nombres geográficos de México*. Secretaría de Fomento.
Peñafiel, Antonio. 1897. *Nomenclatura geográfica de México*. Secretaría de Fomento.
Peterson, Jeanette Favrot. 2003. Crafting the Self: Identity and the Mimetic Tradition in the Florentine Codex. In *Sahagún at 500: Essays on the Quincentenary of the Birth of Fr. Bernardino de Sahagún*. ed. John Frederick Schwaller. Academy of American Franciscan History. Berkeley, California.
Plinius. C. Plinius Secundus der Ältere. *Naturalis Historiae Libri XXXVII*. Naturkunde. lateinisch deutsch. 1975. Herausgegeben und übersetzt von Roderich König, Joachim Hopp und Wolfgang Glöckner in Zusammenarbeit mit Gerhard Winkler. München.
Riese, Berthold 1982. Coyolxauhqui: eine aztekische Skulptur vom Haupttempel in Mexico-Tenochtitlan. In *Miscellanea Ibero-Americana*. Heft 4.
Riese, Berthold. 2008 - 2010. Persönliche Mitteilungen.
Robertson, Donald. 1994. *Mexican Manuscript Painting of the early colonial period: the metropolitan schools*. Norman and London.
Robicsek, Francis and Donald M. Hales. 1984. Maya Heart Sacrifice: Cultural Perspective and Surgical Technique. In: *Ritual human sacrifice in Mesoamerica*. Ed. Elisabeth Hill Boone. Dumbarton Oaks. Washington DC. 1984:49–90.
Roger, Spencer S. and Arthur J. Anderson. 1966. La terminología anatomica de los mexicanos precolombinos. *XXXVI Congreso Internacional de Americanistas (Sevilla 1964) Actas y Memorias*. vol. 2, 1966:69-76.

Romero, Javier. 1970. Dental Mutilation, Trephination, and Cranial Deformation. In *Handbook of Middle American Indians (HMAI)*. Austin. vol. 9, 1970:50-67.
Sahagún, Fray Bernardino de. 1905-07. *Historia General de las cosas de Nueva España*. ed. Francisco del Paso y Troncoso. vol. 5 (undatiert und ungebunden) mit 158 farbigen Lithographien des C. Florentinus. vol. 6: codices Matritensis en lengua Mexicana. Edición partial en Facsimile cuaderno 2°. Madrid. 1905.
Sahagún, Fray Bernardino de. 1950-1981. *Florentine Codex, General History of the things of New Spain,* translated from the Aztec into English, with notes and illustrations by Charles E. Dibble and Arthur J. O. Anderson 12 vols, Santa Fe, New Mexico.
Sahagún, Fray Bernardino de. 1950. *Wahrsagerei, Himmelskunde und Kalender der alten Azteken* aus dem aztekischen Urtext Bernardino de Sahagun´s übersetzt und erläutert von Dr. Leonhard Schultze Jena. Quellenwerke zur alten Geschichte Amerikas. Stuttgart.
Sahagún, Fray Bernardino de. 1952. *Gliederung des alt-aztekischen Volks in Familie, Stand und Beruf,* aus dem aztekischen Urtext Bernardino de Sahagun´s übersetzt und erläutert von Dr. Leonhard Schultze Jena. Quellenwerke zur alten Geschichte Amerikas. Stuttgart.
Sahagún, Fray Bernardino de. 1979. *Ms 218 -20 de la Colección Palatina de la Biblioteca Medicea Laurenziana Códice Florentino.* Facsimile, Hrsg. Nationalarchiv des Secretara Gobernación. México.
Sahagún, Fray Bernardino de. 1981. *Historia General de las cosas de Nueva España.* Hrg. Angel Maria K. Garibay 4 vols. Mexico.
Sahagún, Fray Bernardino de. 1989. *Aus der Welt der Azteken.* Hrg. Cl. Litterscheid. Frankfurt am Main.
Sahagún, Fray Bernardino de. 2003. *Primeros Memoriales.* Facsimile Edition. Photographed by Ferdinand Anders. Norman.
Schendel, Gordon. 1968. *Medicine in Mexico, from Aztec herbs to betatron.* Univ. Texas Press. Austin, London.
Schömbs, Jakob. 1949. *Aztekische Schriftsprache.* Grammatik (mit Lautlehre) Text und Glossar. Heidelberg.
Schultze Jena, Leonhard siehe Sahagún.
Seler, Eduard. 1901. *Codex Fejérváry-Mayer, eine altamerikanische Bilderhandschrift der Free Public Museums in Liverpool.* Erläutert von Dr. Eduard Seler. Berlin.
Seler, Eduard. 1902. *Codex Vaticanus Nr.3773 (Codex Vaticanus B), eine altmexikanische Bilderhandschrift der Vatikanischen Bibliothek.* Erläutert von Dr. Eduard Seler. Berlin.
Seler, Eduard. 1960. *Gesammelte Abhandlungen zur Amerikanischen Sprach- und Alterthumskunde.* 5 Bände. Akademische Druck- und Verlagsanstalt, Graz.
Seler, Eduard. undatiert. *Vocabulario Nahuatl.* (Zettelkästen, Seler) Ibero-Amerikanisches Institut Berlin, Preußischer Kulturbesitz. Nachlässe und Bildarchiv.
Siméon, Rémi. 1965. *Dictionnaire de la langue Nahuatl ou Mexicaine.* Graz.
Siméon, Rémi. 1988. *Diccionario de la lengua Nahuatl o Mexicana.* tradución de Josefina Oliva de Coll. México.
Sobotta, J. 1982. *Atlas der Anatomie des Menschen.* Hrsg. Helmut Ferner und Jochen Staubsand. München, Wien, Baltimore.
Sudhoff, Karl. 1922. *Kurzes Handbuch der Geschichte der Medizin.* Berlin.
Sullivan Thelma. D. 1976. *Compendio de la gramática Náhuatl.* México.

Termer, Franz. 1961. Observaciones etnologicas acerca de los ojos entre los antiguos mexicanos y los mayas. In *Mexico antiguo*. Band IX 1961: 245 -273. Mexiko.
Thiemer-Sachse; Ursula. 1978. Hygiene und Heilkunde bei den Azteca zur Zeit der spanischen Eroberung. In *Abhandlungen und Berichte des Staatlichen Museums für Völkerkunde Dresden* 36, Berlin.
Torquemada, Fray Juan de. 1986. *Monarquia Indiana*. 3 Bände. Mexiko.
Vesalius, Andreas. 1543. *De Humani corporis fabrica libri septum*, Basel. Facsimile. 1966. Brüssel.
Viesca, Carlos T., Andrés Aranda C., Mariblanca Ramos. 1999. El cuerpo y los signos calendáricos del Tonalamatl entre los Nahuas. In *Estudios de Cultura Nahuatl*. vol 28, 1999:143 -158:
Viesca, Carlos T., Andrés Aranda C., Mariblanca Ramos. 2005. El corazon y sus enfermedades en la cultura nahuatl prehispanica. In *Estudios de Cultura Nahuatl*. vol. 36, 2005:225 -244.
Voß, Hermann und Robert Herrlinger. 1958. *Taschenbuch der Anatomie*. 3 Bände. Jena.
Willey, Gordon R. 1974. *Das alte Amerika*. Propyläen Verlag. Berlin.
Wittern-Sterzel, Renate. 2008. Persönliche Mitteilungen.
Zanetti, Carlo und Ursula Wimmer-Aechlimann, siehe Haller, Albrecht von.
Zantwijk, Rudolf van. 2008. Persönliche Mitteilungen.

Bildnachweis

Abb. 1 *Historia de las cosas de Nueva España*, C. Florentinus, Vol. III, Lám. LXXIV, Bildtafeln nach Paso y Troncoso.
Abb. 2 *C. Fejérváry Mayer*. 1971. Faksimile. Akademische Druck- und Verlagsanstalt, Graz, S. 6, mit freundlicher Genehmigung des Verlages.
Abb. 3 *Codex Borgia*. 1976. Faksimile. Akademische Druck- und Verlagsanstalt, Graz, S. 47, mit freundlicher Genehmigung des Verlages.
Abb. 4 *Codex Borgia*. 1976. Faksimile. Akademische Druck- und Verlagsanstalt, Graz, S. 61, mit freundlicher Genehmigung des Verlages.
Abb. 5 *Codex Borgia*. 1976. Faksimile. Akademische Druck- und Verlagsanstalt, Graz, S. 56, mit freundlicher Genehmigung des Verlages.
Abb. 6 *Codex Laud*. 1966. Faksimile. Akademische Druck- und Ver-lagsanstalt, Graz, S. 11, mit freundlicher Genehmigung des Verlages.
Abb. 7 Codex Mendoza. f. 62r, 64r. Nachzeichnung Uta Berger.
Abb. 8 *Codex Nuttall*. Faksimilereproduktion von 1902. 1975. S. 84. Arthur G. Miller. New York. Nachzeichnung Uta Berger
Abb. 9 *Codex Nuttall*. Faksimilereproduktion von 1902. 1975. S. 4, Arthur G. Miller. New York. Nachzeichnung Uta Berger
Abb. 10 *Codex Borgia*. 1976. Faksimile. Akademische Druck- und Verlagsanstalt, Graz, S. 16, mit freundlicher Genehmigung des Verlages.
Abb. 11 *Codex Vaticanus B 3773*. 1972. Faksimile. Akademische Druck- und Verlagsanstalt, Graz, S. 33, mit freundlicher Genehmigung des Verlages.
Abb. 12 *Codex Rios*. 1979. Codex Vaticanus 3738 Faksimile. Akademische Druck- und Verlagsanstalt, Graz, f. 18r, mit freundlicher Genehmigung des Verlages.
Abb. 13 *Codex Laud*. 1966. Faksimile. Akademische Druck- und Verlagsanstalt, Graz, f. 5v, mit freundlicher Genehmigung des Verlages.
Abb. 14 *Codex Laud*. 1966. Faksimile. Akademische Druck- und Verlagsanstalt, Graz, f. 22v, mit freundlicher Genehmigung des Verlages.
Abb. 15 *Taschenbuch der Anatomie*. Band I. 1958. Voß, Hermann und Robert Herrlinger. S.144, 302, Nachzeichnung Uta Berger.
Abb. 16 *Codex Laud*. 1966. Faksimile. Akademische Druck- und Verlagsanstalt, Graz, f. 24r mit freundlicher Genehmigung des Verlages.
Abb. 17 *Codex Fejérváry Mayer*. 1971. Faksimile. Akademische Druck- und Verlagsanstalt, Graz, S. 40, mit freundlicher Genehmigung des Verlages.
Abb. 18 *Codex Fejérváry Mayer*. 1971. Faksimile. Akademische Druck- und Verlagsanstalt, Graz, S. 44, mit freundlicher Genehmigung des Verlages.
Abb. 19 *Codex Laud*. 1966. Faksimile. Akademische Druck- und Verlagsanstalt, Graz, S. 16v, mit freundlicher Genehmigung des Verlages.
Abb. 20 *Codex Vaticanus B 3773*. 1972. Faksimile. Akademische Druck- und Verlagsanstalt, Graz, S. 74, mit freundlicher Genehmigung des Verlages.
Abb. 21 *Codex Nuttall*. Faksimilereproduktion von 1902. 1975. S. 27, Arthur G. Miller. New York. Nachzeichnung Uta Berger
Abb. 22 *Codex Fejérváry Mayer*. 1971. Faksimile. Akademische Druck- und Verlagsanstalt, Graz, S. 29, mit freundlicher Genehmigung des Verlages.

Abb. 23	*Codex Fejérváry Mayer.* 1971. Faksimile. Akademische Druck- und Verlagsanstalt, Graz, S. 2, mit freundlicher Genehmigung des Verlages.
Abb. 24	*Codex Borgia.* 1976. Faksimile. Akademische Druck- und Verlagsanstalt, Graz, S. 72, mit freundlicher Genehmigung des Verlages.
Abb. 25	*Codex Rios.* 1979. Codex Vaticanus 3738. Faksimile. Akademische Druck- und Verlagsanstalt, Graz, f. 54v, mit freundlicher Genehmigung des Verlages.
Abb. 26	Der Stein der Coyolxauhqui, Original Museo del Templo Mayor, Mexico City, Kopie im Iberoamerikanisches Institut Berlin. Zeichnung Berthold Riese, mit freundlicher Genehmigung.
Abb. 27	Mixtekisches Gefäß, Original Museo Nacional de Antropología, Mexico City. (Mexikanisches Nationalmuseum, Cat. Nr. 7-2345. Nach der Fotographie in *The Mexican National Museum of Anthropology*, Ignacio Bernal, 1970, S. 106. Nachzeichnung Uta Berger.
Abb. 28	*Codex Borgia.* 1976. Faksimile. Akademische Druck- und Verlagsanstalt, Graz, S. 15, mit freundlicher Genehmigung des Verlages.
Abb. 29	*Codex Rios.* 1979. Codex Vaticanus 3738 Faksimile. Akademische Druck- und Verlagsanstalt, Graz, S. 8v, mit freundlicher Genehmigung des Verlages.
Abb. 30	Sahagún, C. Florentinus, Buch 11. nach Paso y Troncoso 1905.
Abb. 31	*Codex Magliabechiano.* 1970. Faksimile. Akademische Druck- und Verlagsanstalt, Graz, S. 70, mit freundlicher Genehmigung des Verlages.
Abb. 32	Eingangsfront des Universität von Salamanca. Schmuckdetail mit drei Totenköpfen am Torbogen. Foto F. Berger, mit freundlicher Genehmigung.
Abb. 33	Keramikfigur eines *tzitzimitl*, oder Mictlantecuhtli. Original im Museo del Templo Mayor, Mexiko City (CONACULTA-INAH 10-264984). Ausstellungskatalog "Azteken", 2003, Berlin. Nachzeichnung U. Berger.
Abb. 34	*Codex Rios.* 1979. Codex Vaticanus 3738. Faksimile. Akademische Druck- und Verlagsanstalt, Graz, f. 54r, mit freundlicher Genehmigung des Verlages.
Abb. 35	Aderlaßmann im Tierkreiszeichen, astronomisch-medizinischer Kalender (Aderlaßkalender) von 1493. Staatliche graphische Sammlung München, mit freundlicher Genehmigung.

Trotz intensiver Recherche konnten die Rechtinhaber nicht in allen Fällen ermittelt, bzw. Kontakt mit ihnen aufgenommen werden. Betroffene setzen sich bitte über den Verlag mit dem Autor in Verbindung.

MARBURGER SCHRIFTEN ZUR MEDIZINGESCHICHTE

Band 1 Reinhard Gursch: Die Illustration Ernst Haeckels zur Abstammungs- und Entwicklungsgeschichte. Diskussion im wissenschaftlichen und nicht-wissenschaftlichen Schrifttum. 1981.

Band 2 Heiner Langenfeld: Die Ankylostomiasis im Ruhrgebiet. Ein Beitrag zur Geschichte der Medizinischen Parasitologie. 1981.

Band 3 Andreas Körtgen: Die Gesundheit des Fürsten. Diätetische Vorschriften für eine herausgehobene Menschengruppe von der Antike bis zum Anfang des zwanzigsten Jahrhunderts. 1982.

Band 4 Rudolf Schumacher: Die Musik in der Psychiatrie des 19. Jahrhunderts. 1982.

Band 5 Peter Krebsz, Irmgard Müller und Armin Geus: Bibliographie zur Medizingeschichte Hessens. 1983.

Band 6 Uwe Runge: Johann Moritz David Herold (1790-1862). Leben und Werk. 1983.

Band 7 John L. Heller: Studies in Linnaean Method and Nomenclature. 1983.

Band 8 Christian Hertle: Historische Aspekte der Tetanustherapie und der Immunisierung gegen Tetanus bis zum Ende des Ersten Weltkrieges. 1984.

Band 9 Stephan Falk: Die Geschichte der Molekularbiologie im Spannungsfeld zwischen reiner und angewandter Forschung. 1984.

Band 10 Bernd Stuhldreier: Medizinische Beobachtungen und Erkenntnisse des englischen Schiffarztes Thomas Spencer Wells (1818-1897) während einer Mittelmeerreise 1852/53 an Bord der *Modeste*. 1984.

Band 11 Rainer Krügel: Friedrich Martius und der Konstitutionelle Gedanke. 1984.

Band 12 Werner Beyl: Arnold Dodel (1843-1908) und die Popularisierung des Darwinismus. 1984.

Band 13 Johannes Krähe: Die Diskussion um den ärztlichen Kunstfehler in der Medizin des neunzehnten Jahrhunderts. Zur Geschichte eines umstrittenen Begriffes. 1984.

Band 14 Udo Hagelgans: Jacob Moleschott als Physiologe. 1985.

Band 15 Jürgen Jansen: Medizinische Kasuistik in den *Miracula sancte Elyzabet*. Medizinhistorische Analyse und Übersetzung der Wunderprotokolle am Grab der Elisabeth von Thüringen (1207-1231). 1985.

Band 16 Werner Sackmann: Biographische und bibliographische Materialien zur Geschichte der Mikrobiologie und zur bakteriologischen Nomenklatur. 1985.

Band 17 Otto Döhner: Krankheitsbegriff, Gesundheitsverhalten und Einstellung zum Tod im 16. bis 18. Jahrhundert. Eine historisch-medizinsoziologische Untersuchung anhand von gedruckten Leichenpredigten. 1986.

Band 18 Kristina Goder: Zur Einführung synthetischer Schlafmittel in die Medizin im 19. Jahrhundert. 1985.

Band 19 Ute Linke: Beobachtungen von Schiffsärzten der Royal Navy über die häufigsten Erkrankungen zur See, dargestellt an ausgewählten Bordjournalen des beginnenden 19. Jahrhunderts. 1987.

Band 20 Willy Pelz: Zellenlehre. Der Einfluß Hugo von Mohl's auf die Entwicklung der Zellenlehre. 1987.

Band 21 Hilkea Lichtsinn: Otto Ammon und die Sozialanthropologie. 1987.

Band 22 Wolfgang Rauch: 'AVANGA. Ein Beitrag zur traditionellen Medizin im polynesischen Königreich Tonga. 1987.

Band 23 Frank Spahr: Die Ausbreitung der Cholera in der britischen Flotte im Schwarzen Meer während des Krimkrieges im August 1854. Eine Auswertung von Schiffsarztjournalen der Royal Navy. 1989.

Band 24 Friedrich Hauß: Von der Zwangsjacke zur Fördergruppe: Geistig Behinderte in der Geschichte der Psychiatrie. Medizinhistorische Untersuchung über das sich wandelnde Krankheitsverständnis anhand von Psychiatrielehrbüchern ab 1850. 1989.

Band 25 Andreas Hillert: Antike Ärztedarstellungen. 1990.

Band 26 Heinrich A. K. Elsner: Geschichte des Instituts für Pathologie der Bergbau-Berufsgenossenschaft an den Berufsgenossenschaftlichen Krankenanstalten "Bergmannsheil Bochum" - Universitätsklinik - 1. Okt. 1919 - 31. Dez. 1985. Mit einem Exkurs von Heinz-Jürgen Blanck-Lubarsch: Ergänzungen zur Autobiographie von Otto Lubarsch. 1990.

Band 27 Bernhard Herrmann: Arbeiterschaft, Naturheilkunde und der Verband Volksgesundheit (1880-1918). 1990.

Band 28 Claudia Wiesemann: Josef Dietl und der therapeutische Nihilismus: Zum historischen und politischen Hintergrund einer medizinischen These. 1991.

Band 29 Annegret Kiefer: Das Problem einer "jüdischen Rasse": Eine Diskussion zwischen Wissenschaft und Ideologie (1870-1930). 1991.

Band 30 Peter Pogány-Wnendt: Das mechanistische Denken in der modernen Medizin im Spiegel ihrer geschichtlichen Entwicklung: Hieronimus David Gaub (1705-1780). 1991.

Band 31 Thomas Nickol: Das wissenschaftliche Werk des Arztes und Zahnarztes Carl Röse. (1864-1947). 1992.

Band 32 Peter Krebsz: Die Erforschungsgeschichte der Ornithosen. 1995.

Band 33 Manfred Nürnberg: Dentogene Herdinfektion. Zusammenhänge zwischen Zahnerkrankungen und anderen Krankheiten bis zur Einführung des Begriffs "focal infection" im Jahre 1911. 1995.

Band 34 Iris Semke: Künstliche Befruchtung in wissenschafts- und sozialgeschichtlicher Sicht. 1996.

Band 35 Alfred John: Tierischer Magnetismus und Schulmedizin in Bremen während der Aufklärung. 1997.

Band 36 Jens Wiegand: Radfahren und Gesundheit um 1900. Das Beispiel der deutschsprachigen Diskussion. 1997.

Band 37 Gunter Joas: Robert Bárány (1876-1936). Leben und Werk. Unter besonderer Berücksichtigung seiner Auseinandersetzung mit der Wiener Universität. 1997.

Band 38 Philipp Gutmann: Zur Reifizierung des Sexuellen im 19. Jahrhundert. Der Beginn einer Scientia sexualis, dargestellt anhand dreier Texte von Hermann Joseph Löwenstein, Joseph Häussler und Heinrich Kaan. 1998.

Band 39 Meinolfus Strätling: Die Begründung der neuzeitlichen Medizinethik in Praxis, Lehre und Forschung. John Gregory (1724 - 1773) und seine *Lectures On The Duties And Qualifications Of A Physician*. 1998.

Band 40 Claudia Hilpert: Wehemütter. Amtshebammen, Accoucheure und die Akademisierung der Geburtshilfe im kurfürstlichen Mainz, 1550-1800. 2000.

Band 41 Elisabeth Prinzessin zu Waldeck und Pyrmont: Die Rolle der Ziegenmilch in der Säuglingsernährung des 19. und 20. Jahrhunderts. 2000.

Band 42 Julia Blasius: Schiffsarztjournale der Royal Navy als medizinhistorische Quellen. Die Überseereise der Fregatte 'Bristol' in den Aufzeichnungen der Schiffsärzte Marcus Allen und Alexander Rattray (1871). 2001.

Band 43 Heiner Fangerau: Etablierung eines rassenhygienischen Standardwerkes 1921-1941. Der *Baur-Fischer-Lenz* im Spiegel der zeitgenössischen Rezensionsliteratur. 2001.

Band 44 Annett Moses / Albrecht Hirschmüller: Binswangers psychiatrische Klinik Bellevue in Kreuzlingen. Das "Asyl" unter Ludwig Binswanger sen. 1857–1880. 2004.

Band 45 Wiebke Hinrichs: Medizinische Beobachtungen und Erkenntnisse während einer Mittelmeerreise an Bord der *H.M.S. St. Jean d'Acre* (1859–1860). 2007.

Band 46 Uta Berger: Die Anatomie der Azteken. Bernadino de Sahagúns anatomischer Bericht aus dem *Codex Florentinus*, Buch 10, Kapitel 27. 2010.

www.peterlang.de

Wiebke Hinrichs

Medizinische Beobachtungen und Erkenntnisse während einer Mittelmeerreise an Bord der H.M.S. St. Jean d'Acre (1859–1860)

Frankfurt am Main, Berlin, Bern, Bruxelles, New York, Oxford, Wien, 2007.
145 S., zahlr. Abb., Tab. und Graf.
Marburger Schriften zur Medizingeschichte.
Herausgegeben von Armin Geus und Irmgard Müller. Bd. 45
ISBN 978-3-631-55350-3 · br. € 31,80*

Die Auswertung der medizinischen Journale des britischen Schiffsarztes Dr. Henry Edmonds aus den Jahren 1859 bis 1860 gewährt einen Einblick in dessen keineswegs einfachen Versuch, eine neue, offensichtlich noch unbekannte Krankheit zu beschreiben und gemäß dieser Beschreibung angemessene Schritte der Prophylaxe und Therapie zu entwickeln. Es handelte sich dabei um das Maltafieber, einer bis heute im Mittelmeerraum prävalierenden, den Brucellosen zugehörigen Erkrankung. Der Zeitraum der Beschreibung fällt zudem mit der beginnenden Ära der Dampfschifffahrt in der britischen Marine zusammen und verdeutlicht die teils katastrophalen Auswirkungen, die der Fortschritt im Schiffbau und die Hygiene an Bord der Schiffe hatte. Viele Schiffsärzte zeigten auch auf diesem Gebiet herausragendes Engagement, wie auch bei der Betrachtung von Henry Edmonds Studien deutlich wird.

Aus dem Inhalt: Die *H.M.S St Jean d'Acre* · Schiffsarzt in der Royal Navy · Ernährung, Unterbringung und Ventilation auf (Kriegs-)Schiffen · Erkrankungen auf See · Medikamente an Bord · Kasuistik: Beschreibung einer unbekannten Krankheit (Brucellose)

Frankfurt am Main · Berlin · Bern · Bruxelles · New York · Oxford · Wien
Auslieferung: Verlag Peter Lang AG
Moosstr. 1, CH-2542 Pieterlen
Telefax 00 41 (0) 32 / 376 17 27

*inklusive der in Deutschland gültigen Mehrwertsteuer
Preisänderungen vorbehalten
Homepage http://www.peterlang.de